现代口腔烤瓷铸造支架修复学

XIANDAI KOUQIANG KAOCI ZHUZAO ZHIJIA XIUFUXUE

第3版

主　　编	白天玺　丁　丙	张本良御	
副 主 编	白　轶　王佃灿	朱明太	王玉林
	姜　杰　温红卫		
主编助理	管春生　张伟彬	白桂平	钟玉祥
	黄俊新　潘　晨		

编 著 者　（以姓氏笔画为序）

丁　丙	王玉林	王东涛	王佃灿
艾　菁	白　轶	白　洁	白　雪
白天玺	白桂平	朱明太	刘　彦
刘　喜	刘培善	李金水	吴以军
张伟彬	张本良御	陈自力	陈家峥
钟玉祥	施秋珍	姜　杰	袁昌文
黄俊新	温红卫	管春生	潘　晨

河南科学技术出版社

·郑州·

内容提要

本书在前两版的基础上修订而成,全面、系统地阐述了口腔烤瓷修复、全瓷修复和铸造支架式义齿修复的基础理论、临床应用和技术室制作技术,并以独到的笔触叙述了口腔现代修复中最受欢迎的个性修复、仿生修复技术和口腔修复色彩学、口腔修复美学及其基础训练。在口腔金属烤瓷修复及全瓷修复内容中,对牙体缺损的金属烤瓷与全瓷全冠、金属烤瓷桩冠、牙列缺损的金属烤瓷固定桥、金属烤瓷固定-活动联合修复体、种植义齿的金属烤瓷与全瓷修复体及铸造支架式可摘局部义齿等都进行了全面、细致的介绍。同时,对上述修复过程中的应用材料和设备也作了专章介绍。本书理论精辟,资料翔实,图文并茂,实用性强,全面反映了目前国内外在这一专业领域的新理论、新概念、新方法和新技术,是一本理论结合实践的修复学专著,第1版曾获解放军图书奖和全国优秀科技图书奖。本书可供各级口腔修复科医师、技师、口腔修复专业师生、义齿制作技术人员阅读参考。

图书在版编目 (CIP) 数据

现代口腔烤瓷铸造支架修复学/白天玺,丁丙,张本良御主编. —3 版. —郑州:河南科学技术出版社,2021.10

ISBN 978-7-5725-0556-0

Ⅰ.①现… Ⅱ.①白… ②丁… ③张… Ⅲ.①金属烤瓷—修复术②口腔种植学 Ⅳ.①R783.3②R783.6

中国版本图书馆 CIP 数据核字 (2021) 第 159507 号

出版发行:河南科学技术出版社

北京名医世纪文化传媒有限公司

地址:北京市丰台区万丰路 316 号万开基地 B 座 1-115　　邮编:100161

电话:010-63863186　010-63863168

策划编辑:杨磊石

文字编辑:艾如娟

责任审读:周晓洲

责任校对:龚利霞

封面设计:吴朝洪

版式设计:崔刚工作室

责任印制:苟小红

印　　刷:北京盛通印刷股份有限公司

经　　销:全国新华书店、医学书店、网店

开　　本:787 mm×1092 mm　1/16　**印张**:35.5　　**字数**:858 千字

版　　次:2021 年 10 月第 3 版　　2021 年 10 月第 1 次印刷

定　　价:298.00 元

主编简介

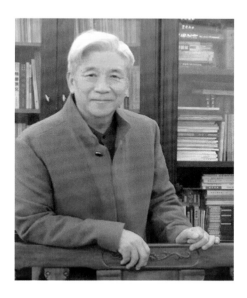

　　白天玺，又名白丁，男，主任医师、教授，著名口腔科专家。1951 年 6 月出生于湖南省长沙市，祖籍湖北省仙桃市。曾任厦门市国济口腔医学科学研究所所长、首席研究员，厦门白天玺口腔门诊部法人。《口腔颌面修复学杂志》《临床口腔医学杂志》《牙体牙髓牙周病学杂志》等 8 种医学与艺术期刊编委，中华医学会医学美学与美容学会口腔学组委员，厦门市口腔医学会副会长，厦门市干部保健专家委员会专家，安徽医科大学口腔医学美学研究所等国内六所医学院校客座研究员、客座教授。从事口腔医学教育、临床及科研、管理 40 余年。

　　自 1986 年以来先后获得省、部级科技进步奖 14 项及省卫生文明先进工作者称号。其中福建省人民政府及厦门市人民政府科技进步二等奖及三等奖各 1 项，省医药卫生科技进步二等奖及三等奖各 4 项，第十届全国优秀科技图书二等奖及解放军优秀图书奖各 1 项，两次荣获厦门市三德兴"杰出医术奖"及中华医学会美学与美容学会 2004 年学科建设成就奖。

　　主编的代表性著作有：《现代口腔念珠菌病学》《现代口腔烤瓷铸造支架修复学》《现代口腔仿生艺术修复学》《请善待您的牙齿》。参编的代表性著作有：《口腔审美学》《覆盖义齿》《美容牙医学》《现代口腔预防医学研究》《现代口腔社会医学论坛》等十余部医学专著。还出版有散文随笔《海边吹笛》，旧体诗集《宁静斋吟草》，书画专辑《白丁书散宜生诗》《白丁篆书金刚经》《壶砚风痕：白天玺医学与艺术生涯专辑》《白丁诗书画印》等，其多首旧体诗词入选《当代科学家诗文选》。40 余年来常有文学及艺术作品分别发表于《诗刊》《散文》《书法》《美术》等海内外文学艺术刊物。

　　白天玺医师给"国济和天康口腔"制定的院训为"术求其精，心竭其诚，非以役人，乃役于人"。

主编简介

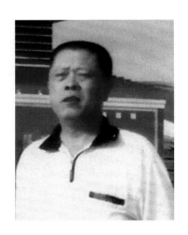 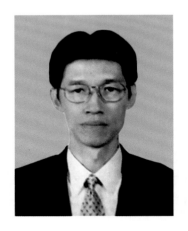

丁丙,1944 年出生于福建省泉州市。原任泉州市人民医院口腔科主任,牙科制作中心主任。现任泉州市丁丙口腔诊所法人及中华口腔医学会会员,泉州市医学会口腔学会主任委员,泉州市专业技术拔尖人才,《牙体牙髓牙周病学杂志》特邀编委。福建省口腔医学会理事。从事口腔科临床工作近 40 年,擅长口腔修复与正畸工作,主持并完成了口腔科临床科研课题 2 项,参与编写学术专著 3 部,发表学术论文 20 余篇。

张本良御(HARIMOTO,TAKANO-RI),1956 年出生于台湾,祖籍福建省惠安县。学习经历:日本东京齿科技工专门学校本科及专修科毕业(1983—1987),日本 IDA(International Dental Academy)修业(1986—1987);日本东京齿科技工专门学校专任讲师、学年主任(1989—1994);台湾惠人齿研负责人(1995—);StraumannITI 植牙技工亚洲地区认定讲师。厦门市国济口腔医学科学研究所齿科技工特聘研究员。

副主编简介

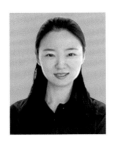

白轶,女,1979年4月出生于湖北武汉市,1998年至2009年就读于武汉大学口腔医学院,先后获医学学士、硕士与医学博士学位。毕业后任职于武汉大学口腔医学院种植科,2014年晋升为种植科副主任医师。2016年赴美国 Wake Forest 大学做访问学者一年。现任中华口腔医学会种植专业委员会委员及激光治疗专业委员会委员,湖北省口腔种植专业委员会委员兼秘书,《临床牙科种植学及其相关研究》中文版编委。曾主持国家自然科学基金1项,发表SCI论文及核心期刊论文10余篇。

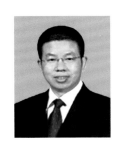

王佃灿,男,1971年出生于福建尤溪县,先后就读于华西医科大学口腔医学院和北京大学口腔医学院,获医学博士学位。现任北京大学口腔医学院颌面外科副主任医师、副教授、硕士研究生导师。《现代口腔烤瓷铸造支架修复学》第2版编委。

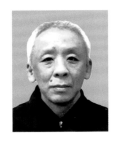

朱明太,男,1952年出生于北京,北京大学口腔医学院修复科资深解剖生理学教师,副主任技师。长期从事口腔医学的教学与科研实验工作。尤其对脊椎动物颅、颌、面部与牙的演化过程有比较深入的研究。参编北京大学八年制教材《牙体解剖与口腔生理学》。《现代口腔烤瓷铸造支架修复学》第1,2版编委及主编助理。

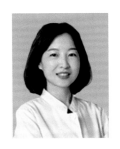

王玉林,女,1984年10月出生于河南省平顶山市。口腔医学本科毕业,副主任医师,现任厦门天康口腔门诊部及康福口腔连锁机构负责人,福建省民营口腔协会理事,厦门市民营口腔正畸专业委员会委员,美国隐适美隐形矫正特聘讲师。

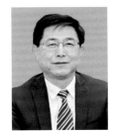

姜杰,男,1959年出生,主任医师、教授,留学归国学者,博士研究生导师,厦门大学附属第一医院院长,厦门大学医学院副院长,厦门市医学会副会长,厦门市医师协会会长,国务院特殊津贴专家。《现代口腔烤瓷铸造支架修复学》第2版编委、主编助理。

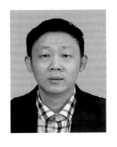

温红卫,男,1971年出生于福建武平县,现任厦门医学院附属第二医院口腔科主任、口腔修复主任医师。中华口腔医学会口腔修复专业委员会委员,福建省口腔修复专委会常委,福建省口腔医学会理事,厦门市口腔医学会常务理事。《现代口腔烤瓷铸造支架修复学》第2版编委。

主编助理简介

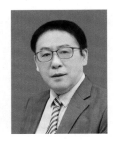

管春生,1963年出生于湖北武汉市,1987年口腔医学专业毕业。原任武汉大学中南医院口腔科医师,现任武汉管氏口腔门诊部主治医师、院长,武汉市口腔医学会民营专委会副主任及湖北省口腔医学会理事及民营口腔分会常务理事。

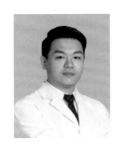

张伟彬,1984年出生于福建泉州市。厦门天康口腔门诊部院长、主治医师,福建泉州康福口腔齿科连锁机构总院长,中华口腔医学会种植专委会会员,国际种植牙修复学会IPS会员,国际种植牙专科医师学会ICOI会员。

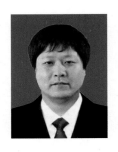

白桂平,1967年出生于湖北罗田县一医学世家。1987年口腔医学专业毕业后于武大口腔医学院专修三年。现为湖北罗田县"白医生口腔"连锁门诊总院长,副主任医师。

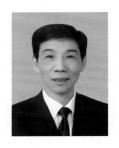

钟玉祥,男,1959年出生于湖北黄石市一口腔医学世家。1987年口腔医学专业毕业后又先后于武汉大学及北大口腔医院专修三年,现任湖北省黄石市第一口腔门诊部(连锁)院长,副主任医师。

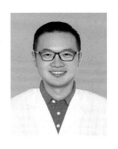

黄俊新,1982年出生于福建省龙岩市。龙岩俊新口腔门诊部院长、主治医师,福建龙岩口腔医师协会会长,中华口腔医学会种植专委会会员,国际种植牙修复学会IPS会员。

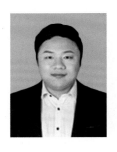

潘晨,男,1987年10月出生于武汉市。口腔科主治医师,硕士研究生,武汉大学口腔医学院口腔全科住培医师,获口腔修复学高级(三级)资格,拥有国家级新型实用专利(第一发明人)两项。

编著者简介

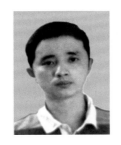

王东涛,1977 年 2 月出生于福建泉州市。北京大学口腔医学学士,副主任医师,泉州洛江未名口腔院长,福建省口腔医学会理事及民营分会常委,市牙医师协会常务理事、副秘书长。

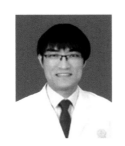

陈自力,1981 年生于福建南安市。泉州鲤城新开源口腔门诊部院长,口腔主治医师。中华口腔医学会种植专委会委员,省口腔学会牙体牙髓专委会委员。

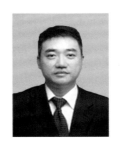

陈家峥,1976 年出生于福建省古田县。副主任医师,厦门市海沧医院口腔科主任。从事口腔临床工作二十余年,专业知识全面,具有丰富的口腔修复临床经验。

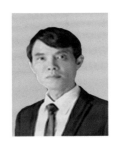

吴以军,1962 年出生于湖北洪湖市。1987 年口腔医学专业毕业,2007 年至今任广东口腔集团主治医师。

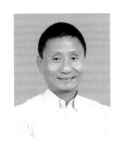

袁昌文,台湾牙体技术特考通过,台湾永达陶齿总经理,厦门金达雅医技咨询培训中心首席教官、院长,厦门牙艺陶齿总经理,厦门国济口腔科学研究所湖里陶齿技术中心总经理、总技师。

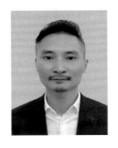

刘培善,1982 年出生于福建省漳州市。主治医师,美学技师,口腔医学本科毕业。厦门杰登口腔门诊部院长兼杰登义齿公司总经理。

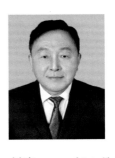

刘喜,1960 年 6 月出生。1985 年湖北口腔医学专业毕业,现任浙江省海宁市刘喜口腔门诊部院长、主治医师。擅长口腔临床修复及口腔种植修复。

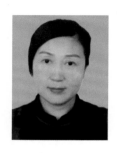

白雪，1964 年出生于湖北京山市。口腔医学本科毕业，学士学位。现任厦门思明白雪口腔诊所院长、主治医师。

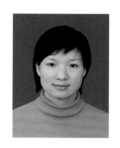

白洁，1977 年出生于湖北天门市。口腔医学本科毕业，学士学位。现任厦门大学附属第一医院鼓浪屿医院口腔修复学主治医师。

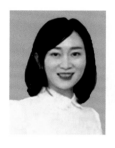

艾菁，1987 年 6 月出生于武汉市。武汉大学口腔医学院医学硕士，口腔内科主治医师。厦门市国济口腔医学科学研究所助理研究员。

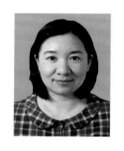

刘彦，1975 年出生于湖北天门市。口腔医学本科毕业，厦门思明乐心口腔门诊部院长，口腔修复学主治医师。

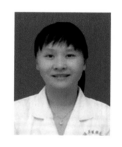

施秋珍，1979 年 10 月出生于福建省永安市。口腔主治医师，泉州鲤城新开源口腔门诊部医疗总监，中华口腔医学会口腔正畸专业委员会会员，中华口腔医学会口腔美学专业委员会会员。

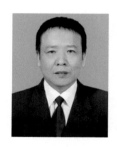

李金水，1969 年出生于湖北仙桃市。1991 年口腔医学专业毕业。现任湖南省常德市金水牙科诊所法人，首席执业医师。兼任常德市民营口腔医师协会副会长。荣获常德市鼎城区"善德医师"称号。

第3版前言

大道无垠　行远自迩

　　《现代口腔烤瓷铸造支架修复学》2000年7月由人民军医出版社推出第1版,2008年推出第2版,在20余年后的今天又由河南科学技术出版社推出了第3版。回首这20余年的悠悠岁月,真犹如白驹过隙,令人感慨万千。本书首版时恰逢中华人民共和国50华诞,出版后曾多次印刷,还分别荣获"解放军图书奖"和"第十届全国优秀科技图书奖"。这是令人十分欣慰的事情,也是我们再次修订的缘由之一。

　　本书1—3版的这20余年间,正是我国口腔医学事业发展的黄金20余年,是新技术、新材料、新设备层出不穷的20余年!同时,通过这20余年口腔医学事业的飞速发展,在口腔医疗临床上亦涌现了一批又一批优秀的青年医师,他们都有着良好的教育背景及广博的学术视野。本书第3版的青年编委都是当下遍布全国各地的口腔医学翘楚和精英,他们的加入给本书带来了蓬勃的生机和活力。

　　本书第3版的第11章"种植义齿的金属烤瓷修复"由武汉大学口腔医学院种植科白轶博士与黄俊新、张伟彬、管春生、白桂平、钟玉祥这六位医师编写,他们都有着十分丰富的种植、修复的临床经验,书中案例均是他们亲自诊治的患者,都有良好的临床效果。

　　本书新增了第三篇"口腔全瓷修复技术"。本篇总结并选用了大量的全瓷(锆)在牙体固定修复中的临床范例,如各类嵌体、前牙贴面、单冠及前后牙3/4冠,7/8冠及近中半冠(后牙3/4冠的变异形式),前后牙固定冠桥修复要点,以及𬌗重建的全瓷(锆)修复工程范例,并认为这是迄今为止最佳的"𬌗重建"治疗与修复方法,是咬合重度磨耗所致咀嚼功能损毁,牙周创伤及颜面早衰的最佳恢复方式,其经过精心设计与治疗完成后的临床效果,达到了对患者口颌系统及颜面五官综合治疗、整容与提升的临床效果。本篇范例主要由白天玺医师团队长期协同完成,张伟彬、黄俊新、白桂平、钟玉祥、潘晨、白洁、陈自力、白雪、刘彦等医师参与了其中主要的临床治疗和病例完善。同时,本书对金属烤瓷或全瓷(锆)的固定长桥修复牙列缺损也有大量而长期的临床实践和观察。通过对数以千计的临床患者10～22年的追踪观察和随访,发现该方法对恢复患者的咀嚼功能及颜面外观都不失为一种效果良好的修复方法。尤其是对因个人身体或经济状况不宜进行种植手术来修复牙列缺失的患者还是一种最为经济实惠的姑息治疗方法。它的确可以解决很多棘手的临床难题并深受广大牙列缺损患者的欢迎。

　　毋庸置疑,随着我国各种高端修复及口腔种植技术日臻成熟,对于经济条件比较好的人群来说,如何再现标准完美的全牙列修复,方法与技术上已经不是问题,而且还十分安全、理想。但对于占全国人口较大比例的工薪阶层及生活拮据的孤寡老人而言,种植、全瓷及金属烤瓷等高、中端修复治疗的费用也实难承担。因此,我们还必须有一大批牙科医师能够立足于基层临床医疗机构,并能够设身处地地为患者着想,设计制作出不同种类的价廉实用的各类活动、固定修复体来满足上述人群的健康需求,这样才符合我们从医者为人民健康服务的初衷与宗旨。

本书新增了第19章"职业医师的人文素质修养与医患关系",本章分七节,表达了一个临床老医师对青年医师的医德修养与行医准则的期盼。同时,选用了本人50余年行医生涯中所亲历的几例医患关系案例来表达"医患本是朋友,时光铸就友谊"的感悟。总之,希望我们从医者注重医学人文与素质修养,做一个对人民群众有个性、有温度的好医师。

裘法祖院士谆谆告诫我们"德不近佛者不可以为医,才不近仙者不可以为医"。这句话对我们从事口腔医学专业的医师而言,更要仔细参悟。一个合格的医师必须经过"苦其心志,劳其筋骨,饿其体肤"的磨砺,再达到精神上的"空乏其身,行拂乱其所为,所以动心忍性,增益其所不能",才能最后达到"近佛者"与"近仙者"的境界。老子亦曾言:"行医者,必须慎独、深悟、足戒。"吾素引以为座右之铭。

我们每个口腔医师在临床工作中都经常于惊诧与惊喜之中,我们常常会以天使的心态为患者的口腔内惨不忍睹的各种"乱象"感到震惊和惋惜。然后又带着同情之心开始为其精心制定设计方案,再逐步完成治疗与修复。当每一个患者在治愈之后再现的玲珑皓齿,露出的灿烂笑容就是对我们最高的奖赏。因此,这就是我们在皓首白发之际,仍然不舍脱掉白大褂的真实心态。正如希波克拉底所说:"医术是一切技术中最美丽和最高尚的工作!"

在本书第3版即将付梓之时,笔者谨以以上从医感怀聊抒情怀,并借此机会向这十余年来先后辞世的、我们敬爱的良师益友李辉奉教授、张雪华教授、周复兴教授、潘可凤教授及史俊南教授表示深切的缅怀与崇敬。

在本书第3版筹划、组稿、审修及定稿过程中,第2版编委伏晓、夏曼寒、张庆华、郭珍珍、刘向臻等5位专家学者因出国、退休、疫情影响无法参与编写工作,对她(他)们以往所作出的贡献及奖掖后学的崇高精神表示由衷的谢忱。同时,对参与修改本书的各位编委及天康口腔门诊的青年才俊林晓霞、石慧铃、吴润芝、刘凤、张硕等协助整理文字、编辑和打印工作,在此一并致谢。

行笔至此,想起《礼记·中庸》所言"君子之道,辟如行远必自迩,辟如登高必自卑"。特引为序并与读者诸君共勉之。

白天玺　　2020年10月16日
于鼓浪屿宁静斋

第 1 版序

    自 20 世纪 80 年代以来,随着我国改革开放的逐渐深入,中外学术交流的日趋频繁,我国的口腔医学事业亦如春风沐雨、生机盎然,在口腔医学教育、科研、预防和医疗诸方面都得到了长足的发展,在许多领域已步入国际先进行列,有些方面已接近或达到了国际先进水平。

    我国口腔修复专业的发展亦是如此。改革开放带来的变革和繁荣,使人们的生活水准得到了快速提高,人们对美的向往与追求已变成了现实。人们已不再满足于修补缺牙,而要求义齿能够巧夺天工,再现天然牙的风采。因而,口腔烤瓷和铸造支架式义齿等高水准修复方式就应运而生,并呈快速普及状况。可以断言,在即将到来的 21 世纪,将是各种高层次修复技术得到广泛应用与提高升华的新世纪。

    我十分欣慰地看到,由白天玺主任医师主编的《现代口腔烤瓷铸造支架修复学》已经问世。该书全面、系统地介绍了口腔烤瓷修复和铸造支架式义齿修复的基础理论、临床应用和技术室制作技术,并以独到的笔触叙述了口腔个性修复与仿生修复技术和口腔修复色彩学、口腔修复美学及其基础训练与艺术修养。该书是一部既能反映现代口腔修复水平又符合实用与教学目的,既有理论描述又有图片对照的修复学专著。

    该书的主编和副主编都具有丰富的口腔科临床经验,接受过良好的口腔医学教育,具备有精湛的常规修复技能,而且在口腔烤瓷与铸造支架的技术室制作、临床应用和科研、教学方面都有很高造诣。他们将积累多年的丰富经验与心得,并结合牙体、牙列缺损与缺失的修复理论,厚积薄发,深入浅出地完成了此书,为口腔医学事业的发展做出了新的贡献。该书的出版一定会受到国内外口腔修复科医师和技师的普遍欢迎。

    我国是陶瓷技术的故乡,而口腔烤瓷技术又与陶瓷技术一脉相承,英语中的"瓷"又称之为"China"即缘于此。我真诚地希望,随着我国综合国力与科学水平的不断提高,我们世世代代的强国之梦尽快实现,让我们伟大的中华民族在即将到来的 21 世纪,迎接再度辉煌!肩负着我们伟大民族复兴重任的广大中青年学者们,我们期待着你们更加勤奋学习,努力工作,以自己孜孜不倦的敬业精神去迎接这个伟大时代的到来。

    是为序。

中华口腔医学会名誉会长
北京大学口腔医学院
名誉院长、博士研究生导师、教授

2000 年 6 月 18 日

第 1 版前言(摘要)

现代口腔医学＝科学＋艺术(Dentistry＝Science＋Art)的公式说明了口腔医学的专业特点与工作性质。而从属于口腔医学范畴的口腔修复学呢？我们如能摒弃传统观念,则可用下列公式代表,即为:现代口腔修复学＝艺术＋科学(Prosthodontics＝Art＋Science)。

如果我们站在生命科学与人文科学的高度,来客观评价口腔修复学的专业特点与工作性质,毋庸讳言,我们工作的全部过程都是和操作艺术紧密结合的。如从接诊患者的检查和设计、取模、制作工艺乃至修复体的完成与戴牙,都离不开操作艺术、雕塑成型技术、熔铸技术、堆瓷烤瓷技术、工艺流程艺术等,而这些技术的实质就是美学艺术。而且,在艺术与医学的比重上,艺术的比重明显大于医学。因此,现代口腔修复学可以说,既是一门以研究、恢复或重建口腔和颌面部各种缺损及畸形的正常形态和功能,从而促进患者健康的医学科学;又是一门以工艺美术技术和原理,复制人体咀嚼器官的医学艺术科学,而修复科医师即为"医学艺术家"。

自改革开放以来,我国进入了一个社会变革和经济发展的繁荣时期,人们生活水准的快速提高,使他们的审美意识产生了质的变化,传统的修复方法及效果已难以适应人们对美的追求与要求。因而,各种高层次的修复形式,如种植义齿、烤瓷修复体、固定活动联合修复体、覆盖义齿、铸造支架式义齿等,受到了普遍的欢迎,并得到了迅速的发展。在我国东南沿海开放城市,上述各种高水准的修复形式,几乎占了修复人数的80％～90％,人们追求美观、舒适,崇尚生命质量的观念已蔚然成风,这不能不说是一个时代的进步与社会的发展。同时,这也给口腔修复科医务人员带来了新的机会和压力。一方面,口腔医学事业和修复技术可以借此机遇得到快速的发展;另一方面,口腔修复科医务人员必须重新学习和掌握金属烤瓷修复和支架式义齿修复等高层次修复技术,以适应时代的要求。这就是机遇与挑战并存,进步和淘汰同在。

本书具备了如下特点:

1. 全面、系统地介绍了口腔烤瓷修复技术所应掌握的口腔医学基础理论,临床操作规则与技术室制作工艺。

2. 对牙体、牙列缺损或缺失的各种类型烤瓷修复体(包括种植义齿、固定-活动联合修复体)等,都进行了图文对照式的详尽描述。

3. 对铸造支架式义齿的设计原理、临床应用与制作技术进行了全面而系统的论述。

4. 对口腔个性修复与仿生艺术,从美学原理、基础训练到实际应用方面,都进行了图文对照,由浅入深的讲解。

5. 为了增进口腔专业医务人员的综合素质,提高艺术欣赏与审美能力,本书第十七章还对口腔医学美学的基础训练与艺术修养进行了专题讨论,并重点讲述了"牙体形态学基础训练",其中,对不同牙体形态的雕刻方法,对青年医、技人员了解和掌握牙体形态将大有裨益。

此外,在艺术修养一节中,笔者还介绍了几幅与口腔医学有关的美术作品,以期能对口腔科青年医师有所启迪，从而达到抛砖引玉的目的。

在本书的编写过程中及我在北京大学口腔医学院访问研修期间，还得到了我国著名的口腔修复学专家朱希涛教授、李国珍教授、张雪华教授和冯海兰教授的关心、支持、指导和帮助，并承朱老惠赐序言，谆谆告勉，令人衷心铭感。由于各方面条件及作者能力所限，拙著虽经数年磨砺，但在涉及医学美学与口腔修复美学的诸多理论方面，囿于学养不足和读书未周，有些观点难免是以蠡测海或一孔之见，虽已大胆陈述，但在付梓之时心中仍惴栗不安，如有疏漏错误之处，我衷心希望国内外同道能不吝赐教，以便日后改正与完善。

白天玺

1998 年 6 月初稿于厦门鼓浪屿

1999 年 6 月修正于北京魏公村

目　录

第一篇　口腔烤瓷、全瓷铸造支架修复学的基础理论

第二篇　口腔烤瓷修复技术

第三篇　口腔全瓷修复技术

第五篇　口腔医学美学与职业医生人文素质修养

第1章

绪 论

第一节 概 述

口腔烤瓷、铸造支架修复学是研究用符合人体生理与解剖原理的方法,修复口腔内各种牙体、牙列缺损与缺失的一门科学技术。它是口腔修复学的发展和重要组成部分,是医学与艺术融入现代科学技术的成果和体现,隶属于生物医学工程的范畴。

口腔烤瓷、铸造支架修复学是以医学基础、口腔医学基础、口腔临床医学、口腔修复学及应用材料、工艺、材料力学、生物力学、工程技术学、医疗设备学及美学等为基础的专门学科。口腔修复科医师和技师只有全面而系统地掌握有关基础理论知识和相关学科知识,并具有相当水平的美学修养及娴熟的工艺操作技术,才能对各种牙体与牙列缺损的修复治疗做出正确的诊断、合理的设计及精致的制作,最终为患者提供理想的人工器官——修复体。

一、口腔瓷修复技术的发展简史

陶瓷材料,是我国古代的重大发明之一,历史悠久,技艺精深,充分反映了我们祖先的聪明才智。唐朝是陶瓷生产的全盛时期,并从那时就开始传往外邦,故而英语的瓷又称之为China,由此可以证明,瓷就是来源于中国,中国就是瓷的故乡(图1-1-1)。

以陶瓷为代表的非金属材料应用于口腔

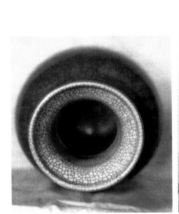
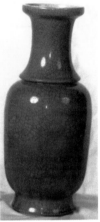

图1-1-1 清康熙年间瓷瓶

修复领域至今已有200多年的历史。早在1774年,法国人Duchatean首先采用陶瓷制作义齿;1820年Lindere采用陶瓷作充填修复;1880年Rollins采用型片法进行了陶瓷嵌体修复的初步尝试;1887年美国人Land自制煤气炉进行陶瓷的烧结,并于1889年将陶瓷冠试制成功,使陶瓷修复工艺取得了很大进步。1894年Custer发明电炉后,在1895年Christensen试做高熔陶瓷,1899年Jenkins制作出低熔陶瓷嵌体获得成功,并采用矿物色素使陶瓷的色彩接近天然牙,将陶瓷的美学性能及审美修复推进了关键性的一步。1919年Welben第一次试做了铸造陶瓷,但由于陶瓷材料的流动性没有得到解决,效果欠佳而未能推广。1920年Tompson采用瓷面修复法取得了成功,但仍然存在修复后陶瓷的脆性问题。1940年Woolson就开始尝试将陶瓷烧结在金属上来增加强度,但两者的结合问题又使研究工作陷入了困境。后来,到了1950年才开始实用化,到了1960年才初步解决了金属与陶瓷的相互匹配问题,从而才使陶瓷修复进入了一个新的阶段。为了扩大其应用范围,1960年Cower又进行了全陶瓷嵌体修复,1965年McLean在陶瓷粉中加入部分氧化铝结晶体混合烧结,提高了陶瓷的韧性,使陶瓷材料的应用日趋广泛。同期,口腔种植陶瓷也得到了迅速发展,单晶和多晶氧化铝陶瓷、生物玻璃、玻璃陶瓷、磷灰石陶瓷等相继开发及研制成功,促进了口腔修复技术的发展。尤其是20世纪80年代以来,各种精细化、功能化的陶瓷基复合材料的大力开发,使口腔修复进入了一个新的时期,特别是近年来模拟人体硬组织结构的生物陶瓷的纵深发展,必将使目前的口腔临床修复产生新的飞跃。

在口腔修复的制作工艺方面,19世纪末,固定义齿的制作方法和材料,都有了很多进展。如采用双端固定桥与半固定桥,普遍用带瓷面的桩冠作为前牙固位体,用全冠或桩冠作后牙固位体,用锤造金属𬌗面和瓷面联合制作桥体等。1884年,Brown用瓷熔附于铂杆形成桥体,两端嵌入基牙窝洞预备体内。而美国人Land在1889年的陶瓷冠试制成功之初,便用于修复2～4个切牙的全瓷固定桥;并对瓷的种种优点,如对口腔组织无刺激性、釉面光滑便于清洁、颜色与真牙接近等十分感兴趣。但最终还是由于瓷为脆性材料容易折断而被淘汰,只保留用全瓷修复单个切牙。

自20世纪Tagger将铸造法用于修复后,临床上广泛使用了铸造多面嵌体、部分冠、全冠等作为固定义齿的固位体。因此法既可以恢复基牙的形态与功能,又不需要失活牙髓,还能使固位体的边缘与基牙更密合,大大减少了因修复不当所造成的牙周炎和根尖病变。铸造法在我国口腔修复中的应用,20世纪50年代就逐步开展了18-8不锈钢、钴铬合金和镍铬合金等非贵金属的高熔铸造技术,先用于可摘部分义齿支架方面,后又逐步用于人造冠和固定桥,随着铸造设备及材料的更新换代,铸件的加工方法和工艺流程也有了很大的进步。近年来,在大中城市医院,采用铸造支架制作活动塑料义齿、金属烤瓷或瓷塑复合固定桥或活动桥的修复比例逐渐增多。因为铸造支架精密度高,与口腔组织吻合性好;同时还有体积小、固位好、坚固耐用、美观光滑、生物适应性好等许多优点。所以,在临床上受到了普遍欢迎,尤其是瓷熔附金属支架在活动-固定联合桥的应用,更是使外观和功能得到了完美的统一。

综上所述,口腔瓷修复技术的发展,主要是材料的不断发展和进步,而烤瓷技术本身的发展却相对滞后。回顾历史,我国烤瓷修复体始于70年代末期,这期间,中国烤瓷技术从无到有,从基础研究到临床应用研究,从局部地区的应用到全国范围的推广,使我国的烤瓷修复技术日趋成熟,目前已在冠桥修复体中占主导地位。在条件较好的城市医院口腔科和口腔专科医院中,烤瓷修复体已占冠桥修复体的70%以上,铸造支架的应用也已占活动修复体的80%以上,均已成为修复的主流技术。

二、口腔烤瓷修复存在的问题及其对策

我国的口腔烤瓷修复工作尽管已经取得了令人瞩目的成就,但是,近年来大量的学术文献表明,在以下方面,如金-瓷界面、临床设计、瓷裂、颈缘和色彩及烤瓷设备等诸多方面还存在着一定的问题,很有必要针对这些问

题开展专题研究,找出相应对策,以促进我国烤瓷修复技术的发展。

(一)关于材料学研究

1. 金属烤瓷的发展通过了从贵金属烤瓷到非贵金属烤瓷及无金属烤瓷3个过程。实践证明,我国目前应用最为广泛的非贵金属烤瓷,尽管有成本较低的优点,但其却存在着①边缘密合度差;②颈缘组织染色;③氧化层渗透现象;④如果瓷粉和合金选择不当,其热膨胀系数不匹配,容易出现崩瓷现象等缺点。而贵金属烤瓷虽然价格昂贵,但它却有两个显著优点:①颜色美观,尤其是瓷冠的边缘很漂亮,不会发青或发灰;②瓷与金属的结合状况良好,很少有崩瓷的情况。贵金属烤瓷合金所显示的这种优良性能提示,今后非贵金属为主体的局面有望打破,临床上将有更多的人选择贵金属烤瓷技术。因此,对贵金属烤瓷的研究亟待加强。

2. 在瓷粉的研制方面,根据烤瓷修复的需要,瓷粉的种类越来越多,体瓷、釉瓷、切瓷、透明瓷、遮色瓷、蜡瓷、塑料瓷7类瓷粉从加工工艺上又可分为切削瓷、铸造瓷、烧烤瓷三大系列。目前,瓷粉性能的改进,对热膨胀系数等参数敏感性降低,因而拓宽了金瓷匹配的范围。IPS Empress 铸瓷全冠冠桥系列技术是近年来的烤瓷新技术,临床应用报告已展示了良好的应用前景。国内早在20世纪80年代就开始了对瓷粉的研究,但直至目前尚未形成正式系列产品,瓷粉的色泽粒度方面与国外产品相比还存在较大的差距。

近年来,在我国对钛金属的研制、铸造工艺进行较为深入研究的基础上,在钛金属烤瓷方面进行了积极的探索,并取得了一定的成绩。

(二)关于金-瓷界面

我国学者在20世纪80年代即对金-瓷界面问题进行了深入的研究,在金-瓷热膨胀系数的匹配、金属氧化层厚度等方面获得了有指导意义的理论性结果,对烤瓷修复技术的发展起到了积极的推动作用。目前,我国对金-瓷界面处理的研究和应用已基本上达到了临床要求。近年来对钛金属-瓷界面也进行了积极探索。

然而,目前烤瓷修复体仍存在由于金属表面处理不当而造成的瓷层剥脱问题。主要表现为:金属表面打磨质材、打磨方法的概念不清,碳化硅污染问题未引起足够重视;金属表面粗化、超声、清洁、除气、预氧化方法不规范等。今后,宜对金属表面的处理方法统一规范,以提高修复体质量。贵金属基底表面过渡性糊剂的应用,机械、化学结合方法的优化,有助于提高金-瓷结合强度,界面结合介质(过渡层)的应用代表着发展方向。

(三)关于临床设计及牙体预备

烤瓷修复体的临床设计,应树立口颌系统的整体设计观念,应符合固位、稳定、形态美观、功能良好的要求。咬合设计和金-瓷结合部的位置,形态的设计对修复体的预后具有重要影响。

烤瓷修复体的基牙预备应在保证足够的牙体固位、抗力形的前提下,预备出足够的瓷层空间以保证瓷层抗力和色调质感的自然。对于活髓牙,应树立全程无痛操作及保护牙髓的观念,以减轻患者痛苦。牙体预备时的龈收缩、排龈预备、粘固后排龈刮除粘固料等技术操作应予以提倡并认真执行。

(四)关于瓷裂问题

瓷剥脱≠瓷裂。瓷剥脱因界面处理、外形不当等产生的界面应力,造成结合力下降而引起。脱瓷原因多达11种,主要是由于内应力金-瓷结合失败及外力作用等单一因素和多种因素作用的结果。

关于瓷裂缺损的修复,目前已有专用瓷粘结剂用于瓷层折裂的修补及其他修补方法。

(五)关于颈缘问题

目前,135°的凹面形肩台已为国内外学

者所公认。掌握正确的排龈技术,合理的牙体预备,是达到理想颈缘形态的前提。

为保障颈缘的质量,唇缘技术应受到重视,在铂介质耐火材料代型、瓷蜡、瓷树脂肩台瓷技术中,直接提取技术显示出其优越性。

种植体冠修复颈缘的设计应从美观、生物相容性、自洁作用、受力等多方面加以考虑,上部结构的系列化,正确选择上部结构是值得认真考虑的因素。红色龈缘瓷对于增加美观、对称性,对一些困难病例是一种非手术疗法的美观补救方法。

(六)关于色彩研究

详见第 6 章。

(七)关于烤瓷设备

详见第 5 章。

(八)关于烤瓷工艺

制作工艺出现的问题最多最普遍,它涉及色彩、瓷裂、形态、固位等多个方面,而其理论上则包括基础理论、力学、材料学、工艺、美学等多个学科。

三、展望

1. 贵金属烤瓷由于其性能的优异性,需求量将大大增加,钛-金属烤瓷技术亦将逐渐完善并应用于临床。

2. 从陶瓷材料来看,低温瓷粉将代替中温瓷粉,陶瓷材料的硬度将降低,耐磨性增加,使之更符合生理需要。

3. 纳米超塑陶瓷的发展也必将给陶瓷材料的性能改善带来突破,相应的基础研究已在国内外展开,相信具有优异性能的新型烤瓷修复体将会出现。

4. 目前,贵金属烤瓷修复体的研究和应用已悄然兴起,各类金瓷冠的临床应用将会逐渐增加,与此同时,随着新型铸瓷、高强度核瓷的研究,瓷桩核、瓷基台等全瓷修复形式应运而生。全瓷修复体避免了金瓷冠颈缘着色和金属基底冠的遮色效应对美学效果的影响,其美观的修复效果正在引起广泛的关注。但由于目前修复成本较高,短期内尚不能替代现有的金属烤瓷修复体。

第二节 口腔修复科医师和技师的责任与合作

随着社会的进步及医学观念的变化,新的生物医学模式已经形成,传统的机体健康观念已转变为生物-社会-心理模式,这种变化也给口腔修复学注入了新的内涵。口腔修复体不应被单纯看作一副假牙,更不能简单地看成是一个机械物件或工艺品,而应该被看成是一个治疗装置,一个借此恢复患者缺损部位的形态和功能,矫正畸形,矫正功能紊乱,终止病变发展,同时满足患者生理、心理的需要,并融汇社会医学的内容,使修复体成为患者身上的一个人工器官。这个器官与患者的口颌系统和整个机体生理环境、心理状态相适应,能长期和谐地为患者的身心健康服务,使患者在恢复机体健康的同时,又恢复了对社会环境与生活、工作的心理健康。这就是现代口腔修复学所被赋予的使命。一个成功的口腔修复医师或技师,首先应该是一个口腔医学的科学工作者,又是一个缺牙和畸形患者生理功能的再造者。因此,他们必须具备系统而全面的医学知识与口腔专业知识,具备熟练掌握和应用相关专业知识,如物理学、化学、材料学、冶金学和美学理论的相当水平。不仅如此,他们还要能娴熟地、得心应手地完成各自的临床操作与实验室工艺制作过程,这样他们才能共同对修复治疗的计划负责,才能完成医患双方都非常满意的具备人工器官功能和仿生形态的理想修复体。

一、修复科医师的责任

修复科医师的责任和义务是恢复患者的

口腔功能,以改善其健康状况、舒适程度及容貌外观。修复科医师应有全面的医学和口腔医学理论知识和在固定、活动、种植及颌面部修复方面的临床能力。此外,修复科医师还应具备物理、化学、力学、材料学、美学和工艺学等学科的知识,并能应用美学原理来提高修复体的美学效果。修复科医师还应对技工室的全部操作,如蜡型制作、暂时性修复、主代型制备、支架或核的制作、贴面制作及殆关系的建立与烤瓷工艺过程等都有相当程度的了解。

二、修复科技师的责任

修复科技师必须精通技工室的全部操作,并在某一领域或某些疑难工艺上有所侧重。修复科技师应以口腔医学、物理学、化学、材料学、冶金学和美学知识为理论基础,用符合生理及各种工艺原理的方法制作各类义齿、口腔颌面修复体和矫治器的专门技术。其内容包括:模型制作、支架弯制、排牙、雕牙、塑料成型、研磨、铸造术、锤造术、焊接术、瓷修复技术和硬质冠桥树脂修复技术等。

三、修复科医师和技师的合作

有这样一种流行的说法:"在每一个灿烂的微笑背后都有一个伟大的牙医"。但其最真实的说法应该是:"在每一个伟大的牙医背后都有一个杰出的技师和高质量的技工室"。诚如斯言,如果没有出色的技师与先进的设备,临床医生再完美无缺的修复设计也只能是一纸空言。技师的重要性关系到修复事业的成败与兴衰。因此,修复科医师应该和技师有着真诚与良好的合作。

由于修复科医师与技师之间所具有的这种特殊的协作关系,使得他们之间存在着相当多的合作机会,如诊断性蜡型制作、暂时性修复、主代型制作、牙体预备、取口内记录、治疗性蜡型制作、材料的选择、牙龈色瓷的应用及颜色的选择等。如果修复科医师和技师能

共同协调地完成某一治疗计划,即使在面临某一难题时,他们也能很快找出症结所在,并拿出解决方案;如因为牙科材料的更新或异别,因为工艺流程技术和方法的不同所产生的矛盾等,他们都能通过各自的专长很快找到正确的解决途径。总之,修复科医师和技师的相互理解、支持与合作可以对许多疑难问题产生新的领悟,并使双方的智慧得以充分的发挥。

但是,在实际工作中往往所出现的问题是,修复科医师通常不注意技师所面临的困难,同样,技师也不了解修复科医师所面临的问题。因此,他们无法建立沟通渠道,各行其事,最终造成一件修复体多次返工,甚至不欢而散。究其原因不外有二:其一,双方所受到的专业教育不够全面,以致看待问题的方法不同,在出现问题以后,更是各执一辞,互相推卸责任;其二,他们没有建立良好的协作关系,所存在的只是简单的"来件加工"关系,所以他们无法在相互理解的基础上共同对治疗计划负责。

因此,修复科医师和技师只有通过接受对方的学科教育,才能在两者之间建立协作目标并有助于互相了解因材料、技术或不同操作阶段引起的问题和潜在困难;也只有双方在相互理解的基础上共同对治疗计划负责,才有助于专业的发展。

在有着良好协同关系的医师和技师之间,他们存在着某种默契。技师对医师的设计意向与风格了如指掌,甚至对某些特殊病人的要求,技师都能从设计单上得到理解。当然,一个责任心较强的技师,往往自始至终地同医师及病人保持着联系,从而使修复体的失误降低到最低程度,并且用他创造性的劳动和规范而细致的操作来提高医师的专业技能。

然而,再优秀的技师也应该不断更新观念,不断去接受先进的技术并经过最新的和最有效的工艺流程培训,使自己的操作经验

更加丰富和新颖,只有那样,才可以不断为患者提供使用最新材料的、舒适的及高品质的修复体。

我们正面临着一个知识激增的时代,科学技术的迅猛发展必将使口腔修复学出现一次次质的飞跃;随着时代的进步,各种新理论、新材料、新工艺会层出不穷,新的高科技成果必定会将工程技术与生命科学融为一体。口腔修复学的特点决定了它必须将科学性与技术性进行完美的结合,既要系统地掌握有关基础理论,又要熟练掌握各项操作技能,理论和技能两方面均不可偏废。而且,还要在继承现有的理论与技术的基础上不断丰富、完善和发展,并不断发现和探索新的材料与工艺,使修复工作达到更高的水平。

一件完美的修复体的诞生,要靠医师、技师及护士等人相互协调工作来最后完成,每个环节都极其重要,所以,必须有健全的规章制度及严格的质量意识,加上熟练的操作技术,才能获得医患双方都十分满意的修复效果。

(白天玺　白　轶　张本良御　丁　丙)

第2章

口腔颌面部解剖生理

口腔烤瓷铸造支架修复学是建立在口腔生理病理、生物力学、生物与医学美学、应用材料及技工工艺基础上的一门临床医学科学和技术，其主要任务是用符合人体解剖生理法则的方法来恢复或重建牙体及牙列的解剖形态和生理功能，从而达到恢复颜面外形的美观和健康。因此，口腔颌面部的解剖生理特征，尤其是牙体形态解剖，牙列、𬌗与颌位关系等都是口腔烤瓷与铸造支架修复的基础。

第一节　牙体解剖形态

一、牙的组成

(一)牙体外形

牙体外形由3部分组成(图2-1)。

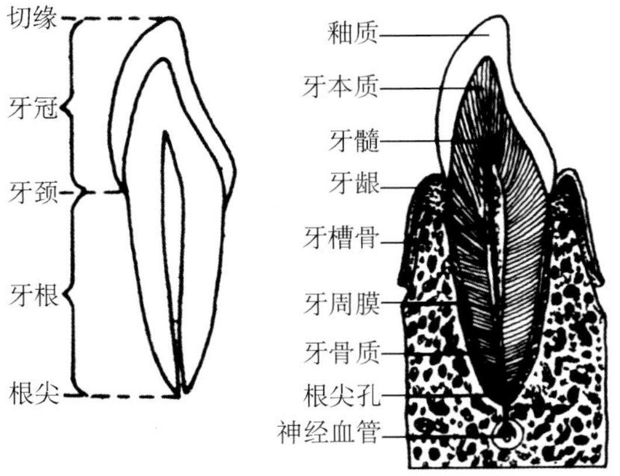

切缘
牙冠
牙颈
牙根
根尖
釉质
牙本质
牙髓
牙龈
牙槽骨
牙周膜
牙骨质
根尖孔
神经血管

图2-1-1　牙体外部和纵剖面

1. *牙冠*(dental crown)　在牙体外层由半透明的白色牙釉质所覆盖的膨大部分，也是牙体直接行使咀嚼功能的部分。牙冠外形随其功能而异：即功能较弱的牙，其牙冠形态也比较简单；功能较强的牙，牙冠外形也就比较复杂。在正常情况下，牙冠大部分显露于口腔，称之为临床牙冠(clinical crown)。

2. *牙根*(root of tooth)　在牙体外层由黄色的牙骨质所覆盖的细长部分，也是牙体的支持部分。在正常情况下，牙根被固定在颌骨的牙槽窝内。其形态和数目随功能的需要各异，功能较弱的牙多为单根；功能较强的牙多为两根或两根以上，以增强其在颌骨的稳固性。牙根的尖端部分称为根尖，每个根尖都有通过牙髓血管神经的小孔，谓之根尖孔。

3. *牙颈*(dental cervix)　在牙冠与牙根交界处呈一弧形曲线的部分，临床上称牙颈线(cervical line)。

(二)牙体剖面

从牙体的纵剖面可见，牙体由3层硬组织及1层软组织所构成(图2-1-1)。

1. *牙釉质*(enamel)　为构成牙冠表层的半透明的白色硬组织，是牙体组织中钙化程度最高的、最坚硬的组织。

2.牙骨质(cementum)　为构成牙根表层的、色泽较黄的硬组织。

3.牙本质(dentine)　为构成牙体的主质,位于牙釉质与牙骨质的内层,在牙本质的深面有一形同于牙体外形的腔隙,称为髓室(pulp chamber)。

4.牙髓(dental pulp)　为充满在髓室中的蜂窝组织,由血管、神经、淋巴和结缔组织所组成(图2-1-1)。

二、牙的分类

牙的分类一般有两种方法,一种是按牙的形态特点和功能特性来分类;另一种是根据牙在口腔内生存时间的特点与久暂进行分类。现分述如下。

(一)根据牙的形态特点和功能特性分类

人类的牙齿形态与功能相得益彰,无与伦比,从前向后依次可分为切牙、尖牙、前磨牙(双尖牙)和磨牙。

1.切牙(incisor teeth)　切牙位于上、下颌骨的前部,左、右、上、下共8个。邻面观牙冠为楔形,颈部厚而切缘薄,主要功能为切断食物,故一般不需强大的力,牙根为单根。

2.尖牙(canines)　因形似犬牙,故俗称犬齿。位于口角处,左、右、上、下共4个。牙冠亦为楔形,其特点是切端上有一个突出的牙尖,以便穿刺、固定和撕裂食物。尖牙牙体粗壮,牙根长大稳固,为口腔中存留最久、力量(承受𬌗力)仅次于第一磨牙的牙。

3.前磨牙(bicuspid teeth)　亦名双尖牙,位于尖牙之后,左、右、上、下共8个。牙冠呈立方形。𬌗面上一般有2个(或3个)牙尖。上颌前磨牙体积较下颌前磨牙大,且牙冠的颊舌径大于近远中径,故显得窄而厚。下颌前磨牙的牙冠的颊舌径则小于近远中径,或与之相似,所以显得方而圆。下颌第二前磨牙还有3尖者。前磨牙有协助尖牙撕裂及协助磨牙捣碎食物的作用。牙根扁且有分

叉者,有利于支持𬌗力的承受及牙的稳健。

4.磨牙(molars)　位于前磨牙之后,左、右、上、下共12个。牙冠呈立方形。咬合面宽大,其上有4~5个牙尖,结构比较复杂,便于研磨食物。由于受力方向及功能位置的需要,一般上颌磨牙有3根,下颌磨牙为2根(亦有分叉为3根者),磨牙粗壮而稳固。

(二)根据牙生存时间的特点与久暂分类

1.乳牙(deciduous teeth)　见图2-1-2。婴儿出生后6－8月龄乳牙开始萌出,至2.5岁左右陆续萌出20个牙齿。自6－7岁至12－13岁,乳牙逐渐脱落,而为恒牙所代替。因此乳牙在口腔中的时间,最短者为5~6年,最长者可达10年左右。从2.5岁至6岁左右为乳牙𬌗时期。此时正值儿童全身及面颌部发育的重要阶段,乳牙存在的时间虽相对短暂,但作为儿童时期的主要咀嚼器官,对食物的消化和营养的吸收,对刺激颌骨的正常发育及引导恒牙的正常萌出,都具有不可取代的重要作用。乳牙可分为乳切牙、乳尖牙及乳磨牙3类。可用乳牙公式表示:切$\frac{2}{2}$尖$\frac{1}{1}$磨$\frac{2}{2}\times2=20$。此公式说明口腔内共有乳牙20个,上、下或每侧各10个。

2.恒牙(permanent teeth)　见图2-1-3。是继乳牙脱落后的第二副牙列,非因全身或口腔疾患及意外损伤不致脱落;一旦脱落亦再无牙萌出替代。恒牙自6岁开始萌出,近代人第三磨牙有退化趋势,故正常人的恒牙数可在28~32个之间。恒牙公式为:切$\frac{2}{2}$尖$\frac{1}{1}$双$\frac{2}{2}$磨$\frac{3}{3}\times2=32$。说明全口恒牙共32个,上、下或每侧16个。在恒牙中,中切牙、侧切牙、尖牙、第一及第二前磨牙均与乳牙发生交替关系。因此,这些恒牙又称为继承牙。恒磨牙因未与乳牙发生交替关系,因此称之为增生牙(图2-1-4,表2-1-1)。

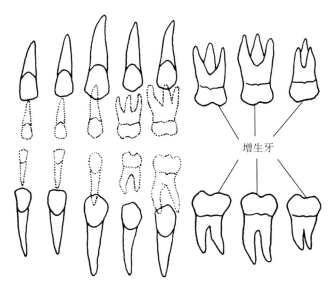

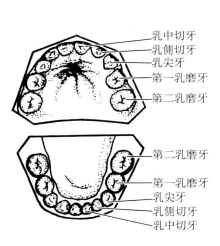

图 2-1-2　乳牙

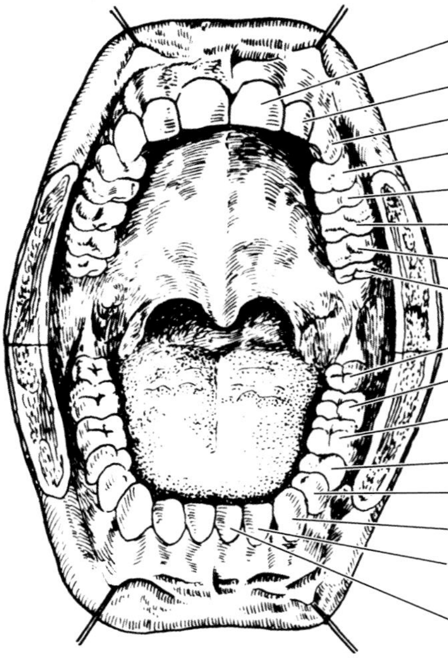

图 2-1-3　恒牙

图 2-1-4　乳牙与恒牙的交替关系

表 2-1-1　乳恒牙交替关系

乳　牙	I	II	III	IV	V			
		↑	↑	↑	↑	↑		
恒　牙	1	2	3	4	5	6	7	8

三、牙的功能

牙齿是人类机体钙化程度最高、硬度最强、直接行使咀嚼功能的器官。牙齿的存在对于发音、语言及保持面部的协调美观等均有密切关系,现分述如下。

(一)咀嚼功能

食物进入口腔后,经过牙齿的切割、撕裂、捣碎和研磨等一系列机械加工过程,并与唾液混合,唾液中的酶对食物起部分消化作用。食物在口中与各种味觉感受器接触,反射性地引起胃、肠、胰、肝及胆等器官活动,使消化系统处于活跃状态。若咀嚼功能因牙体或牙列缺失造成功能不完善,则会因起不到上述作用而影响消化,从而加重胃肠道负担,导致胃肠道疾病。咀嚼力还通过牙根传至颌骨,可刺激颌骨的正常发育及增进牙周组织的健康。

(二)发音和语言

发音和语言主要与牙、唇和舌三者的参与关系密切。牙的位置限定了发音时舌的活动范围,以及舌与唇、牙之间的位置关系,对发音的准确性及语言的清晰度有着重要的影响。特别是前牙缺失或位置异常,均可对唇齿音、舌齿音及齿音的发音影响很大。

(三)保持面部的协调美观

牙齿及牙槽骨的健全对面部软组织起到了良好的支持作用。正常的牙弓及咬合关系的配合,可使唇颊部显得丰满美观,肌肉张力舒展协调,面部表情轻松自然,形态正常;若缺牙较多,则唇颊部因失去支持而显塌陷,皱纹骤增而呈衰老面容。此外,牙弓及咬合关系异常者,面形也会因其程度的不同而受到影响。

四、牙位记录

(一)部位记录法

临床上为了简明地记录牙的名称和部位,医生面对患者,以"十"符号将上下牙弓分为4区。"十"符号中的水平线表示拾面,以区分上下;垂直线表示中线,以区分左右。"⌐"代表患者的右上区,称为A区;"⌐"代表患者的左上区,称为B区;"⌐"代表患者的右下区,称为C区;"⌐"代表患者的左下区,称为D区。因此,上下牙弓可区分为 $\frac{A|B}{C|D}$ 4区。用序数1~8依次代表中切牙至第三磨牙;用Ⅰ~Ⅴ依次代表乳中切牙至第二乳磨牙。

1. 乳牙的临床牙位 用罗马数字书写如下:

```
              上
右 ─── Ⅴ Ⅳ Ⅲ Ⅱ Ⅰ │ Ⅰ Ⅱ Ⅲ Ⅳ Ⅴ ─── 左
       Ⅴ Ⅳ Ⅲ Ⅱ Ⅰ │ Ⅰ Ⅱ Ⅲ Ⅳ Ⅴ
              下 乳  乳  乳  第  第
                 中  侧  尖  一  二
                 切  切  牙  乳  乳
                 牙  牙      磨  磨
                             牙  牙
```

2. 恒牙的临床牙位 用阿拉伯数字书写如下:

上

	8	7	6	5	4	3	2	1	1	2	3	4	5	6	7	8	
右	8	7	6	5	4	3	2	1	1	2	3	4	5	6	7	8	左

下 中切牙 侧切牙 尖牙 第一前磨牙 第二前磨牙 第一磨牙 第二磨牙 第三磨牙

（二）通用编号系统（universal numbering system）

每一恒牙都有自己的编号。由右上颌第三磨牙起定为#1，右上颌第二磨牙定为#2。上颌牙依次由右向左编号。右上颌中切牙定为#8，左上颌中切牙定为#9，左上颌第三磨牙定为#16。下颌牙由左向右编号，左下颌第三磨牙定为#17，依次向前围绕下牙弓编号，至右下颌第三磨牙定为#32。依牙列式中牙的位置书写如下：

1	2	3	4	5	6	7	8	9	10	11	12	13	14	15	16
32	31	30	29	28	27	26	25	24	23	22	21	20	19	18	17

此法的优点为只用数字即可表明牙齿部位，不会有上下左右之误。乳牙亦用同法编号，只在编号之后加"d"，如右上颌乳中切牙为#5d，左下颌乳尖牙则为#13d，依此类推。

（三）国际牙科联合会系统（Federation Dentaire Internationale System，FDI）

用1代表右上区，2代表左上区，3代表左下区，4代表右下区；5代表乳牙右上区，6代表乳牙左上区，7代表乳牙左下区，8代表乳牙右下区。

1. 恒牙编号 每个牙的符号均为两位数，其中个位数代表牙序，十位数代表部位，如#15即右上颌第二前磨牙。

18	17	16	15	14	13	12	11	21	22	23	24	25	26	27	28
48	47	46	45	44	43	42	41	31	32	33	34	35	36	37	38

2. 乳牙编号 如#71代表左下颌乳中切牙。

55	54	53	52	51	61	62	63	64	65
85	84	83	82	81	71	72	73	74	75

五、牙体解剖应用名词及表面标志

（一）应用名词

1. 中线（median line） 为将颅面平分左右两等份的一条假想线，该线与矢状缝一致。正常情况下，中线通过两眼之间、鼻尖、两上颌中切牙及两下颌中切牙之间。中线将牙弓分成左右对称的两部分。

2. 牙体长轴（long axis） 通过牙体中心的一条假想轴，称为牙体长轴（图2-1-5）。

3. 接触区（contact area）　牙与牙在邻面互相接触的部位，称接触区，又称邻接处。

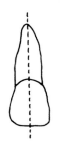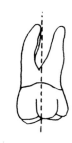

图 2-1-5　牙长轴

4. 线角（line angle）与点角（point angle）　牙冠上两面相交处成一线，所成的角称线角；如前牙的近中面与唇面的交角称为近中唇线角。后牙的颊面与近中面的交角称近颊线角。三面相交处成一点，所成的角称点角。磨牙的近中面、颊面与𬌗面相交处称为近颊𬌗点角，前牙的近中面、唇面与切嵴所成的角称近唇切点角。

5. 外形高点（height of contour）　牙体各轴面最突出的部分，称为外形高点。

6. 牙体三等份（division inio thirds）为了明确牙体各面上某一局部的位置，将牙体各面分为三等份（图 2-1-6）。如牙冠唇（颊）面，则分为切（𬌗）1/3、中 1/3、颈 1/3 与近中 1/3、中 1/3、远中 1/3；牙冠的邻面则分为唇（颊）1/3、中 1/3、舌 1/3；牙根则分为根颈 1/3、根中 1/3、根尖 1/3。

（二）牙冠各面的命名

牙有与牙体长轴一致的 4 个轴面（图 2-1-7），和与牙体长轴垂直的𬌗面或切嵴。

1. 唇面（labial surface）和颊面（buccal surface）　前牙的牙冠接近口唇的一面，称为唇面；后牙的牙冠接近颊的一面，称为颊面。

2. 舌面（lingual surface）　前后牙的牙冠，接近舌的一面，统称为舌面。

3. 近中面（medial surface）　牙冠的两邻面中，离中线较近的一面，称为近中面。

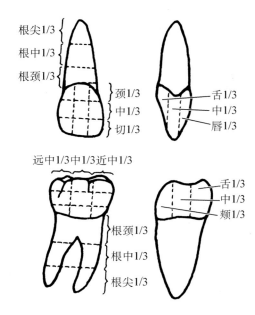

图 2-1-6　牙体三等份

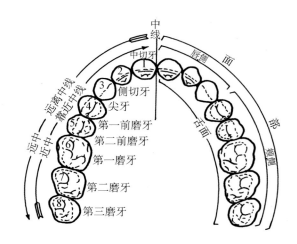

图 2-1-7　牙冠各面的命名

4. 远中面（distal surface）　牙冠的两邻面中，离中线较远的一面，称为远中面。

5. 𬌗面（occlusal surface）和切嵴（incisor ridge）　上、下颌后牙咬合时发生接触的一面，称为𬌗面。前牙有咬切功能的部分称为切嵴。

（三）牙冠的表面标志

1. 牙冠的突起部分　见图 2-1-8。

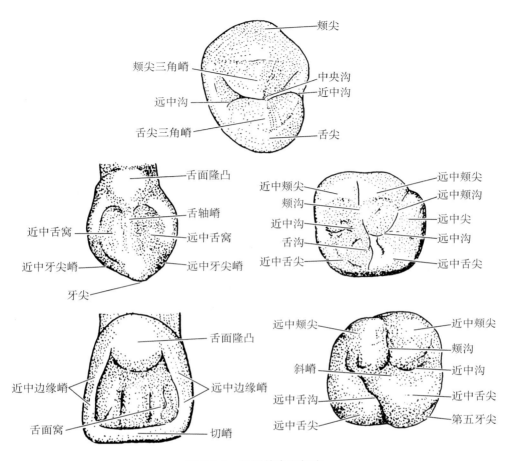

图 2-1-8　牙冠的表面标志

（1）牙尖（dental cusp）：牙冠面上突出呈锥体形的结构。每个牙尖由四个面四条嵴所组成，分别位于尖牙的切端、前磨牙及磨牙的 船面上。

（2）结节（tubercle）：牙冠某部釉质过分钙化所形成的小突起，有各种大小和形态的变异。

（3）嵴（ridge）：为釉质的长形线状隆起。

①轴嵴（axial ridge）：在轴面上，从牙尖顶端伸向牙颈部的纵行隆起。

②边缘嵴（marginal ridge）：位于后牙的 船面与轴面相交处，切牙、尖牙的舌面近中、远中边缘处。

③三角嵴（triangular ridge）：位于 船面，由牙尖的两斜面相遇而成。该嵴由 船面中央

开始，止于牙尖的顶端。

④横嵴（transverse ridge）：横过 船面，相对的两三角嵴相连，称为横嵴。如下颌第一前磨牙 船面的横嵴。

⑤斜嵴（oblique ridge）： 船面的三角嵴斜行相连，称为斜嵴。如上颌第一磨牙 船面的斜嵴。

⑥颈嵴（cervical ridge）：沿前牙唇面及后牙颊面颈缘部位突出部分称颈嵴。前牙称唇颈嵴，后牙称颊颈嵴。

⑦舌面隆凸（cingulum）：为位于切牙与尖牙舌面颈部 1/3 处突出之新月形牙釉质。

2. **牙冠的凹陷部分**

（1）窝（fossa）：为不规则的凹陷部分，状

似盆地。位于切牙和尖牙的舌面及前磨牙和磨牙的殆面。

（2）沟（groove）：位于牙冠的轴面及殆面，介于牙尖和嵴之间，或窝的底部。为细长之凹陷部分。

①发育沟（developmental groove）：为牙齿生长发育时，两个生长叶相连所形成的浅沟。

②副沟（supplemental groove）：在发育沟之外的小沟均可称为副沟，其形态不甚规则。

③裂隙（fissure）：钙化不全的沟谓之为裂隙，是龋病的好发部位。

（3）点隙（pit）：为釉质未全连接，成点状的小凹陷，亦是龋病的好发部位。

3. 斜面（inclined surface）　斜面是由牙尖各面组成，两斜面相交成嵴，四斜面相交则组成牙尖顶。各斜面依其在牙尖的位置而命名，如上颌第一磨牙近中颊尖的颊侧近中斜面。

4. 生长叶（lobe）　牙齿发育钙化中心称为生长叶，其交界处为发育沟。多数牙是由 4 个生长叶发育而成，部分牙是由 5 个生长叶发育而成。

六、恒牙外部解剖形态

人的恒牙共有 32 个，左、右侧对称的同名牙，解剖形态基本相同，故恒牙的形态可归纳为 16 种及切牙、尖牙、前磨牙和磨牙 4 种类型。

（一）切牙组

切牙位于上、下颌骨的前部，呈弧形排列，切牙的牙冠呈楔形，切缘呈刃状。

1. 上颌中切牙（maxillary central incisor）　为切牙中之最大者，排列在中线两侧，左右中切牙之近中面彼此相对，远中面则与同侧侧切牙的近中面相邻（图 2-1-9）。

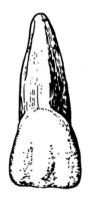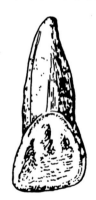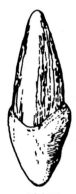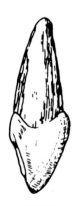

唇面　　　　舌面　　　　切端　　　　近中面　　　远中面

图 2-1-9　右侧上颌中切牙各面观

（1）牙冠

①唇面：有方圆形、卵圆形、尖圆形 3 种基本类型，常与人的面型相协调。颈缘窄为弧形，切缘宽为梯形，近中缘与切缘较直，远中缘略突。切缘与近中缘相交而成的近中切角近似直角，与远中缘相交而成的远中切角略为圆钝，借以区分左右。在唇面的切缘1/3 处可见两条浅的纵行发育沟，介于 3 个生长叶之间。全牙面光滑平坦，惟颈嵴略突。

②舌面：似唇面但较狭窄，中央凹陷成舌窝，四周为突起的嵴，颈部 1/3 为舌面隆凸，近中缘有近中边缘嵴，在远中有远中边缘嵴，在切缘有切嵴。

③近中面与远中面：为三角形，切嵴为三

角形之顶点,并与根尖在一条线上。三角形的底为一曲线,呈"V"字形,称为颈曲线。远中面与近中面相似,稍短较圆凸。接触区离切角稍远。

④切嵴:唇侧较平,舌侧圆凸成嵴,与下颌切牙的切嵴接触时,能发挥切割功能。从侧面观察,切嵴在牙体长轴的唇侧。

(2)牙根:单根,圆锥形,唇侧宽于舌侧,颈部横切面为圆三角形,根尖较细直,略偏远中。根长稍大于冠长,或冠根等长,也有极少根长小于冠长者。

2.上颌侧切牙(maxillary lateral incisor) 位于中切牙的远中,其形态与上颌中切牙基本相似,但体积稍小,且较窄长。与中切牙的主要区别如下。

(1)牙冠

①唇面:较窄长,稍圆凸。近中切角为锐角,远中切角为钝角,呈圆弧形,发育沟不如中切牙明显。

②舌面:舌面窝较窄,故边缘嵴较中切牙显著,有时舌隆凸的一侧还有裂沟。

③近中面与远中面:近远中接触区均较中切牙离切嵴远,其三角形的唇缘亦较中切牙圆凸。

④切嵴:向远中舌侧的倾斜度较中切牙大,似与远中面连续。

(2)牙根:单根扁形,根尖多弯向远中,根长大于冠长,颈横剖面似椭圆形。牙根较中切牙者细而稍长。

3.下颌中切牙(mandibular central incisor) 其主要特点如下。

(1)牙冠:为全口牙中之最小者,牙冠宽度约为上颌中切牙的2/3。

①唇面:呈四边形较圆凸,切端平坦,发育沟模糊不清,与近中、远中边相交均成直角。切缘平直,比颈缘约长1/3,与牙体长轴约相垂直,离体后较难区分左右。

②舌面:四边形与唇面相似,舌面窝位于舌切1/3及中1/3交界处,很浅,边缘嵴不

发达。

③近中面与远中面:为三角形,切嵴圆凸,位于牙体长轴的舌侧,切嵴磨耗后,与牙轴在一直线上。

(2)牙根:单根,扁圆形,唇面与舌面狭长圆凸。近远中面宽阔圆凸,远中面中部常呈纵行凹区且较近中面略深,可作为鉴别左右下颌中切牙的参考。

4.下颌侧切牙(mandibular lateral incisor) 其外形与下颌中切牙同,但亦有如下特点以示区别。

牙冠:较下颌中切牙略为宽广,体积亦稍大。

(1)唇面:形同下颌中切牙,但略大。

(2)舌面:舌面窝及远中边缘嵴与下颌中切牙比较显得不够发达。

(3)近中面与远中面:其近中接触区靠近切角,远中接触区离切角稍远。切缘略向远中倾斜,远中切角较近中切角圆钝,远中缘稍突且向舌侧扭转。

5.上下颌切牙的比较

(1)上颌切牙牙冠宽大,发育沟明显;下颌切牙牙冠窄小,发育沟不显著。

(2)上颌切牙舌面边缘嵴明显,中央凹陷成窝;下颌切牙舌面边缘嵴不明显,舌窝亦浅。

(3)侧面观上颌切牙的切嵴在牙体长轴之唇侧,下颌切牙的切嵴靠近牙体长轴。

(4)上颌切牙粗壮而直,下颌切牙牙根窄而扁,近远中面凹陷成沟状,牙根中部横切面似葫芦形。

6.切牙的应用解剖 切牙位于颜面的中央部位,故有颜面"第三风景点"(第一为眼睛,第二为鼻子)之美誉。因此切牙的损坏对病人而言至关重要,也是烤瓷乃至其他美容修复的主要对象。因此,熟悉其应用解剖及精工其造型艺术是口腔科医师及技工的必备基本功,理想的切牙修复术应该神形兼备,以假乱真。

（1）上颌中切牙的牙冠外形及其颜色光泽常与面型肤色相协调，也是人的气质风采的一个折射。因此，修复时一定要注意设计牙的形态和颜色，使之与患者面型、肤色及气质协调美观。

（2）中切牙位于牙弓前部，因意外创伤折断者多，尤其是上颌中切牙受外伤机会更多，缺损后对发音及形象影响很大，病人常迫切要求修复。治疗时应仔细了解牙冠及牙根损伤情况，进行妥善处理后予以修复。必要时可先制作临时修复体以解决美观要求。

（3）上颌切牙邻面接触区及上颌侧切牙舌窝顶点，因自洁作用较差，多为龋齿好发部位。

（4）下颌切牙接近舌下腺导管口，发生龋坏机会较少，但舌侧颈部常有牙垢与结石沉积。

（5）上颌中切牙的牙根较圆且直，拔除时可使用旋转力。上颌侧切牙的牙根常有弯曲，拔除时且应注意用力方向；下颌切牙的牙根扁而长，拔除时不宜使用旋转力。

（6）上颌侧切牙的外形常有变异，如锥状侧切牙（与邻牙有明显间隙）；也有先天缺如者。

（二）尖牙组

尖牙与切牙同属楔形牙冠，牙冠厚实，有一突出的牙尖，由牙冠唇面之中叶特别发达而形成，尖牙顶成尖形，由四个嵴及四个斜面构成，似一四刃匕首，利于穿刺和撕裂食物。

1. 上颌尖牙（maxillary canines）　冠与根的唇舌径较切牙者大（图2-1-10）。

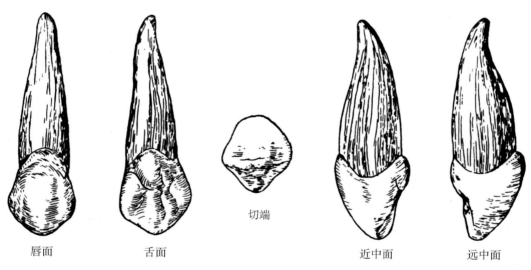

切端

唇面　　　　舌面　　　　　　　　近中面　　　远中面

图2-1-10　右侧上颌尖牙各面观

（1）牙冠

①唇面：似圆五边形，颈缘为椭圆弧形，远中边较近中边短而突。切嵴由近远中两斜嵴组成，近中短于远中斜嵴，有三个生长叶。发育沟显著，唇轴嵴为弧形，划分唇面为二个斜面，高点在中1/3与颈1/3交界处。

②舌面：较唇面狭窄，舌面隆凸甚凸，舌轴嵴向近中侧凸，并划分舌窝为三角形的近中舌窝与远中舌窝，远中边缘嵴较近中发达。

③近中面与远中面：圆凸三角形，较切牙的邻面突出。远中面较近中面更为突出且短小，近中接触区距近中牙尖嵴近，远中接触区则距远中牙尖嵴稍远，且偏舌侧。

④牙尖：由近中牙尖嵴、远中牙尖嵴、唇轴嵴、舌轴嵴四个嵴及相邻二嵴间的四斜面组成之四刃状凸。

（2）牙根：根长远大于冠长，有时接近冠长的2倍。形粗壮，唇舌径大于近远中径，根颈横剖面为卵圆三角形，根的近远中面较平，根尖略向远中弯曲。

2. 下颌尖牙（mandibular canines） 形似上尖牙，牙体略窄而显细长，冠之唇舌径较上尖牙小，故牙体较薄。

牙冠唇舌面的嵴及窝均不如上颌尖牙显著（舌面隆凸除外）。

①唇面：以近中缘最长，约与牙体长轴接近平行，远中缘短。牙尖的近中斜缘约占唇面宽度的1/3，远中斜缘约占2/3。两斜缘的交角大于90°。发育沟不如上颌尖牙明显。唇轴嵴由牙尖顶开始，止于牙冠中1/3处。

②舌面：略凹，舌轴嵴不如上颌尖牙者明显。

③近中面与远中面：从唇面观察，冠和根的近中缘相连呈一直线。因下颌尖牙的牙冠倾向舌侧；从邻面观察，冠和根的唇缘连贯呈弧形曲线。

3. 尖牙的应用解剖

（1）尖牙位于口角处，其根长大粗壮，起支撑口角的作用。上颌尖牙缺失者，口角上部塌陷，对面容影响很大。

（2）牙冠各面圆弧光滑，自洁作用好，发生龋坏的机会较少。

（3）由于牙根长而粗壮，在牙槽窝内固位状态良好，修复时多选其作为基牙。自然状态下其在口内保留时间亦最长久。

（4）上颌尖牙牙根为圆锥形单根，拔除时可使用旋转力。下颌尖牙的牙根稍扁圆，在已松动的情况下，拔除时可适当配合小的旋转力。

（三）前磨牙组

前磨牙亦称双尖牙，位于尖牙之后。上、下、左、右各2个，其与尖牙相邻者称第一前磨牙，与磨牙相邻者称第二前磨牙。牙冠呈立方形，𬌗面有二尖（下颌第二前磨牙偶有三尖类型）。主要功能为协助尖牙撕裂食物，同时有协助磨牙捣碎食物的作用。

1. 上颌第一前磨牙（maxillary first bicuspid） 为该组牙中体积最大者（图2-1-11）。

（1）牙冠

①颊面：与尖牙唇面相似，但冠较短小，颊尖略偏远中。其近中缘近颈处稍凹，接触区突起，远中缘较凸。颊轴嵴与牙体长轴约平行，两侧可见发育沟各一条，外形高点在颊颈嵴处。

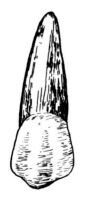
颊面

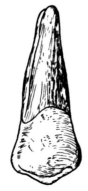
舌面

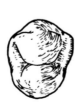
𬌗面

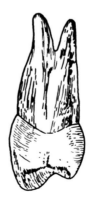
近中面

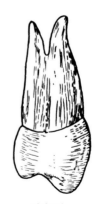
远中面

图 2-1-11 右侧上颌第一前磨牙的各面观

②舌面:光滑圆凸,无明显的嵴,较颊面窄小,舌尖略偏近中,外形高点在舌面中1/3处。

③邻面:呈四边形,颈部最宽。近中面在近颈处有一凹陷,且有沟从𬌗面跨过近中边缘嵴至此。近中接触区偏颊侧近𬌗缘处,远中面较突,颈部平坦,远中接触区亦偏颊侧。

④𬌗面:外形为轮廓显著的六角形,颊侧明显宽于舌侧,有颊、舌、二牙尖。颊尖长而尖,舌尖短小而圆。分别从颊、舌尖顶端斜向𬌗面中央的嵴,叫颊尖三角嵴与舌尖三角嵴。

𬌗面中央凹下成窝,叫中央窝。窝的四周,有嵴围绕,即近、远中边缘嵴及颊、舌尖近、远中牙尖嵴。窝中近远中间的沟,叫中央沟,并常有沟延续跨过近中边缘嵴到近中面去。

(2)牙根:呈扁形,大多自根中部或根尖1/3处分叉为颊、舌两根。少数为扁形单根,偶有分为三根,即近中颊根、远中颊根和舌根。

2.上颌第二前磨牙(maxillary second bicuspid)　与上颌第一前磨牙形态上基本相似,只是冠部小而圆(图2-1-12),其主要区别如下。

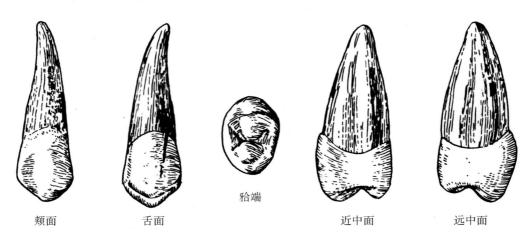

颊面　　　　舌面　　　　𬌗端　　　　近中面　　　　远中面

图 2-1-12　右侧上颌第二前磨牙各面观

(1)上颌第二前磨牙的轮廓不如第一前磨牙显著,牙尖也较圆钝。

(2)上颌第二前磨牙的颊面颈部比上颌第一前磨牙者宽,𬌗缘二牙尖嵴交角所成的颊尖圆钝,发育沟不明显,颊轴嵴圆钝。

(3)近中颈部少有凹陷,近中接触区在中1/3近𬌗缘处;远中接触区略偏舌侧。

(4)𬌗面颊缘与舌缘的宽度相差不大,𬌗面各角皆圆钝,颊舌二尖均偏近中,两尖的大小也近似。中央窝浅而窄,无沟跨过近中边缘嵴到近中面。中央沟短,近远中两点隙相距较近。

(5)上颌第二前磨牙多为扁形单根,约60%不分叉,根尖钝而弯。

3.下颌第一前磨牙(mandibular first bicuspid)　为前磨牙中体积最小者(图2-1-13)。

(1)牙冠

①颊面:因颈部很窄,外形似倒铃形。颊面很突,特别是颈嵴及颊嵴处。

②舌面:短小,仅及颊面的1/2左右。有时舌尖的近中侧(少数为远中侧)有沟越过。舌尖特小且二尖均偏近中。

③邻面:可见牙冠𬌗2/3极度倾向舌侧。𬌗缘自颊侧低向舌侧。

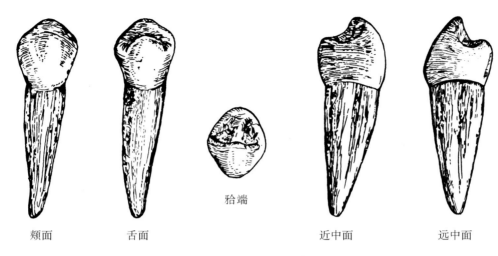

颊面　　　舌面　　　　　　　　近中面　　　远中面

图 2-1-13　右侧下颌第一前磨牙的各面观

④𬌗面:颊尖长大,尖而突。舌尖短小,低而圆。颊尖三角嵴与舌尖三角嵴相连而成一条横嵴,横过𬌗面,分成较小的三角形近中窝与较大的长圆形远中窝。中央沟由近中点隙至远中点隙,被横嵴分成近中沟与远中沟,近中沟的延长部分为近中舌沟。

(2)牙根:为扁形细长的单根,颊侧较舌侧宽。近中面根尖部常有分叉痕迹,根尖略向远中。

4.下颌第二前磨牙(mandibular second

bicuspid) 较下颌第一前磨牙体积稍大(图2-1-14),形态多不规则。

牙冠:外形方圆,其长度、厚度和宽度几乎相等。

①颊面:其颈部较第一前磨牙稍宽,颊轴嵴较圆。

②舌面:与颊面大小约相等。如有二舌尖者,则舌面稍宽于颊面。

③邻面:近中接触区在中 1/3 近𬌗缘处,远中接触区则稍偏舌侧。

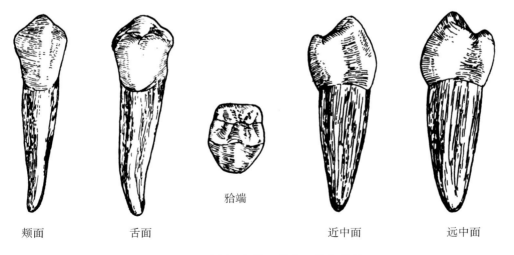

颊面　　　舌面　　　　　　　　近中面　　　远中面

图 2-1-14　右侧下颌第二前磨牙的各面观

④殆面：有双尖型和三尖型两种。殆面的发育沟大约有 3 种形态(图 2-1-15)，即"H"型、"Y"型和"U"型。"H"型和"U"型多为二尖型，"Y"型多为三尖型。若为三尖型者，则有一个颊尖，两个舌尖，以颊尖最大，远中舌尖小而短。

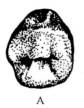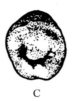

图 2-1-15　右侧下颌第二前磨牙殆面的 3 种形态
A. 发育沟呈"H"型；B. 发育沟呈"Y"型；C. 发育沟呈"U"型。

5. 前磨牙的应用解剖

(1)由于第一磨牙缺失的机会较多，故第二前磨牙常作为桥基牙，以修复第一磨牙(如固定修复第一、第二磨牙缺失，还应动用第一双前磨牙及第三磨牙作为桥基牙)。

(2)前磨牙的殆面点隙及邻面接触区均是易致龋部位，注意清洁、治疗和恢复其外形。

(3)由于上颌前磨牙为扁根，且第一前磨牙的根常分叉为二，故拔除时，不可使用旋转力。

(4)下颌前磨牙多为单根，但根尖常有弯曲，拔除时要徐徐摇动，以免折断。

(5)上颌前磨牙的根尖常与上颌窦接近，根尖感染常波及上颌窦，导致上颌窦炎。拔牙时如用牙挺及凿不慎也极易将断根送入上颌窦，故应特别注意。

(6)下颌前磨牙常用作寻找颏孔的标志。

(7)前磨牙殆面的中央窝内，可能出现一个锥状的牙尖，称为畸形中央尖，常因磨耗而穿髓，以下颌第二前磨牙为多见。

(8)下颌前磨牙的牙冠略偏牙体长轴的舌侧，其颊舌径与近远中径相近，牙冠方圆；

上颌前磨牙的牙冠略偏牙体长轴的颊侧，颊舌径大于近远中径，牙冠较窄长。以上特征可作为区别上、下前磨牙的标志；亦可作为制作同名修复体(尤其是烤瓷牙)的要点。

(四)磨牙组

磨牙担负着咀嚼的主要功能，位于前磨牙的远中。上下颌每侧各有 3 个磨牙，牙体由第一磨牙至第三磨牙依次渐小。磨牙的体积硕大，殆面也宽阔，且具有 4～5 个牙尖，牙根一般为 2～3 根。上颌磨牙牙冠的颊舌径大，显得很宽厚，殆面外形呈斜方形。下颌磨牙牙冠以近远中径较大，殆面外形呈长方形或近似方形。

1. 上颌第一磨牙(maxillary first molar)　因 6 岁左右即出现于口腔，故又名六龄牙(图 2-1-16)。

(1)牙冠

①颊面：圆凸梯形，近颊尖稍宽于远颊尖，有两条颊嵴，二颊尖之间有自殆面而来的沟通过，谓之颊沟。近远中宽度大于殆颈长度，殆缘长于颈缘，远中缘较近中缘稍突，颈缘中部略突向根方，殆缘由 4 个牙尖嵴组成。外形高点在颈 1/3 处。

②舌面：大小与颊面相近或稍小，外形高点在舌面的中 1/3 处。殆缘由 4 个圆钝的牙尖嵴组成。远中舌沟由二舌尖之间延续到舌面的 1/2 处。近中舌尖宽于远中舌尖。近中舌尖的舌侧偶有第五牙尖出现，与近中舌尖之间有新月形的沟分隔。

③邻面：近中面为梯形，颊舌面厚度大于殆颈高度，颈部平坦，外形高点在殆1/3 处。近中接触区在此处的颊 1/3 及中 1/3 交界处附近，远中面不如近中面规则，且稍小，远中接触区在其殆1/3 份的中 1/3 与舌 1/3 交界附近。

④殆面：呈斜方形，周界由 4 个边缘嵴及 4 个点角组成。殆面结构复杂，有如峰谷起伏，沟嵴错综，其主要特征为：殆面有 4～5 个牙尖，颊尖较舌尖稍长而尖，近舌尖与远颊尖

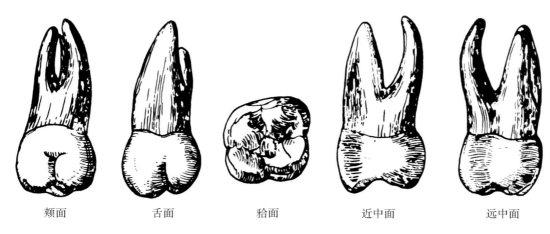

颊面　　　　舌面　　　　𬌗面　　　　近中面　　　　远中面

图 2-1-16　右侧上颌第一磨牙各面观

的三角嵴连贯成一条斜行的嵴,称为斜嵴,为上颌磨牙的特有标志。𬌗面窝被斜嵴分成较大的近中窝及较小的远中窝。自近中窝分别有向颊侧向近中的颊沟及近中沟,自远中窝有远中沟经二舌尖之间越过舌𬌗边缘嵴至舌面。

（2）牙根:由 3 根组成,两根在颊侧,一根在舌侧。牙根根未分叉的部分称根干或根柱。舌根长大圆直,与颊根相距较远。近颊根较远颊根大,形扁,二根相距较近。三根尖端所占面积较大,故有利于牙的稳固。

2. 上颌第二磨牙(maxillary second molar) 上颌第二磨牙与上颌第一磨牙形态上很相似,只是体积较小,无第五牙尖(图 2-1-17)。

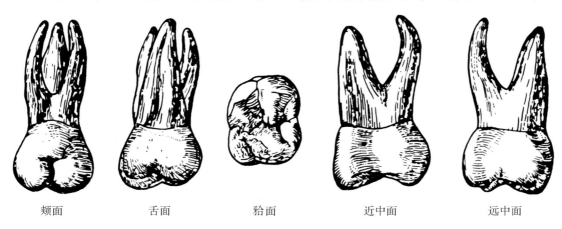

颊面　　　　舌面　　　　𬌗面　　　　近中面　　　　远中面

图 2-1-17　右侧上颌第二磨牙的各面观

（1）牙冠

①颊面:牙冠颊面自近中至远中向舌侧的倾斜度大于第一磨牙。

②舌面:舌面明显小于颊面。

③邻面:近中面大于远中面,近中𬌗缘长

于远中𬌗缘。

④𬌗面:𬌗面观有两种形态:其一类似上颌第一磨牙𬌗面,因近远中径较小,𬌗面几成菱形;其二类似第三磨牙𬌗面,为三角形。因远中舌尖不发育,近中舌尖壮大,𬌗面无斜嵴或不甚

明显,并有沟横断斜嵴,极少有第五牙尖。临床上殆面类似上颌第一磨牙者为多数。

(2)牙根:数目与第一磨牙相同,但颊侧两根分叉度较小,且向远中偏斜,颊根与舌根的分叉度也较上颌第一磨牙为小。

3. 上颌第三磨牙(maxillary third molar) 该牙的形态、大小、位置变异较多,有前磨牙型,多尖型或多根型,但其标准形态与上颌第二磨牙相似。但发育不及其完善,如牙冠较小,牙根较短,牙冠各轴面较圆凸。外形高点在中 1/3 处。颊面由近中至远中向舌

侧的倾斜度更甚。远中舌尖更小或缺如,故颊面宽而舌面窄,殆面呈圆三角形。有时牙尖多且界线不明显,殆面副沟多。牙根多合并成一个锥形根,但根的数目和形态变异很大,且多偏向远中。

4. 下颌第一磨牙(mandibular first molar) 为磨牙中牙冠体积及其承受殆力负荷最大的牙。此外,由于其在咬合位置上的特殊作用,临床上又称之为"咬合关键"。其萌出时间在 6 岁左右,位于下颌第二乳磨牙的远中,故又名六龄牙(图 2-1-18)。

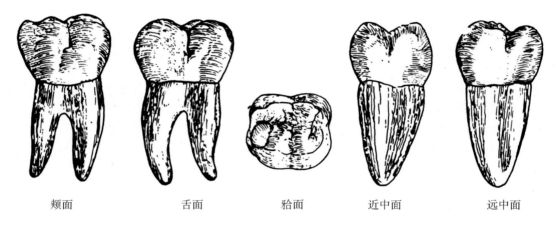

| 颊面 | 舌面 | 殆面 | 近中面 | 远中面 |

图 2-1-18　右侧下颌第一磨牙的各面观

(1)牙冠

①颊面:呈梯形,殆缘长于颈缘,近中缘直,远中缘凸。颊面可见两个颊尖和部分远中尖,有颊沟和远颊沟通过牙尖之间,颊沟的末端形成一个点状凹陷。近中颊尖与远中颊尖的颊轴嵴与颊沟平行,远中尖的颊轴嵴不显著。颊颈嵴与颈缘平行。

②舌面:亦呈梯形,小于颊面而稍圆。殆缘可见两个舌尖,舌沟从二牙尖间通过,与牙体长轴平行,无明显的轴嵴。

③邻面:呈四边形,近中面颊颈角及舌殆角较锐,殆 1/3 处稍凸,近远中接触区皆在殆处的中 1/3 部分。远中面小于近中面且较凸。牙冠倾向舌侧。

④殆面:呈长方形,近远中径大于颊舌径,颊边长于舌边,近中边较直,远中边较凸较短,有 5 个牙尖,舌尖较颊尖长而尖,远中尖最小,短而圆,且位于颊面与远中面交角处。自中央窝内发出 5 条沟,即颊沟、舌沟、近中沟、远颊沟、远中沟等。

(2)牙根:为扁而厚的双根。近中根较远中根稍大,近远中面有长形沟,根尖弯向远中。远中根与近中根相似,其长形沟只出现在近中面,有时分为颊舌两根,远舌根短小弯曲,变异很大。

5. 下颌第二磨牙(mandibular second molar) 与下颌第一磨牙相似(图 2-1-19)。

(1)牙冠:牙冠较小,呈方圆形。

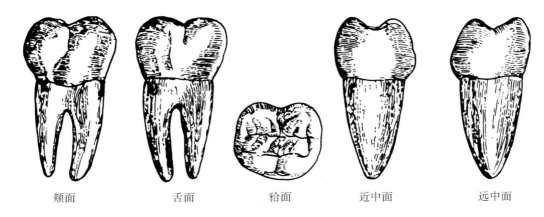

| 颊面 | 舌面 | 𬌗面 | 近中面 | 远中面 |

图 2-1-19　右侧下颌第二磨牙各面观

①颊面:颈嵴以近中处最凸是其特点,少数可见 3 个牙尖,大多数无远中尖,只有两个颊尖。

②𬌗面:常为 4 个牙尖。外形好像一个"田"字,4 个牙尖被十字形沟分开,即颊沟、舌沟、近中沟和远中沟。也有与下颌第一磨牙相似而具有 5 个牙尖者,牙冠稍小于第一磨牙,在离体牙中不易区分。

(2)牙根:两根相距较近,皆偏远中。有时聚成一锥体形,极少数分叉为 3 根,即近中颊根、近中舌根及远中根。

6.下颌第三磨牙(mandibular third molar)　该牙的形态、大小和位置均可能发生变异。𬌗面有 5 尖者似下颌第一磨牙,有 4 尖者似下颌第二磨牙。但牙冠各轴面均较光滑,外形高点均在牙冠中 1/3 处。𬌗面缩小,整个牙冠似球形。𬌗面尖嵴不清,副沟多。牙根常融合成一锥形,也有分叉成多根者。

7.磨牙的应用解剖

(1)第一恒磨牙萌出最早,沟裂点隙又多,容易龋坏,充填及修复时应注意恢复其正常的解剖形态。

(2)上下颌第一恒磨牙的位置和关系为建立正常咬合起到了"关键"作用,故应尽可能予以保留和治疗。如必须拔除也应及时修复,以免邻牙向缺隙倾倒,破坏正常咬合次序和关系。

(3)第二乳磨牙形态常与第一恒磨牙相似,容易混淆,开髓治疗或拔牙时应注意鉴别。

(4)第三磨牙常有先天缺失或错位萌出,有时因颌骨发育不全而阻生,以致发炎肿痛;因拥挤形成食物嵌塞致第二磨牙龋坏与牙周发炎等,则应及时拔除。若位置正常并有咬合关系者则应予以保留,日后尚能作为修复前牙缺失的桥基牙。

(5)上颌磨牙与上颌窦关系密切,其根尖感染可引起牙源性上颌窦炎。下颌磨牙则与下颌管接近,摘除断根时应慎用牙挺、牙凿与相应压力,以免损伤下牙槽神经。

(6)腮腺导管口位于上颌第二磨牙相对的颊黏膜上,上颌第三磨牙可作为寻找腭大孔的标志。

(7)上、下磨牙的区别,主要标志如下。

①下颌磨牙的牙冠呈长方形,近远中径大于颊舌径;上颌磨牙的牙冠呈斜方形,颊舌径大于近远中径。

②下颌磨牙的牙冠倾向舌侧,而上颌磨牙的牙冠较直。

③下颌磨牙多为双根,上颌磨牙多为三根。

④下颌磨牙的舌尖锐而颊尖钝，上颌磨牙的颊尖锐而舌尖钝。

附：中国人牙体测量和统计资料表（表2-1-2）。

表 2-1-2　恒牙测量统计表（平均数）　　　　　单位：mm

	全长	冠长	根长	冠宽	颈宽	冠厚	颈厚
上颌牙							
中切牙	22.8	11.5	11.3	8.6	6.3	7.1	6.2
侧切牙	21.5	10.1	11.5	7.0	5.0	6.4	5.9
尖牙	25.2	11.0	14.2	7.9	5.7	8.2	7.7
第一前磨牙	20.5	8.5	12.1	7.2	4.9	9.5	8.4
第二前磨牙	20.5	7.8	12.7	6.7	4.6	9.3	8.3
第一磨牙	19.7	7.3	12.4	10.1	7.6	11.3	10.5
第二磨牙	19.3	7.4	11.9	9.6	7.6	11.4	10.7
第三磨牙	17.9	7.3	10.6	9.1	7.3	11.2	10.3
下颌牙							
中切牙	19.9	9.0	10.7	5.4	3.6	5.7	5.3
侧切牙	21.0	9.5	11.5	6.1	4.0	6.2	5.9
尖牙	24.6	11.1	13.5	7.0	5.4	7.9	7.7
第一前磨牙	20.9	8.7	12.3	7.1	4.9	7.9	6.9
第二前磨牙	20.5	7.9	12.6	7.1	4.9	8.3	7.0
第一磨牙	20.5	7.6	12.9	11.2	8.9	10.5	8.6
第二磨牙	19.1	7.6	12.3	10.7	8.5	10.4	8.7
第三磨牙	18.0	7.1	12.9	11.1	9.2	10.4	8.9

注：引自第四军医大学王惠芸资料

七、恒牙髓室解剖形态

髓室为位于牙体中心的一个空腔，其形态与牙体相似但又显著缩小。正常情况下腔内被牙髓组织充满。髓室可分为冠部的髓室和根部的根管。根管开口于牙根尖端或根尖端的附近，叫根尖孔。它是牙髓的神经、血管、淋巴管出入的通道。牙髓除根尖孔外，都被硬组织所包绕（图 2-1-20）。根管最狭窄处不在根尖孔，而是距根尖孔约 1mm 处。

髓室形态与牙冠外形相似，呈立方形，有顶、底及四壁。朝殆面或切崎者称髓室顶，髓室向牙尖方向凸入呈角状部分称为髓角；朝向牙根一面称髓室底；其余 4 个面朝牙冠的轴面，分别称为颊侧髓壁、舌侧髓壁、近中髓

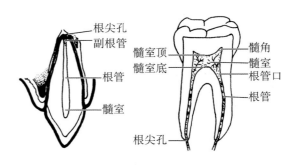

图 2-1-20　髓室的解剖标志

壁和远中髓壁。髓室和根管交界的部分称为根管口，后牙的根管口明显可见，前牙因髓室和根管无明显界限，故根管口亦不显著。

髓室位于牙根内的细长部分称为根管，根管的数目与牙根数目常不一致，一般牙根较圆者多为 1 个根管，较宽扁的牙根常有 2

个根管,偶可有 3 个根管。根管的形状与牙根外形相似,牙根弯曲的,其根管亦弯曲;但牙根不弯曲的,其根管也可能弯曲。根管有时具有若干侧枝根管,且以根尖部较为多见,它可有单独的孔道,通至牙体外部。

髓室的大小并不是永久不变的。一般来说,年龄的增长、牙齿的磨损和牙本身的疾病乃至身体其他系统的某些疾病都会逐渐使髓室变小,髓角减低,根尖孔缩小,侧枝根管数目减少等(图 2-1-21)。

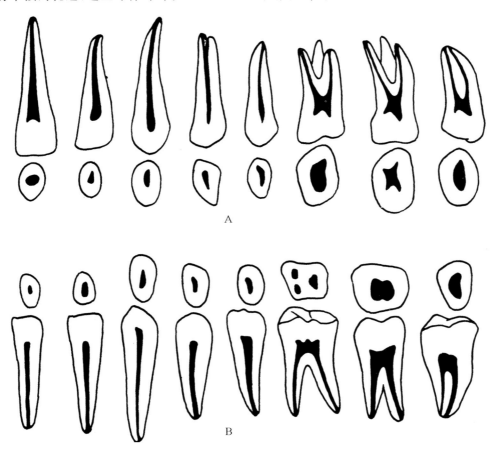

图 2-1-21　恒牙的髓室形态(剖面观)

A. 上颌;B. 下颌。

(一)前牙的髓室形态

前牙的髓室形态与相应的牙体外形相似。其特点:根管多为单根管,髓室和根管之间没有明显的界限,根尖孔多位于根尖顶(64%)。

1. 切牙

(1)上颌切牙:髓室的唇舌径以颈缘处最大,切端呈尖形。近远中径以切端最大,向颈缘处稍缩小。根管为圆三角形单根管,自颈部向根尖逐渐缩小。

(2)下颌切牙:髓室的唇舌径很大,颈缘处最大,切端呈尖形。近远中径很小,切端处稍大,向颈部缩小。根管多为窄而扁的单根管,向根尖逐渐缩小。有时可分为唇舌两个根管,由两个根尖孔或在近根尖处合并,由一个根尖孔通至牙体外部。

2.尖牙　其髓室的唇舌径大,近远中径小,切端窄而小,呈尖形。上颌尖牙为圆三角形单根管,自根中部向根尖逐渐缩小。下颌尖牙有时可完全分开,或自根尖1/3处分为唇、舌两个根管。

(二)前磨牙的髓室形态

1.上颌前磨牙　髓室颊舌向很宽,颊舌径较近远中径大得多,颊侧髓角较舌侧髓角长而尖。上颌第一前磨牙约有80%为颊舌两个根管,以舌侧根管较大而直。二根管自髓室底即分开,或自根中部即分二,分别由两个根尖孔或在近根尖处合并,由一个根尖孔与外界相通。少数可为窄而扁的单根管,偶尔有分为三个根管者。上颌第二前磨牙约有60%为单根管,其余为颊舌两个根管,具有三个根管的极少见。

2.下颌前磨牙　下颌前磨牙的髓室的颊舌径大于近远中径,颊侧髓角较舌侧髓角长而尖。下颌第一前磨牙的颊侧髓角长而尖,舌侧髓角短圆而不明显,且其髓室与根管形成一个角度。下颌前磨牙大多数是小而略圆的单根管,有时可在根中部以下分为颊舌两根管。

(三)磨牙的髓室形态

磨牙的髓室形态与其外形基本相似。其特点:髓室大且呈立方形,根管数目多而细,略有弯曲,髓室和根管分界明显,能从髓室底观察到2～3个或更多的根管口。

1.上颌磨牙　髓室短扁而略方,颊舌径稍大于近远中径,髓室顶底中心之间的距离不大,颊侧二髓角长于舌侧二髓角,近中二髓角又长于远中二髓角。上颌磨牙通常为3个根管,每个牙根各1个,近颊侧根管较扁,远颊侧根管略圆,舌侧根管长大而直。有时近颊根管可分叉为二,由一或两个根尖孔通于外部,这种状况发生于上颌第一磨牙稍多,也偶见远颊根管分叉为二。上颌第三磨牙髓室与第二磨牙相似,但变异更多,大部分融合成1个根管,很少有4个根管明显分开。

2.下颌磨牙　髓室的位置稍偏向𬌗面的颊侧,呈长方形。近远中径大于颊舌径,髓室顶底中心之间的距离较上颌磨牙小,颊侧的髓角较舌侧的髓角稍低,近中髓角又较远中髓角稍高。下颌第一磨牙可为2～4个根管,通常为3个根管,即近中2个,远中1个。因远中根有时分叉为二,所以近远中各有2根管的情况也不少见。近远中各有1根管,或远中2个,近中1个根管的情况则较少。一般说来,近中根管在根尖部分常弯曲,远中根管较直。若远中有2根管时,远舌根管则细而弯曲。下颌第二磨牙也可分为2～4个根管,但通常为2个根管,即近远中各1个。有时两牙根在颊侧联合,此时则为1个马蹄形根管。此外,近中2根管,远中1个根管,或远中、近中各有2根管的情况也偶有见到。下颌第三磨牙外形变异很大,故髓室也多有变异的情况,正常时与第二磨牙相似,但因萌出和钙化较迟,故髓室和根管都较大,有的为一个融合根管。

(四)恒牙髓室的应用解剖

1.前牙髓室的应用解剖

(1)上颌前牙唇舌切面颈部髓室最大,髓壁较切端薄,开髓时应由舌面窝向颈方向钻入。

(2)上颌前牙根管为粗而直的单根管,做根管治疗效果最好。但由于根尖孔大,故操作中应避免器械、药物、充填物等超出根尖孔外。

(3)由于根管粗而直,如有冠折可选择桩冠修复。但应注意,由于其髓室近切端最宽,活髓牙做修复设计针固位时,打针道应避开牙髓。

(4)下颌前牙根管细,管壁薄,根管治疗时应防止侧穿根管壁。

2.前磨牙髓腔的应用解剖

(1)上颌前磨牙双根管者居多,有的分支部位较低,进行根管治疗时应注意仔细寻找,以便彻底治疗牙髓疾病。

（2）在做牙体制备时,应注意髓角的位置,因该处牙体较薄,制备针道时应避开髓角以防穿髓。

（3）下颌第一前磨牙做根管治疗时,器械应顺牙体长轴的方向进入,以防穿通牙根侧壁。该牙根尖部的根管细小,根管治疗时器械不易达到尖部,要彻底消除炎症必须做其他处理。

（4）因下颌第一前磨牙颊尖位于牙冠中份,髓角特别高,故做牙体制备时应避开髓角以防发生穿髓。

（5）下颌第二前磨牙几乎为单根管且较直长,修复时可考虑桩冠修复。

3. **磨牙髓室的应用解剖**

（1）上颌磨牙的近中颊侧髓角和近中舌侧髓角均较高,在制备洞形时,最易出现意外穿髓,操作应特别细心。若需进行嵌体修复,制备针道时,应避开髓角,宜从𬌗面的近中窝、远中窝、颊沟及舌沟的釉牙本质界处入手。

（2）上颌磨牙的近中颊侧根管较扁,常有2个根管存在,并显窄小略弯曲,故进行根管治疗前必须弄清根管可能发生变异的情况,仔细探查根管口位置及其根管走行方向。

（3）下颌磨牙髓室顶和髓室底间相距较近,髓室底至根分叉处也近,开髓时应特别小心,以防止穿透髓室底。舌侧髓角高于颊侧髓角,近中髓角又高于远中髓角,在牙体制备时勿伤及髓角。

（4）下颌第一磨牙远中舌根根管细小而弯曲,常给治疗带来困难,有些下颌第一磨牙可能出现5～6个根管,治疗中应注意其特殊性。

八、髓室形态的异常

（一）生长发育异常

髓室的形态随牙体外形发育的异常而改变。如髓室突入青年人切牙的发育叶中,亦有进入上颌切牙畸形舌侧尖、前磨牙的畸形中央尖及磨牙𬌗面的额外牙尖内,成为异常髓角,由于其表面牙体组织较薄,常易导致早触而磨穿牙髓引发牙髓炎或牙髓坏死。

（二）病理性刺激

由于龋病、酸蚀、外伤等病理性刺激,促进髓室壁有修复性牙本质沉积,表现在受刺激部分特别明显,因而使髓室缩小变形,但常常并非均匀缩小。

（三）生理性刺激

由于磨耗等生理性刺激,引起牙髓的保护性反应,促使髓室壁的继发性牙本质及修复性牙本质沉积,因而使髓室缩小变形,髓角变低,根管变细,根尖孔变小,牙本质小管亦钙化阻塞,甚至整个髓室闭塞不通。此外,牙髓的钙化性变,也可形成髓石。

九、髓室形态在牙体预备中的意义

一个理想的烤瓷修复有赖于成功的牙体预备,因此必须熟悉每个牙的髓室形态、根管数目、根管口的位置、根管的弯曲程度和方向、髓室可能发生变异的情况及根管与牙周组织的关系等,这些对备牙过程中牙髓的保存或治疗方法的选择均有着极为重要的指导意义。

第二节 牙𬌗的解剖生理特点

一、牙体形态的生理意义

（一）牙冠形态的生理意义

1. **牙冠的切缘及𬌗面** 在牙初萌时即未磨损前,牙冠都呈凸面,甚至在凹的四周和沟的两侧,也都呈凸面,其外形都是由一定曲度的曲线或曲面构成。当咬合时,上下牙尖窝相对,沟与嵴相合,切嵴对刃等,都是凸面的接触,即点或线的接触,而不是面与面的接触。点线的𬌗接触,十分有利于对食物的穿刺和切割,故而咀嚼效能甚高,同时也有利于咬合逐渐调整,使之建立在正常关系位置之上。

2.牙冠的凸度　牙冠的四周都有一定的凸度,这是维护牙体正常生理功能的保障。

(1)唇、颊、舌面的凸度(图2-2-1):牙冠的四周凸度,尤其是唇、颊、舌面的凸度,可以使咀嚼时排出的食物顺着凸度滑至口腔,从而既可使牙龈黏膜得到适度的生理性按摩,又可避免牙周组织因直接受到食物的多向摩擦而创伤。一般来说,若牙冠凸度过小或过于平直,牙龈就会受到食物的直接撞击导致创伤而引起牙龈萎缩;反之,若牙冠凸度过大,则牙龈就会因失去食物的按摩而软弱无力,以致形成失用性萎缩。同时牙颈部也因之失去自洁作用,而引起龈炎或龋蚀。因此,在金属全冠或烤瓷冠修复时,一定要注重恢复其自然凸度。

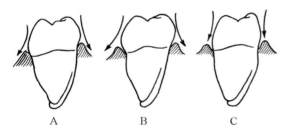

图2-2-1　颊舌面的凸度
A. 凸度正常;B. 凸度过大;C. 凸度过小。

牙冠颈1/3的凸度,还可以起到扩展龈缘的作用,使之紧张有力。前牙唇面及舌面的凸度在颈1/3处;后牙颊面的凸度亦在颈1/3处,而舌面的凸度则在牙冠的中1/3处(图2-2-2)。这些重要的解剖特征是口腔科医师和技师在设计与制作修复体时必须高度重视的。

(2)邻面的凸度:牙冠的邻面亦为凸面,并借其外形高点彼此相接,其相触之点,称为接触点。以后,接触点又因其生理动度而逐渐磨耗而变为小面的接触,称之为接触区。前牙接触区靠近切缘部位,接触区的切颈径

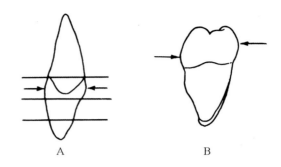

图2-2-2　牙冠凸度(外形高点)的部位
A. 前牙唇舌面凸度的部位;B. 后牙颊舌面凸度的部位。

大于唇舌径;后牙接触区靠近𬌗缘部位,近中者紧靠𬌗缘,远中者在𬌗缘稍下,接触区的颊舌径大于𬌗颈径。前磨牙及第一磨牙近中接触区,多在邻面的颊1/3与中1/3交界附近,第一磨牙远中与第二、三磨牙的接触区多在邻面的中1/3附近。接触区若接触良好,可防止食物嵌塞,同时使邻牙互相支持,互相依靠,有效地维护牙弓形态及牙齿的稳固,从而更利于𬌗力的传送与分散。因此,临床上在恢复接触区时,应注意恢复其正常的位置和良好的接触关系,若修复不当,则可造成食物嵌塞和牙的移位。

(3)楔状隙(embrasures):又称外展隙。因接触区是圆凸面,在两牙接触区周围都有向四周展开的空隙,其形如楔,故称楔状隙。在唇侧或颊侧者,称唇楔状隙或颊楔状隙。在切牙与𬌗牙者称为切或𬌗楔状隙,在龈方者称为邻间隙。邻间隙似一个以牙槽嵴为底、两牙邻面为腰的三角形空隙,其间被牙龈乳突所充满,可保护牙槽骨和邻面,不使食物残渣存积。咀嚼时有部分食物通过楔状隙而排溢,在食物通过时,可摩擦牙面,保持牙面清洁,从而起到减轻咀嚼压力,预防龋病和龈炎的作用。

(二)牙根形态的生理意义

牙根形态与其稳固性密切相关,根的数量、形态及根分叉的形态都是支持牙齿得以

稳固的重要因素,根分叉愈多,其支持作用愈大,牙也就愈稳固。根分叉愈宽,则牙的支持力也愈强。此外,牙根愈粗壮长大,其受力与稳固作用就愈强。

牙根的形态和位置与牙冠所承受的咀嚼力的大小和方向也有关系。如上前牙在咀嚼过程中所受的力,有推其向上前的趋势,故其牙根唇面宽于舌面,以增强抵抗向前的力。下前方承受向内向下的力,使其牙根之舌侧宽度和唇侧宽度大致相等。后牙所受的力更大,力量所来的方向更为复杂,故为多根牙或牙根较宽大,同时在牙根的近中远中两面有凹陷,使横断面为"8"字形,牙槽骨嵌入此凹陷之中,可明显地增强拉力及其稳固性。尖牙位于牙弓转角之处,根的发育长大粗壮。虽为单根且受力较强,但由于根的特别强大却使其异常稳固而长寿,使之成为修复时的理想基牙。

二、牙弓

上下颌牙齿生长在牙槽骨内,其牙冠连续排列成弯曲而近似抛物线的弓形,称为牙弓(dental arch)或牙列。上下颌分别称为上牙弓和下牙弓。

(一)牙弓的形状

正常人牙弓的外形,呈现为比较整齐规则的弧形,两侧对称,协调自然,并各自与个体的面型、牙型相一致。这不仅能保持牙在颌骨上的稳固性,以便发挥其最大的咀嚼功能,并能保护牙周组织的健康及支持颌面部的软组织,使颜面外形丰满美观。

牙弓的形状,可概括地分为3种基本类型:即方圆形、卵圆形和尖圆形。但通常多为此3种基本类型的混合型(图2-2-3)。但如果对牙弓进行仔细的观察分析,则会发现,牙弓的形状在个体之间还有许多差异。笔者曾于1980年报道了对无牙颌(石膏模型)200例的测量分析结果,认为以上每种基本形状均可再分出10种亚型。因此,临床上几乎无法找到个体之间形态完全雷同者。甚至,同一个体亦有许多牙弓形状与面型、牙型三者之间差异极大者,这其中有先天及后天方面的种种原因。以上特点也就是"个性修复"方法兴起的立论依据之一。

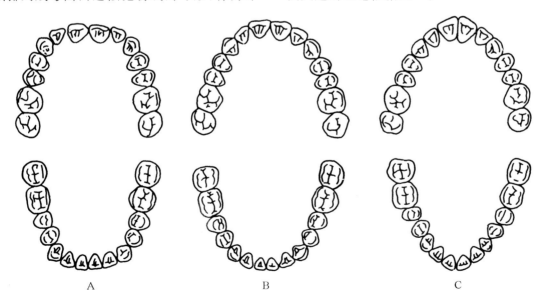

A   B   C

图2-2-3 牙弓的3种类型
A. 方圆型;B. 卵圆型;C. 尖圆型。

以上 3 种基本牙弓形状的区别，主要在于上颌 6 个前牙排列的弧形不同。如方圆型牙弓的 6 个前牙，其切嵴排列则接近于一直线，从尖牙开始向远中旋转，与前磨牙相连续成一方圆形弧形；卵圆型牙弓的 2 个中切牙在一直线上，从侧切牙开始轻度向远中旋转，与前磨牙连续成为卵圆形弧形。尖圆型牙弓则从中切牙或侧切牙开始即依次向远中旋转，成尖圆形弧形与前磨牙连续。一般认为，牙弓形态与面颌部轮廓互相协调（图 2-2-4）。面颌部宽大的人，牙弓前段常较宽大而近似方圆形；面颌部瘦小者，牙弓前段则近似尖圆形；一般人的牙弓形态都接近椭圆形。

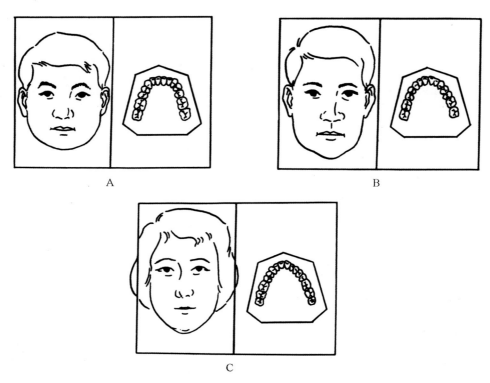

图 2-2-4 牙弓形态与面部轮廓协调关系
A. 方圆型；B. 椭圆型；C. 尖圆型。

上颌牙弓的前磨牙和第一磨牙的近中部，其颊牙尖相连呈一直线，从第一磨牙远中部开始，经第二磨牙至第三磨牙逐渐转向内侧与腭中缝接近平衡，这与上颌磨牙的形态有关系。上颌第二、第三磨牙的颊面均自近中至远中逐渐斜向舌侧，这对颊肌的运动有利，在上颌颊侧有较大活动范围。

下颌牙弓则是一个连续的抛物线形，磨牙区的弧线向后并略向外延伸，下牙弓小于上牙弓。

（二）牙弓的𬌗平面

𬌗平面（occlusal plane）通常指从上颌中切牙的近中切角到两侧第一磨牙近中舌尖顶的一个假想平面。因为人的正常牙弓的𬌗面，无论从矢状或冠状方向看都非平面而是曲面，所以本𬌗平面并非真正的𬌗平面，实际上是指𬌗堤平面。在临床上常把𬌗平面与耳屏鼻翼联线平行，基本上平分颌间距离，以此作为制作全口义齿𬌗堤和排列人工牙的依据。

(三)牙弓的殆曲线

牙弓殆面是由本牙弓内所有牙齿的切缘与殆面连续而成的一个曲面。从牙弓的侧面观察,呈现纵殆曲线,由前方观察,呈现横殆曲线。

在上颌牙弓,纵殆曲线可分为前后两段,前段由切牙切嵴、尖牙牙尖、前磨牙颊尖、第一磨牙近中颊尖或远中颊尖的连线所构成,形平直。两侧相连所形成的平面,一般称为殆平面;后段由第一磨牙近中颊尖或远中颊尖到最后磨牙颊尖的连线所构成,形略凸向下,称为上颌的补偿曲线(compensating curve)。横殆曲线是连接两侧同名磨牙颊舌尖所构成的突向下的曲线。这是由于牙体长轴向颊侧倾斜,而使舌尖低于颊尖所致。

在下颌牙弓,纵殆曲线从前向后略呈凹形。前牙切嵴几在同一平面上,自尖牙的牙尖向后经前磨牙的颊尖到第一磨牙的远中颊尖逐渐降低,再向后经过第二、三磨牙颊尖渐行上升,有的到髁状突颈部。连接这些牙齿的切嵴与颊尖亦构成一条凹向上的曲线,称为下颌的纵殆曲线,或称施佩曲线(curve of Spee),它适与上颌纵殆曲线相吻合。横殆曲线亦如是,亦是凹向上。无论是纵殆曲线还是横殆曲线,上下者彼此相互吻合(图2-2-5),其吻合面间最初也是点的接触,随着自然磨耗的增加,增加为小面乃至大面的接触,严重者可因牙冠明显磨短,颌间距离变小,上下牙间呈"天衣无缝"的块状结合状态,颜面部亦呈衰老面容。

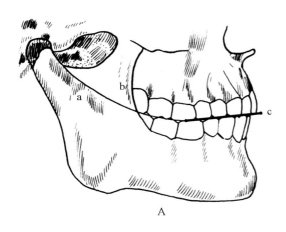

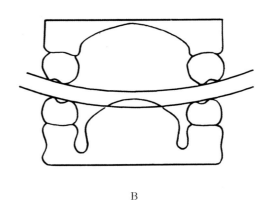

图 2-2-5　牙齿的位置关系与牙弓殆面的状态
A. 纵殆曲线:a.施佩曲线;b.补偿曲线;c.殆平面。B. 横殆曲线。

(四)牙齿排列的倾斜情况

1. **牙轴**　为通过牙体中心的一条假想轴,呈弧形线。上、下牙轴延伸所画弧形,彼此平行而几成同心圆弧线(图2-2-6)。牙冠部分围绕此轴的各个面通称为轴面,即唇面、颊面、舌面、近中面和远中面。由于各个牙齿的殆面,顺应下颌运动而排列,形成一定的曲度,所以牙在牙槽骨中的位置,都有不同的倾斜度,因此牙轴并非垂直于殆平面。每个牙的牙轴都有其不同的方向,但总的来讲,牙轴的方向与殆力的方向基本一致,故能适应殆力的传导。此外,牙轴的方向使各个牙的殆面依殆曲线而排列,也可以增强牙齿的稳固性。由此提示,在临床修复排列人工牙时,一定要注意牙轴的方向。

弧形牙轴的生理意义有二:第一,下颌在正常咀嚼运动时,下颌牙弓上的任何一部分,都循曲线轨迹移动,殆力也因此循曲线传导。

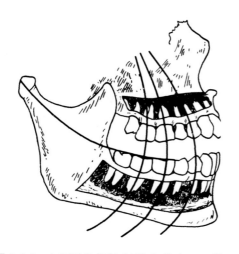

图 2-2-6 上下牙的长轴为弧形,依上下牙轴所画的弧线,彼此几近呈同心圆关系

只有呈弧形长轴的牙,才能适应这种殆力的传导(与骨小梁对于外力的适应同理),而又能维持牙及牙弓本身位置的稳定;第二,假如牙长轴与其殆面垂直,则牙弓的殆面不能出现殆曲线,牙根也将在呈弧形的颌弓内互相争夺位置,而不利于咬合运动的平衡,从而危及牙及颌骨的健康。

2. 牙排列的倾斜度

(1)近远中的倾斜度:从牙弓前面中线处观察,前牙的牙轴在垂直向和水平向都有倾斜,与正中矢状平面成 5～10°的锐角,也即是与水平面成约 80°角,所有在牙槽弓中的牙的位置,都有其不同的倾斜度(图 2-2-7～图 2-2-8)。现分述如下。

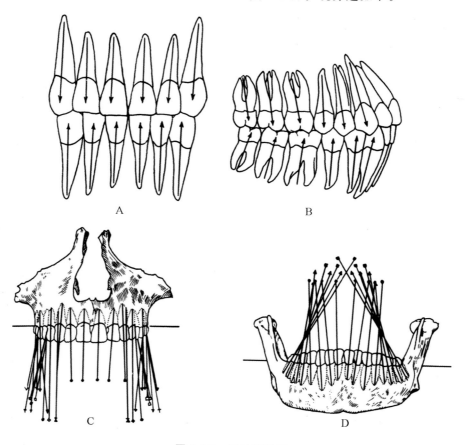

图 2-2-7 牙的倾斜度

A. 前牙;B. 后牙;C. 上颌牙齿的倾斜情况(正面观)(仿 Dempster);D. 下颌牙齿的倾斜情况(正面观)(仿 Dempster)。

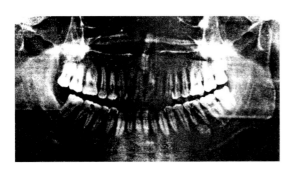

图 2-2-8　上下颌牙齿排列及牙根的倾斜情况——口腔全景 X 线片

上颌中切牙：牙体长轴与中线相交成一锐角，为 5°～10°。

上颌侧切牙：牙体长轴与中线相交所成的角度较中切牙者大。

上颌尖牙：牙体长轴与中线相交所成的角度较中切牙稍大，但稍小于侧切牙，居于二者之间。

从上颌尖牙以后，前磨牙与第一磨牙的牙体长轴向近中倾斜的程度依次减小（有时包括第二磨牙），长轴和中线几近平行，到第二、三磨牙，则逐渐向远中倾斜。

下颌中切牙的牙体长轴与中线所成的角度很小；侧切牙的牙体长轴与中线所成的角度稍大于中切牙；尖牙的牙体长轴与中线所成的角度比前二者都大。

下颌前磨牙及第一磨牙的牙体长轴与中线几近平行；第二、三磨牙依次向近中倾斜。

（2）唇（颊）舌的倾斜度：从牙弓的侧向观察，则可发现上下颌前牙向唇侧倾斜。上颌后牙向颊侧倾斜，下颌后牙向舌侧倾斜。各个牙齿的倾斜情况如下。

上颌切牙牙体长轴向唇侧倾斜的程度较大，与𬌗平面相交所构成的舌向角为锐角。

上颌尖牙的牙体长轴向唇侧倾斜的程度很小，与𬌗平面相交几成直角，因此其颈根部显得突出（此特征在制作全口义齿排牙时尤应重视）。

上颌前磨牙的牙体长轴与𬌗平面所构成的角度近乎直角。

上颌第一磨牙的牙体长轴倾斜情况与前磨牙者相似。上颌第二、三磨牙的牙体长轴倾向颊侧，与𬌗平面在颊侧所构成的角度＞90°。

下颌切牙亦微向唇侧倾斜，但不如上颌者显著。下颌尖牙、前磨牙及第一磨牙均较端正，与𬌗平面几成直角。下颌第二、三磨牙则略向舌侧倾斜，与𬌗平面在颊侧所构成的角度略＜90°。

此外，临床上如因龋病、牙周病及外伤等原因导致上下牙列的完整性遭受破坏后，其牙齿排列的倾斜度也相应发生了改变（图 2-2-9），在进行修复治疗时必须认真了解这一情况，并采取相应的技术处理。

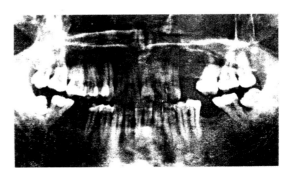

图 2-2-9　牙列缺损患者的上下颌牙齿排列及牙根的倾斜情况——口腔全景 X 线片其咬合关系为咬合便利形（convenience form）

（五）牙尖高度

牙尖高度是指后牙牙尖顶到𬌗面窝底的垂直距离。依𬌗平面为准，对各个后牙的牙尖三维测量结果表明如下。

1. 上颌　前磨牙颊尖的高度高于舌尖的高度，除第一磨牙远中颊尖的高度略高于远中舌尖者外，第二、三磨牙均为舌尖高于同名颊尖。前磨牙颊尖的高度高于磨牙颊尖的高度。

2. 下颌　颊尖的高度高于同名舌尖，磨牙舌尖的高度高于前磨牙舌尖。

上下颌后牙牙尖高度左右侧无明显差异，牙尖的高度影响着咀嚼功能，高的牙尖有利于对食物的穿刺、撕拉及研磨，低的牙尖则主要用于研磨，其穿刺与撕裂功能次之。

三、𬌗与咬合

𬌗(occlusion)为下颌在静止状态时，上下颌牙的接触关系；咬合(articulation)为下颌在运动状态下，上下颌牙的接触关系。但在实际应用中，𬌗可有上述两种含义，即在一些情况下，𬌗与咬合通用。例如咬合低，称为𬌗低。

又如平衡咬合或咬合平衡，多称为平衡𬌗或𬌗平衡。𬌗有3种基本形式，分述如下。

(一)正中𬌗(centric occlusion，CO)

正中𬌗又称牙尖交错𬌗(intercuspal occlusion，ICO)，是上下牙弓𬌗面接触最广、牙尖相互交错的位置，属牙对牙的关系。其解剖特点与生理意义如下。

1. 上下颌牙齿为尖窝相对的交错咬合关系　在正中𬌗时，除下颌中切牙与上颌第三磨牙外，都保持着一个牙齿与相对的两个牙齿的𬌗接触关系(表2-2-1，图2-2-10)。

表 2-2-1　上下颌牙相互交叉的咬合关系

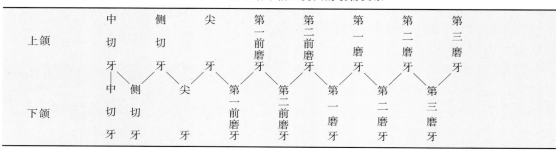

	中切牙	侧切牙	尖牙	第一前磨牙	第二前磨牙	第一磨牙	第二磨牙	第三磨牙
上颌								
下颌	中切牙	侧切牙	尖牙	第一前磨牙	第二前磨牙	第一磨牙	第二磨牙	第三磨牙

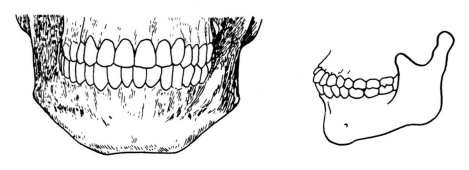

图 2-2-10　上下颌牙齿相互交叉的咬合关系

这种𬌗接触关系的意义是：①可使𬌗面接触面积最大，有利于咀嚼；②可使𬌗力均匀分布，避免个别牙齿负担过重；③如有个别牙齿缺失，也不致使对𬌗的同名牙完全失去咬合和咀嚼功能，因而在短期内亦不致发生移位现象。

2. 上下颌牙弓间存在着覆盖与覆𬌗关系　由于上牙弓较下牙弓为大，因而在正中

𬌗时呈现覆盖与覆𬌗关系(图2-2-11)。

(1)覆盖(overjet)：亦名超𬌗，是指上颌牙盖过下颌牙的水平距离。如在前牙，即指上颌切牙切缘到下颌切牙唇面的水平距离。在正常情况下，距离在3mm以内，超过者称为深覆盖。深覆盖的程度取决于距离的大小。超过3mm者为Ⅰ度深覆盖，超过5mm者为Ⅱ度深覆盖，超过7mm者为Ⅲ度深覆

盖。临床上常见由于发育异常,患者下颌切牙切缘突出于上颌切牙的唇侧,或下颌后牙的颊尖突出于上颌后牙的颊侧,则称为反覆盖(cross overjet)。

(2)覆𬌗(overbite):指上颌牙盖过下颌牙唇、颊面的垂直距离。如为前牙,盖过的部分不超过前牙唇面切1/3者,称为正常覆𬌗。超过者,称为深覆𬌗。深覆𬌗的程度取决于

下颌前牙切缘咬在上颌前牙舌面的部位而定,咬在切1/3以内者,称为正常覆𬌗;咬在中1/3以内者,称为Ⅰ度深覆𬌗;咬在颈1/3者,称为Ⅱ度深覆𬌗;超过颈1/3者,称为Ⅲ度深覆𬌗。若下颌牙反盖着上颌牙,称为反𬌗(cross bite)。若上下牙彼此以切缘相对,或以颊尖相对,则称为对刃𬌗,或称之为对𬌗(edge to edge bite)(图2-2-12)。

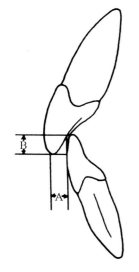

图 2-2-11　上下前牙的覆盖与
覆𬌗关系
　　A. 覆盖;B. 覆𬌗。

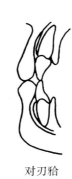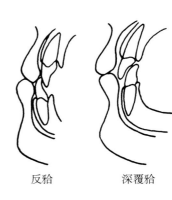

正常覆𬌗　　　对刃𬌗　　　反𬌗　　　深覆𬌗

图 2-2-12　上下前牙的覆盖与覆𬌗关系

覆盖、覆𬌗的生理意义为:①因上牙弓较大,其咀嚼运动的面积亦扩大,便于在下颌进行咀嚼运动时,保持广泛的𬌗接触关系,从而有利于提高咀嚼效能;②由于上牙弓的切缘与颊尖覆盖着下牙弓的切缘与颊尖,使唇、颊侧软组织得到了保护而不致咬伤。同时在牙弓的舌侧,由于下颌牙的舌尖反覆盖着上颌牙的舌尖,这样又可以保护舌的边缘,使之不被咬伤(图2-2-13)。

(3)切道与切道斜度:切道是指在咀嚼过程中,下颌前伸到上下颌切牙切缘相对后,在返回正中𬌗位的过程中,下颌前方切缘所运行的轨道。切道斜度是指切道与𬌗平面相交

所成的角度。其斜度大小,被上下颌前牙间所存在的覆盖与覆𬌗程度所影响。一般说来,切道斜度的大小,与覆盖成反比关系,与覆𬌗成正比关系(图2-2-14)。

(4)正中𬌗的标志:综观上述特征,临床上总结出正中𬌗的标志如下:①如上下牙弓的𬌗关系正常,则在正中𬌗时,上颌第一磨牙的近中颊尖,咬合于下颌第一恒磨牙的近中颊沟内。上颌第一恒磨牙的近中舌尖,咬合在下颌第一恒磨牙的中央窝内。临床上常用上下颌第一恒磨牙的这种关系,作为判断正中𬌗的指标,并称之为中性𬌗(neutral occlusion),如上颌第一恒磨牙的近中颊尖咬合在

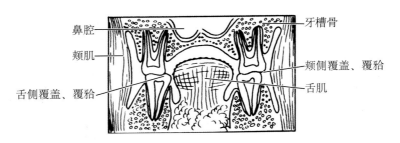

图 2-2-13　上下颌牙齿在正中𬌗位时磨牙区的额切面

颊舌侧均有覆盖、覆𬌗关系,保护颊舌组织免于被咬伤。

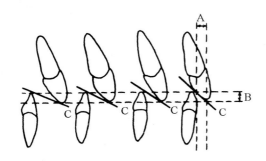

图 2-2-14　上下前牙间覆盖、覆𬌗与切道斜度的关系

A. 覆盖;B. 覆𬌗;C. 切道。

下颌第一恒磨牙颊沟的近中,则称为远中错𬌗,或安格尔Ⅱ类错𬌗(Angle classification; class Ⅱ);反之,如上颌第一恒磨牙的近中颊尖咬合在下颌第一恒磨牙颊沟的远中,则称为近中错𬌗,或安格尔Ⅲ类错𬌗(Angle classification; class Ⅲ)。②上下中切牙的中线,位于一个矢状面上。③上尖牙牙尖顶,介于下尖牙及第一前磨牙颊尖的颊侧。④上下前牙有正常的覆𬌗和超𬌗关系。⑤除上颌第三磨牙和下颌中切牙外,上下颌牙齿均与两个相对的牙接触。

（5）上下颌牙齿对位接触情况:上下颌牙齿𬌗面间的对位接触关系可分为:①面的对位接触关系;②尖与窝的对位接触关系;③尖与沟的对位接触关系;④尖与隙的对位接触关系(图 2-2-15)。

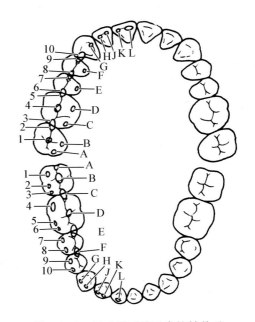

图 2-2-15　正中𬌗时的牙齿接触关系

下颌牙𬌗面数字 1～10 分别代表后牙颊尖,与上颌牙𬌗面对应数字的窝相接触;上颌牙𬌗面 A～F 分别代表后牙的舌尖,与下颌牙𬌗面对应字母的窝相接触。下颌牙 G、H、J、K、L 代表下颌前牙切嵴,上颌牙 G、H、J、K、L 代表上颌前牙舌面切 1/3。

（二）前伸咬合（protrusive articulation）及前伸𬌗（protrusive occlusion）

下颌骨向前方移动,使上下颌前牙的切缘对切缘咬合,形成前伸关系。从前伸𬌗滑向正中𬌗这一段运动过程,是切牙发挥切断功能的过程。在前伸咬合时,前方是对刃接触,后牙同时保持接触关系,谓之为前伸平衡。依后牙间接触数目的多少,分为三点接触、多点接触与完善的接触𬌗平衡。当前伸𬌗位时,后牙牙弓𬌗面存在着补偿曲度,所以后牙相对颊尖接触的现象不是全部的,而是在磨牙间有部分接触。另有学者认为,自然牙列在前伸𬌗位时,后牙多不接触(图2-2-16)。

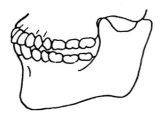

图2-2-16　前伸咬合关系

(三)侧向咬合(lateral articulation)及侧向𬌗(lateral occlusion)

在咀嚼运动中,下颌从正中向左右移动,又回复到正中,如此循环往复,把食物嚼碎、磨细及变为食团。在此运动过程中,上下牙的咬合接触称为侧向咬合关系。下颌偏向咀嚼食物的一侧叫工作侧,另一侧叫平衡侧。两侧可以变换使用。工作侧上下牙列的关系,为同名牙尖相接触(颊尖对颊尖,舌尖对舌尖)。平衡侧则是异名牙尖相接触(上后牙之舌尖对下后牙之颊尖)。一般在工作侧,当侧向𬌗回归到正中𬌗的运动过程,是发挥咀嚼功能最大的过程(图2-2-17)。

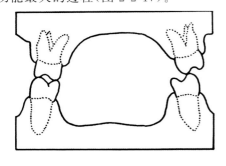

图2-2-17　侧向咬合关系

侧向咬合的主要作用是在咀嚼运动时,能将食物磨碎。在临床修复时,要注意保持义齿平衡作用,防止滑动移位。

综上所述,正中𬌗平衡、前伸𬌗平衡及侧向𬌗平衡都可归纳为双侧平衡𬌗(bilateral balanced occlusion)。对于咀嚼运动中的𬌗平衡问题,至今尚无统一意见。许多学者认为,平衡𬌗是必要的,没有平衡,则可形成创伤力。因为下颌骨为单弓形,参与两侧颞下颌关节的构成,倘若没有𬌗平衡,则在咀嚼时,颞下颌关节将承受所产生的扭力,从而可引起关节的不适或病变。此外,在前伸咬合运动时,失掉后牙支持,亦可造成切牙负担过重,引起创伤造成松动或脱落。还有学者指出,在对青壮年下颌关节弹响与平衡𬌗接触关系的研究中,弹响的发生与无平衡𬌗接触有极为明显的正相关关系。从而支持平衡𬌗对颞下颌关节有保护作用。但也有一些学者,特别是近20年来研究颞下颌关节功能障碍者认为𬌗平衡是不必要的,并认为在正中𬌗只要接触良好,在咬合方面能达到单侧𬌗平衡,即在侧方咬合运动时,工作侧接触均匀无碍,平衡侧牙齿不接触;在前伸咬合运动中,前牙成组牙接触,后牙不接触,就可保持良好的咀嚼功能与维护牙齿及其支持组织与口颌系统的健康。从临床实践中,对以上两种论点的支持与否定的病例都不乏实例,故有待进一步研究。但对咀嚼运动中的早接触,特别是平衡侧早接触的危害,则是没有异议的,尤应引起修复科医师的高度重视。

四、适宜𬌗及其标准

(一)适宜𬌗的定义
适宜𬌗指的是牙列在解剖方面与生理功能方面能达到美观、舒适、满足各种功能要求及保持与促进牙齿及其支持组织与口颌系统的健康的一种𬌗关系。

(二)适宜𬌗的标准
1.正中关系𬌗与正中𬌗稳定,并相协调,

是同一位置或者由正中关系殆能自如地滑到正前方的正中殆,最好在同一水平面上。此两处的距离,有人测得在关节区为 0.1～0.2mm,在牙区约为 0.5mm,视为长正中或正中自如。

2. 在各种功能运动中,殆导（occlusal guidance）必须在功能侧,不是在平衡侧。

3. 全部的牙尖交错闭合冲击力必须沿后牙的牙齿长轴,并对着颞下颌关节关节盘的中间带。牙尖与其相对窝的接触不少于 3 点。

4. 牙齿必须有相同的抗磨耗度,所有功能性相同的牙齿,切割效能应相等,以利于保持双侧咀嚼。

5. 在正中关系闭合时,前牙不会受到移位性的冲力。

6. 上下前牙应存在适当的覆盖与覆殆关系。

7. 应有适当的殆间隙。

8. 在前伸咬合运动中,前牙应成组牙功能接触,后牙没有早接触。

9. 在侧方咬合运动中,工作侧牙齿应成组牙功能接触,非工作侧牙齿没有早接触。

10. 在所有的非正中运动中都能滑动自如,无殆干扰。

根据临床与肌电图研究,对适宜殆可以总结为 3 个必须具备的条件:①在正中关系殆、正中殆及在此二者之间的范围具备稳定的与协调的殆关系;②对双侧与前伸咀嚼运动具有同等的殆便利程度;③殆力的方向能保持与促进牙齿的稳定。

适宜殆的概念,可以作为对病人因殆缺陷或牙周支持组织受损,对殆力耐受水平降低的人进行矫治设计时的参考。

第三节 颌骨的解剖生理

颌面部由 14 块骨组成,其中主要的骨骼是上颌骨与下颌骨。牙齿生长在颌骨上,颌面部有关肌肉也附丽于其表面,主要功能是承受咀嚼压力和维持面容等。

一、上颌骨

上颌骨（maxilla）位于颜面中部,左右各一,互相对称,为面部固定不动的骨骼,可分为一体四面及四突。

（一）上颌体
体部为一不正之棱锥形体。

（二）四面
分为前外、后、上、内四面(图 2-3-1)。

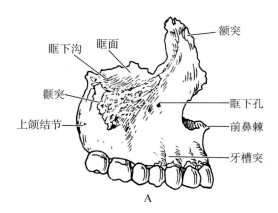
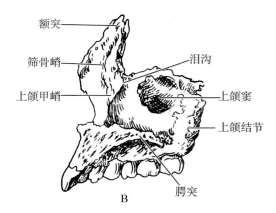

图 2-3-1　右上颌骨

A. 侧面观；B. 腭面观。

1. **前外面** 又称脸面,上界眶下缘,内界鼻切迹,下方移行于牙槽突,后界借颧突及其伸向上颌第一磨牙的颧牙槽嵴与后面分界。

2. **后面** 又称颞下面,参与颞下窝及翼腭窝前壁的构成。

3. **上面** 又称眶面,光滑呈三角形,构成眶下壁三大部。

4. **内面** 又称鼻面,参与鼻腔外侧壁的构成。

(三)四突

上颌骨之四突为额突、颧突、腭突及牙槽突(图2-3-1,图2-3-2)。

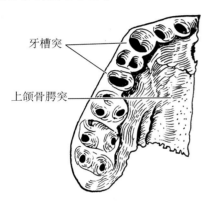

牙槽突

上颌骨腭突

图 2-3-2 **上颌骨腭突及牙槽突**

1. **额突** 系一坚韧骨片,耸立于上颌体之内上方,其上、前、后缘分别与额骨、鼻骨和泪骨连接。

2. **颧突** 粗短呈三角形,伸向外上与颧骨相接。

3. **腭突** 系水平骨板,在上颌体与牙槽突的移行处伸向内侧,与对侧腭突在正中线相接,形成腭正中缝,参与构成口腔顶及鼻腔底。腭突下面略凹而粗糙,参与构成硬腭前3/4,腭突后缘呈锯齿状与腭骨水平部相接,构成腭横缝。

4. **牙槽突** 又称牙槽骨,自上颌体向下方伸出,系上颌骨包围牙根周围的突起部分,厚而质松,其前部较薄,后部较厚。两侧牙槽突在正中线结合形成蹄铁形的牙槽弓骨。牙槽突容纳牙根的深窝称牙槽窝。牙槽窝的形态、大小、数目和深浅度与所容纳的牙根相适应。其中,以尖牙的牙槽窝最深,磨牙的牙槽窝最大。牙槽窝的游离缘称牙槽嵴。两牙之间的牙槽骨称牙槽间隔。牙槽骨为全身骨骼系统中变化最为显著的部分,其变化与牙齿的发育、萌出及恒牙的脱落、咀嚼功能和牙齿的移动均有关系。该变化反映出骨组织的改建过程,亦即破骨与成骨两者相互平衡的生理过程。当牙列缺失后,咀嚼功能及机械刺激减弱,残存的牙槽骨不断地萎缩吸收,逐渐降低其高度而失去原有的大小和形状,萎缩吸收显著者,切牙乳头与牙槽嵴几乎接近。

二、下颌骨

下颌骨(mandible)系颌面部骨中唯一能活动的骨骼,与颞骨的下颌关节凹构成十分灵活的颞下颌关节,其外形可分为水平部和垂直部。水平部称下颌体,垂直部名下颌支。

(一)下颌体

下颌体呈弓形,具有内外两面及牙槽突和下缘。

1. **外面** 见图2-3-3。正中有直嵴称正中联合,系在胚胎时期原由左右两份合成。在正中联合两旁近下颌骨下缘处,左右各有一隆起称颏结节。其主要解剖标志有外斜嵴及颏孔。

2. **内面** 见图2-3-4。近中线处有上、下两对突起,称为上颏棘和下颏棘,分别为颏舌肌及颏舌骨肌的起点。其主要解剖标志有内斜嵴、颏棘、舌下腺窝及二腹肌窝和颌下腺窝。

3. **牙槽突** 下颌骨牙槽突与上颌骨牙槽突相似,但下颌骨的牙槽窝均较相应的上颌骨牙槽窝为小,且牙槽突内、外骨板均由较厚的骨密质构成,除切牙区外,很少有小孔通向其内的松质骨。下颌切牙、尖牙唇侧牙槽窝骨板较舌侧者为薄,但在前磨牙区者,颊、舌侧牙槽窝骨板厚度相近,下颌磨牙的牙槽

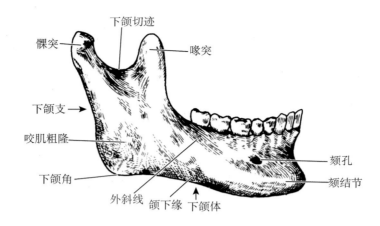

图 2-3-3　下颌骨(外侧面)

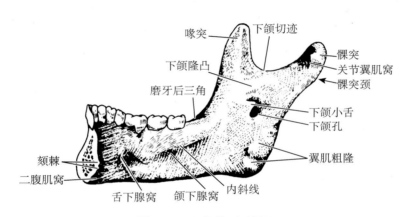

图 2-3-4　下颌骨(内侧面)

窝骨壁坚实而致密,且牙体倾向于牙槽突的舌侧,故其颊侧骨板较厚。下颌第一、二磨牙的颊侧尚有外斜线使其骨质增厚。

4.下缘　又称下颌底,外形圆钝,较长于上缘,为下颌骨最坚实处。下颌骨下缘常作为颈部的上界及颌下区切口的有关标志。

(二)下颌支

或称下颌升支,为一几乎垂直的长方形骨板,可分为喙突、髁状突二突及内、外两面(图 2-3-3,图 2-3-4)。

1.喙突　或称肌突,呈扁三角形,有颞肌和嚼肌附丽。

2.髁突(condylar process)　或称关节

突,分髁颈二部。髁上有关节面,与颞下颌关节盘相邻。关节面上有一横嵴将其分为前斜面与后斜面。其主要解剖标志有髁状突颈、关节翼肌窝及下颌切迹(或称乙状切迹)。髁突是下颌骨的主要生长中心之一,如该处在发育完成前遭受损伤或破坏,将导致面颌畸形。

3.内面　其中央稍偏后上方处有下颌孔,该孔呈漏斗形,其口朝向后上方。其主要解剖标志有下颌小舌、下颌孔、下颌隆凸及翼肌粗隆等。

4.外面　外面上中部有突或骨嵴,称下颌支外侧隆凸。该突相应位于下颌支内侧面的下颌孔前或后 4.7mm,下颌孔上缘上方

0.9～16.2mm 处。行下颌支手术,可以下颌支外侧隆凸为标志,保护下牙槽血管神经。外面下部粗糙称之为嚼肌粗隆,为嚼肌附着处。

下颌支后缘与下颌体下缘相接处称下颌角,有茎突下颌韧带附着。

三、牙槽骨

牙槽骨(alveolar bone)是颌骨的一部分,不是一块单独的骨组织,而是由上下颌骨的牙槽突所形成,由皮质骨、松质骨及固有牙槽骨所构成。牙槽骨的内壁,即接近牙根与牙周膜的一面,称为固有牙槽骨,其组织比松质骨致密,但比皮质骨疏松而多孔。

在牙槽骨内,以固有牙槽骨为外层壁,分隔成许多牙槽窝,以容纳牙根,使牙齿得以固定。固有牙槽骨为一层致密的有筛孔的骨壁,附着牙周膜纤维,维持牙与其支持组织的一定关系。

松质骨位于皮质骨与固有牙槽骨之间,松质骨的骨小梁顺着力的方向排列,并与颌骨内的松质骨连续。松质骨中有骨髓腔相互通连。因固有牙槽骨中有无数的筛孔,从而使骨髓腔与牙周膜也通连。因此,牙周膜与牙槽骨之间,不仅有血管、神经相通,而且结缔组织也相互贯通。

松质骨的唇、颊、舌侧的表面,有一层致密骨,即皮质骨,皮质骨与颌骨的骨外板相连。牙槽骨的这种夹层结构,符合于力的分散要求。

牙槽骨是最容易变化的骨骼组织,它不断地被吸收,也可以不断地新生。变化最多处是接近牙周膜的地方。牙槽骨随着牙齿的生长、萌出而不断地新生,也随着年龄的增长和牙齿的缺失而发生变化(吸收)。

适当的功能刺激,能使牙槽骨发育良好;缺乏功能刺激,则骨组织会发生失用性萎缩。

牙齿缺失后,牙槽骨逐渐吸收,其高度和厚度(宽、窄)都发生显著变化,形成了无牙区的牙槽嵴。

无牙区牙槽骨吸收的快慢,与缺牙的原因、缺牙时间的长短,以及骨质的致密程度有密切关系。一般说来,因牙周病缺牙者,牙槽骨吸收的速度较其他原因缺牙者为快。因患牙周病时,牙槽骨已经被破坏,骨质疏松,所以拔除患牙后,牙槽骨吸收较快。缺牙时间愈长,随着时间的增长,牙槽骨吸收也愈显著。

牙齿缺失初期,牙槽骨吸收快,2～3个月后,则逐渐稳定。但若不及时修复,时间愈久,因缺乏功能性刺激,牙槽骨可继续萎缩。此外,松质骨较密质骨吸收快。上颌唇颊侧骨板,薄于舌侧骨板,故牙齿缺失后,唇颊侧骨板较舌侧骨板吸收快,而下颌则相反。因此,一般情况下,下颌牙槽弓大于上颌牙槽弓。无牙颌患者,由于长期缺牙,则更显示上下颌牙槽弓关系的不协调。一般常见前牙区牙槽弓下颌者较上颌者前突,后牙区牙槽弓下颌者较上颌者为宽。

四、上下颌骨的关系位置与面部的协调关系

(一)上下颌骨的关系位置

由于下颌骨的位置并非固定,从其对上颌骨及颅部的关系位置来讲,一般有两种关系,即正中关系和非正中关系。

1. 正中关系(centric relation)　是指下颌对颅部处于正中位置。此时,髁突位于颞下颌关节凹之生理性后位,肌肉、韧带都处于自然而舒服的位置,无紧张不适。在此关系中,两侧髁突在下颌关节凹内仅为转动,而没有滑动或移位的现象,左右两侧的咀嚼肌群及头部其他肌群都是平衡的。

在正中关系中,上下颌有两个基本的关系位置,即正中𬌗位和息止颌位。

(1)正中𬌗位(centric occlusal position):是上下颌牙列𬌗面,在正中关系时的𬌗接触位置。此时,上下牙列的咬合关系即正

中殆关系。

（2）息止颌位（下颌安静状态）：当下颌处于完全休息的静止状态时，上下牙列自然分开，上下颌牙齿殆面之间保持一定的空隙，此空隙由前向后逐渐变小，称为息止殆间隙。此间隙的大小，在前牙一般为 2～4mm。息止殆间隙是靠咀嚼肌的平衡张力来维持的，与牙齿的有无并无关系。正中殆位和息止颌位在全口义齿修复中，是测定颌间垂直距离的重要依据。

正中殆位和息止殆位是正中关系的两个基本位置，因此，正中关系也可被理解为是指下颌的息止颌位到达正中殆位时的一个阶段，没有正确的正中关系，就不可能有正确的正中殆位。因此，正确掌握生理的正中关系，是临床修复工作，尤其是全口义齿修复的重要基础。

2. 非正中关系与非正中殆关系　非正中关系（eccentric relation）是指上下颌牙列在正中关系以外的所有的位置关系。而非正中殆关系，则是指上下颌牙列在正中殆以外的一切咬合关系，如前伸、后退、左右侧向等一切综合性的殆接触，但其主要的是前伸殆关系和侧向殆关系。

（二）面部的协调关系

正常人的面部约可分为三部分：由鼻底点到颏点为下部，由鼻底点到鼻根点（眉间点）为中部，由鼻根点到发际为上部，这三部分的距离一般是协调而相近的。同时，眼外眦到口角的距离与鼻底点到颏点的距离也是相近的。这也表明面部各部分之间存在着一定的比例协调关系（图 2-3-5）。

1. 面部距离与殆间隙　面部距离亦称垂直距离，是指下颌在息止颌位时面下部的高度，临床上以鼻底点到颏点的距离表示。面部距离在口腔修复学中的意义十分重大，若处理不当，会直接影响面容、发音、进食，甚至造成支持组织的损伤、疼痛、骨质吸收和颞下颌关节功能紊乱症，以及头、面部疼痛及耳

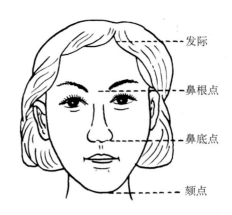

图 2-3-5　面部的协调关系

鸣、眼花等症状。反之，如垂直距离测量正确，患者不但颜面外观表情自然，而且由于颌面部诸肌的张力适度，能发挥最大的咀嚼功能。

2. 其他面部标志

（1）眶耳平面：从眶下缘最低点至外耳孔上缘连成的平面。当人端坐，头保持直立位置时，此平面与地平面平行。此平面中用作牙列、咬合及下颌运动相对照的基准，是临床常用的重要参考平面。

（2）鼻翼耳屏线：从鼻翼上缘到同侧耳屏中点的连线，此线与殆平面平行，与眶耳平面的交角约 15°，牙列缺失后，常用该线来确定殆平面。

（3）上下颌中切牙与标志点的关系：上颌中切牙的牙体长轴与眶耳平面的唇向交角约 70°。上颌中切牙的牙体长轴与殆平面的舌向交角为 60°～65°。上下颌中切牙牙体长轴的舌向交角约为 140°。下颌中切牙的牙体长轴与殆平面的舌向交角约为 65°。上颌中切牙唇面线与眶耳平面的唇向交角约为 80°。

3. 面部左右的对称性　如以颏点、鼻尖及眉间点的连线作为中线，则可看出面部左右是相互对称的，如分居左右的眼、耳、牙齿及为中线所均分的口、鼻等。

4. 唇齿关系 当下颌在息止颌位时，上颌切牙切缘微在唇下（约 1mm），下颌前牙与唇平齐。唇部丰满适度，自然美观，不显凸出与凹陷，并能自然闭合。口角对着上颌尖牙的远中部分或第一前磨牙的近中部分。

5. 牙形、牙弓形与面形的关系 牙形、牙弓形与面形三者的相关关系，通常是十分和谐的，即能在个体发育中渐趋一致。一般来说，面部发育较宽者，其颌骨亦可能较宽，相应牙弓亦可能较宽，这样使面部与牙弓统一于较宽型，即方圆型或卵圆型；面部发育较窄者，其颌骨亦可能较窄，因之牙弓亦可能较窄，这样使面部与牙弓统一于较窄型，即尖圆型。而较宽的牙弓适宜于较宽的牙齿排列，较窄的牙弓适宜于较窄的牙齿排列。这样，就能使牙齿与牙弓统一于方圆型、卵圆型或尖圆型。

面颌的发育又与颅部相关，颅部宽者，面颌可能宽；颅部窄者，面颌可能窄。如此，则颅、面、颌、牙弓、牙齿都有其统一性的可能性与合理性。

第四节 颌面部肌肉

口腔颌面颈部的肌肉包括表情肌、咀嚼肌、腭咽部肌和颈部肌等。但由于与口腔修复学关系最为密切的为表情肌和咀嚼肌，故本节只择其重点予以叙述。

一、表情肌

表情肌（muscles of expression）以解剖和功能来分，可分为 5 个肌群，即颅顶肌群、外耳肌群、眼周围肌群、鼻肌群和口周围肌群。其中以口周围肌群与口腔修复学的关系密切。这组肌群除司表情功能之外，还对口腔的吮吸、咀嚼、吞咽、发音等功能亦有很大作用，故应对这一肌群有所了解。口周围肌群以口轮匝肌为中心，肌群计有 8 组，分为 3 层。

（一）口轮匝肌

为构成唇部之主要肌肉。肌纤维分中心及周围两部分。中心部分较厚，环绕口唇的游离缘，起括约肌作用，借上下唇系带附着于上下颌的正中线处。其收缩和弛张，能使口唇缩小和扩张。周围部分则较薄，由尖牙肌、三角肌、提上唇肌、降下唇肌、颧肌及颊肌的纤维交叉形成，一方面与表情肌相联系，另一方借以附着于颌骨，对于唇部之表情，起主要作用（图 2-4-1，图 2-4-2）。

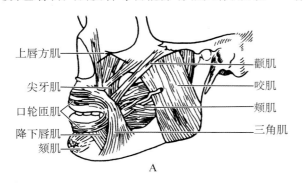
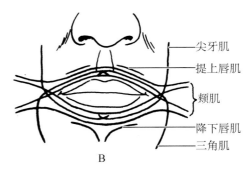

图 2-4-1 口轮匝肌
A. 口轮匝肌；B. 口轮匝肌纤维之图式。

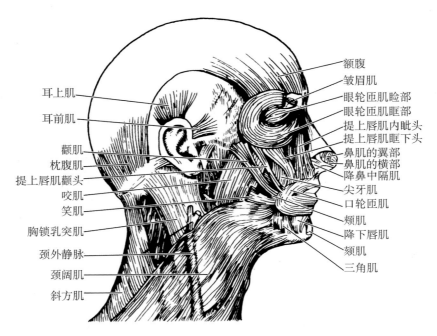

图 2-4-2　面部表情肌

（二）口周围肌群的表层诸肌

1. 三角肌　起于下颌的外侧面，约在颏孔附近的下方，其纤维到口角部，与口轮匝肌连结，收缩时拉口角向下。

2. 颧肌　起于颧骨外面到口角附近，连接口轮匝肌，收缩时拉口角向上，与三角肌对抗。

3. 上唇方肌　起于颧骨、眶下及鼻根等处，分为三头，下行止于鼻唇沟处，其作用为提上唇及鼻翼。

（三）口周围肌群的中层诸肌

1. 下唇方肌　起于下颌体外面，止于口角处，纤维连接下唇，收缩时拉下唇向下。

2. 尖牙肌　起于尖牙凹，纤维连接口角，收缩时，提口角向上。

（四）口周围肌群的深层诸肌

1. 颏肌　起于下前牙牙槽缘，纤维分布入颏部皮肤内，收缩时，提颏部向上。

2. 颊肌　组成口前庭的外侧壁，其纤维前端与口轮匝肌连接，横行往后，约至下颌前缘，折而向内，与咽上缩肌的前端相接于翼下

颌皱襞处，肌纤维平行殆面，与咬肌纤维几近垂直。

3. 上下切牙肌　起于上下切牙牙槽附近，纤维通入口角，收缩时促成上下唇之撮口动作。

以上诸肌均为面神经的分支分布，表情是多数肌肉的协同动作。表情越复杂，参与的肌肉就越多。

二、咀嚼肌

咀嚼肌（muscle of mastication）为下颌运动的主要肌肉，狭义的咀嚼肌仅指咬肌、颞肌、翼内肌和翼外肌。广义的咀嚼肌则还应包括对降下颌骨有协同作用的舌骨上肌群。

（一）提下颌肌群

包括颞肌、翼内肌、咬肌，均起始于颅骨上，而附着在下颌骨上。

1. 颞肌　呈扇形，起于颞窝和颞深筋膜的深面，前份肌向下，后份肌向前下，逐渐集中通过颧弓深面移行为肌腱，止于喙突及下颌支前缘直至下颌第三磨牙远中。颞肌前后两部

分纤维的合力和眶耳平面成向后的交角。颞肌收缩可上提下颌,使下颌产生闭口动作。颞肌也参与下颌侧方运动(图2-4-3)。

颞肌和咬肌都具有提下颌骨的作用。在正中牙合位,当用力做闭颌运动时,颞肌动度特别明显,故临床上常以此作为检查标准之一。

2. 咬肌　又称嚼肌。分为浅、深2层。浅层较大,起自上颌骨颧突、颧弓前2/3下缘,向下后行,止于咬肌粗隆和下颌支外侧面的下半部。深层起自颧弓深面,止于下颌支上部和喙突。深浅两层纤维成锐角相交。咬肌肌力和眶耳平面形成向前交角。当咬肌收缩时,上提上颌骨并使下颌微向前伸,也参与下颌侧向及后退运动(图2-4-3)。

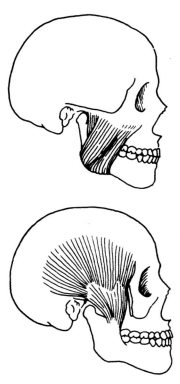

图 2-4-3　咬肌和颞肌

3. 翼内肌　为咀嚼肌中位置较深的肌肉,位于颞下窝和下颌支的内侧面,呈四边形,具有深、浅两头。深头(内侧头)起自翼外板的内面和腭骨锥突。浅头(外侧头)起于腭

骨锥突和上颌结节,肌纤维束斜向下后外与咬肌肌束方向相似,止于下颌角内侧面及翼肌粗隆。翼内肌肌力与眶耳平面形成向前的交角。翼内肌主要作用为上提下颌骨,一侧收缩下颌骨向对侧移动,产生侧向运动(图2-4-4)。

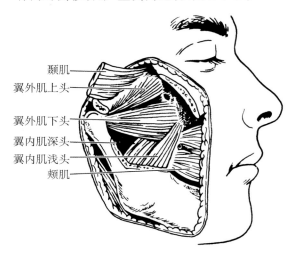

图 2-4-4　翼内肌和翼外肌

以上3块肌肉同时收缩时,提下颌向上,其总合力线约通过第一恒磨牙附近,使上下牙列闭合。在张口时则呈松弛状态。

(二)降下颌肌群

包括颏舌骨肌、下颌舌骨肌和二腹肌前腹。这组肌肉有两个活动附着点,一端在下颌骨,另一端在舌骨。它们之间都是协同肌(图2-4-5)。

1. 颏舌骨肌　位于舌下方与下颌舌骨肌上方。借一薄层结缔组织与对侧同名肌分隔。起自颏棘,纤维向后止于舌骨上部。

2. 下颌舌骨肌　与对侧同名肌共同构成凹面向上的肌性口底,肌束起自下颌舌骨线,纤维向后内,两侧肌束在正中线互相汇合,其后份纤维止于舌骨体。

3. 二腹肌　位于下颌骨下呈向下的弓形,分前、后两腹及中间腱。后腹起自颞骨乳突切迹,向下前行而附着于舌骨中间腱。前腹起自下颌骨二腹肌窝,向后下止于中间腱。

图中标注:
颞肌
翼外肌上头
翼外肌下头
翼内肌深头
翼内肌浅头
颊肌

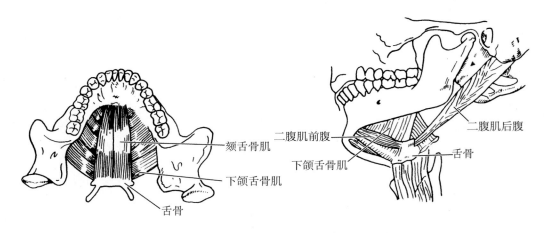

图 2-4-5　降下颌肌：下颌舌骨肌、二腹肌、颏舌骨肌

中间腱由腱膜样坚韧结缔组织包裹，附着于舌骨体与舌骨大角的交界处。

以上 3 块肌肉收缩时，若舌骨固定，则拉下颌下降，若下颌固定，则拉舌骨上升，3 肌合力线的方向是向下向后。因此，下颌下降的轨迹，也是向下向后。当下颌上升时，提下颌肌群的向上合力线与降下颌肌群的向下合力线对抗，同时，翼外肌的向前牵引与降下颌肌群的向后合力线对抗。

（三）下颌引肌

即翼外肌，呈三角形，分为上下 2 束（图 2-4-6）。上束较小，起于蝶骨颞下嵴及翼外板根部，止于关节盘前缘和关节囊前部。当其收缩时，牵引关节盘向前下滑行。下束较强大，起于翼外板之外侧，斜向上后外，紧邻上束之纤维，止于髁突颈部之内侧。收缩时，拉髁突向前下、内滑行，并使髁突围绕横轴而旋转。两侧同时收缩时，牵引下颌向前下方。一侧收缩时，则使下颌向对侧旋转。

下颌运动非常复杂，每一个运动都有多数肌参加，其中有主有辅，各肌之间，有互相协助者，也有彼此对抗者。有收缩的，也有弛缓的，通过多种多样的肌能配合，而进行多种多样的下颌运动。

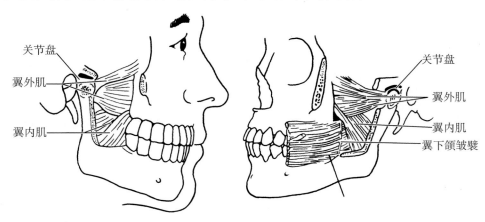

图 2-4-6　翼外肌

第五节 颞下颌关节

一、组成和解剖特征

颞下颌关节(temporomandibular joint)又称颞颌关节或下颌关节等,是人体中最为复杂的关节之一,也是人体中最为灵活的关节之一。由于其在咀嚼运动、语言歌唱及表达感情等诸多方面行使着十分复杂的生理功能,所以,其在解剖上具有其他负重关节所没有的特殊构造,如有关节盘、韧带和强大的肌肉使其稳定;如关节窝比髁状突明显的大,关节盘附有肌肉;再如关节囊和韧带较为松弛和弱小等。以上特征保证了颞下颌关节在功能解剖上的既稳定又灵活的高度协调和统一。

颞下颌关节由关节凹、关节结节、髁突、关节盘、关节囊和关节韧带所构成(图2-5-1,图2-5-2)。

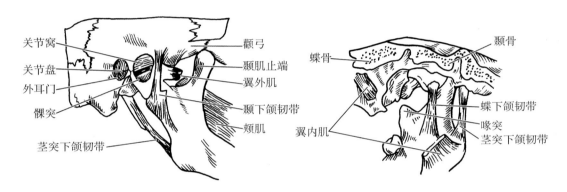

图 2-5-1 颞下颌关节

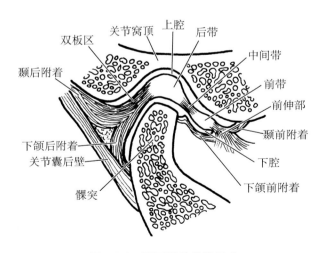

图 2-5-2 颞下颌关节的组成

（一）关节凹

关节凹（articular fossa）位于颞骨岩部的下面，呈卵圆形，凹的前壁为关节结节，后壁到达岩鼓裂，有鼓板与外耳道隔开。凹前部的表面为一层无血管的纤维组织所覆盖，年老则骨化而成纤维软骨。关节结节的后斜面向下前方倾斜，下颌运动时，髁突沿此斜面滑行，称为髁道。关节凹形态的特征，又与牙列和𬌗的形态有着极其密切的关系。一般前牙深覆𬌗者，关节凹的深度也较明显。

（二）关节结节

关节结节（articular tubercle）是关节凹的前界，是颞骨颧突的骨突起，形似一峰，有一嵴和二斜面，其后斜面即关节凹之前壁。关节结节是随着年龄的增长而逐步形成的，新生儿几乎没有关节结节，到7－8月龄乳牙萌出后才出现，6－7岁才形成。当下颌运动时，髁突和关节盘顺此斜面运动，当前伸运动时，髁突在关节凹内向前运动的途径，称为前伸髁道，它与𬌗平面相交之角度称为前伸髁道斜度，成年人的平均斜度为30°～50°。了解了这种关系，对临床修复工作，尤其是对全口义齿的修复及颞下颌关节疾病的诊断治疗都有着重大意义。

（三）髁突

髁突（condylar process）呈横轴形，表面覆以纤维组织或纤维软骨，由一横嵴将髁突顶面分为前后两个斜面，前斜面覆盖的纤维组织或纤维软骨较厚，为关节的主要功能区，很多关节疾病常先破坏此区。髁突可分为头颈二部，由头到颈向下收缩而成倒锥形，锥底即为头之顶，约为椭圆形，长轴略向后内，头的上前部分，借关节盘而与关节结节间接连接。三者的衔接甚为灵活，以适应下颌运动的需要。整个关节凹较髁突大2～3倍，左右髁突长轴的延长线相交于枕骨大孔之前缘，约成145°～160°之交角。这个角度可使下颌做侧方运动时不致左右脱位。髁突在下颌关节窝内的正常位置，借助于𬌗关系和协调的咀嚼肌群来维持。髁突移位是颞下颌关节紊乱综合征的常见症状之一。

（四）关节盘

关节盘（articular disc）为粗纤维结缔组织所构成，纤维互相交织，富有韧性，在髁突与关节结节之间起缓冲作用。关节盘分为前后两部分，前部较薄，位于髁突与关节结节之间。后部较厚，位于髁突与关节顶之间。盘的周缘部分较中心部分为厚，其周缘与关节囊连接，将关节分隔为上腔与下腔，腔内有滑液膜附丽。上腔较大而松弛，下腔较小而紧缩。在上腔内所进行的运动为滑行运动，关节盘与髁突结合为一整体，沿关节结节的斜面滑行。在下腔内所进行的运动，为旋转运动，髁突在关节盘下，依其横轴而旋转（图2-5-3）。

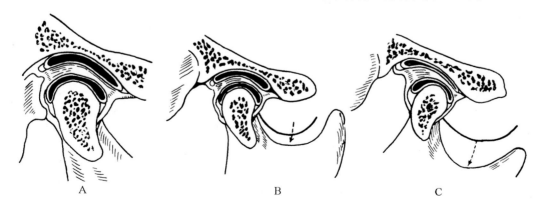

图 2-5-3 髁突和关节盘的运动
A. 正中𬌗位；B. 小开口位；C. 大开口位。

（五）关节囊

关节囊（articular capsule）是由韧性很强的结缔组织所组成的纤维囊，前面薄，后面肥厚。囊的前壁附着在关节结节前斜面之前缘，后方附着于岩鼓裂的前缘，内外侧附着于关节凹之内外边缘。囊纤维由附着处下行，经过关节盘的周缘，再向下而附着在下颌髁突颈部的周围。关节囊可分为两层，外层为纤维层，内层为滑膜层。滑膜也被覆盖于关节盘之上下两面，分泌滑液，有减轻关节运动的摩擦和营养关节的作用。关节囊的后壁和鼓板之间，充满着疏松结缔组织和部分腮腺。

（六）关节韧带

颞下颌关节周围的关节韧带（articular ligaments）主要是调节和限制髁突的运动，使下颌运动局限在咀嚼功能所必需的范围之内，同时也起着悬吊下颌的作用。

1. 颞下颌韧带　为关节囊外侧增厚的部分，故又名外侧韧带，起于颧弓外侧和关节结节下缘，止于髁突及其颈部，具有防止髁突向外错位的作用。

2. 茎突下颌韧带　位于关节的后方，起于颞骨基突，止于下颌角，具有调节下颌向前运动的作用。

3. 蝶下颌韧带和翼下颌韧带　位于关节之内侧，前者起于蝶骨角棘，附着于下颌小舌，后者起于蝶骨翼突翼钩，止于下颌小舌。二者均具有调节下颌的侧方运动和向下运动的作用（图2-5-4）。

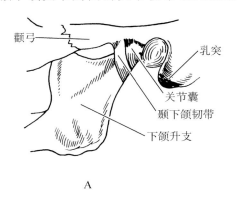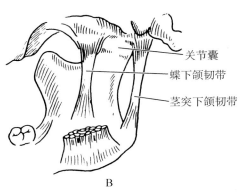

图 2-5-4　**颞下颌关节韧带**

A. 外面观；B. 内面观。

二、生理特点

1. 颞下颌关节是颌面部唯一的运动关节，其运动形式是多轴性的，即不但有上下运动，而且有前、后、左、右运动，中间还衬有关节盘的运动。因此，颞下颌关节是人体最复杂、最灵活的关节之一。

2. 颞下颌关节的运动关系着咀嚼、吞咽、语言、表情等功能。尤其是在咀嚼时，颞下颌关节要承受的咀嚼压力可高达数十千克。因此，此关节的解剖形态与生理功能是相互影响、相互制约的。

3. 颞下颌关节是左右联动的关节，其左右侧的功能必须是协同统一的。因此，当一侧关节发生病变时，常导致对侧关节的运动异常。

4. 颞下颌关节的运动，除了上述特点外，尚取决于咀嚼肌收缩的特点。无论是咬肌、颞肌或翼外肌都与此关节有密切关系，其中翼外肌更为密切，直接附丽于关节盘及髁突颈部。因此，咀嚼肌和颞下颌关节的生理情况和病理变化是相互影响的。

5. 在完成咀嚼功能时，𬌗与咬合是嚼碎

食物的功能端，其殆力必定通过颌骨传到颞颌关节。因此，殆与咬合与颞下颌关节是不可分割的统一体。生理的垂直距离和正中殆关系，维持着髁突在关节凹中的正常位置。正常殆一旦被破坏或改变，就能直接影响髁突在关节凹中的生理位置。

第六节　下颌运动与口腔功能

一、下颌运动

下颌运动是复杂的反射性综合运动。运动的方向和幅度，决定于肌肉的局部解剖形态、附着点与收缩的力量。运动的特性，与颞下颌关节的形态、牙列和殆关系的特征有密切关系。

人类的下颌运动，可归纳为三种基本形式，即张闭口运动、前后运动及侧向运动。与之相适应的殆关系也有三种，即正中殆、前伸殆及侧向殆。而且，在下颌的任何一个运动中，其运动轨迹都呈弧形，而非直线。现简析如下。

（一）下颌的张闭口运动

张闭口运动是两侧相同的对称性运动，是由翼外肌、降下颌肌群及提下颌肌群先后收缩的结果。当小张口运动，下颌下降在 1cm 以内时，翼外肌收缩，髁突仅为转动运动，运动轴心是髁突横轴，关节盘基本不动，主要是关节下腔的运动。当大张口时，即下颌下降在 1cm 以上时，降下颌肌群参与了活动，髁突的运动不仅有转动，而且有滑动，髁突和关节盘协调地共同向前下方滑行，同时髁突又依自己的轴心作转动。因此，运动同时发生在关节的上腔和下腔，并且有两个运动轴心，即转动的轴心在髁突，滑动的轴心在下颌小舌附近。此时，翼外肌的作用是牵引髁突向前向下，降下颌肌群则牵引颏部向下向后，从而使下颌以下颌小舌附近处为中心而旋转。在此旋转运动中，髁突向前下方移动的距离，约为颏部向下后方移动距离的 1/3（图 2-6-1），这一运动的旋转中心推测为小舌附近，其主要理由为：①因为蝶下颌韧带

附着在小舌处，有悬吊下颌的作用；②因为小舌处有下齿槽神经血管经过，活动度不宜过大，以免发生损伤。

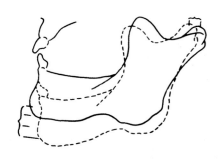

图 2-6-1　下颌下降运动

当下颌下降最大时，髁突位于关节结节之下缘或更前一些，此时肌肉、韧带和关节都处于紧张状态之中，从而限制了髁突的运动，髁突即停止滑行而单纯转动，使口张至最大限度为止。

闭口运动，即下颌的上升运动，是由颞肌、咬肌、翼内肌同时收缩，牵引下颌向上后方移动，使牙弓和髁突返回至正中殆位置，其行程的前 1/3 段，是髁突与关节盘沿关节结节斜面向上后方滑行，后 2/3 段是髁突的滑行与旋转同时动作。在此运动中，翼外肌及降下颌肌群完全松弛。

在张、闭口运动中，张口只是咀嚼的准备运动，当闭口返回到正中殆时，才是发挥咀嚼功能的阶段，此时提下颌肌的收缩力最大。

（二）下颌的前后运动

下颌在开始前伸运动之前，首先必须微微下降，以打开正中殆时上下牙的锁结关系。下颌前伸运动是双侧翼外肌同时收缩，牵引双侧髁突和关节盘，沿关节结节的后斜面向

下向前滑行,同时髁突也以自己的轴心作转动的结果。在此运动中,颞肌的前部纤维轻微收缩以悬吊下颌,维持上下牙列前后运动时的接触关系。前伸运动时降下颌肌是松弛的。

下颌后退时,主要由颞肌后部纤维收缩,牵引下颌向后,使髁突及关节盘沿关节结节的斜面,滑回到正中𬌗位或稍后。后退运动时,双侧翼外肌是松弛的。

下颌前伸运动时,下切牙的切缘,向下、向前、向上移动,形成上下切牙相对刃的前伸𬌗接触。此时,由于提下颌肌特别是颞肌后部纤维收缩,使下颌切牙沿上切牙舌侧面向上后滑回到正中𬌗位。这一段运动过程,正是切牙发挥切断功能的过程。

(三)下颌的侧向运动

侧向运动是左右不对称的运动,即一侧髁突滑行,而另一侧髁突旋转。侧向运动之先,也是两侧翼外肌收缩,使下颌稍向前下降,以解除正中𬌗时上下颌前后牙锁结。然后由一侧的翼外肌和翼内肌收缩,肌肉收缩侧的髁突顺其关节结节的斜面,向下、向前、向内滑动,使下颌偏向对侧,下颌再向上运动,上下颌后牙接触形成侧向𬌗。对侧的髁突仍然留在关节凹内,以自己的纵轴作转动,并微向后外移动。有学者依据肌电图波的研究报道,认为此侧颞肌略有外展的作用,其后束有稳定下颌骨的作用。下颌由侧向返回,是由对侧颞肌,主要是颞肌后份纤维将下颌循原路牵引回正中𬌗位。当下颌返回正中𬌗位时,双侧提下颌肌群也参与工作。在侧向运动时,发挥咀嚼力量或功能较大的阶段,是在侧向𬌗回至正中𬌗的时候。

侧向运动过程中,由于下颌的旋转运动,下颌各部分的运动轨迹都是弧线。下牙列两侧运动所遵循的道路,大约与上颌第一磨牙𬌗面斜嵴的方向相同。在正中𬌗位时,此斜嵴与下颌第一磨牙的远中颊沟和舌沟形状吻合。在侧向运动中,斜嵴沿此沟而运动(图

2-6-2)。下颌左右两侧的运动轨迹,彼此相交成为向前方的交角。距髁突愈远,交角愈大;在下切牙处所成的交角最大,为 $100°\sim110°$,名为哥特式弓(Gothic arch),在进行缺牙修复时,常用此弓之尖作为确定正中𬌗位的标志(图 2-6-3)。

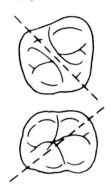

图 2-6-2　侧向运动时,上下第一磨牙斜嵴与斜沟方向一致

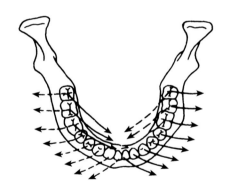

图 2-6-3　下颌左右侧向运动轨迹的交角

二、口腔功能

口腔的主要功能有咀嚼、吞咽、语言、感觉及表情等,其中尤以咀嚼和吞咽更是维持人体生命所必需的功能。而且咀嚼功能与口腔修复学关系最为密切,故本节只对其予以介绍。

(一)咀嚼运动

咀嚼运动是综合性的运动形式,咀嚼肌

是动力,牙齿是直接嚼碎食物的工具,在反复的咀嚼动作中,唇肌、颊肌和舌肌的运动,保证把食物送入上下牙列之间,起咀嚼的辅助作用,颞下颌关节是承受咀嚼压力的支持部位。在整个咀嚼功能运动中,以上组织,在中枢神经系统的支配下,互相协调而又密切配合。

一般来说,咀嚼运动可以归纳为切割、压碎和磨碎3个基本动作。

切割主要由上下前牙通过下颌的前伸运动及前伸𬌗来实现。这一运动过程,经过前伸、对刃、滑回到正中𬌗是为前牙咀嚼运动的1周,周而复始,循环不已,称之为前牙的𬌗运循环。此循环中的前伸过程乃是准备运动,对刃和滑行回归才是切割的咀嚼运动,此运动的距离受前牙覆𬌗超𬌗程度的影响,一般约2mm(图2-6-4)。

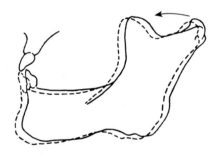

图 2-6-4 前牙𬌗运循环

当食物被切割成合适的大小后,唇、颊、舌的动作将食物送到后牙咬合面,进行压碎和磨碎。

压碎和磨碎两个咀嚼运动是不能截然分开的,都是由后牙来进行的。压碎一般指下颌的上下运动,即从垂直方向将食物压碎。磨碎则需要伴有下颌的侧向运动,下颌向下、向外(即向功能侧),再向上运动,使功能侧上下后牙的同名牙尖彼此对刃,然后下牙颊尖的颊斜面,在上牙颊尖的舌斜面上向舌侧滑行,返回到正中𬌗位。下牙颊尖舌斜面再从中央窝沿上牙舌尖颊斜面向舌侧继续滑行,

约至其尖部而分离。

这一段滑行过程有研磨食物的作用。下牙颊尖与上牙舌尖分离之后,再往颊侧向运动,重复上述的咀嚼运动,如此周而复始,循环不已,直到食物充分嚼碎并形成食团吞咽为止。这样的循环,称为后牙的𬌗运循环(图2-6-5)。

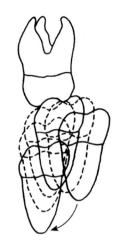

图 2-6-5 后牙𬌗运循环

在这一循环中,下颌向下并向功能侧运动,皆为准备运动。只有由上下牙齿颊尖相对到颊舌尖分离这一段过程,才是磨碎的咀嚼运动。其幅度为2~4mm,此幅度要受到后牙牙尖斜度的影响。在平时咀嚼运动中,压碎和磨碎往往是综合进行,当然也要受到食物性质的影响,如松软食物则可能压碎成分多一些,而坚韧带有纤维食物则可能磨碎成分多些,因其需要较强的研磨作用。此时,咬肌、颞肌、翼内肌等皆发挥较大力量,翼外肌起着极大的平衡作用,它制止髁突使其不致向后上猛力冲撞,以免创伤颞下颌关节。

(二)舌与咀嚼

在咀嚼功能中,舌的功能意义表现为与口唇、颊和腭的协同作用及部分单独作用。

1. 协同作用

(1)运送食物:口唇、舌、颊将食物由口内的某一区域运送到另一区域,使在咀嚼中全

牙列均匀发挥作用,以免局部负担过重。

(2)清洁口腔、清扫食物残渣,使口腔保持清洁。

(3)排出异物:由于口唇皮肤和舌、腭、颊黏膜具有触、压、温度、痛及位置等感觉,能辨认有无异物或致伤性的物质混入口内,以便排除。

2. 单独作用

(1)保持食物在牙列的切嵴和𬌗面,便于牙齿对食物的切断、捣碎和研磨。在咀嚼中舌能辅助挤、压碎食物,在无牙颌者尤为明显。

(2)在咀嚼过程中搅拌食物,使其与唾液充分混合,便于消化。

(3)选择嚼细的食物形成食团,送至咽门以便吞咽。同时舌体形成扁宽状,抵住牙列,迫使食团后移下降。

(4)舌的味觉感受器能分辨不同味的物质,能加强味觉或避免刺激,从而达到促进咀嚼或自我保护的作用。

(三)咀嚼肌力、𬌗力、咀嚼效率

1. 咀嚼肌力　又称咀嚼力,为咀嚼肌所能发挥的最大力。其力量的大小,一般与肌肉在生理状态下的横断面积成正比。根据Weber测定法,正常肌肉横断面积所能发挥的力,平均为 $10kg/cm^2$。成年人的颞肌、咬肌、翼内肌的横断面积约分别为 $8cm^2$、$7.5cm^2$、$4cm^2$,三肌共为 $19.5cm^2$,三肌应有咀嚼力 195kg。但根据肌纤维附着部位和方向的不同,它们所产生的垂直向力为颞肌80kg、嚼肌 70kg、翼内肌 30kg。但这些是理论上的数据,实际咀嚼力的大小,视参与咀嚼的肌纤维的多少而定。

2. 𬌗力　咀嚼时,咀嚼肌仅发挥部分力量,一般不发挥其全力而留有潜力,故牙齿实际所承受的咀嚼力量,称为𬌗力或咀嚼压力。𬌗力的大小因人而异,同一个体,因其年龄、健康状况及牙周膜的耐受阈大小而有所不同。𬌗力与咀嚼力的大小密切相关。𬌗力可以经过长期的训练而增大,例如杂技演员的牙,经过训练后,可以承受数倍于常人的𬌗力,而其牙周组织并不会产生损伤。

𬌗力一般可用𬌗力计测定。将𬌗力计的咬头置于口内某一个牙的𬌗面或切缘,将牙咬合,然后从𬌗力计上的指针读出该牙咬𬌗时的𬌗力。上下颌各牙齿的𬌗力见表2-6-1。

表 2-6-1　上下颌牙齿的𬌗力(以 kg 计)

性别	牙　　　　位								上下牙齿耐受力总和
	1	2	3	4	5	6	7	8	
男	25	23	36	40	40	72	68	48	1408
女	18	15	22	26	26	46	45	36	936

国内外不少学者对𬌗力做了许多实验研究,结果证明,一个健康人的平均𬌗力为 $22.4\sim68.3kg$(中切牙平均𬌗力为 22.4kg,磨牙平均𬌗力为 68.3kg)。而在正常情况下,咀嚼一般食物所需要的𬌗力为 $3\sim30kg$,绝大多数为 $10\sim23kg$。从而说明,在生理条件下磨研食物时,仅仅需要使用一半的𬌗力。由此推知,正常牙周支持组织尚储存有一半的储备力量。但这种储备力量的大小,决定于全身和牙周支持组织的健康情况,故称这种储备力为牙周储备力或牙周潜力。

3. 咀嚼效率　是指一个人在一定时间内将一定食物嚼碎的程度,是咀嚼作用的实际效果,咀嚼效率的高低代表咀嚼功能的大小。咀嚼效率的测定,可用以诊断咀嚼器官功能紊乱的程度,评定口腔修复体的效果。

影响咀嚼效率的因素有许多,其中最重要者为牙列的状态、牙列的破坏程度、机体的一般状态和牙周组织的反应等。咀嚼效率的测定方法,是计算在单位时间内嚼碎一定量食物所做工作的百分率。其方法是给被试者一定量的食物,咀嚼一定的时间,然后吐出,过筛后烘干。从过筛剩余量的多少即可计算出被试者的咀嚼效率。计算方法为:

$$\frac{\text{总量}-\text{余量}}{\text{总量}}\times100\%$$

这种测量方法往往由于各人的吞咽和咀嚼习惯不同而受到影响。

(四)咀嚼与牙的磨耗

1. 磨耗(attrition)与磨损(abrasion)
磨耗是指在咀嚼过程中,由于牙面与牙面之间,或牙面与食物之间的摩擦,使牙齿硬组织自然消耗的生理现象。牙齿的磨耗随着年龄增长而逐渐明显,多发生在牙齿𬌗面、切嵴及邻面。𬌗面磨耗以上下颌磨牙的功能尖(支持尖)为多,切嵴以下前牙切嵴磨耗较多。因牙齿具有生理性的活动度,在长期咀嚼压力的作用下,相邻牙相互摩擦而致邻面磨耗。

磨损指牙齿表面与外物机械摩擦而产生的牙体组织损耗。如刷牙引起牙冠唇、颊面或颈部等处的非生理性损耗。

2. 磨耗的生理意义 在上下颌牙齿萌出的建𬌗初期,个别牙常可出现早接触点,通过磨耗消除这些早接触点而建立了平衡𬌗。上下颌的牙齿自建立𬌗关系后,在咀嚼力的生理性刺激下,仍然缓慢地持续萌出。随着年龄的增长,牙周组织发生老年性退缩,上述现象均可使临床牙冠逐渐增长,甚至牙根部分暴露,因而牙根固定在牙槽骨中的部分逐渐减短,由于杠杆作用可使牙周组织的创伤增加。牙的磨耗可以减短牙齿暴露部分的长度,有利于保持冠根比例的协调。牙的均匀磨耗,可以使高陡的牙尖变平,可以减少咀嚼时牙周组织所受到的侧向压力,从而缓冲了牙周组织的负荷,以免产生创伤。

牙齿磨耗的程度与食物的性质、牙体组织的结构、咀嚼习惯和𬌗力的强弱有关。多食粗硬食物、紧咬牙、夜磨牙、牙体发育不良和𬌗关系紊乱等,都可使牙齿过多、过快或不均匀的磨损,而形成各种病理现象。若由于某些因素引起咀嚼运动受限或侧方运动幅度较小,可使颊舌尖的磨损程度不均或过多。如上下颌牙的功能尖磨损过多,而形成反横𬌗曲线(图 2-6-6),易引起牙周组织的创伤和牙体组织的折裂。

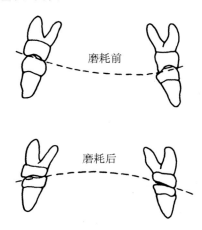

图 2-6-6 横𬌗曲线的改变

(五)影响咀嚼功能的因素

影响咀嚼功能的因素是多方面的,但主要因素有以下几点。

1. 牙齿的功能接触面积 上下颌牙齿功能接触面积的大小,可以代表牙齿嚼碎食物的能力。若上下颌骨关系异常,牙的形状、大小、数目和排列不正常,牙齿缺失等,均可使牙的接触面积减少,甚至全部无接触,因而影响功能。

2. 牙的支持组织 由于全身或局部的疾患,使牙的支持组织受到损害,如引起牙龈炎、牙槽骨萎缩、牙齿松动等,均可使牙周组织的耐受力降低而影响咀嚼功能。

3. 颞下颌关节的疾患 任何颞下颌关节病,都会影响下颌的正常运动及咀嚼肌的收缩能力,从而严重影响咀嚼功能。

4. 全身健康状况 有全身性疾病或者患进行性营养不良的病人,可因肌肉的退行性病变,而降低咀嚼功能及消化吸收功能。

5. 外伤及其他 全身或颌面部外伤、过度疲劳、紧张和不良咀嚼习惯等,均可重度或轻度影响咀嚼功能。

(姜 杰 白桂平 王佃灿 朱明太 潘 晨 刘 彦)

第3章

口腔检查与修复前准备

第一节　口腔检查的方法和内容

在临床上,对于口腔修复患者的口腔检查,其基本方法与口腔内科和口腔颌面外科相同。本节仅结合口腔修复的特点,介绍口腔检查的要求和方法。

一、病史采集

医师通过对患者的问诊,充分了解患者的主诉、现病史、既往史和家族史,尤其是要了解患者对口腔常规修复及烤瓷或铸造支架修复的要求与态度。问诊时医师应态度和蔼,语言清晰。

(一)主诉

主诉是患者就诊的主要原因和迫切要求解决的主要问题。例如由于牙齿缺失后影响咀嚼功能,导致胃肠消化不良,或由于前牙缺失后影响发音,影响面容美观及社交活动等。医师根据主诉,进一步询问与主诉有关问题,了解患者对修复的具体要求。

(二)现病史

现病史一般包括开始发病的时间、原因、发展进程及曾经接受过的检查和治疗,对牙齿缺失病例应该了解缺失原因、缺失时间、是否进行过修复、修复效果如何,等等。

(三)既往史

在询问既往史时,应侧重了解与本病有关的部分,应询问患者全身健康情况、营养情况、饮食习惯、口腔疾病情况、精神状态、职业和劳动条件、嗜好等,对于女性患者还应了解月经及妊娠情况。

(四)家族史

对于某些与遗传因素有关的口腔疾病,如先天无牙、先天缺失牙、牙发育不全、错𬌗畸形、牙周病等,尚需对患者家庭成员有关类似疾病做进一步了解,以提供诊断和治疗的参考。

二、口腔外部检查

(一)颌面部外形

通过视诊,仔细观察和检查患者的颌面部外形,并注意以下情况。

1. 患者精神状况、皮肤颜色及营养状态。

2. 颌面部外形的对称性。

3. 颌面部各器官之间比例关系是否协调,有无面部畸形,面下 1/3 的高度是否协调,有无过高或过低现象。

4. 口唇的外形、上下前方位置与口唇的关系。

5. 患者侧面轮廓是直面型、凸面型还是凹面型,颅、面、颌、牙各部分的前后位置和大小比例是否正常,有无颌骨前突或后缩等。

（二）颞下颌关节区检查

此项检查主要通过视诊、触诊、听诊，并让患者配合做开闭口、侧方、前伸、咬合等，检查以下内容。

1. 双侧颞下颌关节的活动度　用手指触摸颞下颌关节区，检查双侧髁突运动的大小及对称性，有无疼痛并注意疼痛的部位、性质、触发区等。

2. 双侧颞下颌关节的听诊　主要检查有无弹响及弹响出现在下颌运动的什么阶段，弹响声音的性质，有无疼痛等。

3. 咀嚼肌的扪诊　最常用的是对咬肌、颞肌进行扪诊，检查有无压痛及压痛点的部位。必要时还应嘱病人口紧咬，以检查咀嚼肌收缩的强度及左右侧的对称性，判断有无因咬干扰而引起的咀嚼肌功能紊乱。如发现问题，则尚须对翼内肌、翼外肌及颈部诸肌扪诊，必要时做进一步检查。

（三）下颌运动检查

开口度和开口型的检查：开口度是指患者张大口时，上下中切牙切缘之间的距离，可用双脚规或游尺测量，正常人的口开度为3.7～4.5cm。开口型是指下颌自闭口到张大口整个过程中，下颌运动的轨迹。正常的开口型，下颌是向下后方，左右没有偏斜，因此，在正面看是直向下的。如发现开口受限或下颌有偏斜等现象，则可进一步用下颌运动轨迹图检查。

三、口腔内的检查

（一）口腔卫生情况

了解患者的口腔卫生情况及卫生习惯对修复工作极为重要，如检查菌斑、牙结石的情况，检查牙龈出血、肿胀等情况。了解患者的口腔卫生习惯及对原有旧修复体的使用与保养情况等，针对以上情况予以相应治疗，以保证在良好的口腔卫生环境中制作各类修复体。

（二）缺牙区伤口愈合情况

检查牙槽嵴有无妨碍修复治疗的骨尖、倒凹、骨隆凸等，一般要求拔牙伤口愈合良好，在牙槽嵴吸收趋向稳定阶段进行修复为佳。若非特殊情况必须进行即刻修复或早期修复外，一般情况下，全口义齿和可摘局部义齿应在拔牙后2～3个月给予修复。但是，无论何种类型的修复，一旦出现因牙槽嵴的吸收而引起的义齿不密合与松动情况，都必须进行衬底或重做。

（三）余留牙情况

若是牙列缺损患者，则应对其余留牙逐个检查，首先检查邻近缺隙的基牙，除了注意余留牙的数目、颜色、形态和位置外，还应注意以下几方面。

1. 牙体牙髓疾病　有无龋齿，牙髓有无活力，是否经过牙髓病治疗，是根管充填治疗还是干髓治疗，有无叩痛或瘘管。

2. 牙体缺损　牙体有无楔状缺损，有无牙折或隐裂，有无过度磨耗现象等。

3. 牙周组织情况　龈缘有无炎症、增生或萎缩现象。牙周袋的深度是否正常，有无溢脓现象。

4. 牙齿松动度　临床上常用的牙齿松动度计算和记录的方法为以下两种。

（1）以牙齿松动幅度计算

Ⅰ度松动：松动幅度≤1mm。

Ⅱ度松动：松动幅度为1～2mm。

Ⅲ度松动：松动幅度＞2mm。

（2）以牙齿松动方向计算

Ⅰ度松动：仅有唇舌向或颊舌向松动。

Ⅱ度松动：唇（颊）舌向及近远中向均有松动。

Ⅲ度松动：唇（颊）舌向及近远中向松动，并伴有垂直向松动。

5. 邻面接触点的情况　主要了解有无食物嵌塞现象。

6. 牙列情况　牙列的大小、形状，有无错位牙。基牙有无移位、倾倒、伸长等现象。

7. 𬌗关系检查

（1）正中𬌗位的检查：上下牙列是否有广泛均匀的𬌗接触关系；上下颌牙列中线是否一致；上下第一磨牙是否是中性𬌗关系；前牙覆𬌗、覆盖是否在正常范围之内；左右侧𬌗平面是否匀称。

（2）息止颌位的检查：比较息止颌位与正中𬌗位时，下牙列中线有否变化；𬌗间隙的大小有无异常。

（3）𬌗干扰检查：仔细检查正中咬合和前伸、侧向咬合移动时，有无牙尖干扰。

（四）颌骨和牙槽嵴的情况

若为牙列缺失的患者，则应检查上下牙槽嵴的关系是否正常；有无上颌前突、下颌前突或下颌后缩现象；上下牙槽嵴的大小是否协调；上下牙槽嵴之间距离（颌间距离）的大小等。

对颌骨要注意上下颌骨发育情况，下颌骨对上颌骨的位置关系。

若有牙槽嵴和颌骨缺损，则需注意其缺损范围的大小，影响功能的情况等。对于少量牙槽嵴缺损，则可用一般修复体予以修复；如果是大范围牙槽嵴缺损及颌骨缺损，则需遵循颌面缺损修复原则。

（五）口腔黏膜及软组织情况

1. 检查口腔黏膜色泽是否正常，有无炎症、溃疡及瘢痕存在；黏膜厚度、移动性和韧性情况。

2. 检查唇、舌、颊系带的形状、附着情况，是否影响修复体的固位；是否需要在修复治疗前进行处理。

3. 检查舌的大小、形态及功能活动情况。

4. 检查唾液的分泌量及黏稠度，分泌量过少或过于黏稠，均可使活动修复治疗的效果欠佳。

（六）原有修复体的检查

患者如戴有修复体，应检查其与口腔组织密合情况，咬合关系是否正确，外形是否合适，对牙龈、黏膜有无刺激，以及戴后的功能情况。了解患者要求重做的原因，有哪些缺点，以作为重做修复体时的参考。

（七）全身健康情况

了解全身健康状况对义齿修复也很重要。年老、体弱或有全身性疾病者，疼痛耐受性差，对义齿的适应能力也差。对有严重心脏病的患者，应注意操作的轻巧，并尽量缩短就诊时间。对有肝炎等传染性疾病的患者，医师应做好自身的防护工作。

四、X线检查

X线检查不但是诊断口腔颌面部疾病的一种重要的常规检查方法，而且在口腔修复的临床应用中也越来越显示出其重要性和特殊性，其主要应用于以下几个方面。

1. 检查龋病的进展状态，尤其是在牙的邻面、牙颈部、根部这些部位的龋蚀常在临床上不易发现。

2. 了解牙髓腔状态，髓角位置，根管的长短，根管充填的情况。

3. 了解有无根尖周疾病及有无牙根折断情况等。

4. 了解牙槽骨吸收破坏的程度，牙周膜情况等。

5. 了解有无阻生牙、多生牙、先天缺牙，缺牙区有无可疑的龈下残根等。

6. 了解口内残余牙的牙根倾斜情况，以便在修复设计时参考使用（口腔全景片最佳）。

7. 颞下颌关节X线侧位片可了解关节凹、髁突的外形及髁突与关节凹的位置关系等。

8. 头颅定位片可用以分析颅、面、颌、牙的形态，位置及其相互间的变化关系。

五、制取模型检查

模型检查可以弥补口腔内一般检查之不足，便于仔细观察牙齿的位置、形态、牙体组织磨耗印迹及详细的𬌗关系等。必要时可将上下颌模型在𬌗架上进行研究,制订治疗计划和修复体设计等。

为了对面型比较奇特的患者给予理想的总义齿修复,笔者曾对 20 例无牙颌患者进行了面下 1/3 面模的采集,结果发现对指导总义齿的设计和制作大有裨益。

六、咀嚼功能检查

牙列缺损或缺失后,都会不同程度地影响咀嚼功能,如临床上常见的偏侧咀嚼及前伸被动咀嚼等,这些都可造成左右侧颞下颌关节运动不对称,下颌正中𬌗位偏位,左右侧咀嚼肌收缩力不等及面部外形不对称等。因此,在进行口腔修复前,有必要对咀嚼功能进行检查。检查咀嚼功能受到影响的程度,及其继发的下颌运动是否异常,下颌的正中𬌗位是否正中,有无偏位等,从而判断牙与口颌系统功能紊乱的关系,以提供治疗计划和修复设计时的参考。常用的咀嚼功能检查方法如下。

(一)𬌗力检测

𬌗力是评价口腔生理功能的指标之一,是反映牙齿在咬合时所发挥的力量,其检测手段一般是用电阻应变仪来检测个别牙的咬合力。此外,近年来先后问世的还有声传感测量仪、压电薄膜式𬌗力测量仪、光咬合仪等。其中,光咬合仪是 20 世纪 80 年代的技术,它主要由两个部分组成:一部分是咬合"记忆"薄片,被测者咬合后,咬合力的大小就"记忆"在薄片上;另一部分是光分析仪,咬合过的"记忆"薄片放到光分析仪上,对照不同的基色,根据"记忆"薄片上出现的咬合彩色区,便可找到它们各自代表的一定咬合力水平。这种仪器的特点是,它不仅可同时测得全牙列各个𬌗接触点的𬌗力大小,同时还可以分析𬌗接触情况、𬌗协调的程度、𬌗接触的力学特征等,可判断𬌗是否有早期接触,𬌗损伤的具体部位,以指导临床治疗。

(二)咀嚼效能的检测

咀嚼效能是指在一定时间内将一定量食物嚼碎的程度。咀嚼效能的高低直接反映了咀嚼能力的大小。在口腔修复前后进行咀嚼效能的检测,可了解缺牙后咀嚼功能受影响的程度,对修复后治疗效果进行评价。其检测方法有用五香豆作试料采用筛分法测定;用硬化明胶作试料采用比色法测定;用 ATP 颗粒剂吸光度法测定;也有用花生来作试料,采用光栅分光光度计对咀嚼后的花生米混悬液进行测定,可直接读出吸光度值,方法简便,效果良好。

(三)下颌运动轨迹检查

下颌运动轨迹反映了𬌗、颞下颌关节、咀嚼肌三者的动态功能关系。每个人的下颌运动,无论是开闭口运动、前伸运动、侧向运动或是咀嚼运动都有其一定的特征,该特征取决于牙列𬌗面形态和颞下颌关节的解剖形态。故而,在进行口腔修复前有必要检查患者下颌运动的上述特征。

(四)肌电图检查

咀嚼肌肌电图检查在研究口颌系统的功能中已成为有价值的手段之一。例如,对健康人咀嚼肌肌电图的研究,在下颌运动时同步记录数块肌肉的肌电图,可分析下颌运动时各个肌(颞肌、咬肌、翼内肌、翼外肌、降下颌肌等)的功能状态及协同作用情况。义齿修复前后的肌电图检查,能反映咀嚼肌功能恢复的程度。

颞肌、咬肌肌电图静息期的研究,发现患者肌电图静息期延长,可用于颞下颌关节紊乱综合征的诊断。

肌电图检查的方法,是将电极安放在被测肌处,引出电压,通过放大在示波器上显示出图形即肌电图。电极一般有两种:表面电极和针电极。对深部肌如翼外肌必须用针电极。如果将咀嚼肌肌电图和 MKG 同步记录,可更全面地反映口颌系统功能情况。目前能将肌电图仪与电子计算机连接,对肌电信号通过电子计算机处理后做定量研究。

七、检查结果的归纳和治疗计划的提出

经过上述检查,将所得阳性结果归纳、分析和诊断,并提出治疗计划。

治疗计划的提出必须是综合分析的结果,除了病人的阳性结果外,病人的各方面条件(包括经济条件)都得予以考虑在内,在制订治疗计划前,要与患者交谈,了解患者的爱好和要求,并尽可能予以兼顾。同时,还有必要将修复治疗时所用材料、人工牙的类别、价格及质量保证等情况向病人予以介绍,以供病人选择。

制定治疗方案时,如果患者是单纯缺牙,则只需制订修复方案即可;如果患者还伴有牙髓病、牙周病治疗或残根处理等,则应分阶段做相应治疗后再作修复治疗,如果患者是缺牙伴有口颌系统功能紊乱,则应先制订治疗功能紊乱的治疗计划,后做修复体;有时也可先做暂时性修复,以辅助口颌系统功能紊乱的治疗。此外,对有特殊需要的病人,如演员、外事工作人员或受心理因素影响者,要求即刻美化与修复缺失牙者,亦应酌情在不违反治疗原则的情况下予以满足。

第二节 病 历 记 录

病历是对疾病检查、诊断、治疗的重要依据,也是医学科学的宝贵资料。通过对大量病历资料的积累,可以总结经验,进行科学研究,提高医疗质量,促进医学发展。因此,医师必须认真填写病历,完整准确地完成记录工作。

1. 一般项目 包括患者姓名、性别、年龄、民族、籍贯、职业、婚否、住址、门诊号及就诊日期等。

2. 主诉 患者就诊的主要目的和要求,记录应简明扼要。

3. 现病史 与主诉有关的疾病发生情况,包括自觉症状、治疗经过及疗效等。

4. 既往史 包括过去健康情况、曾患疾病、治疗情况及生活习惯等。

5. 家族史 与患者疾病有关的家庭情况,必要时进行询问。

6. 检查 按前述检查方法及检查内容,根据患者疾病的具体情况,全面而有重点地将检查结果记录在病历上。

7. 诊断 根据检查所得的资料,经过综合分析和判断,对疾病做出合乎客观实际的结论,称为诊断。如对疾病不能确诊时,可用初步诊断或印象等名称代之。

8. 治疗计划和修复计划 根据病情,结合患者要求,制订出治疗计划和修复体的具体设计,可用绘图、表格及文字等形式表示。最好使用印制的修复设计单。

9. 治疗过程记录 记录患者在修复治疗过程中,每次就诊所做的具体工作及治疗效果、病人的反应、下次预计进行的工作。记载要简明扼要,每次复诊必须写明日期,医师必须签名。

为了便于病历记录和资料的总结,在病历书写时,对牙齿部位的记载要用统一符号表示。乳牙用罗马数字或用 ABCDE 字母表示,恒牙用阿拉伯数字表示,习惯上还将右上、左上、右下、左下四个区以 A、B、C、D 代表。

乳牙及恒牙记录方式及 FDI(国际牙科联合会)的记录方式见本篇第 2 章第一节。本节再介绍一种适应于计算机使用的编号方式。

随着国际间学术交流的日益增多及计算机应用的普及,对牙齿命名和记录方式也要求现代化。例如,在北美和美国一些大学采

用数字或字母编号,对恒牙的记录是以 1～32 分别表示从右上第三磨牙起向左方至左上第三磨牙,从左下第三磨牙向右方到右下第三磨牙的每一个牙齿。对乳牙则以 A～T 表示。

例如:右上第一前磨牙的记录是5;左下第一前磨牙的记录是 21。此方法的优点是适于计算机使用,不需要打出坐标＋格,缺点是不能对牙位一目了然,且易混淆。

恒牙:

1	2	3	4	5	6	7	8	9	10	11	12	13	14	15	16
32	31	30	29	28	27	26	25	24	23	22	21	20	19	18	17

乳牙:

A	B	C	D	E	F	G	H	I	J
T	S	R	Q	P	O	N	M	L	K

第三节　修复前准备

修复前准备是指经过全面检查、诊断之后,按照拟定的口腔修复计划,对口腔组织的病理情况或影响修复效果的情况进行适当的处理,以保证预期效果。

一、修复前口腔的一般处理

1. **牙结石和菌斑的洁治**　为了确保牙周组织、牙龈缘的健康,确保印模的准确性,在修复前必须对牙结石和菌斑进行洁治,并保持良好的口腔卫生。

2. **龋病的治疗**　在检查中所发现的龋病均应进行充填治疗。如果龋坏侵及牙髓,则应做牙髓病治疗。尤其是固定桥基牙的龋病更是应该进行完好的治疗,以免留下隐患。

3. **牙周炎的治疗**　凡是有牙龈充血、肿胀、牙周袋溢脓等牙周炎症状时,应先做牙周病治疗,在炎症消退后再做修复。

4. **拆除不良修复体**　对设计不当的修复体,或修复体已经失去功能,并刺激周围组织而又无法改正时,应该拆除。拆除后再对残留牙予以相应治疗。

5. **对松动牙的处理**　对于松动牙的处理,要视具体情况而定。如某些松动牙是由于不良修复体或创伤殆所致,病因去除后,可逐渐恢复稳定。一般来说,对于牙槽骨吸收 2/3 以上,牙松动达Ⅲ度者则应拔除;如果牙槽骨吸收 1/2,牙松动度在Ⅱ度左右时,则可尽量保留,但需做相应的治疗。

6. **对残根的处理**　关于残根的拔除或保留问题,应以治疗效果与修复的关系,以及根周组织的健康情况乃至全身的健康状况来予以综合考虑。如果残根破坏较大,根周组织病变较广泛,治疗效果又不佳者,应考虑拔除;如果残根稳定,根端无明显病变或病变范围较小,同时对义齿的支持和固位有帮助者,则应进行根管治疗予以保留。

此外,临床上被疑为心脏或肾脏病变的病灶残根的去留问题,则应根据患者的全身健康状况及有关专科医师的建议酌情处理。

7. **必要的调殆和选磨**

(1)伸长牙的调磨:由于失牙时间过久,未及时修复,造成对颌牙伸长,对修复治疗和下颌运动有妨碍时,应对伸长牙进行调磨。

(2)不均匀磨耗部分的调磨:当牙齿𬌗面出现磨耗不均匀现象时,在上颌后牙的颊尖和下颌后牙的舌尖,常出现有尖锐的边缘。这些尖锐边缘常引起食物嵌塞或牙周组织创伤,同时也经常使舌及颊部软组织受到激惹。因此,有必要对其进行调磨,将尖锐边缘磨低,磨圆钝。

8. 重度伸长牙的处理　重度伸长牙常可咬及对颌缺隙的牙槽嵴黏膜,或者出现咬合锁结,造成修复困难。调磨对其不能解决问题,可行麻醉下截冠至必要长度后予以根管治疗,以后根据修复计划再做进一步处理。

二、口腔黏膜及口腔其他软组织的准备

1. 治疗口腔黏膜疾患　如口腔黏膜有溃疡、白色损害等黏膜病症,必须先做治疗,以免造成对黏膜的刺激,致使疾患加剧。

2. 唇、舌系带的修整　如唇系带附着点接近牙槽嵴顶,舌系带过短,影响义齿的固位和功能,则应进行外科手术修整。

3. 瘢痕组织的修整　口腔内如有瘢痕组织,对义齿的固位稳定有影响时,可考虑予以外科手术修整。

4. 对松动软组织的修整　临床上由于患者戴用不良修复体过久,以致骨质大量吸收,且为一种松软而可移动的软组织所覆盖,这些软组织对支持义齿没有帮助,有时还会因受压产生炎症及疼痛,可以考虑在修复前给予切除。

三、牙槽骨的修整和整形

1. 消除有妨碍的骨尖和骨突　牙齿拔除后,由于骨质吸收不均匀,常可形成骨尖或骨突。若经过一段时间后仍不消退,且有压痛,或有明显倒凹,妨碍义齿摘戴时,应进行牙槽骨修整,一般在拔牙后1个月左右修整较好。

2. 骨性隆凸的修整

(1)在下颌双前磨牙舌侧,上颌硬腭正中区,常有骨性隆凸,过大的骨隆凸妨碍义齿摘戴时,应修整。

(2)过度增生的上颌结节,影响义齿基托就位者,也应予以修整。

3. 牙槽嵴唇颊沟加深术　由于牙槽嵴过度吸收,致使义齿固位差时,可行唇颊沟加深术,以增加牙槽嵴的相对高度。

四、修复前的矫正治疗

本治疗只限于对牙齿少量移动的矫正治疗,即 MTM(minor tooth movement)。如牙列缺损伴有上前牙间隙,则可先用矫正治疗将间隙关闭后再修复。如缺隙两旁的基牙有倾斜,妨碍义齿固位体的安置,可先将倾斜牙矫正后再进行修复,此治疗适于较年轻的患者。临床治疗结果表明,修复前应该接受矫正治疗的患者很多,修复前的矫正治疗可使修复效果大大增强,而修复体(尤其是固定修复体)本身又起到了促进和固定矫正效果的作用。

(王东涛　刘　彦　钟玉祥　菅春生　陈家峰)

第二篇　口腔烤瓷修复技术

第4章

口腔烤瓷应用材料

口腔烤瓷修复是指在口腔修复治疗过程中,直接采用各种粉状瓷料经过烧结制作成烤瓷修复体或金属烤瓷修复体的一种工艺技术,而用于制作烤瓷修复体的各种粉状瓷料均称之为烤瓷材料(porcelain materials)。

烤瓷材料一般适用于制作嵌体、冠、牙面等修复体。由于单纯采用它作修复时,又存在强度不足的问题,所以,在20世纪60年代人们又发展了金属烤瓷,从而使口腔烤瓷修复进入了一个新的阶段。

第一节　烤瓷材料

一、原料

口腔烤瓷材料的主要原料由以下组成。

1. **长石**($Na_2O \cdot Al_2O_3 \cdot 6SiO_2$ 钠长石或 $K_2O \cdot Al_2O_3 \cdot 6SiO_2$ 钾长石)　是口腔烤瓷材料的主要成分,是花岗岩矿物结构的一种,属于三斜晶系结晶,根据其成分有钾长石和钠长石之分,为使烧制时光泽良好,多选用钾长石或两者的混合物。

钾长石的主要成分是 K_2O、Al_2O_3、SiO_2,其化学式用 $K_2O \cdot Al_2O_3 \cdot 6SiO_2$ 来表示。但实际上的钾长石仍然含有微量的钠。其组成如表4-1所示。

表 4-1-1　长石的组成

长石	SiO_2 %	Al_2O_3 %	Fe_2O_3 %	CaO %	MgO %	K_2O %	Na_2O %	强热减量 %
1	62.85	19.89	0.16	0.36	0.33	6.30	7.36	0.57
2	66.04	18.73	0.11	0.20	—	11.64	2.95	0.22
3	77.28	13.17	0.01	0.36	微量	10.98	3.80	—

长石中 SiO_2 含量多,结晶也不纯净,即使烧制也不能成为完全透明的玻璃,所以不能用作口腔科陶瓷的玻璃质部分。

长石的颜色有白色和粉色之分,其产地最著名的是挪威,我国及美国、俄罗斯都能生产质地良好的长石,日本、印度的长石也可作为口腔科用陶瓷。

2. **石英**　在玻璃质部分石英的含量仅次于长石,其成分是 SiO_2,SiO_2 有石英、方石英、无定形硅酸等同素异构体,其中可用于口腔科陶瓷的是石英。石英属于六方晶系的矿物,其熔点为1800℃左右,把石英做成肉眼能看见的结晶形态,叫作水晶。齿科用瓷的石英成分起到了抗离散支架或核的作用,故作为加强剂、填料。齿科用陶瓷,以用光学用的高纯度石英为好,可避免瓷变色。此外,石英越多,硬度则越大。

3. 白陶土 陶土或黏土,其作用是增加黏性,与长石结合可增加韧性,在制作时易于固定成形。

4. 金属氧化物 是瓷粉的色素。不同的金属氧化物具有不同的颜色效果。氧化铁,使瓷呈棕色;氧化钛,使瓷呈现黄色;氧化铂和氧化镍,使瓷呈现灰色;氧化钴,使瓷呈现青色;氧化锰,使瓷呈现红色;氧化钛与氧化铁的混合物,可使瓷呈现黄红色;锡和金的氧化物,使瓷呈粉红色;过氧化金,使瓷呈玫瑰红色。使用色素时必须掌握光学原理(如光的选择、吸收和反射等),才能配出理想的颜色。

测定颜色有两种方法,即视觉法和仪器测试法。视觉法是根据孟塞尔颜色序列以分别制作出不同等级的色相、明度和彩度的色标。仪器测试法主要使用分光光度计和色差计,前者测出物体的光谱反射率,经计算求得色度值;后者选择机内标准光源,通过辅助计算机系统直接测得在某种光源下物体的色度值或两种色的色差值。

5. 溶剂 可以降低瓷粉的熔点,增加熔解后流动性,去除杂质,从而填满混合体的孔隙。熔剂用得越少,熔点越高,孔隙越多。常用的熔剂为碳酸钠、硼酸钠和碳酸钾等,均为碱性。

6. 硅石 能增加口腔烤瓷的强度和半透明性,但在烧结时容易产生气孔,最好采用真空烧结。

7. 氧化铝 能增加口腔烤瓷的强度,特别是抗破折强度,可提高2倍以上,并可减小烧结收缩。

8. 荧光剂 添加荧光剂,主要是为了增加烤瓷的自然色感。

9. 釉料 由石英和助溶剂(Flux)组成,在烤瓷表面形成薄层,增加光泽度。

10. 结合剂 结合剂的种类很多,但都是为了使烤瓷粉能紧密结合,在烧结前又能进行雕刻塑型。

二、组成

由于使用目的的不同,以上原料可以组成以下3类烤瓷。

1. 长石质烤瓷 又可分高熔、中熔、低熔3类,其组成配方如下。

(1)高熔型烤瓷:长石61%,碳酸钾2%,碳酸钠2%,碳酸钙5%,石英29%,硼砂1%。

(2)低熔型烤瓷:长石60%,碳酸钾8%,碳酸钠8%,碳酸钙1%,石英12%,硼砂11%。

(3)中熔型烤瓷:中熔型烤瓷的组成介于两者之间,由以上主要成分,再按需要加入辅助材料,烧结而成。

2. 氧化铝质烤瓷 也是一种以长石为主的烤瓷,含有氧化铝结晶体,提高了烤瓷材料的强度,其可分为以下材料。

(1)核心部烤瓷材料:又称胎料,含一定比例的氧化铝结晶体,粒度在 $30\mu m$ 以下,强度高,作为烤瓷冠的核心部分,也可作为烤瓷罩冠的内层材料使用。烧结温度为 $1050℃$。

(2)釉质部烤瓷材料:又称釉料,在胎料的外层,同样是含有一定数量的氧化铝结晶体;但烧结温度稍低,一般为 $900\sim950℃$。其组成见表 4-1-2。

口腔烤瓷材料经绕结后,其硬度接近于牙齿釉质的硬度,最适合作为牙体修复材料(表 4-1-3)。

作为牙体修复材料,耐磨性是非常重要的指标。口腔烤瓷材料的耐磨性优良,是牙体修复的最佳选择的材料。

口腔烤瓷材料的其他物理机械性能见表 4-1-4。

表 4-1-2　氧化铝质烤瓷材料的组成(%)

组成	高 熔		中 熔		低 熔		低熔(真空)	
	体瓷	釉瓷	体瓷	釉瓷	体瓷	釉瓷	体瓷	釉瓷
SiO_2	72.9	65.1	63.1	64.3	68.1	67.6	66.5	64.7
Al_2O_3	15.9	19.4	19.8	19.1	8.8	9.7	13.5	13.9
CaO					3.5	3.7		1.78
Na_2O	1.68	2.4	2.0	2.4	4.7	4.5	4.2	4.8
K_2O	9.8	12.8	7.9	8.4	8.4	8.1	7.1	7.5
B_2O_3		0.15	6.8	5.2	6.4	6.3	6.6	7.3
ZnO			0.25	0.25				
烧成温度(℃)	1300	1300	1100	1100	960	960	980	950

表 4-1-3　烤瓷及其他材料的硬度比较

材　料	布氏硬度	材　料	布氏硬度
烤　瓷	400	硅酸盐水门汀	70
牙釉质	300	复合树脂	75
牙本质	65	自凝树脂	16
银汞合金	90		

表 4-1-4　烤瓷材料的物理机械性能

性　　能	长石质烤瓷	氧化铝质烤瓷	牙釉质
抗弯强度(MPa)	65	118	—
抗压强度(MPa)	172	1048	400
弹性模量(GPa)	83	123	84
热膨胀系数($\times 10^{-6}$/℃)	12	5.6	11.4

三、分类

口腔烤瓷材料按烧结温度可分为 3 类。

1. 高熔烤瓷材料　1288～1371℃,此瓷硬度大,抗酸和抗碱性能强,常用于制作成品瓷牙和较长的固定桥。

2. 中熔烤瓷材料　1093～1260℃,此瓷性能介于高、低温烤瓷材料之间,易自身上釉,用途较为广泛,多用于全瓷冠等。

3. 低熔烤瓷材料　871～1066℃,此瓷化学性能和物理性能较稳定。在显微镜下观察,与高、中温熔烤瓷的内部化学反应和物理性能均不完全一样,此瓷主要用于直接烧烤在金属表面。但为了使其热膨胀系数与金属相匹配,常用白榴石($K_2O \cdot Al_2O_3 \cdot 4SiO_2$)代表硅酸盐。

四、性能

口腔烤瓷材料具有以下共同特性。

1. 体积收缩率大　在物理性能中,其收缩问题极为重要,可高达 35%～45%,一般均需采取必要措施来防止或减小其收缩。

2. 抗压强度和硬度高　此为其机械性能中的特点,但同时存在着质脆与易折的缺点。

3. 化学性能稳定　能耐受各种化学物质的作用而不发生变化,因而,可长期在口腔环境中而不遭受破坏。

4. 生物性能优良　无论在体表或植入人体内部，不会产生任何危害，并且具有极好的生物相容性。

5. 美术性能佳　其着色性良好，表面光泽度高，又具有透明和半透明性，能恢复牙体组织的天然色泽，其耐磨性和审美性都近似自然牙冠。

五、现状和发展

烤瓷（porcelain）是一类特殊的陶瓷，传统上一般认为它是由纯白黏土、石英和长石三种天然材料混合，经过粉碎、混合、成型和烧结形成的白色陶器。故烤瓷一般是一类有较高强度和透明度的白色陶器。中文一般将porcelain翻译为"瓷"或"瓷器"。

陶瓷（ceramics），一般凡是非金属、非有机物材料都称为陶瓷。但是为了与同样为非金属无机材料的岩石和矿物相区别，相对严谨的定义为：凡是人工在高温下焙烧制成的固体物都称之为陶瓷。英文ceramics一词来源于希腊语keramos，意为烧过的材料，即体现了人工焙烧之意。中文一般将ceramic翻译为"陶瓷的""陶器的"，将ceramics翻译为"陶瓷"或"陶器"。因此，在概念上陶瓷应包括烤瓷，烧瓷应该只是陶瓷的一个分支，所以临床上常常将它们混同使用，而忽略了它们两者之间是既有区别又有联系。特别是在成品瓷牙的生产表述及产品介绍与包装设计等诸多方面混同使用。但认真地讲，在口腔科领域，陶瓷材料（ceramic materials）和烤瓷材料（porcelain materials）并非包含和所属关系，而是赋予了不同的含义。烤瓷材料一般指：①活动义齿用成品瓷牙的瓷材料；②用于烤瓷熔附金属修复体的长石质瓷材料。而目前用于全瓷修复的瓷材料一般都称为陶瓷材料，所以"全瓷修复材料"的英文表述为"all-ceramic materials"。但是现在这种区别越来越不明显，如烤瓷熔金属全冠（porcelain-fused-to-metal crown）现在更多被称为金属-陶瓷全冠（metal-ceramic crown）。我们的理解是，传统的更多采用天然材料的、强度较低的长石质瓷一类的口腔瓷材料一般称为烤瓷，而现代的更多采用人工合成材料的、具有更多无机非金属材料颗粒、较少玻璃相的口腔瓷材料称为陶瓷材料。

大约在公元前16世纪的商代中期，我国就出现了早期制作工艺粗糙（胎体及釉层）、烧制温度较低的"原始瓷"。瓷器脱胎于陶器，是"原始陶"向瓷器的过渡产物。原始瓷起源于3000多年前，至宋代时名瓷名窑已遍及大半个中国，这是中国对人类的伟大贡献，也是"China"英文名称的由来。兹后从1774年始至1993年，由法国人Duchateau制作了第一副陶瓷义齿，再到Andersson和Oden采用高纯超细氧化铝致密烧结的Procera Allceram系统之后，又于2002年，由Cercon Smart-Ceramics（泽康）研制出挠曲强度大于1300MPa的氧化锆陶瓷并应用于口腔修复，而且在颜色、形态及物理与生物性能上取得了极大的成功。我们相信随着材料科研水平的快速发展，烤瓷与全瓷材料也会在各自范畴内出现质的飞跃，但绝对不会相互取代。

第二节　金属烤瓷材料

金属烤瓷材料，又称为烤瓷熔附金属粉（porcelain-fused-to-metal-powder）。口腔临床修复时，为了克服单纯烤瓷材料本身强度不足及脆性大的缺点，在金属冠核表面熔附上一种能相匹配的瓷料，这种瓷料就称为金属烤瓷材料，而相应的修复技术则称为烤瓷熔附金属（porcelain-fused-to-metal，简称PFM）工艺，制作的修复体称为烤瓷熔附金属修复体（porcelain-fused-to-metal restoration，PFM restoration），见图4-2-1。

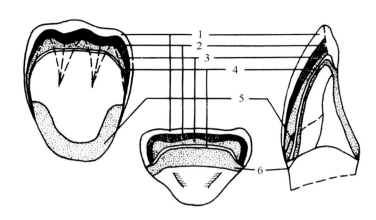

图 4-2-1　烤瓷熔附金属修复体

1. 透明层；2. 切端层；3. 主体层；4. 不透明层；5. 牙颈层；6. 金属基底冠层。

烤瓷熔附金属修复体因为兼具有金属的强度及自然牙的美观，所以，是目前临床上最受欢迎的修复形式之一。其主要优点为：能理想地恢复牙体形态与功能，抗折力及耐磨性强，表面光滑、色泽稳定，外观逼真，不会变形，耐酸耐碱及生物相容性好，属终生性修复。

一、金属烤瓷材料的组成

金属烤瓷材料，一般采用与金属性能相匹配的烤瓷，与低熔烤瓷材料类似，仅在组成上有些差异（表4-2-1）。

表 4-2-1　金属烤瓷材料的组成

成　分	含量范围（%）	含量（%）	作　用
SiO_2	55～60	58.0	基质
Al_2O_3	12～15	14.2	增强作用
$Na_2O，K_2O，CaO，Li_2O$	15～17	15.2	碱化作用
$ZrO_2，SnO_2，TiO_2$	6～15	8.0	不透明作用，并能促进与烤瓷合金氧化物的结合
$B_2O_3，ZnO$	3～5	2.9	助熔作用
$Fe_2O_3，MgO，NaF$	微量	微量	添加剂

二、金属烤瓷材料的性能

金属烤瓷材料的性能应与金属性能相匹配，才能获得两者的良好结合，一般应具有以下性能（表4-2-2）。

三、金属烤瓷材料的用途分类

1. 不透明瓷　又称遮盖瓷，其作用是加强与金属的结合力，遮盖金属颜色。因这种瓷粉中含有氧化钛和氧化锆，故变为不透明瓷。

表 4-2-2　金属烤瓷材料的主要性能

抗压强度	$630\sim1500MPa$
抗拉强度	$23\sim33MPa$
抗弯强度	$60\sim110MPa$
弹性模量	8.4×10^5MPa
硬度（KHN）	$450\sim540$
热膨胀系数	$12\times10^{-6}\sim15\times10^{-6}/℃$
体积收缩	$33\%\sim43\%$
密度	$2.4g/cm^3$
透明度	0.27
热导率	$0.012\,56J/(cm\cdot s\cdot℃)$

2. 牙本质瓷　又称体瓷,是烤瓷的主体瓷粉。该瓷由低熔基质玻璃与不同色素氧化物组成,一般分为体瓷、切端瓷和颈部瓷 3 种。切端瓷一般无色透明,颈部瓷含有少量黄色色素,体瓷为釉瓷色。因以上三种瓷色的物理性能、化学性能相同,可相互调拌,以达到认同及协调的颜色。

3. 釉质瓷　又称釉粉,牙釉质瓷只能在修复体调改完成后,准备粘固之前涂于瓷层表面,上釉的熔化深度为 $25\mu m$,熔点约 960℃,它比体瓷含的石英和白陶土为少,含有较多的氯化钾、氧化钠,热膨胀系数与遮色瓷、体瓷相一致,但不能与遮色瓷或体瓷相互调拌,因釉质瓷的熔点低于牙体瓷和遮盖瓷,如同时调拌使用,易在加热时出现形态的改变。

四、金属烤瓷材料的要求

瓷粉涂于金属帽状冠表面上,置于真空烤瓷炉内烧结,以便与金属牢固结合。因此,对瓷粉的性能有如下要求。

1. 瓷与合金的热膨胀系数要相匹配。
2. 瓷的熔点低于金属熔点。
3. 瓷与合金的结合力较强。
4. 瓷的生物相容性好,化学性能稳定。
5. 瓷具有一定的硬度,耐磨、耐腐蚀并能配色。

第三节　金属烤瓷用合金

一、金属烤瓷用合金的种类

1. 贵金属合金　是指含有金或含有银钯的金属合金,其优点是与瓷结合好,边缘密合性好,易于铸造,易于调磨抛光,其屈服强度与弹性模数较适合,耐蚀好,无毒。其缺点为抗弯强度低,在烧烤时有边缘卷起来的可能。因此,为了加强其抗弯强度,需增加金属基底内冠的厚度和桥体的宽度,其制作金属底层冠的厚度为 $0.4\sim0.5mm$,这样就需多磨除牙体组织,以容纳金属的厚度。贵金属合金还可分为高含金量、低含金量和不含金 3 种,其区别如下。

(1)高含金量:黄金占 $80\%\sim90\%$,其他可加入白金和钯及微量元素。加入白金和钯可提高合金的熔点和强度。

(2)低含金量:黄金占 50% 左右,其他可加入钯和银及微量元素。

(3)不含金:称钯-银合金,其中钯占 60%,银占 37%,余占 3% 为微量元素。

贵金属烤瓷合金的组成及性能见表 4-3-1。

2. 非贵金属合金　非贵金属合金主要是指以镍铬为主要成分的金属合金。其优点是屈服强度和弹性模量高,可将金属内冠做得很薄(一般为 $0.1\sim0.2mm$),且不变形。在镍铬合金中,镍是主要成分,占 $73.6\%\sim87.6\%$;铬为 $12.4\%\sim26.4\%$。镍的熔点为 1455℃,它的耐蚀性、热传导性良好,具有适当的抗拉强度、伸展率、硬度和韧性。铬的熔点为 1875℃,耐氧化,密度为 $7.19g/cm^3$,铬与镍的合金耐腐蚀性大。其他添加元素有钴、铝、铍、铁、钼、锰、硅和硼等。

表 4-3-1 贵金属烤瓷合金的组成及性能

类型	组成 （重量（%））	熔点 （℃）	抗拉强度 （MPa）	伸长率 （%）	硬度 （HV）	密度 （g/cm³）	与瓷结合强度 （MPa）	纵弹性模量 （MPa）
Ⅰ	Au 75～86 Pt 4.0～11 Pd 4.0～11 Ag 0.1～1.5 添加微量元素 In,Ir,Ru Cu，Sn，Zn Ca，Mn，Ni Mo 等	1070～ 1200	320～ 450	3.7～ 12.9	100～ 200	17.5～ 18.5	72～ 113	75 000～ 101 000
Ⅱ	Au 50～70 Pd 25～30 Ag 10～20 添加微量元素 （同Ⅰ型）	1230～ 1350	500～ 700	2.5～ 12.0	90～ 206	15.7～ 17.1		95 000
Ⅲ	Pd 55～65 Ag 25～30 添加微量元素 Pt,In,Zn Cu,Ir,Ru 等	1200～ 1400	560～ 600	4.5～ 17.5	150～ 215	10.0～ 11.8	980～ 1260	98 000～ 151 000

纯镍中含有少量钴,钴的熔点为1493℃,比铬熔点低,有延性、展性且加工性能良好。

镍-铬（Ni-Cr）系合金中添加钴时,热处理后能有效硬化,铝也能作为合金的脱氧剂。

铍的熔点为 1283℃,在空气中 700℃ 氧化。铍-镍（Be-Ni）合金能热处理。

Ni-Cr 系合金中含铁少于 9.0% 的 Ni-Cr-Fe 系合金,强度高,有耐腐蚀性,在 900℃ 以上也不氧化,高温性能好。

钼的熔点很高,为 2675℃,热膨胀系数很小,为 5.3×10^{-6}/℃;与硬质玻璃相似。它具有优良的高温强度及耐磨耗性。

锰、硅、硼对镍具有脱氧作用,锰和硼能改善流动性。硅有降低合金固相点的作用。

镍铬系烤瓷合金的组成及性能见表 4-4-1 和表 4-4-2。

二、金属烤瓷用合金的要求

1. 合金应具有良好的生物相容性,符合生物医学材料的基本要求。

2. 合金的熔点应大于烤瓷粉的熔点。合金的熔点必须高于瓷粉的熔点 170～270℃,以保证在金属基底上熔瓷时不至引起金属基底熔融或变形。

3. 合金应具有较高的弹性模量,铸造性能好,收缩变形小,并具有良好的润湿性,以便与瓷粉牢固结合。弹性模量是反映材料在一定弹性范围内不变形的依据,合金的弹性模量越高,金属基底冠就可做得越薄,在受力时也不会变形。因瓷本身没有弹性,所以就需要熔附于坚硬而不变形的合金之上。

4. 合金应具有较高的强度,应易铸造并能补偿机械性能和物理性能的改变。

5. 合金与烤瓷粉相匹配,其两者的热膨胀系数应严格控制,瓷的热膨胀系数(瓷α)应略小于烤瓷合金者(金α),这样才能保证烤瓷修复体在出炉冷却时,不至因瓷层受到张应力而发生瓷裂(图4-3-1)。

据雷亚超等研究结果证明,金α与瓷α之差等于 $0.9 \times 10^{-6}/℃ \sim 1.5 \times 10^{-6}/℃$ 之间较为合理,若超过此范围,由于界面上温度效应产生的应力,会使烤瓷熔附金属修复体(PFM全冠)出现瓷裂。

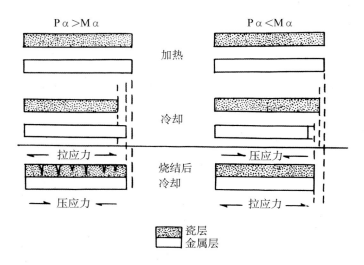

图 4-3-1　金-瓷热膨胀系数与瓷裂

(引自雷亚超等,1989)

Pα. 瓷热膨胀系数;Mα. 烤瓷合金热膨胀系数

第四节　金属烤瓷材料与金属的结合机制

烤瓷熔附金属修复体的基本要求是烤瓷与金属底层要紧密结合。否则,在上下牙齿相互接触和功能状态下,修复体承受各个方向的咀嚼压力将引起瓷隐裂、折断,甚至金-瓷分离,从而影响修复体质量或造成失败。

金属-烤瓷结合是由化学结合、机械结合、压缩结合、范德华静电吸引等多种结合力共同产生的,其中化学结合起着主要作用。Vichery等通过实验证实,化学结合力为49.5%,机械结合力为22%,压缩力结合力为25.5%,范德华力为3%。

一、化学结合力

化学结合力是合金表面的氧化物层与瓷中的氧化物和非结晶性玻璃质反应生成的结合力,这种结合力起着最大的作用。

在金合金系添加有1%以下的铁、铟和锡,这些元素在除气预氧化加热及瓷烧成加热时,在表面生成 Fe_2O_3、In_2O_3 和 SnO_2 等氧化物。在钯-银系合金添加元素也是铟、锡,添加量为6%,除了铟、锡氧化物外,也可能有银的氧化物。

镍-铬合金系中,钛、锡、钼、钽是增加结合强度有效的添加元素,这类合金不仅是添加元素形成氧化物,而且合金基质镍和铬也非常容易氧化而生成 NiO、CrO_3、$NiCr_2O_4$ 等氧化物。多种氧化物在合金表面混在一起,其中的钛、锡等氧化物能更活泼地与瓷结合。由于 Ni-Cr 合金系比金合金系能快速地生成厚的氧化膜,使用时需特别注意。

合金氧化层与瓷的反应形式是复杂的,但主要反应形式之一是合金表面氧化物与瓷成分中的氧化物之间互相扩散而产生固溶的结合。现以贵金属系扩散、固溶的过程为例示于图 4-4-1。

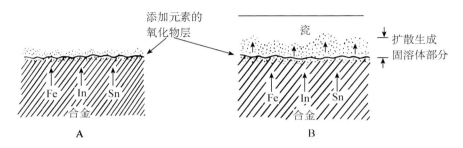

图 4-4-1 贵金属合金系与瓷的结合
A. 合金除气预氧化加温后;B. 瓷烧成后。

添加元素铁、铟、锡因除气预氧化,加温在合金表面选择性生长 Fe_2O_3、In_2O_3 和 SnO_2。这些氧化物能互相固溶,瓷烧成时与熔融的瓷接触,这些氧化物向瓷中扩散,氧化物互相固溶。这样,由于氧化物彼此间反应生成复合的氧化物时,瓷与氧化层之间通过离子结合和共价键结合,是一种强固的结合,而合金与氧化物层则通过金属键结合。

二、机械结合力

机械结合是指瓷溶融后流入凹凸不平的合金界面,形成互相嵌合的机械锁结作用,亦即所谓投锚效应。金属表面经打磨或喷砂处理后,形成深约几微米的凹凸不平有助于机械结合。但也有人认为,在使其表面粗糙过程中,有时反而在界面容易产生气泡和介入异物而影响结合(图 4-4-2)。

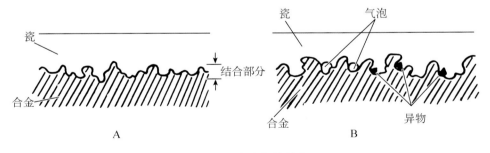

图 4-4-2 金瓷机械结合
A. 粗糙面凹凸小;B. 粗糙面凹凸大。

三、压缩力结合

瓷与合金的热膨胀率在总的温差范围内必须在 0.1% 以下,但当瓷的热膨胀率不能与合金完全一致时,应以略小为好。这是因为瓷对压缩力耐受力大于引张力。另一方面,由于烧成温度降到室温时,产生压缩应力加强了瓷与金属的结合。

四、范德华力

即分子间引力。这种结合是分子接近时互相吸引所产生的,一般又称为二次结合力或称范德华力。这种结合力较小,属于吸附粘接,即金属被软化的瓷黏附上。合金表面被软化的瓷浸湿得越好,黏结性能越强。因此,合金表面在涂瓷前清洁处理非常重要。如果表面不清洁,将阻止合金表面浸湿,减少合金与瓷的吸附粘接强度;如果表面不清洁或存在异物,还会对机械结合力产生影响。

在上述四种结合的机制中,化学结合起着非常重要的作用。在化学结合中,控制氧化膜的厚度是重要因素。当然,合金与瓷结合的机制尚须做更加深入的探讨。

对合金与瓷结合强度的测定方法大致有4种:即抗拉试验法、抗剪试验法、拔出试验法及挠曲试验法。前三种结合强度为15～45MPa,后者因瓷在上方或下方则数值不同,通常瓷在下方为45～65MPa。

另外,影响结合强度的因素还有润湿性。结合强度的大小与瓷对合金的润湿性有很大关系。润湿是液体覆盖在固体表面的状态,了解表面润湿性良好与否,一般采用接触角测定法。

烤瓷熔附金属修复体所用的合金及瓷材料与一般牙用的合金及瓷材料不同,对合金材料有特殊要求,并在组成中添加微量元素。在除气预氧化加热及瓷烧成加热时,表面生成的氧化物层,能与瓷反应而结合。为了使瓷材料能与合金强固结合并与合金的热膨胀系数相匹配,应加进所需的氧化物。在两者结合中,瓷的组成、合金及添加元素的种类、合金表面生成的氧化膜等,均至关重要。

Ni-Cr 烤瓷合金系的组成与性能见表4-4-1,表4-4-2。

表 4-4-1　Ni-Cr 烤瓷合金系的组成(重量%)

合金牌号	镍	铬	钼	铝	铍	铁	锰	钴	硅	硼
GH 30	77～87	11～22	≤0.7	≤0.15						≤0.3
Ultratek	81	11	2.0	2.2	1.6					
Wirons	71	14	7.5	2.9		3～4				
ニクロムボンド	59	20	15							6.0
ウイロン	68.5	20	6.0				0.02		3.5	
ネジニム	56	17.3	12.4	2.0		9.9				2.0

表 4-4-2　Ni-Cr 烤瓷合金系的性能

合金牌号	熔点 (℃)	抗拉强度 (MPa)	伸长率 (%)	硬度 (HB)	密度 (g/cm³)	热膨胀系数 (×10^{-6}/20～300℃)
GH 30	1320	720～810	—	220(HV)	8.48	14.09
Ultratek	1370	940	16.0	320	—	—
Wirons	1380	740	3.0	325	8.2	—
ニクロムボンド	1290	550	2.0	290	—	—
ウイロン	1250	723	—	272(HV)	—	—
ネジニム	1290	700	3.0	200(HV)	—	—

(白天玺　丁　丙　张本良御　温红卫)

第 *5* 章

口腔金属烤瓷的设备和器材

口腔烤瓷与铸造支架修复工作,有赖于完备和先进的专用设备和器械,才能圆满地完成全部工艺流程和复杂的操作技术,并由之取得理想的修复体。

目前,我国各医疗单位使用的烤瓷炉约84%为进口设备,国产的烤瓷炉也正处在改进与完善的研究过程之中,估计不久即将问世。但在铸造机、喷砂机、电解抛光机等相关器材的生产能力方面,我国已有相当成熟的产品面世,并且已占领国内主要市场。天津医院设备厂所生产的上述产品已有30余年历史,其多熔温高频离心铸造机等系列产品已深为国内外口腔界同道所欢迎,其铸件的加工质量已完全可以同国外同类产品相媲美。

虽然我国的烤瓷炉等设备与国外同类产品相比,还存在一定的差距,但我们口腔医学界人士均有责任帮助和加强国内设备器械的研究,促进强强联合及厂校合作,发展民族工业,使我国的口腔医疗设备的科研和发展进入良性循环,从而生产出更为先进的系列产品,以满足日益扩大的国内外市场需求。

第一节 设 备

一、烤瓷炉

烤瓷炉(porcelain furnace)是口腔修复科的专用设备之一,主要用于烘烤牙用瓷体。

(一)烤瓷炉的类型

烤瓷炉可分卧式、立式两类,卧式为电阻丝加热,半自动控制系统,其性能较差;立式多为红外加热,全自动控制,性能精确。现多用立式维他烤瓷炉系列产品,择其两种简介如下。

1. VITA-30型烤瓷炉 见图 5-1-1。该型烤瓷炉物美价廉,焙烧效率高;采用一流的电子元件,用于编程及温度控制。因而,它具有绝缘性能好,节省能源,足够的程序容量,以保证无障碍操作及供将来升级的显著优点。而且,由于该型烤瓷炉的电子元件编排层次清晰,因而其所有功能按键即可调出,并可达到高精度的燃烧控制及程序显示。

2. VITA-2500型烤瓷炉 见图 5-1-2。该烤瓷炉被誉为顶级烤瓷炉,系根据人机工程学原理进行设计,使操作更为舒适,效率更高,燃烧更安全;其水平升降盘,可观察物料烧烤情况;可移动的操作单元,可以将物料分三步装入机箱,或完全取出直接放于工作台上;压电石英键盘和真空荧光显示使仪器控制更为安全,数据显示清晰明了;操作表面材料由聚碳酸酯制成,抗腐蚀性强,易保护;按键、信号灯、文字和每一燃烧阶段的显示编排合理;遥控显示还可与另一操作单元连接。

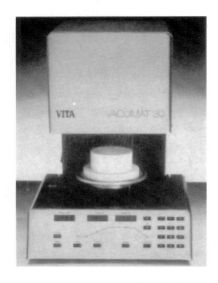

图 5-1-1　VITA-30 型烤瓷炉

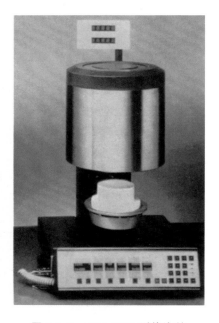

图 5-1-2　VITA-2500 型烤瓷炉

(二)结构与工作原理

早期烤瓷炉结构简单,功能差,现已淘汰。

现代烤瓷炉由炉膛、产热装置、电流调节装置、调温装置及真空调节装置 5 部分组成。

炉膛有垂直型和水平型两种,又分不同大小,小的只能烧结甲冠,大的可以烧结数个瓷桥。电流调节装置及调温装置用于控制炉膛内的恒定温度及升温速度。产热装置多用铂丝作产热体,如烧结低熔烤瓷,也可用镍铬合金丝或铁铬铝合金丝作产热体。真空调节装置用于充分排出炉膛内的空气,保持炉内的真空度。

现代烤瓷炉均采用电子计算机控制,功能较为完善。其控制电路主要包括温度传感器、压力传感器、单片机、只读存贮器(ROM)、输入输出接口及显示器等(图 5-1-3)。ROM 中一般储存有数个程序,以满足不同烤瓷过程的需要。此外,程序中预定的内容,如升温速度、最终温度及真空烤瓷等均可由程序输入键进行更改。其基本工作原理为,温度传感器和压力传感器检测炉膛内的温度和压力信息,经输入输出接口送至单片机处理。启动信号(由启动键控制)送到单片机时,单片机即按 ROM 中相应的程序控制电流调节装置和真空装置自动进行工作,使整个烤瓷过程达到所规定的要求。

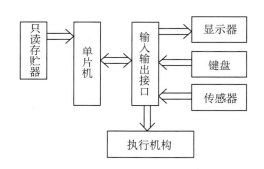

图 5-1-3　烤瓷炉控制电路示意

垂直型烤瓷炉还配有烤瓷台升降机,其作用是将烤瓷件送入炉膛。升降机由烤瓷炉上相应的控制键控制,同时也受程序控制。

单片机控制的烤瓷炉均设有显示窗、键盘及功能接口,通过这些装置可以实现人机对话。现简介如下。

1. 显示窗　其作用是提供烤瓷炉工作

情况的信息。

（1）程序显示：可显示，①所选择程序的编号数据；②该程序正在运行或已运行完毕。

（2）温度显示：可显示，①即刻炉膛内的实际温度；②程序所预定的最高温度。

（3）时间显示：主要显示预热时间、升温时间、最终温度持续时间、真空烤瓷时间及程序内各顺序的经过时间。

（4）真空显示：主要显示炉膛的现时真空度及程序所预定的真空度。

（5）故障位置显示：具有自检功能的机型，在故障位置显示上，可以数字或特定符号的形式显示某些故障和程序不当的部位。

2. 键盘　常设数据键和功能键。

（1）数据键：一般设置0～9的数字键，使用者利用该键向单片机提供各种数据，该键与功能键配合可进行如下操作。

①输入程序编号的数字，用以选择所需程序。

②更改程序中所预定的内容，主要包括温度参数、时间参数和真空参数。

（2）功能键：不同型号的烤瓷炉所设功能键差异很大，但一般应具备以下功能键。

①升降机手控键：用于控制烤瓷台送入或送出炉膛。

②启动键：用于启动程序，使烤瓷炉按特定程序工作。

③中断键：用于终止正在运行的程序。

④更改键：与数据键配合，用于更改程序中所预定的内容。

3. 功能接口　现代烤瓷炉一般均具有真空烤瓷功能，因此，其主机上常设有真空泵的气源联接口和电源联接口，使用中应注意保持两个接口的良好联接。

（三）烤瓷炉在烤瓷及烧烘过程中的特点

1. 根据烤瓷的熔点可将其分为高温烤瓷（1288～1371℃），中温烤瓷（1090～1260℃）和低温烤瓷（871～1066℃）。由于高温烤瓷的熔点较高，在口腔技工室一般不采用。

2. 由于瓷不易传热，烧烘时若加热过快，瓷体易发生破裂或呈球形；烧烘完成后，若冷却过程过快，瓷体则易产生裂痕。

3. 瓷粉中含有一定的水分，在烧烘过程中，瓷体有一定的收缩性，同时可放出二氧化碳气体。

4. 瓷在熔化时可产生气泡，使烧烘后的瓷体内形成空洞。为了遮盖瓷体表面的微孔，使瓷面光滑，须在瓷面上釉。临床上一般采用的上釉方法有两种，即自行上釉（将烧好的瓷体在高于烧熔温度10～20℃下保持数分钟）和分别上釉（将涂有低温釉粉的瓷体加热到871℃，使之熔化形成表面釉层）。

基于以上特点，所以现在烤瓷炉均具备以下两个功能。

1. 温度　烤瓷炉炉膛的最高温度应能达到中温烤瓷的温度，并控温设备及能调节升温和降温速度。对烧烘过程中的各项参数均能观察。

2. 真空　烤瓷炉应具有真空功能，并可控制炉膛内的真空度，以提高烤瓷质量。

（四）操作

烤瓷炉的操作主要包括程序内容的更改和程序的运行。

1. 程序内容的更改

（1）调出所要更改的程序。

（2）选择所要更改的内容。

（3）利用数字键更改此项内容。

2. 程序的运行

（1）根据烤瓷需要，调出适当的程序。

（2）使用手控键将炉膛降至底位。

（3）利用启动键，使烤瓷炉开始工作。

（4）工作完成后，按动手控键，使炉膛升起至封闭状态，最后关闭总电源。

（五）保养

1. 经常保持烤瓷炉的清洁，每次使用完毕后，应罩上防尘罩。

2. 烤瓷炉的机械系统如出现运转不灵活或噪声过大等，可加少许润滑油。

3. 在烤瓷过程中,不能使瓷与炉膛内壁接触,否则可能发生粘连。

(六)常见故障及其排除方法

无论烤瓷炉发生何种异常现象,均应及时切断电源,请专业维修人员进行检修。对具有自检功能的烤瓷炉,可参照烤瓷炉显示的故障位置进行检修。但使用人员只可进行以下两项检修工作:①更换保险管;②真空系统故障。在真空泵正常工作的情况下,重点检查烤瓷台周围的密封圈,清洁与升降机边缘接触的炉膛下边缘。

尤其应该提示的是,在烤瓷炉出现较大故障的时候,最好与生产厂家联系派专人检修。

二、纯钛铸造机

纯钛铸造机(rematitan casting unit)是口腔修复科的新型设备,其主要用于钛金属的铸造,以获得各类钛金属铸造支架、卡环、基底冠和牙科精密铸件等。现将德国德泰隆公司推出的丹托伦纯钛铸造机(图5-1-4)介绍如下。

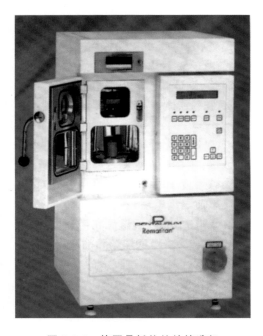

图 5-1-4 德国丹托伦纯钛铸造机

(一)纯钛铸造机的结构

1982 年 Ida 首先报道了牙科铸钛机的研究;近 40 多年来,少数发达国家,如美、德、日、意已先后推出了各自研制的牙科专用铸钛机。尽管其外观与型号不同,但基本结构却大同小异,均由熔融室和铸造室两个系统构成。丹托伦纯钛铸造机的结构示意图如图 5-1-5 所示。

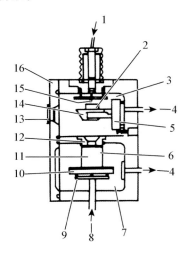

图 5-1-5 纯钛铸造机的结构

熔融室和铸造室系统:1. 氩气进气口;2. 金属锭;3. 熔融室;4. 排气管;5. 坩埚支架;6. 密封件;7. 铸造室;8. 马弗炉升降台;9. 托盘;10. 马弗炉托板;11. 马弗炉;12. 漏斗;13. 观察窗口;14. 熔融坩埚;15. 钨电极;16. 拉门。

(二)纯钛铸造机的操作要点

由于该机采用了特殊的熔炉构造,一种为钛金属特别开发的包埋技术、电弧熔融技术及全自动铸造程序,所以在铸造过程中,钛金属可以在不受外界干扰的情况下熔融和铸造成型。它是一个两室相互连接的密闭系统,金属的熔融和铸造可在有惰性气体形成的真空环境中进行,并且可在显示屏中获得简要信息,其要点如下。

1. 马弗炉位于下部室内,靠压缩空气固定。

2. 马弗炉一旦就位,纯钛铸造金属即被

置于熔炉内。熔炉的特殊构造使铸造金属的定位很精确。采用新型标准圆柱体金属锭,不必调节电极的高度。

3. 铸造参数已由程序设定,若启动指定的程序,只需输入使用的纯钛铸造金属的数量(重量)即可。

4. 铸造机启动后,自动进行熔融和铸造。熔融和铸造室内的压力环境(由惰性气体形成的真空)由系统进行监测和控制。钛金属的熔融及坩埚的翻转也全是自动控制。

5. 参数可单独调整,灵活性最大,对高精度的创新支架设计也能理想铸出。

6. 可通过观察窗口和联机显示持续观察和检测加工过程。

(三)纯钛铸造机的优点

1. 为台式全自动铸造加工。

2. 参数可储存及铸造工序显示。

3. 熔融坩埚可重复使用。

4. 电极可固定,可旋转。

5. 铸造工序完成时有声音提示。

6. 马弗炉靠气压固定。

7. 内置熔融坩埚。

8. 覆膜键板。

(四)主要技术参数

1. 熔融工序,在专用铜制坩埚中惰性气体环境下,钨电极产生直流电弧进行熔融上面排出的惰性气体(氩气)作用于马弗炉上,进行压力铸造。

2. 铸造工序。

3. 两级无油真空泵。

4. 电源,380V,三相,50～60Hz,8.5kW。

5. 插入式保险管,3×16A,延时型。

6. 电弧,20～250A,13～40V。

7. 铸造能力,每小时20次。

8. 最大熔融重量,钛,36g。

9. 真空泵,无油,抽力65L/min。

10. 规格,长450mm,宽450mm,高800mm,距墙壁200mm。

11. 重量,110kg。

12. 工作气压,4～6Pa。

13. 通过电子计算机进行程序参数的设置与修正。

14. 可转动圆形转轮,调整电极位置。

15. 电极旋转度可调。

16. 铸造次数、时间和重量可调。

17. 数字联机显示。

三、牙科铸造机

牙科铸造机(dental casting machine)是口腔修复科的必备设备,主要用于各类牙用合金的熔化和铸造,以获得各类铸造支架、卡环、嵌体、冠和桥等牙科精密部件。按其铸造原理可分为发条式中熔铸造机和高频离心铸造机(high frequency casting machine);高频离心铸造机按冷却方式又可分为风冷式和水冷式两类。

天津产环球牌DGZ-50C型高频离心铸造机(图5-1-6)是该厂研制的第四代换代产品,为风冷式结构,较之该厂1979年生产的GL-50型温控全自动高频铸造机,其优点为:①克服了体积较大、需外配水冷箱及水泵的

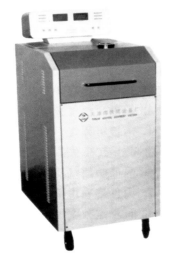

图 5-1-6　DGZ-50C型多熔温高频离心
铸造机

缺点;②减少了噪声污染。同时,与其第二代和第三代产品,即 DGZ-50 型高频铸造机和1993 年面世的 DGZ-50B 型高频铸造机相比较,其优点是:①在 DGZ-50 型的基础上增加了氢气保护设置;②降低了内部污染,提高了使用寿命。因此,以上几种产品在使用上都受到了不同习惯用户的欢迎,尤其是 DGZ-50C 型高频离心铸造机自 1997 年投放市场以来,即以其日趋成熟的性能优点,赢得了广大技师的信任和欢迎。上述各型铸造机,近年来虽然在不断的予以改进,但其工作原理仍然基本相同。现以 DGZ-50C 型为主介绍如下。

(一)风冷式高频离心铸造机

1. 结构与工作原理

(1)结构:主要由高频振荡装置、铸造室及滑台、箱体系统三大部分组成。

(2)工作原理:风冷式高频离心铸造机的基本工作原理为高频电流感应加热原理(图5-1-7)。"高频电流"即频率较高的交变电流,其频率为 1.2～2.0MHz。高频电流所产生的电磁场称高频电磁场。如果将金属材料置于高频电磁场的范围内,在高频电磁场作用下,根据电磁感应原理,坩埚内的合金受高频电磁场磁力线的切割,产生感应电动势,从而出现一定强度的涡流(电流),使合金发生集肤效应,即高频涡流在合金表面产生短路,将电能转换成热能,使金属材料发热,直至熔解,实现铸造。由之可见,金属材料的加热是在其内部进行的。

采用高频电流感应加热熔化合金,除了符合国家环保要求外,其优点还有:①不改变合金的物理和化学性能;②熔解速度快,氧化残渣少,被熔合金流动性好,铸件成功率高。其整机特点还有:①全部熔铸操作自动化,并设有安全保护装置,使用可靠;②设有多用铸模可调托架,适用于各类大小铸圈,铸造准确性高。

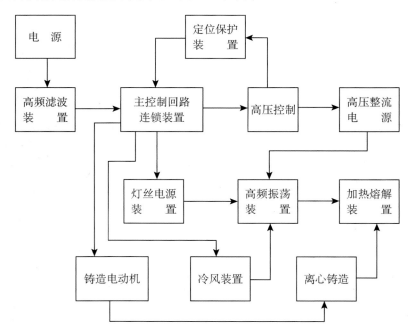

图 5-1-7　风冷式高频离心铸造机工作原理示意

（3）DGZ-50C 型高频离心铸造机的主要技术参数

①电源电压：交流单相 220V 50Hz。

②电源功率：6.5kW。

③振荡功率：2.5kW。

④振荡频率：(1.6±0.2)MHz。

⑤熔金量：钴铬合金 50g。

⑥铸造半径：210mm。

⑦转数：500r/min 以上。

⑧电动功率：0.37kW。

⑨体积：500mm×600mm×1060mm。

⑩重量：200kg。

DGZ-50C 型高频自动铸造机还吸取了国外同类产品的优点，采用国际上最先进的自控技术，将对铸造合金的选择与熔解操作程序融为一体，使操作者在使用时更为简单方便。

2. 操作及注意事项

（1）操作前的准备：设备在使用前应仔细检查接地线是否符合标准，接地是否良好；注意电源电压应为单相 220V，频率 50Hz，波动范围为±10%。电源容量不能小于 6.5kW。此外，还应注意设备安放位置与墙壁应有一定距离，以保持良好通风；同时，设备脚轮应安放平稳，以防虚振。然后，根据合金种类，选择并调整熔金选择旋钮。通常，钴铬合金选择 2～3 挡，镍铬合金选择 2～4 挡，铜基合金、金合金及银合金选择 5～6 挡。

（2）操作过程

①接通电源总开关，风机冷却系统工作。开机后预热 5～10 分钟再进行铸造。

②将加温预热的铸模，放在"V"形托架上，调整铸造的中心位置及臂的平衡，并锁紧。

③将滑台对准电位电极刻线，以便接通控制高压电路，否则不能熔解合金。

④关好机盖，按动熔解按钮，熔解指示灯亮，栅极和板极电流表指针分别显示读数，其比值为 1:4～1:5。

⑤通过观察窗观察熔解过程，至金属沸点出现，即绝大多数合金熔融，铸金崩塌呈镜面状，镜面破裂即为铸造时机。此时立即按动铸造按钮，铸造指示灯亮，滑台转动开始铸造。根据不同熔金要求控制铸造时间，一般为 3～10 秒钟。

⑥按动停止按钮，铸造即停止，全部熔铸完成。待离心滑台停止转动后，打开机盖，取出铸模，随即将滑台对准定位线，使工作线圈充分冷却。如需连续铸造，按照上述程序重复操作，但每次应间隔 3～5 分钟，连续熔解 5 次后，应风冷间歇 10 分钟。若不再使用铸造机，冷却 5～10 分钟后关闭电源。

（3）使用注意事项

①使用设备的环境温度为 5～35℃，相对湿度＜75%。

②熔解过程中不要拨动熔金选择按钮，以防发生放电现象；并注意观察熔金的沸点出现，不得超温熔解，以防烧穿坩埚。

③铸造停止，但滑台因惯性仍继续转动时，禁止拨动熔解按钮，以防电击损坏设备。

3. 保养

（1）保持设备清洁和干燥，铸造仓内不准存放工具和杂物。

（2）旋转的电极套及嵌入的电极均应保持清洁，不应有杂物，防止高频短路。必需时可更换石墨电刷。

（3）经常检查指示仪表是否正常，按钮、开关及指示针等部件有无松动或失灵。

（4）每隔 3 个月检查 1 次机内电路的绝缘电阻、电源和接地线、高压电极及高频回路等部件。绝缘电阻不得小于 20MΩ/500V。

（5）每隔 6 个月给振荡盒风机加注润滑油 1 次，并检查交流接触器及继电器等控制部件的工作是否正常。

4. 常见故障及排除方法　见表 5-1-1。

表 5-1-1 风冷式高频离心铸造机常见故障及其排除方法

故障现象	可能原因	排除方法
直流高压馈不上或无高压	整机保险丝熔断	更换同规格保险丝
	高压隔直流电容器被击穿	更换高压隔直流电容器
	硅整流堆短路或断路	更换同型号硅整流堆
	交流接触器触点接触不良	用细砂纸打磨触点
	定位开关石墨电刷接触不良	用细砂纸打磨石墨电刷接触部位
	振荡电路断路	焊接振荡电路断路部位
熔金时间过长或不能熔化金属	栅漏电阻、栅偏电容及栅极线圈的电气连接不良或松动,致高频间歇振荡失调,栅极与板极电流比值不正确	拧紧栅漏电阻、栅偏电容和栅极线圈的电气连接部位,或用砂纸打磨连接处,调整耦合度,使栅极与板极电流比值为 $1:4 \sim 1:5$
电流表摆动或卡针	栅极与板极电流表的旁路保护电容器被击穿或断路	更换栅极与板极电流表的旁路保护电容器
	振荡失调,振荡槽路电气连接松动栅极与板极电流表损坏	调整耦合度,拧紧振荡槽路,电气连接处更换电流表
机箱过热	连续铸造频繁,风冷间歇不足,风冷系统故障、振荡回路轴流风机停转	避免频繁铸造、使机器有冷却时间,检查轴流风机
	栅极与板极电流比例失调,板极电流超过额定值	调整耦合度,限制板极电流,使栅极与板极电流比例正常

(二)水冷式高频离心铸造机

与风冷式高频离心铸造机相比较,水冷式机是使用水,同时冷却振荡电子管和感应圈,且降温速度较慢,这有利于保证铸件的质量;其缺点是体积较大,要外配水冷箱及水泵,且有噪声。

1. 结构与工作原理

(1)结构:水冷式高频离心铸造机由主机和循环水箱组成。主机包括高频电流感应加热部分和离心铸造部分。前者又由主控电路、可控硅触发电路、高压整流电路、过负荷保护电路和高频振荡电路等组成;后者则由旋转电机、铸模托架及铸造臂组成。

(2)工作原理:水冷式高频离心铸造机的水路和控制电路见图 5-1-8。自带循环水箱的电路较简单,为图中的实线部分。

接通电源,水泵开始工作,形成循环水,水泵上的水压可以调节,其压力为 0.2MPa,此压力也是打开水压开关的压力。水压开关

和高压开关呈串联状,如水压不足,高压控制电路不能接通,铸造机就不能使用,同时也保护振荡管和感应圈。

有的铸造机不设循环水系统,而用自来水冷却,如图 5-1-8 的虚线部分,使用后的水直接流入下水道。此种铸造机的水压要求>0.15MPa,否则不能打开水压开关,高压控制电路仍处于关闭状态。

水冷式高频离心铸造机的主要技术参数如下。

①循环水箱使用电源,AC380V,冷却水质量要求高,电阻率不得小于 $4000\Omega/cm$。

②主机使用电源,单相 220V/50Hz。

③电源容量,6.5kW。

④工作电流,24A。

⑤高频振荡频率,(1.8 ± 0.2)MHz。

⑥高频振荡功率,2.5kW。

⑦最大熔金量,钴-铬合金 50g。

⑧冷却水压力,0.15MPa 以上。

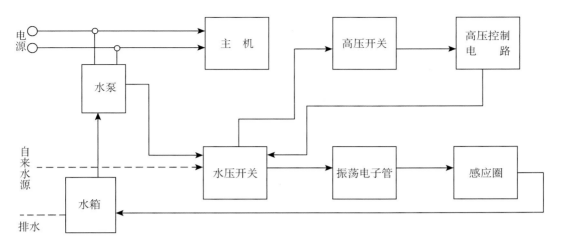

图 5-1-8　水冷式高频离心铸造机水路和控制电路示意

⑨铸造臂半径,250mm。

⑩离心铸造电动机功率,0.37kW。

2. 操作及注意事项

(1)操作

①接通水源,循环水箱工作。

②接通主机电源,电源指示灯亮。接着水压指示灯和熔解指示灯均亮,同时发出风机声。

③旋转电源电压旋钮。电源电压按50V、100V、150V、200V逐级调节,两挡间停顿30秒钟。

④拉杆固定坩埚,放置铸圈。

⑤按下熔解按钮,接通高压控制电路。

⑥旋转输出功率旋钮,观察栅极电流表与板极电流表,使栅极电流与板极电流之比为 1:4～1:5,板极电流最大值不得超过0.8A,栅极电流最大值不得超过300mA。

⑦金属达到沸点即可铸造。回转输出功率旋钮至"0"位;将坩埚拉杆放于原处;按下铸造按钮,铸造即完成。如需连续铸造,应将电源电压旋钮回升到100V后,再重复上述操作步骤。

⑧铸造结束后,关闭机器。将电源电压旋钮调至"0"位,5分钟后关闭电源,再过5分钟关闭水源,最后扫清残渣。

(2)使用注意事项

①保持环境温度在 5～35℃ 范围内,相对湿度<75%,温度过高应采取通风降温措施。

②如冷却水压力发生变化,保持电源自动切断,水压恢复后应重新调整电源电压及功率输出旋钮,使板、栅电流比例正常。严格校正平衡配重,避免在熔铸过程中发生抖动而影响振荡电子管寿命。

③禁止在机器空载时开启熔解开关;严禁在熔解过程中触动冷却水阀门或使用冷却水,以防电击。在金属沸点出现时,应立即停止熔解。不能超温熔解,以防烧穿坩埚而发生事故。

④在熔解过程中,如发现板极电流过大,或栅板电流的比值不在规定范围内,或板极与栅极电流表指针抖动等,应及时按动熔解停止按钮,切断电源,查明原因,排除故障后再继续工作。

⑤机器长期停用,应断开进水管,排出机内积水,以免产生水垢,影响冷却效果。通常,冷却水的进水温度较环境温度高 7℃,出水温度<55℃。

⑥开启电源,待冷却风机工作正常后,才能调动电源电压调整旋钮。

⑦保持铸模浇铸口的形状和位置正确,坩埚滑台的限位挡块位置适当,坩埚浇冒口的位置应有适当的提前角度,以保证金属熔液全部倒入铸圈内,防止熔液飞溅和铸造失败。

3. 保养

(1)每隔 2~3 个月打开水压开关,清洗过滤网 1 次;每隔 1 个月左右更换 1 次水箱内的蒸馏水。

(2)每半年清洗水泵里的水垢 1 次,并涂油。

(3)经常检查水管,如有漏水应及时处理。

(4)经常检查仪表是否正常,检查电器按钮有无失灵和松动。

(5)注意保持室内空气流通和洁净,不得混有金属粉尘和腐蚀性气体。

(6)每隔 2~3 个月检查 1 次机内各电气连接处及机械传动件有无松动或接触是否良好。

(7)每隔半年给振荡盒风机加注润滑油 1 次,清除灯丝调压变压器电气接触表面积存的炭粉或杂物。

4. 常见故障及其排除方法　见表 5-1-2。

表 5-1-2　水冷式高频离心铸造机常见故障及其排除方法

故障现象	可能原因	排除方法
直流高压馈不上	高压整流硅堆失效 高压电容器被击穿	更换整流硅堆 更换高压电容器
低压电源调整时无指示 不能熔金属	调压器接触片接触不良 熔解控制电路未接通 振荡电子管板极与栅极电气连接不良	用细砂纸打磨接触片,去除污垢 查找控制电路断路部位并排除 用细砂纸打磨板极与栅极电气连接部位
调节输出功率旋钮时,板极和栅极电流表均无指示	振荡电子管损坏,无电流产生,功率电位器接触不良	更换振荡电子管;清洗或更换功率电位器
电压表突然回零位,整机断电	过负荷及电路有短路现象	排除过负荷原因,查找短路部位
能熔解金属,但按下铸造按钮铸造电动机不工作	铸造控制电路继电器触点接触不良或接触片脱落	更换继电器或修理脱落的接触片
水泵排水正常,但水压指示灯不亮	水过滤网被水垢或异物堵塞;指示灯连线断路;机内的水连接软管打折	清洗水过滤网;焊接指示灯连线;疏通软管

四、超声波清洗机

超声波清洗机(ultrasonic cleaner)是利用超声波振动原理,对各类几何形状复杂的精密设备或铸件进行清洗,以除去其上黏附的油脂、放射性物质、血渍及细菌等污垢物。在口腔科主要用于烤瓷金属冠、烤瓷冠及烤塑金属冠等铸造件的情况,是技工室必备设备之一。

(一)结构

主要由超声波发生器、清洗槽和箱体三大部分构成图(5-1-9)。

(二)工作原理

它是利用超声波的高能量,使物质分子产生显著的声压作用,超声波振动使液体分子排列紧密时,液体分子受到压力;超声波振动使液体分子排列稀疏时,液体分子受到向外散开的拉力。液体分子较能承受压力,但受到拉力作用时,其排列易发生断裂,这种断裂常发生在液体中存在杂质或气泡处。液体分子断裂后,其内出现许多泡状的小空腔,这些空腔在极短的时间内闭合,同时产生巨大的瞬时压力,一般可达数兆帕。巨大的瞬时压力,可使悬浮在液体中的固体表面受到急剧的破坏作用,这种超声波对液体、固体的声压作用称为"孔蚀现象"。据此原理,该机振荡器由电子管组成耦合式电感电容振荡回路,振荡频率由电容和电感决定。电位器用来控制反馈信号,振荡信号再经耦合电容输至推动级,经电子管甲类功率放大器放大后,再经末级功率放大,然后传至换能器,将压电电能转为机械能,从而产生超声波振动(图5-1-10)。

（三）操作

1. 连接发生器与清洗槽的输出电缆,在清洗槽内倒入清洗液,然后接上电源。

2. 打开开关,指示灯亮,若机器内是电子管,则需预热5分钟后再使用,晶体管则不需要预热。

3. 将种类开关旋到"工作"位置,再顺时针转动功率调节旋钮,使清洗槽内的液体明显振动,再调整频率调节旋钮,使电流表读数最大,此时清洗液振动最大,槽底有明显的白色聚流;然后再调整功率旋钮,使功率达到所需要求时,即可进行清洗。

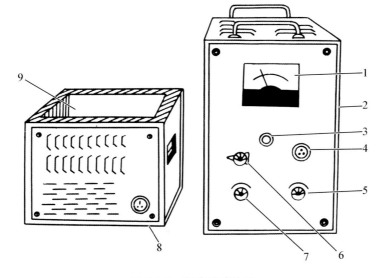

图 5-1-9　超声波清洗机
1. 电流表;2. 发生器外壳;3. 指示灯;4. 输出插座;5. 功率调节旋钮;6. 电源开关;7. 频率调节旋钮;8. 输入插座;9. 清洗槽。

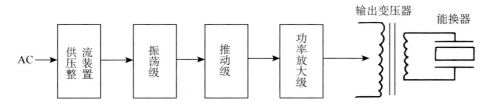

图 5-1-10　超声波清洗机工作原理示意

4. 清洗液的比重和容量、清洗工件的数量均对换能器的工作有影响,故应酌情调节频率及功率,使清洗液处于振动最佳状态,清洗液位不宜低于 20mm,用自来水时槽内水位高度以 30~70mm 为佳。

5. 清洗工件应装在不锈钢筐内,悬吊在清洗液中,不宜直接放在清洗槽底部。

6. 清洗时,清洗液的温度不宜超过 80℃,以免损坏换能器。

(四)保养

1. 保持设备清洁与干燥。若使用腐蚀性液体或有机液体清洗工作后,应将设备清洗干净,以免损坏设备与污染环境。

2. 避免有害和腐蚀性液体流入换能器。

3. 设备应安放在通风干燥处,并配备防噪声设施,以免损坏电子元件。

(五)常见故障及排除方法

见表 5-1-3。

表 5-1-3 超声波清洗机的常见故障及其排除方法

故障现象	可能原因	排除方法
接通电源,保险丝即熔断	高压二极管短路 电子管屏极回路短路,或输出变压器短路	更换二极管 检查电子管屏极回路及变压器,排除短路部位
机器不工作	电子管损坏 振荡回路中断路或短路 电子管无直流电源 复合换能器断路或短路 换能器老化	更换电子管 检查振荡回路中的元件情况 检查整流部分元件 更换复合换能器或焊接断裂部位 更换同型号换能器
指示表读数超过最大值	电路中电子管无偏压,或二极管损坏,输出变压器初级或次级线圈短路	检查偏压电阻,或更换二极管,重新绕制变压器线圈
输出功率小	电子管老化或电阻变值	更换电子管或电阻器

五、喷砂抛光机

喷砂抛光机(sand blaster)是主要用于清洗牙科铸件(冠桥、支架、卡环等)表面残余物的设备,常与高频离心铸造机配套使用。

(一)结构

其结构由滤清器、调压阀、电磁阀、压力表、喷嘴及吸砂管组成。外接气源压力为 0.7MPa,排气量 0.15m³/min。其气路如图 5-1-11 所示。

(二)工作原理

其气源由空气压缩机提供,压缩空气经滤去其中的水和油污并调压后,其压力降为 0.4~0.6MPa。接通电源,电磁阀工作,压缩空气流入喷嘴,带动机内金钢砂从喷头小孔迅猛喷出,产生较大的冲击力,使铸件表面的

氧化膜和粘着的包埋材料等残渣彻底清除。天津产环球牌 PSJ-2 型喷砂机(图 5-1-12),

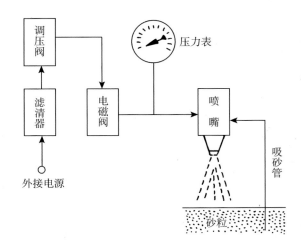

图 5-1-11 喷砂抛光机气路示意

有强吸尘装置；PSJ-3型喷砂机（图5-1-13）其外形结构更便于操作，且采用水过滤吸尘装置，吸尘效果更佳。

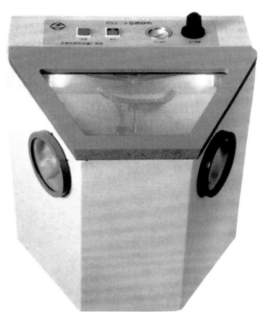

图5-1-13　PSJ-3型喷砂机

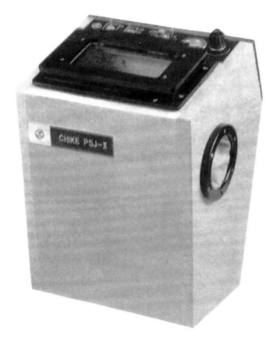

图5-1-12　PSJ-2型喷砂机

（三）操作与保养

详见出产厂说明书。

（四）常见故障及排除方法　见表5-1-4。

表5-1-4　喷砂抛光机的常见故障及其排除方法

故障现象	可能原因	排除方法
不能喷砂	吸砂管末端露出砂面	将吸砂管插入砂斗
	异物进入喷嘴，堵塞气路	拆开喷嘴，取出异物
喷砂无力	喷嘴变形	更换同型号喷嘴
	砂粒变脏	更换砂粒
	供给气源压力不足（<0.4MPa）	调整供气源压力，使其达到0.7MPa
漏　气	气路连接处的接头松动	拧紧连接处的接头
	调压阀的膜片脱出或破裂	重新安装或更换膜片

六、石膏模型修整机

石膏模型修整机（model trimmer）又称石膏打磨机，为修理石膏模型的技工设备。

（一）结构与工作原理

其结构由电动机及传动部分、供水系统、砂轮（磨轮）和模型台4部分组成。

其工作原理为，砂轮直接固定在加长的电动机轴上。接通电源后，电动机经传动部分带动砂轮转动，供水系统同步供水。水喷到转动的砂轮上，石膏模型在模型台上与转动的砂轮接触，从而起到修整作用。

目前国内使用最广泛的石膏模型修整机是天津产环球牌 SX 型石膏修整机,其便于采用无粉尘操作,可使技工室的工作条件及环境得到较好的改善(图 5-1-14)。

石膏模型修整机的主要技术参数如下。

1. 电源,AC220V/50Hz。

2. 电动机转速,1400r/min。

3. 电动机功率,180W。

4. 砂轮型号,TH16-20ZRAP。

(二)操作与保养

详见出产厂家说明书。

(三)常见故障及排除方法

表 5-1-5。

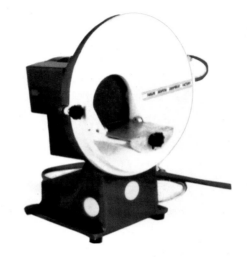

图 5-1-14　SX 型石膏模型修整机

表 5-1-5　石膏模型修整机的常见故障及其排除方法

故障现象	可能原因	排除方法
插上电源插头,电动机不工作	电源插头损坏或接触不良	更换或修理插头
	电源开关损坏,接线盒内连线断路	更换电源开关,焊接断线
	电动机绕组或连线断路	重新绕制电动机绕组或换线
接通电源,电动机仅发出"嗡"声	电动机轴承锈蚀	更换轴承
接通电源,电动机工作,但砂片不转动	电动机传动部分松动、打滑;砂轮固定螺帽松动	紧固传动部分,拧紧砂轮固定螺帽

七、金属切割磨光机

金属切割磨光机(metal cutting polishing machine)主要用于铸件的切割、打磨、抛光,亦用于义齿的打磨与抛光等。国内主要产品有天津产 GQ-1 型及 QMJ 型(图 5-1-15,图 5-1-16)等,常见有台式、手携式及背板固定式 3 种。

(一)结构

其由三大部分组成。

1. 电动机主机座,包括双伸轴单相异步电动机、电源插头和主机开关。

2. 切割部分,包括防护罩、砂片和夹具。

3. 打磨部分,包括砂轮、止推螺母、连接套和钻轧头。

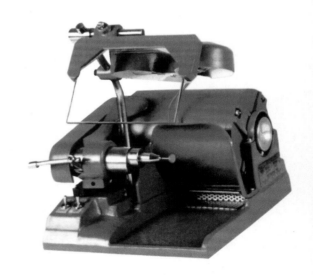

图 5-1-15　GQ-1 型金属切割磨光机

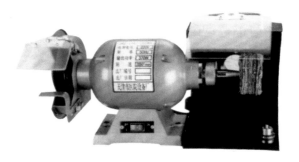

图 5-1-16　QMJ 型金属切割磨光机

（二）工作原理

单相异步电动机的旋转原理与台式技工打磨机相同，主要靠电动机旋转带动切割砂片进行切割和打磨。

（三）操作与保养

详见出产厂家说明书。

（四）常见故障及其排除方法

见表 5-1-6。

表 5-1-6　金属切割磨光机的常见故障及其排除方法

故障现象	可能原因	排除方法
电动机不启动	电源未接通,保险丝熔断	检查电源,更换保险丝
	插头接线脱落	接牢插头线
电动机转动缓慢	电压过低	检查电源电压
	主绕组短路	检查短路部位
	转子有断条	修理或更换转子
	轴承损坏	更换轴承
	电容器短路或断路	更换电容器
电动机运转时,发出异常声音	定子与转子间有摩擦	调整整机两端的压盖
	轴承破裂或长期未加油	更换轴承或加油清洗
电动机运转时发出异味或灼热	电源电压过低或过高	检查电源电压
	电动机过载	降低负荷
	电动机绕组匝间短路	重新绕制绕组

八、技工打磨机

技工打磨机（dental laboratory lathe）又称研磨箱或磨光器，该机具有打磨、抛光及钻孔等功能，是技工室最基本的设备之一。

（一）结构与工作原理

1. 结构　技工打磨机的主体结构为单相电容启动电动机（图 5-1-17）。其功率为 100W。该电动机的构造与通用单相异步电动机相似，由转子、定子、电容器、离心开关和变速旋钮开关组成。所不同的是单相电容启动电动机为双伸轴、变极调速和单相旋转。双伸轴用于安装各种附件和传递扭矩力。外伸轴两端为圆锥形，便于快速装卸附件。打磨机的旋转速度分快速和慢速两挡，由旋钮式速度转换开关控制。

技工打磨机所带附件有：①机臂支架；②带绳轮锥形螺栓；③锥形螺栓；④车针轧头；⑤砂轮夹头。

2. 工作原理　电动机转子采用鼠笼式。定子由冲压成形的硅钢片叠合而成，定子上有许多线槽，用于嵌放绕组。绕组由铜漆色线绕制，嵌在定子线槽内。通电后绕组产生磁场，在旋转磁场作用下转子旋转，电动机正常工作。由于单相交流电不产生旋转磁场，因此，单相异步电动机需增加启动部分。技工打磨机采用的是分相法启动的单相异步电动机，即在定子上除了运转绕组外，还有启动绕组,这两个绕组在空间位置互差 90°角,启动绕组和电容器串联后,与运转绕组并联接入电源。电动机启动后,利用离心开关断开与之串联的启动绕组和电容器。离心开关装在转轴上,电动机启动前和低速运转时,离心

开关借助弹簧的作用保持接通状态;电动机启动后达到高速运转速度的 75% 时,在离心力的作用下,离心开关自动断开,此时,电动机只有运转组在继续工作。天津产环球牌PG96 型技工打磨抛光机见图 5-1-18。

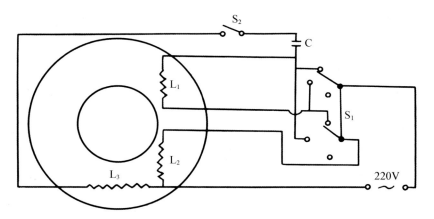

图 5-1-17　技工打磨机电路示意

S_1. 调速开关;S_2. 离心开关;C. 电容器;L_1 和 L_2. 运转绕组;L_3. 启动绕组

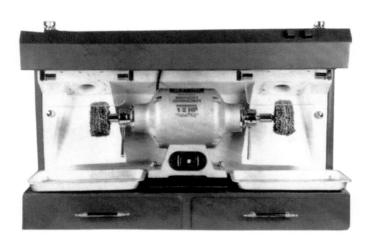

图 5-1-18　PG96 型技工打磨抛光机

技工打磨机的主要技术参数如下。

(1)电源,AC220V/50Hz。

(2)电动机功率,100W。

(3)电动机转速,快速挡为 2800r/min,慢速挡为 1400r/min。

(二)操作与保养

详见出产厂家说明书。

(三)常见故障及其排除方法

见表 5-1-7。

表 5-1-7　技工打磨机的常见故障及其排除方法

故障现象	可能原因	排除方法
电动机不启动	无电源	检查供电电源
	电源插头未插紧	插紧电源插头
	电动机抱轴	检修电动机
	转子和定子扫膛卡轴	调整转子和定子间隙
	轴承严重磨损或损坏	更换轴承并注意加油
	电容器击穿	更换同型号电容器
	速度转换开关损坏	修理或更换速度转换开关
	离心开关未接通	修理或更换离心开关
	绕组断路或烧毁	重按或重绕绕组
电动机转动速度慢	离心开关触点粘连	修理离心开关,砂磨干净触点
	离心开关损坏	更换离心开关
	离心开关触点弹簧断裂或失去弹性	更换弹簧或离心开关
	违反操作常规,使用慢速挡启动	遵守操作常规,严禁使用慢速挡启动
打磨机启动即熔断电源保险丝,或运行数分钟后电动机发热并发出焦煳味	电机绕组短路,造成电流过大,熔断保险丝,使电动机异常发热	立即停机,由专业维修人员检修

九、电解抛光机

电解抛光机(electrolytic polisher)是利用电化学的腐蚀作用原理,对金属铸件进行电解抛光,提高其表面光洁度,而不损坏铸件的几何形状。该机具有效率高,耗时少,光泽好等优点。常与高频铸造机配套使用,是铸造室必备设备。

(一)结构及工作原理

1. 结构　常用的国产电解抛光机由电子线路和箱体两大部分组成,主要产品有天津产环球牌 DP-2 型及 DP-2B$_2$ 型两种,其内设有摆动电极,故抛光质量良好(图 5-1-19,图 5-1-20)。

2. 工作原理　电解抛光机电路工作的简单过程见图 5-1-21。

电源经降压变压器后,输出 20V 交流电,经桥式整流滤波后,输出直流电,供各电路工作用。将铸件放于电解液中,使铸件处于正电位(阳极),电解槽处于负电位(阴极),在一定的电场作用下,铸件表面产生一层高

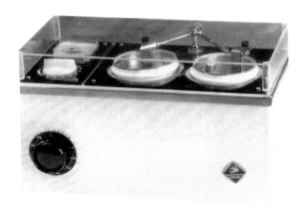

图 5-1-19　DP-2 型电解抛光机

阻抗黏膜,且铸件表面凸部上的黏膜较凹部的黏膜薄,因而突出部分很快被熔解,使整个表面平滑光洁。

从抛光原理可以看出,除铸件在抛光前应喷砂处理、去掉表面的氧化层外,抛光的效果主要取决于电解抛光液的性质、电解液的温度和抛光电流是否合适。一般来说,有机电解液效果比较理想。抛光过程中,电流的

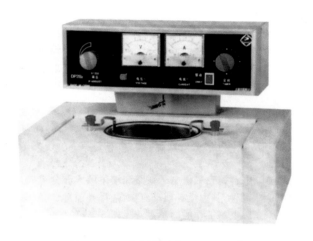

图 5-1-20 **电解抛光机 DP-2B$_2$ 型**

选择十分重要,如果抛光电流偏小,在铸件表面难以形成高阻抗的黏膜,也就不能达到良好的抛光效果;如果抛光电流偏大,造成铸件表面烧坏及突出部分过多熔解,将会影响铸件的使用。因此,选择合适、稳定的抛光电流极为重要。一般以 3A 左右的电流较合适。

电解抛光机的主要技术参数如下。

(1)电源,AC220V±5%～10%。

(2)功率,<100W。

(3)输出电流调节范围,0～4.5A。

(4)时间控制范围,1～15 分钟。

(5)允许电极短路时间,<15 秒。

(6)连续工作时间,8 小时。

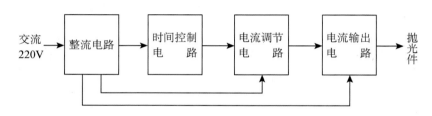

图 5-1-21 **电解抛光机电路工作示意**

(二)操作和保养

详见各生产厂家说明书。

(三)常见故障及其排除方法

见表 5-1-8。

表 5-1-8 **电解抛光机的常见故障及其排除方法**

故障现象	可能原因	排除方法
打开电源开关,指示灯不亮,机器不能工作	保险管断裂	更换保险管
	变压器连线或绕组断开	更换或重绕变压器
	整流管损坏,滤波电容损坏或击穿	更换整流管,更换滤波电容
接通电源指示灯不亮,但机器能正常工作	指示灯损坏	更换指示灯泡
	指示灯座接触不良	用砂纸打磨指示灯座
	指示灯线路断路	焊接指示灯线路
无电流输出	电流输出部分断路或有短路故障	焊接断路点或查找短路部位,并排除
	电流调整晶体管损坏	更换晶体管
	电流输出电路晶体管损坏	更换晶体管
	电流表损坏	更换电流表
输出电流不可调或调节范围小	电流调整电路和电流输出电路的晶体管损坏	更换同型号晶体管

（续 表）

故障现象	可能原因	排除方法
输出电流满刻度,不可调	电路中调整管短路	更换同型号晶体管
输出电流可调,但不稳定	电流调整电位器接触不良	清洗电位器触点或更换同型号电位器
机器不能自动定时	时间控制电路晶体管损坏	更换同型号晶体管
手动关机失灵	手动关机开关电阻损坏或焊点断路	更换电阻或焊接断路点
	停机旋钮损坏	修理或更换停机旋钮

十、箱形电阻炉

箱形电阻炉(preheating furnace)又称预热炉或茂福炉,主要用于铸圈的加温。箱形电阻炉需与温度控制器和镍铬-铂铑热电偶配套使用,温度控制器能在 0～1000℃ 范围内进行调节,从而达到控制电阻炉温度的目的。

（一）结构及工作原理

1. 结构 箱形电阻炉由炉体、炉腔和加热元件组成。

温度控制器由温度指示、定温调节、热电偶和电源 4 部分组成(图 5-1-22)。

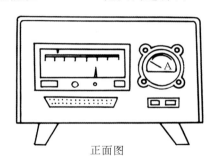
正面图

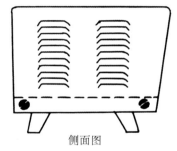
侧面图

图 5-1-22 温度控制器

箱形电阻炉的主要技术参数如下。

(1)额定功率分为 2kW、3kW、4kW 和 12kW 四挡。

(2)电源电压有 220V 和 380V 两种,频率 50Hz。

(3)最高温度 1000℃。

(4)常用温度 950℃。

(5)升温时间 60～150 分钟。

(6)常用机型的炉腔大小,长 250～325mm,宽 100～200mm,高 75～125mm。

(7)常用机型的大小,长 470～610mm,宽 390～580mm,高 380～530mm。

2. 工作原理 接通电源,发热元件开始升温,其温度由控制器内的动圈式温度指示调节仪控制。温度调节仪是一个磁电式的表头,可动线圈由游丝支撑,处于磁钢形成的永久磁场中。感温元件将热能转变为电信号,使可动线圈流过电流,此电流产生磁场与永久磁场作用,产生力矩,驱动指针偏转,至一定角度被游丝扭转产生的力矩平衡,指针指示感温元件所对应的温度值。到达设定温度后,加热元件的电源自动断开(图 5-1-23)。

（二）操作与保养

详见生产厂家说明书。

（三）常见故障及其排除方法

见表 5-1-9。

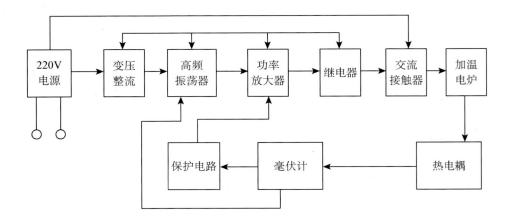

图 5-1-23　箱形电阻炉工作原理示意

表 5-1-9　箱形电阻炉常见故障及其排除方法

故障现象	可能原因	排除方法
电源加不上,炉丝不热	毫伏计电源输入端保险丝熔断	更换同规格保险丝
	毫伏计面板电源开关损坏	更换电源开关
	毫伏计电流表损坏	更换电流表
	炉丝断路	更换炉丝
	交流接触器线圈断路	更换或修理交流接触器
	交流接触器触点接触不良	用砂纸打磨交流接触器触点
接通电源,毫伏计不工作	毫伏计内变压器或继电器损坏	修理或更换变压器或继电器
	热电耦损坏,无测量信号输入到测量线路板	更换热电耦
	电子元件损坏	更换相应元件
	表头损坏	更换表头
	检测系统的检测线圈断路	更换或重新绕制检测线圈

十一、牙科种钉机

牙科种钉机(打孔机)是制作金属烤瓷修复体的必备设备。该机主要用于工作模型制作时,在基牙底部或其他部位打固位钉孔时使用。由于采用了光线定位,所以保证了打孔后各钉之间准确的平行性能。天津产环球牌 ZDJ-1 型牙科种钉机见图 5-1-24。

十二、琼脂溶化器

琼脂溶化器是制作铸造支架式义齿等修复体时,用于复制琼脂印模及实验室溶化制作复制材料的设备。

其良好的控温装置可使琼脂保持最佳的印模特性。使用时,只需轻松地按下开关,琼脂的加热、搅拌、冷却、恒温即可一次完成,从而保证了所复制印模的高度精确性能。天津产环球牌 QRQ-2 型和 QRQ-3 型琼脂溶化器见图 5-1-25。

十三、技工振荡器

牙科技工振荡器为口腔修复科常用设

备,供灌注各类模型时使用,该器的振幅分强、中、低三个挡次,供灌注不同模型时选择。它可使模型中的气泡减少或消失,提高模型

的致密度和强度。天津产环球牌 JZ-1 型技工振荡器见图 5-1-26。

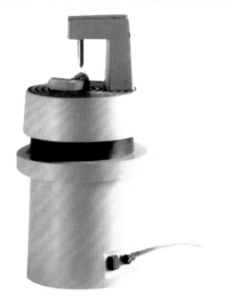

图 5-1-24 ZDJ-1 型牙科种钉机

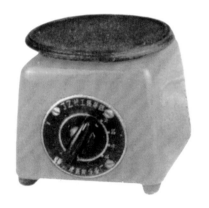

图 5-1-26 JZ-1 型技工振荡器

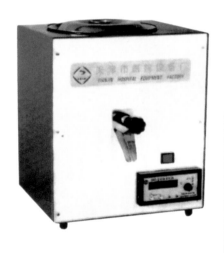

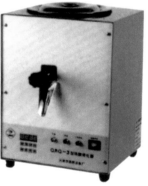

图 5-1-25 QRQ-2 型(左)、QRQ-3 型(右)琼脂溶化器

第二节　器　　材

口腔金属烤瓷和铸造支架修复所使用的器材种类很多,有些器材已在各有关章节作了专门介绍。故本节只对有些常用器械(工具)与材料(药品)加以简介。

一、器械

(一)托盘

托盘是用于印模的托衬工具,常由合金和塑料等材料制成,要求其具有一定形态、大小与硬度,以适应不同的颌形与材料。

1. 全口托盘

(1)无牙颌托盘(无孔托盘)。

(2)有牙颌托盘(有孔托盘)。见图5-2-1。

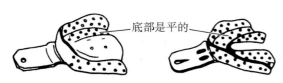

图5-2-1　部分缺牙用的印模托盘

2. 局部托盘

(1)活动式局部托盘。

(2)固定式局部托盘。

(二)橡皮碗和调拌刀

橡皮碗有弹性,分大、中、小3种;调拌刀由弹性较好的合金片制成,边缘圆钝。两者均用于调拌印模材料和模型材料。

(三)蜡刀与雕刀

1. 蜡刀　用于蜡型雕塑。它由金属制成,形态各异,也可根据需要自行制作或改制。

2. 蜡勺　用于烫蜡,其常用加热方式有乙醇灯加热和电加热两种。电加热一般采用15～20W电烙铁改制。

3. 雕刻刀　用于雕刻蜡型或模型。它由金属制成,形态各异,以适应不同雕刻部位,也可根据使用习惯与需要自行制作或改制。

(四)烤瓷工具

一般通用工具。

1. 调瓷盘　为调拌瓷粉用,亦可以玻璃板代替。

2. 小毛笔　上瓷粉用,常选弹性较好的毛笔或貂毛毛笔。

3. 雕刻小刀　为专门烤瓷成型雕刻用。

4. 分离刀　系切割分离瓷料专用,亦可选0.1mm厚易弯曲的不锈钢片制作。

5. 止血钳　用于夹持修复体。

6. 小镊子　用于夹持吸水纸,以吸取瓷粉内多余水分。

(五)各种技工钳、剪

以下各种技工钳、剪均为技师必备的工具,但对于烤瓷与铸造修复体则用途不大。

1. 技工钳　技工钳包括弯丝钳、平钳、三喙钳、大弯钳、切钳、杆钳、弯嘴钳等。

2. 技工剪　用于剪切合金片、冠及金属结扎丝等,常用有直技工剪与弯技工剪两种。

3. 石膏剪　用于剪切石膏模型。

(六)喷灯

是将火焰喷射于蜡型表面,使之浅表层蜡熔化而其外形达到光滑平整的器械,常用两种类型:一类为乙醇喷灯,是利用挤压气囊形成气流,改变乙醇灯火焰方向来喷烫蜡面(图5-2-2);另一类为石油液化气喷灯,由火焰直接喷射。

(七)𬌗架

𬌗架是转移固定颌位关系记录的器械。𬌗架常用简单𬌗架与可调节𬌗架。

1. 简单𬌗架　能做开合及固定方向的前伸及侧向运动。

2. 可调节𬌗架　主要由上、下颌体和侧

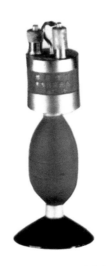

图 5-2-2　RD-1 型喷灯

柱 3 部分组成,除具有简单𬌗架功能外,还可根据需要调节切导、髁导、侧导斜度。

二、材料

用于金属烤瓷与铸造修复的材料种类颇多,大多已作专门叙述,本节仅简介如下。

1. 印模材料

(1)藻酸盐印模材料:该材料属化学固化型弹性印模材料,流动性好,价格适宜,操作方便,为常用印模材料。

(2)硅橡胶弹性印模材料:亦属化学固化型弹性印模材料,操作性好,精确度高。其商品形式为双管双组分糊剂。两管内糊剂颜色不同,使用时各挤出等长糊剂,在调拌纸上调拌均匀(变为均一颜色即可),调拌时间为30~60秒,操作时间为 3 分钟。此印模材料为高聚物,宜存放低温处保存,使用时注意有效期。由于价格较昂贵,一般不常使用,但对某些情况复杂或患者要求特殊者可选用。

(3)琼脂印模材料:为温度固化类印模材料,在 60~71℃ 以上时为溶胶,在 36~42℃以下时为凝胶,具有一定弹性,可反复使用,主要用于复制工作模型用。

(4)印模膏:属热塑型非弹性印模材料,

加热变软,冷却硬固,可反复使用。其收缩率大,精度差,常用于无牙颌取初模及制作个别托盘时用。

2. 模型材料

(1)普通模型石膏:常用于对𬌗模型及记存模型的灌注,亦用于非烤瓷和铸造修复形式的修复体工作模型灌注。

(2)硬质模型石膏:为 α-半水石膏,其多用于烤瓷与铸造支架修复的工作模型灌注。由于其有较好的抗压强度及结固膨胀率,故适用于精密铸件的模型制作。

3. 蜡　蜡在烤瓷与铸造支架修复中用途广泛,可分为模型蜡(嵌体蜡、铸造蜡、基托蜡),造型蜡(盒形蜡、共用蜡、黏性蜡、混合蜡或杂用蜡)及印模蜡(印模蜡、咬合蜡)。

铸造蜡多用于制作铸件的蜡模,其成分与嵌体蜡相似,分冬用蜡和夏用蜡两种。铸造蜡有各种形式预成蜡件,如卡环蜡、蜡网、蜡片及各种型号的蜡条等。

此外,还有一种适用于铸造金属冠、桥,可增加金属与树脂结合强度的蜡材,叫作含晶蜡。含晶蜡是在蜡片表面陷入 0.1~0.3mm 的晶体盐,使用时蜡片背面烘软后常规完成蜡型,再用流水溶去蜡模表面晶体型,使铸件表面形成规则内陷,与树脂形成嵌合状态。

4. 辅助材料

(1)分离剂:用于石膏模型的表面,待其干燥后形成薄膜,便于石膏模型与修复体分离之用。

(2)清扫水:可分为金合金清扫水、铜合金清扫水及镍铬合金清扫水,均用于相应合金铸件的表面处理。

作用于口腔金属烤瓷与铸造支架修复的材料种类繁多。其中各主要材料,如铸造合金材料、铸造包埋材料、烤瓷瓷粉材料、磨平磨光材料等均在各有关章节予以详尽介绍,故本节不再赘述。

(袁昌文　刘培善　张本良御　吴以军)

第6章

牙齿的色彩与配色

色彩是人类生活中不可缺少的需求和享受，是大自然赋予人类艺术的语言方式。色彩在医学乃至口腔颜面美容修复学中的应用已引起了人们的广泛兴趣，并呈现着奇妙的前景。

第一节　色彩学基础

一、色彩的概念

色彩的概念主要包含色彩的明度、色相和纯度三大要素，亦可称为色彩的明暗程度、色彩的原貌和色彩的纯净程度（图6-1-1）。

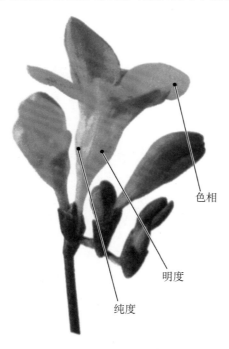

　　　　　　　　　　　　色相

　　　　　　　　　明度

　　　　纯度

图 6-1-1　色彩的概念

（一）色相

色相是指一个物体的真实颜色，或者是物体的固有色。物体的色相可能是红色、黄色、蓝色、绿色，等等。

（二）明度

明度涉及色彩的明暗程度，主要涉及色彩受光量的多与少，它涉及照射在物体之上的光给人的感觉。其原理为，光、物体及人们的视觉系统，构成了色彩形成的基本条件，由于这三者都在运动变化之中，所以使我们产生了明暗与色彩的变幻感觉。

（三）纯度

纯度是指色彩最大的饱和程度。假如在一种颜色加入白色用以产生浅色调，或者加入一些暗色以产生阴影，或者将画面画得透明些，这些色彩都不是纯净的色彩。纯度又称彩度，即指色彩每一色相鲜艳程度的大小。对有彩色而言，有时色相尽管相同，甚至明度也相同，却自然会有纯度的差异。黑、白、灰等无彩色是没有色相感的角色，因此纯度为零。在同一色相中，纯度最高的为该色的纯色，这种纯色有着特定的明度。

固有色是一个物体的真实颜色，或者是不受光线影响的物体所呈现的特有色彩，也称独特色。

色彩对比是普遍存在于一切色彩关系中的现象,只要有两种以上的颜色放在一起,它就一定会具备明度、纯度和色相的对比效果。每一种色彩因素差异都构成了对比的出发点,不同的对比方式都会形成不同的色彩特点和艺术效果,因此可以认为,对比是色彩设计中最基本的方法。

二、颜色与光

(一)光谱

艾萨克·牛顿(Isaac Newton,1643—1727)是对自然白光进行科学研究的第一人。早在1666年他用三棱镜就发现了白光的组成部分。他将阳光从一个封闭了的窗户洞引进暗室,通过三棱镜的照射,将这一光束射到白色的幕布上,使光束分解出鲜明的色彩排列:红、橙、黄、绿、青、蓝、紫7种原色光。这七种原色光构成了光谱。牛顿还惊讶地发现:"没有光就没有色彩,没有色彩就没有光"。后来,人们又相继发现了加色混合与减色混合的现象。

1.加色混合 艾萨克·牛顿通过试验发现,如果将另外一个三棱镜放置在被分解了的色彩光束中,这些色彩光线将会重新组合成白光。光的三原色可以产生出白光、蓝紫光、绿光和橙红色光,而且光谱中的任何两种色光都能混合出不同颜色的邻近色光。这个混合过程就是后来被证实的加色混合法(图6-1-2)。

2.减色混合 德国版画家雅各布·勒布隆(1667—1741)于1730年在绘画中辨别出了光的分解色和色彩颜料。勒布隆还发现,红色、黄色、蓝色三种原色颜料能混合出任何颜色,而且颜色混合得越多,色彩就越混浊,画面就越灰暗。这就是加色混合理论的反向过程,也称减色混合法。

以上两种颜色混合法的原理,都可以在金属烤瓷牙的多色构筑、内部着色及表面染色过程中灵活应用,如果应用得法,则可再现天然

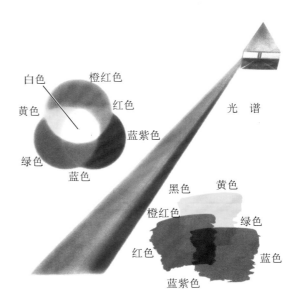

图6-1-2 加色混合法与减色混合法

牙表面色泽及细微构造,达到出神入化之境。

当牛顿光谱将红色与紫色联系在一起加入色轮中时,人们就开始理解了色彩的实际关系。色轮在不同的程度上改变了色彩的复杂关系。例如,创造于20世纪的色彩树(图6-1-3),就是用来建立光谱的完整性和色彩

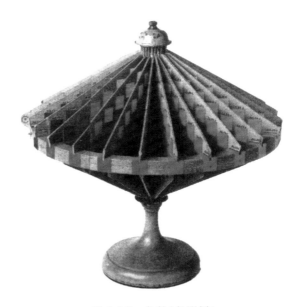

图6-1-3 色轮(色彩树)

的标准。设立色彩树的目的是把色彩理论变成实际的应用。色彩树将中心轴线上的色轮和垂直轴线上的每一种色彩的明暗关系紧密地结合在一起。当转盘上条格逐渐地转到中央位置时，转盘条格的刻度就会表示出一种色彩的纯度及色彩黑、白、灰的等级。

(二)色彩与光

我们所能感受的色彩是电磁放射的一部分，在一定的波长范围内，因发光而明亮，所以称之为光。光是一定形状的波，以波长和振幅来表达。人眼所能见到的光称之为可见光，其波长在 380～780μm 范围内（表 6-1-1）。若透过多棱镜进行分光，可以观察到单一光谱的光带。所有的光线都能用光谱里表示的光的成分按一定比例混合而成，其原理同加色混合与减色混合法。

表 6-1-1　波长与颜色名称

波长范围(μm)	颜色名称与特点
380～430	偏蓝的紫色
430～467	偏紫的蓝色，以蓝色为主色
467～483	蓝色
483～488	偏绿的蓝色，以蓝为主色
488～493	蓝绿色
493～498	偏蓝的绿色，以绿为主色
498～530	绿色
530～558	偏黄的绿色，以绿为主色
558～569	黄绿色
569～573	偏绿的黄色
573～578	黄色
578～586	偏黄的橙色，以橙色为主色
586～597	橙色
597～640	偏红的橙色，以红为主色
640～780	红色

(三)光源

不同种类的光源，会使同一物体表现为不同的色彩，也就是说，物体本身的色彩受到光源的影响后，会产生变化。例如，用红光照射白色墙壁会感到墙壁偏红色，用绿光照射则会感到偏绿色，而且注视的时间长短亦有关系。

在自然光下，由于早晨、中午和傍晚太阳的位置不同，太阳光的强度亦不同。因此，即使做同一景物的写生，早、中、晚三个时段所感觉的色彩就有显著的差异。如在室内以白炽灯或荧光灯作光源时，它们都因具有各自的特性，所以看到的颜色也明显不同。

在选择烤瓷牙颜色的时候，有学者强调，在上午 10 点钟的自然光下，采用瞬间选择法来选择瓷色可能即缘于此理。

日常所使用的自然光和人工光线的分光分布特征如下。

1. 阳光　到达地表的阳光，从日出到日落，色温在 2400～6000K，白天时正午前后 2 小时（午前 10 点钟至午后 2 点钟）的光线最适于做色彩评估，这种光的色温是 5000～6000K，演色评价数是 100，但由于直射光过高，必须选定适于作业的亮度场所。

2. 晴空　晴空时，在太阳光的照射下，大气中的水分和尘埃被散乱吸收后，发出短波长的漫反射光，由于散乱吸收较多，这种光呈偏蓝色，红色调较弱，因此色温在 6500K 以上，有的可高达 20 000K，但是可合成阳光，因为光色比较稳定，也常用作标准光。

3. 白炽灯　白炽灯是靠钨丝的红热而发光的，所以呈弱蓝色。分光特性近于黑体放射，其演色评价数高达 100，色温只有 2650～3200K。在烤瓷牙及牙齿美容配色中，不适合使用此光源。

4. 荧光灯　荧光灯是由涂布于玻璃管内的荧光物质经紫外线照射而发光的。由于对应红、橙、绿、蓝紫（RGB）的数种荧光物质可以发光，所以光谱中有辉线发光。由于荧光物质的混合比例不同，测色温也不同，因此，可以制作出 3500～6500K 的各种类型荧光灯。由于分光分布凹凸大，而且有辉线，所以分解色彩时需加注意。

综上所述，在日常所使用的自然光与人

工光线上,如欲给牙齿美容及烤瓷冠配色,还是以采用自然光线为宜。有学者认为,用北面窗户射入的太阳光光线作为照明光测定色彩为最佳,因为北面窗户光线比南面窗户的直射光线更具有稳定性。但是,北窗光线也会因为季节、时间、气候、方向等不同而产生光色变化,所以,不宜作为标准光。标准光则应该按照国际照明委员会规定,即标准光色彩温度为 6500K,称为 D_{65}。如没有 D_{65} 光源时,也可使用荧光灯的 F_7 高衍射昼光色 6500K,由于荧光灯照明度低,故需要移近或增加灯管数方可达到标准。

(四)人眼的感光功能

机体感知色彩的途径是,光→物体→眼睛(视网膜)→大脑皮质。

1. 视觉的二重功能　人眼对光的感觉体是视网膜,视网膜分为 3 层,最外层是视杆细胞和视锥细胞,第二层为双极细胞和其他细胞,第三层为节细胞层。一般情况下,每一个视锥细胞与一个双极细胞联结,在光亮条件下,每一个视锥细胞作为一个单元,能够精细地分辨外界对象光的细节。而几个视杆细胞只联结一个双极细胞,使其在黑暗条件下通过几个视杆细胞对外界微弱光刺激起总和作用。第三层主要含神经节细胞,它与视神经相连接。

视锥细胞和视杆细胞的功能有所不同,视锥细胞是明视觉器官,而视杆细胞是暗视觉器官。视锥细胞能分辨物体的颜色及其细节;而视杆细胞只能在较暗条件下发挥作用,适宜于微光视觉,且不能分辨颜色及其细节。视觉的二重功能就是指视网膜中央的"视锥细胞视觉"和视网膜周边的"视杆细胞视觉"。即"明视觉"和"暗视觉"功能。

2. 视觉细胞的感光机制　人能辨别亮度和颜色是因为在视网膜感受器的外段存在着对光敏感的视色素。在人的视杆细胞中包含着一种感光化学物质,叫视紫红质。它类

似照相机胶卷上的感光乳胶,在明亮曝光时便会破坏褪色;转入黑暗时,它又重新被合成。当人由亮处转到暗处时,视觉的感受性由低逐渐提高,这就是暗适应。暗适应时间的长短因人而异,暗适应的程度与视紫红质的合成程度是相适应的。大量的实验结果表明,视锥细胞有 3 种,分别包含三种(红、绿、蓝)光谱敏感的视色素。由三种视锥细胞的兴奋程度的混合而产生各种颜色感觉。当这 3 种细胞中的红、绿两种同时兴奋,就使人产生黄色的感觉;当感红、感绿两种细胞中感红细胞兴奋程度大时,使人产生橙色感觉;当这两种细胞中感绿细胞兴奋程度大时,使人产生黄绿色的感觉,如果感绿细胞与感蓝细胞共同兴奋时,就会使人产生蓝绿色的感觉;当感红细胞与感蓝细胞共同兴奋时,由于两种细胞的兴奋程度不同,可以使人产生红紫、紫、蓝紫的颜色感觉。因此,3 种视锥细胞的兴奋程度不同,以及组合不同,就会使人产生不同色相的色觉。当 3 种细胞的兴奋程度按一定比例相混合,就会产生无彩色(黑、灰、白)的感觉。当三种视锥细胞的兴奋程度大时,使人感到明亮;当其兴奋程度小时,则感到阴暗;无兴奋则使人感到黑暗。

以上视觉细胞的感光原理,在绘画色彩学上亦可以得到充分的证实(图 6-1-2)。从仿生学角度上讲,人眼就是一部高分辨率的彩色照相机。从绘画色彩学角度上讲,视细胞的兴奋与视色素的合成与增减过程,实质上就是绘画色彩学上的加色与减色过程。当代伟大的色彩大师伊顿曾将色与光的关系生动地比喻为:"色是光之子,光是色之母"。由此可见,无光便无色。这些比喻也完全符合视觉生理。

此外,视觉对色彩的感知还会受颜色饱和度;视觉残像;色彩互补及色觉兴奋求平规律;视敏度与明视性;视觉分辨力等诸多因素的影响。

第二节 牙齿的颜色

一、牙齿颜色的测试

牙齿颜色的测试主要有两种方法,即目测法和仪器测试法。目测法是根据孟塞尔颜色系列的顺序,制作出若干具有不同的色相、明亮度和彩度等级的色卡,然后与牙齿颜色进行比较,用目测法确定某一牙齿的色相、明亮度和彩度。该法简便易行,但由于各测试者的辨色能力有一定差异,故该法具有一定的主观性。仪器测试法则是利用各种测色仪器,直接测试人牙的颜色;但由于人牙唇面是一凸面,面积很小,并且龈端、中部、切端各部位的颜色也不一样,因而给测试带来一定困难。目前国内外均有报道,采用小探头(直径3mm)的测色仪和非接触式的测色仪来测试在体牙的牙冠颜色,取得较好效果。

二、天然牙牙冠颜色

牙齿是个复色器官。早在 20 世纪 30 年代,Clark 就指出,一个能描述所有口腔内的牙齿颜色的系统需要 800 个颜色。从而说明天然牙的颜色范围广,变化大。而且,不同人种、地区、性别、年龄、牙别、上下颌、左右等不同部位,其颜色均有差异。国内外许多学者在这方面做了很多工作,由于所采用的测试手段与方法不尽相同,所以测试结果亦有差别,现初步归纳如下。

(一)部位差别

同一牙齿的各部分颜色是不同的,切端和颈部颜色受周围影响较大,因此牙中部的颜色最有代表性。中部和牙颈部色泽相同而切端部不同的约占 1/3,三个部位都不同的约占 1/3,很多年轻人和中年人牙颈部和中央部色泽无明显差别,年龄大者部分牙颈部比中央部色泽加重,但因为被口唇挡住而多

数不明显。就明亮度而言,牙中部最大,龈端与切端相近;就彩度而言,牙颈部最大,其次是中部,切端因半透性增加,故彩度最低;牙体切端与中部色相偏黄,而颈部因受牙龈的影响而偏红黄色。

天然牙的釉质由于无机结晶的散乱光和微量有机成分的反射,几乎近似无色透明。呈黄色的牙本质是牙冠色的基本色,因此而造成切端、中央部和牙颈部色泽的不同。由于釉质牙本质层厚度的差异,从切端到牙颈部釉质的厚度逐渐变薄。因此,从牙颈部向切端色相渐渐变化,透明度、色泽较低,从明亮的色泽变为较暗的色泽。

(二)牙位差别

中切牙明亮度最大,其次是侧切牙、尖牙逐渐降低;就彩度而言,尖牙最大,侧切牙与中切牙彩度相近;中切牙的色相比侧切牙和尖牙更偏黄;上下前牙比较,上前牙偏黄,而上切牙稍白一些。

(三)左右差别

一般认为,相同的上下颌,左右同名牙没有色差已成定论。因此,在口腔内残余牙很少的情况下,将其作为其余牙的牙色参照物也是非常可靠的依据。

切端的磨损一般可从尖牙看出。尖牙呈纺锤形,牙冠厚且大,与楔形的中切牙、侧切牙不同,磨损影响少,磨损大的牙与之相比其透明度和颜色均低。

(四)性别差别

在不同性别间比较,女性牙齿的明亮度大于男性,而彩度稍低于男性;女性牙齿的色相更偏黄。也有人报道,男女前牙颜色无差异。

(五)增龄变化

大多数人随年龄的增长而有牙齿透明度

降低及颜色加重的特点。这些牙色增龄变化的原因,首先考虑的是牙本质通透性的变化。牙本质由牙本质小管逐渐变窄而最终管周基质完全被矿化而封闭。其次,牙本质小管内牙本质细胞逐渐萎缩,细胞突起消失产生高度矿化。光源通过釉质渗透到变性的牙本质被吸收、反射。除此之外,切端进行性的磨损,烟草及食物的色素,细菌、各种金属离子浸入牙本质内而产生透明度、颜色的变化和若干色相变化。并且,由于常年的刷牙而使釉质透明度下降并呈毛玻璃状。尤其是,比牙本质矿化更进一步的继发性牙本质的形成,釉质的结晶粒子变大而散乱,使黄色减少而呈现红色或褐色。

(六)活髓牙与死髓牙的差别

活髓牙明亮度高于死髓牙,色调鲜亮,透明度也更大;死髓牙彩度大,色调晦暗,色相偏红黄。

第三节 牙齿的配色

牙齿的配色是金属烤瓷修复中一个极为重要的环节,配色的好坏关系着能否让患者满意并是否接受该修复体的问题。因此,在牙齿配色的操作中必须持十分慎重的态度。

一、配色环境

颜色的变化总是基于光的变化。在配色时,环境因素对准确地比色选色影响很大。光源的种类、光的入射量、诊断室墙壁的颜色、病人衣服的颜色,甚至病人面部化妆及医生比色的观察角度都会影响比色选色效果。因此,确定光或光源必须注意以下几点。

1. 如采用自然光,则应让光线由北窗照入,时间最好选择在日出后3小时和日落前3小时,术者站在患者和光源之间,患者的头直立,坐下后与术者眼睛同高。

2. 如采用人工光源,全光谱灯能为配色提供较好的光源,因为它与室外光照条件最为接近。当在全色的日光照明下观察红、黄、蓝样品时,可以看到,所有颜色都准确地显现出来,且具有较高的彩度。此外,还可使用 D_{65} 光源或使用荧光灯的 F_7 高演色昼光色 6500K,但应注意做相应调节。其次,物体与观察者之间的距离以 25～30cm 为佳。

二、医生的辨色能力

作为配色操作的医师,应该是对色彩感觉正常的人。Moser 曾对 670 名牙科医生做了红绿色视觉缺陷检查,结果发现,其中有 9.9% 的人有红绿色觉缺陷,且红绿色盲者对黄色相范围的辨别力减弱。另外,45 岁以后,人对颜色的辨别能力逐渐减弱。Davison 曾对有色觉缺陷的牙科医生作了研究,结果发现,他们对色相、彩度的正确辨别力明显低于正常色觉者;而在明亮度的辨别上,色觉缺陷者与非缺陷者无显著差异。因此,很有必要了解医师的辨色能力及对颜色科学所具有的知识水平,以上两者均不合格者,很难使配色工作达到理想的程度。

人对物体颜色的感觉首先依赖于正常的视觉生理功能和正常的视觉心理。而视觉生理功能的缺陷是无法改变的,但可以通过改善视觉心理状况而得到部分补偿。有学者研究证实,人对颜色的辨别、感受和表达都可以通过训练而得到改善。重复使用标准颜色试验可以训练观察者的辨色能力。这些标准颜色试验,有的是在一定色相范围内的彩度上有微小变化,通过这些试验可以提高观察者对色相、彩度的判别。因此,有人建议,在选牙色时,可以通过偶尔注视一下中性色(如灰色)或牙齿颜色的补色(如蓝色)来消除观察者的眼疲劳,使其能更准确地判色。

对有明显辨色能力障碍的医生,宜请其他辨色能力正常的医师代为配色。

三、选牙色板

临床上普遍采用的选牙色方法是视觉选牙色法,视觉选牙色法就是根据选牙色板来调色。选牙色板的种类很多,但不管是哪一种选牙色板,它都应具备两个基本条件:①它的颜色排列应是在颜色空间内的有序的排列;②它的颜色分布应是在颜色空间内的合理分布。一个基于孟塞尔颜色系统的选牙色板,可以满足以上两点要求。现在临床上应用最广泛的选牙色板是维他(VITA)选牙色板(16色)及新近推出的维他三维空间选牙色板,现重点介绍如下。

(一)维他(VITA)公司选牙色板

1. 维他公司的 Lumin Vacuum Shade Guide 是现在临床应用最受欢迎的选牙色板(图 6-3-1)。维他选牙色板具有较大的颜色跨度,几乎覆盖正常牙的色度范围,而且近似呈等色差分布。自然牙的颜色从色相上分为 A(蓝色)、B(黄色)、C(灰色)、D(红色)4个系列,适用于牙釉质层,牙本质层。遮色层和切端部的透明层是 A、B、C 系列,D 系列更适应于牙颈部层,并且模仿自然牙釉质层和牙本质层的厚度进行配色,透明层和红色也是首先发挥效果的地方,但作为整体考虑,必须尽可能恢复自然牙的颜色。

维他公司还设计了一套与修复体相同的瓷烧成的选牙色片。其中有不透明瓷片、牙本质瓷片和釉质瓷片,利用这些单个的色片,可以为修复体在设计和选牙色过程中提供更多的机会,亦可以为金属烤瓷冠特殊颜色的制作带来方便。

维他 16 色选牙色板组成为:A_1,A_2,A_3,$A_{3.5}$,A_4,B_1,B_2,B_3,B_4,C_1,C_2,C_3,C_4,D_2,D_3,D_4。

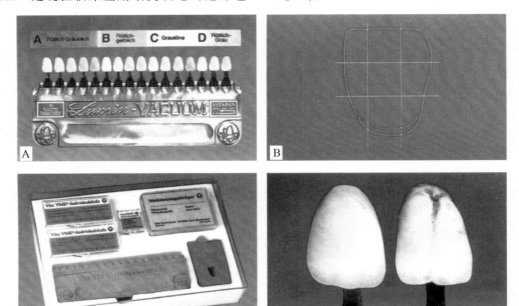

图 6-3-1　维他选牙色板

A. 维他 16 色选牙色板;B. 牙冠 9 区色彩标记图;C. 维他各色选牙色片;D. 个性修复的特殊颜色制作。

其使用方法如下。

(1)确定色调:维他选牙色板是按色调和彩度排列的,首先从中取出 A_4、B_4、C_4 和 D_4 这 4 个色片,将这 4 个色片分别贴近选牙色的牙齿,从中选出相匹配或近似的。此时应注意颈部的颜色,因为此处的彩度最高。如有尖牙存在,亦可以以尖牙来确定色调。因为尖牙的彩度最高,彩度较低时,不易分辨出色调的区别。

(2)确定彩度:选好色调之后,如为 B 组,则可将 B 组中的 4 个色片用来确定彩度,此时应注意比较天然牙与选牙色板色片的中部,注重主体颜色的对比和选择。

(3)选择明度:明度的选择与色调的选择同样重要。关键的一步是用所选的明度来确定不透明瓷。如果明度选择有误,在金属烤瓷冠较薄的颈部效果会不太理想。

(4)选定切端釉质透明度:切端釉质的半透明状是天然牙的重要标志,要注意比较和记录半透明区的分布,以及半透明度的形态与程度。须知,在金属烤瓷冠的个性修复中,切端釉质透明度的仿生处理具有"画龙点睛"的作用。

(5)个性特征的掌握:由于年龄、职业、习惯、健康状况及性别等诸多方面的原因,每个牙都在一定的范围内具有自己的形态与颜色特征,还有不少牙的颈部、中部和切端的颜色都有明显差异,比色时只能采取分部位选牙色,如采用牙体瓷片或切端瓷片选牙色则更为合适。

2. 维他三维空间选牙色板(VITAPAN 3D-MASTER)　维他三维空间选牙色系统是维他公司最新推出的产品,其前瞻性的目标主要是发展与人类牙齿功能、形态、生理及色泽等自然特性相符合的先进材料。它的目的是系统而完整地将所有存在于自然牙齿的色泽,整合成一种容易使用的选牙色板,并能有效地改进牙科医师与技师间的颜色沟通问题。

(1)设计原理:牙齿的颜色从视觉的感受、选取到复制,是一个复杂的主题,甚至已经超过了人类的视觉感受极限。对颜色的感受是一种极主观的表现,因为正确的牙齿颜色不仅只是单纯的视觉感受问题,只有把颜色利用数值加以量化,才能去除主观的感受因素,再现天然牙的真实颜色。因此该系统的所有颜色均采用科学化定义,以三维空间的方式表现出色界。其在色界三维空间的向量上有 3 个变数分别如下。

A. 亮度 VALUE OR LIGHTNESS——明、暗;

B. 浓度 CHROMA——浓、淡;

C. 色度 Hue——红、黄。

每种颜色,皆能以这三个变数加量化后准确地表现出来。

(2)优点

①高精密度的颜色吻合性:新的三度空间选牙色板是第一次利用色度计量法设计的选牙色系统,它能够系统而完整地涵盖所有牙齿色界中的颜色。

②操作简单便利:新的三维空间选牙色板,因为是利用色度计量法中亮度、浓度、色度等距的值为分类原则所设计的选牙色系统,因此,选牙色时能依照有系统的标准轻易地完成。

③比色准确可靠:新的三维空间选牙色板比色准确率极高,而且可以正确地复制出所选的颜色。因此,口腔科技师可利用正确的颜色函数值,将获得的颜色资料准确地转换成正确的颜色,如此不但降低了潜在的错误,而且避免了因返工而造成的种种麻烦。

(3)使用方法:见图6-3-2。

①第一步选择亮度(Value),先从比色板上的五种亮度群中(levels 1~5),找出与牙齿亮度相近的那一组群,取出中间色 M 的比色样本。

②第二步决定浓度(Chroma),从 M 群中挑出与浓度相近的比色样本。

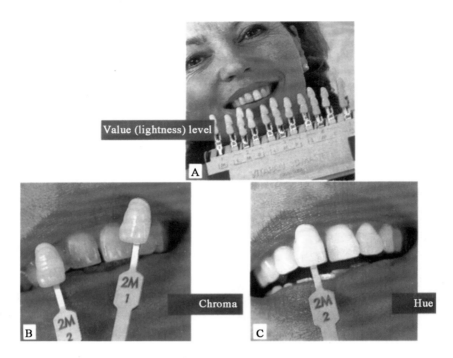

图 6-3-2　维他三维空间选牙色板的使用方法

A. 第一步决定亮度(三维空间选牙色板)(明、暗:1、2、3、4、5);B. 第二步决定浓度
(颜色的浓度:1、1.5、2、2.5、3);C. 第三步决定色度(偏黄或偏红:L、M、R)。

③第三步决定色度(Hue),有 3 种色度值(L、M、R),L 代表偏黄的颜色,R 代表偏红的颜色。将自然牙齿的颜色与第二步 M 群中挑出的颜色比较,是偏红或偏黄,最后便可挑出最吻合的颜色,填写颜色沟通表(技工卡),交给技师。

由于颜色是以逻辑性而组成的,因此,使用新的三维空间比色板,按已定的三种简易的逻辑选择步骤,任何复杂的颜色都可以迅速地被发觉,而且可以准确无误地传递给技师,从而更有利于口腔医师与口腔技师及患者间的合作。

(4)选牙色时的技巧:见图 6-3-2。如能熟练地应用这些技巧,会使选牙色更加容易且更稳当。

①将选牙色板以手臂长的距离,靠近患者的牙齿选牙色。

②选牙色时不能用光源直接照射,需在漫射光的环境中选牙色,最好是能在自然的日光或适当的日光灯下选牙色。

③选牙色时采用快速的扫描,通常以第一眼的感觉为最佳。

④选牙色时,患者最好不要穿明亮色的衣服或者涂抹口红。

(5)医师与技师的交流:维他三维空间选牙色板能在选牙色者与技师间的交流上,提供正确而理想的颜色沟通基础,然后复制它。颜色沟通表是这一过程的决定性文件,医师通过它向技师提供清楚易懂的颜色资料与要求。

附:维他颜色沟通表(图 6-3-3)。

(6)中间色的复制:维他三维空间选牙色板的每个颜色间的距离是相等的,而且是以人的肉眼可分辨的方式排列而成。当自然牙的颜色正好位于两个 3D-MASTER 色的中间时,不仅可以清楚地记录出中间色的资料,

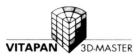

VITA
Color Communication Form

Laboratory: _____   Dentist: _____

Patient: _____   age: _____   male ☐   female ☐

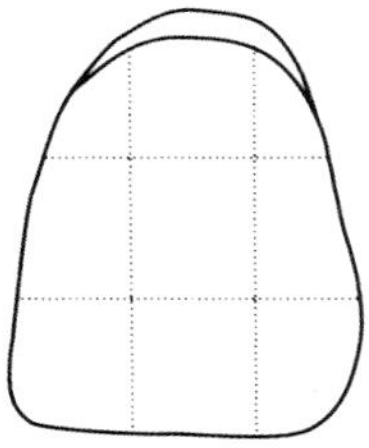

Tooth: _____

Remarks: _____
_____
_____
_____
_____

Lightness Level (Value)

1	2	3	4	5

light   dark

Color saturation (Chroma)

low — 1
— 1,5
— 2
— 2,5
high — 3

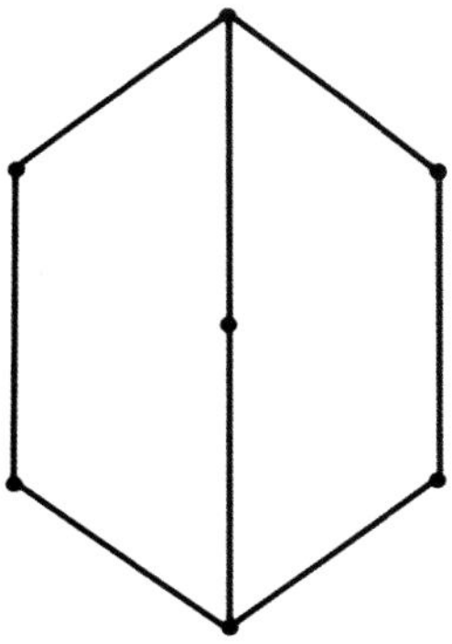

L   M   R

yellowish ← **Hue** → reddish

Date: _____   Shade taken by: _____   **Shade:** _____

© VITA Zahnfabrik H. Rauter GmbH & Co. KG

图 6-3-3　维他颜色沟通表

同时可利用适宜的修复材料以正确的比例混合,然后精确地复制出中间色。

但有时候,3D-MASTER 颜色被色云(cloud of shades)包围着时,人的肉眼则无法将其与 3D-MASTER 的颜色分辨出来,从而造成选牙色失败。

牙齿的颜色主要是位于色界上方亮区的黄、红色调中,状似香蕉位于色界的右上方。这明显地表现出所有牙齿的颜色,可以清楚地界定而与视觉感受无关。同时,借由自然牙齿在色界中的位置,可以在比色的决定上提供更可靠及正确的基础,以便更能完美地复制出牙齿漂亮的颜色。

维他烤瓷色板是被国内外烤瓷界人士公认的目前最为理想的选牙色板,因而已成为国际标准。由于它具有 16 种丰富的颜色,可以为不同肤色人进行参照选择。但由于其不能完整地涵盖所有色界中的牙齿颜色,或是过分集中在某些颜色上,因此,维他公司经过认真地研究和实验选牙并力求让新的选牙色系统符合下列要求:①利用亮度、浓度、色度为变数,完整而有系统地涵盖牙齿的色界;②透过系统的步骤,容易帮助选牙色。从而实现在颜色的选择、颜色的沟通及颜色的复制上,达到令人信服的程度。目前,维他公司已推出了新的三维空间选牙色系统,在颜色的选择、沟通及复制的领域中,创造了新的国际标准。

(二)IPS(依获嘉)20 色选牙色系统

Chromascope 20 色选牙色系统分 5 组分色,选牙色环境及方法与维他选牙色方法相同。

110	120	210	220	310	320	410	420	510	520
130	140	230	240	330	340	430	440	530	540
白 色 组		黄 色 组		橙 色 组		灰 色 组		褐 色 组	

四、电子计算机在口腔色彩学中的应用

(一)色彩的电子计算机检索(CCS)原理

目前,在口腔科临床上普遍采用的牙齿选牙色方法是视觉选牙色法。视觉选牙色法存在着许多无法克服的缺点,如①人眼的识别能力有很大的差异,这些都是烤瓷修复中色彩不一致的原因;②医师和技师及患者对色彩的识别能力也有很大差异,并且三方之间对色彩的评价主观因素太多,缺乏科学依据,无法以量化形式予以表达;③天然牙的颜色系统需要 800 余种颜色,而人眼所能识别和选择的仅局限在一个很窄的范围之内,远远不能满足牙齿色彩学的需要。因此,在高质量的烤瓷冠修复体面前,往往医师和技师都显得束手无策。

所谓 CCS(computer color search)是指把所使用的全部美容材料进行预先测色,将测定的各种数据及应用时的背景色等同时输入电子计算机中,根据色差进行色彩检索,从而选定最接近于患牙的颜色。

CCS 法能够较客观地进行色彩选择,如果有测色计,使用 CCS 法所测数据作为程序软件,任何人随时随地都可以使用。

(二)色彩的电子计算机匹配(CCM)

利用测色计,经过计算,算出配色所需数据的技术称为色彩电子计算机匹配法(computer color matching,CCM)。

在烤瓷学界,利用 CCM 方法推算并确定所需烤瓷材料的颜料比率,并据此进行配色,焙烧制作美容修复材料,在日本的松风公司已经制作完成了使用 CCM 法的各种器材。

CCM 法的基础理论原理为 1931 年 Kube Ikamunk 发表的二定数理论,1940 年 Duncan 发表的混色理论,混色理论在向有色材料混合方面发展了 K-M 理论。在 K-M 理论中混合媒体的反射率用媒体吸收系数和散乱系数表示,从而像光学一样,使色彩数据化。因而 K-M 理论能够较客观地表示色彩(图 6-3-4)。

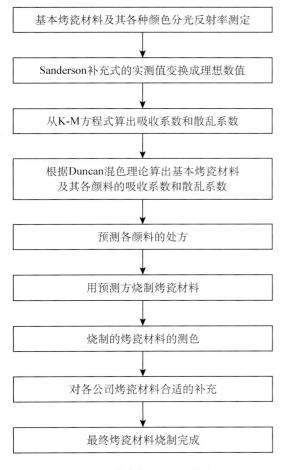

图 6-3-4　烤瓷材料 CCM 模式图

CCM 法也可应用于服装界的衣服色彩配色,效果良好且很简单,色彩的应用也极为丰富。而相比之下,牙冠的颜色在色彩范围内不过只占极小的范围,并且牙冠呈半透明时,仅有 K-M 理论和 Duncan 混色理论,在计算数据方面常会产生差错,所以需要有

Sanderson 补充形式及牙科用补充形式。不同的牙科医师根据使用的不同烤瓷材料,与需要增加的各种材料特有的补充等,都可以在进一步的研究中予以完善。

(三)Shade Eye 电子计算机选牙色器

由日本松风公司推出的 Shade Eye 电子计算机选牙色器,现已广泛应用于口腔临床,其优良的性能与选牙色效果深受口腔医师与技师的青睐。现简介如下。

1. 电子计算机选牙色器原理　Shade Eye 电子计算机选牙色器原理是由光源器释放出光线后,测量从牙齿表面反射的光线。该仪器在选牙色时不会受外在环境影响,其选牙色结果以数字方式表示,并可将正确的牙齿颜色传达给牙科技师。同时,Shade Eye 还能够提供 Vintage Halo 瓷粉配方制作瓷牙,用明确的数字取代传统的视觉直观选牙色方式,这都给牙科技师复制天然牙的色泽带来了极大的方便。

2. 使用方法

(1)Shade Eye 重量 250g,使用时只需将光源点放置在牙齿上正确位置,然后按测量开关 3～5 次,大约在 1 秒钟后选牙色资料自动打印出。测量时应注意,选牙色测量位置应离牙龈 0.5～1.0mm 之近中面中心侧(图 6-3-5)。

(2)确认自然牙齿的颜色正确,Shade Eye 以数字方式显示出自然牙齿的颜色、明亮度、色相,其有关表示如下。

①测量模式(Tooth 代表自然牙测量模式)。

②VITA 选牙色板上的相对颜色。

③颜色(代表颜色介于 A_2 或 A_3)标准色是 VITA 的 A 色素,颜色上差异从 0.5 到 5.0 差异以每 0.5 显示。

④明亮度(代表较高 2 级的明亮度),与 VITA 色系相同颜色是 ±0,−2 是最高的明亮度,随后是 +1,±0,−1,−2,VITA 色系明亮度介于 −1 与 −2 之间。

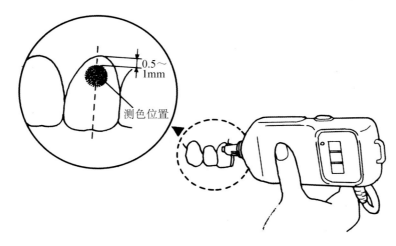

图 6-3-5　电子计算机选牙色器光源测色位置

离牙龈 0.5～1.0mm 之近中面中心侧。

⑤色相（代表较 A 色系颜色偏红 1 级），SID（标准色是 A 色素），Y_2 为最黄（Shade B），随后是 Y_1、R_1、R_2 为最红的颜色。

（3）制作金属烤瓷牙的瓷粉组合。制作金属烤瓷牙的有关数据主要为各部位瓷粉组合比例，但 Vintage Halo（松风）是唯一配合 Shade Eye 的瓷粉配方。

（4）能够为金属烤瓷牙选牙色。将 Shade Eye 转换成瓷牙测定模式，即能对瓷牙的颜色、明亮度和色相进行选牙色，再根据 Shade Eye 所获数据来制作瓷牙。其内容如下。

①测量模式（代表瓷牙测量模式）。

②颜色（代表颜色介于 A_2 和 A_3 之间），标准颜色是 VITA 颜色 A 色素，颜色正的差异从 0.5 到 5.0，色差以每 0.5 表示。

③明亮度（高于标准亮度 2 单位），与 VITA 色系相同，颜色是 ±0、±2，是最高的明亮度，随后是 +1、±0、−1、−2。

④色相（代表较 A 色系颜色偏红一级），STD［标准色是 A_1，Y_2 最黄（B 色系）］，随后是 Y_1、R_1、R_2 为最红色。

（5）配合 Vintage Halo（松风）瓷粉系统，可制出各种颜色瓷牙，甚至 Shade Eye 可测量出在选牙色板上找不到的颜色。

（6）在漂白牙齿前后使用比色，可有效地让病人了解并取得他们的信任。

3. 注意事项

（1）使用时，切勿让 Shade Eye 测量点离开牙齿表面，否则，由于测量光线分散，将影响正确颜色的测定。

（2）对自然牙的测量，最适于上颌切牙、侧切牙及尖牙，不适于下颌切牙及磨牙的使用。

（3）Shade Eye 测量所获得的资料是自然牙部分颜色，所以，指示书会提供其他细节。

（4）如果所获得的牙齿颜色资料与病人牙齿差异过大时，可再测一次作为对比。

（5）确定使用 Shade Eye 测量颜色时，请注意须距离牙龈 0.5～1.0mm。

综上所述，有关烤瓷修复体的色彩学研究，目前正处于高潮阶段。其中，对自然牙的选牙色方法、影响烤瓷修复体色彩的瓷层厚度、背景、环境等因素及着色牙修复的配色修饰问题已有比较深入的研究。而在国人自然牙的色度范围调查、烤瓷材料的色度、透明度及其影响因素，选牙色板与自然牙和修复体的匹配性、异常牙色的配色修饰等方面也正在成为或已经是研究热点。总之,烤瓷修复体的色彩研究应是对自然牙的选牙色和使之在修复体上再现功能的体现。我国对烤瓷修复体色彩学的研究标志着我国的烤瓷修复已上升到了一个新的高度,这对提高我国烤瓷修复体的质量将起到很大的推动作用。

第四节　口腔色彩学的研究动向

口腔色彩学的研究动向表明,随着各种多功能、高精度的专门科研仪器,如刺激值直接式测量计、分光光度计式测色计、光计、浊度计等的问世及电子计算机的广泛应用,使烤瓷色彩学的研究展现了一个十分广阔的前景。

此外,选牙色环境因素,如诊室的色彩、建筑物颜色、工作服及患者服饰的颜色等的影响,已引起了烤瓷学界高度的重视。为减少此影响,增加选牙色的科学性和客观性,使用电子计算机及选牙色仪选牙色更为准确、可靠。现已逐渐在临床上推广和普及,其前景十分可观。

更为可喜的是,一向不为学术界所重视的口腔科医师与技师的合作问题,随着烤瓷修复体的应用与发展,现已引起口腔医学界的广泛关注,如何将临床信息向技工室准确传递,修复卡牙冠 9 个分区的色彩标志,医师、技师及患者对色彩认识的差异,以及烤瓷工艺学上的诸多问题都需要医师与技师的良好合作才能妥善解决。因此,口腔烤瓷修复的医技合作问题将是一个新的命题。

由于个性修复与仿生修复学原理的应用,人们追求口腔烤瓷修复体色彩的自然化、个性化的要求和标准将会越来越高,各种瓷色的组合、堆筑、雕塑与熔附工艺及上釉层的染色修饰工艺都将有很大的发展。医学与艺术的高层次结合必将给口腔色彩学的研究与临床应用带来一个十分美妙的前景,将来呈现在人们面前的烤瓷修复体色彩必然有更加自然的美感。

（白天玺　陈自力　管春生　黄俊新）

第7章

口腔个性修复与仿生修复艺术

第一节 概　　述

口腔修复体的设计与制作，事实上是在医学及口腔医学理论的指导与规范下，用复杂的工艺技术及造型艺术联合完成的一件人工器官和艺术作品复合体。

口腔修复体的设计原则首先应该符合人体解剖生理原则和生物力学原则，能发挥咀嚼、发音功能与维护颜面外形的正常等，并因此界定其属于人工器官范畴。

口腔修复体的完成，是集材料、器械、物理、化学、冶金等专业知识与美术、雕塑、熔铸、修饰等造型艺术于一体，相互渗透，有机结合，科学设计，精雕细琢而成的艺术珍品。

口腔修复体正在由实用功能向审美功能的嬗变中得到丰富和升华。其丰富内涵的体现方式则是"个性修复与仿生艺术"的融入和运用。严格地讲，个性修复与仿生艺术应该是修复体造型的极致和标准，而它们自身的目标应是：除了不具备新陈代谢的生命特征外，生命器官所具备的基本功能与形象特征都应完美无缺地予以再现。

第二节 个 性 修 复

一、个性修复简介

古人曰："佳人不同体，美人不同面，而皆悦于目"(《淮南子·说林训》)。这里所言不同，即为个性。由此可见，古人对个性的理解也极为深刻。

人类的祖先很早就开始以种种方式来修复缺失的牙。考古学家们在世界各地的古代墓穴中挖掘出来的颌骨上发现了不同附着方式的假牙，制作假牙的材料有兽骨、象牙、木材、石料及竹片，等等。他们把以上材料雕刻成牙齿的形状后，然后用金丝线或亚麻线结扎在真牙之上。也有的把失落的真牙结扎固定在缺牙区的邻牙之上，甚至有把两侧邻牙洞穿后固定假牙或经焊接后套在真牙上的金环。令人百思不解的是，在有高速涡轮牙钻的今天，准确地洞穿两个牙体可能也非易事，而古人是用何法钻洞？又用何法焊接？这一直促使笔者在"牙医人类学"研究选题上产生极大的兴趣。

我国是四大文明古国之一，我国古代有着灿烂辉煌的文学艺术成就，在雕塑方面，只要我们稍加留意就不难发现，绝大多数成功的人体雕塑，其牙齿的排列就具有典型的"个性"特征，而绝非我们经典的整齐划一的排列方式。秦始皇陵兵马俑、西汉霍去病墓雕塑、北魏骑马俑、唐代佛像雕塑（雕塑艺术的高峰，如唐敦煌彩塑、唐龙门石窟、唐菩萨石雕）等不朽之作均闪烁着"个性"造型的光彩；五代两宋及元代在承袭唐的宗教造像方面也有许多惊世之作，武汉归元禅寺的五百罗汉造像每尊都神韵独存，"个性"风采，比比皆是。明清时期中国的雕塑艺术逐渐衰弱，但杰作依然不乏于世。面对古人的这些传世之作，作为一名近代牙医，在造型设计与指导思想之上都足以令人搔首沉思，感叹不已。

　　个性修复的概念亦非始于今日。早在1872年出版的《牙科世界》一书中关于美学牙科学的描述就有这样一段精辟之词："全口义齿不管在解剖方面多么正确，多么适合于发音和咀嚼，如果它不具备与年龄、性别、气质或面部外形所要求的协调性，那么它永远是一种'假的牙齿'"。1909年以前的一段时间里，有学者试图按牙齿的形状与个人的气质作4种分型，即神经质型、血红质型、胆汁质型和淋巴质型，但这种概念的应用却相当困难。1909年，Leon Williams开始着手人类前牙的分类，并于1914年发表了有关牙形几何学说的论著。自Williams之后，又有许多学者在此基础上拓展了关于牙齿的选择和排列建立在性别、个性和年龄之上的美学研究领域。尽管亦有学者提出一些质疑，但个性修复的方法和结果还是逐步被愈来愈多的医师和患者所欢迎和接受。至今已被广泛应用于全口义齿、局部义齿、金属烤瓷修复与美容修复等方面。

　　经典的排牙方法是左、右侧同名牙按照严格的标准对称排列，故谓之为"对称法"。该法的排牙标准为"理想殆"，是真正古人所形容的"齿如编贝"之美，但如果所有牙列缺失者都如法炮制，岂不成了"千人一面或千人一牙"了，所以，该种方法尽管整齐划一，洁白如玉，但仅适应于"东方淑女型"人群，如应用于其他人群会叫人一眼望去即知是装的假牙，故又称之为"托牙相"（denture look），亦

谓之"义齿面容"。因而，该种修复虽在咀嚼与面容方面有所改善，但由于缺乏自然天真之美，反叫人有东施效颦、牵强附会之感。

　　个性修复是指在义齿的设计与制作上以突出患者的个人气质、生理特征及心愿要求为主要目的的一种修复方式。个性修复要求修复体在有效地恢复患者咀嚼与语言功能的同时，又能体现出一种质朴、真实、自然和生动的个性美感。因此，在设计时要参照患者的性别（sex）、个性（personality）、年龄（age）等因素，在经典排牙法排好后牙的基础上，对前牙的排列形式作出适当的调整，并模拟患者相近年龄段中前牙排列状态（如对60岁以上患者则参考其55岁左右时，牙齿尚未完全缺失时照片及回忆特征）。以该法制成的义齿，别人很难看出他是戴着假牙，这种修复方式就叫个性修复法（或个性排牙法或SPA排牙法）。

二、患者的容貌与气质性格特征分类

　　笔者通过多年来对临床病人的观察了解，以及在1985—1986年两年中对大量自然人群与集团人群的牙病普查统计资料的结果分析，做出如下分型。

（一）魁梧端庄型

　　该类患者身材伟岸健康，五官端正，气质大度，性格或温文尔雅，或豪爽大方，大都有较高的文化素养及审美能力。其失牙原因多为意外车祸、外伤与龋病、牙周病。该类患者往往要求以失牙前本人标准恢复原貌，同时在提出个人设想与要求时，也很重视和容易接受医生及其他人的建议。

（二）文弱书生型

　　该类患者身材中等或瘦小，书生气十足，面型多为尖圆型或三角型，颌间距离中等或偏低。其失牙原因多为龋病或牙周病。由于其性情懦弱滞缓，提出个人修复要求时往往要求比自身原牙为美，但应保留某种特征，而且在修复过程中往往或固执己见或反

复无常。

(三)东方淑女型

该型患者身材中等或略显瘦弱,五官清秀匀称,性情贤淑端庄,知书达理,性格多为内向。修复时往往要求以其青年及中年时期形象为标准。在修复过程中比较容易接受医生与亲友建议,并善于理解医生与技师的设计和制作。此类患者与魁梧端庄型患者均容易取得理想的临床效果。

(四)粗犷泼辣型

该类患者如为男性则粗犷彪悍,五官常不太端正,面肌发达,性格执拗粗鲁。面型多为圆型、方型或不规则型,有部分患者还有一侧口角或双侧口角下斜,多为大口及厚唇,失牙原因多为外伤、牙周病及龋病。该类患者若为女性,则大多数表现为性格泼辣固执,动

作利索,性情挑剔。此类患者不管男女,所提要求大多比较奇特,且很难更改,其审美观点与修复要求常有悖情理,很难让医师和技师乐意接受,是一种需特殊对待的患者。

三、前牙排列方式分类

根据上述不同患者的性格特征及修复要求,笔者选牙(或制作金属烤瓷冠)时,按常规以患者颌弓的外形、嘴唇的长短、两侧口角线间的距离及颌间距离的大小,选择大小适宜,形状及颜色符合患者要求与面型、肤色、气质协调的成品瓷牙或塑料牙,排好蜡型后试戴以征求患者意见。对个别有特殊要求且容貌奇特者,笔者还采取了取其静态下面下 1/3 面模的方法作为制作假牙时的参考(图 7-2-1)。

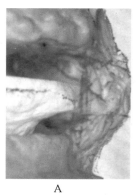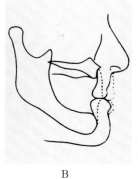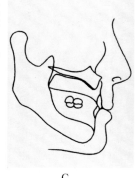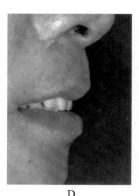

A　　　　　　　B　　　　　　　C　　　　　　　D

图 7-2-1　采集面下 1/3 面模

A. 采集面下 1/3 面模后灌注模型及模拟软组织;B. 无牙颌形态;C. 恢复面下 1/3 垂直距离后形态;D. 牙列完整者面下 1/3 侧面照或安装全口义齿后应恢复状态。

(一)重叠排牙法

1. 规范性重叠

(1)1|1 稍向唇侧排出,2|2 近中边缘重叠于 1|1 远中边缘之舌侧 1~2mm(图7-2-2)。

(2)1|1 远中边缘略向舌侧,2|2 近中边缘向唇侧,覆盖 1|1 远中边缘 0.5~1mm(图7-2-3)。

(3)1|1 常规排列,2|2 远中边缘略向舌

侧,3|3 近中边缘(必要时可稍加调磨)覆盖2|2 远中边缘 0.5~1mm(图 7-2-4)。

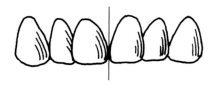

图 7-2-2　规范性重叠 2|2(舌向重叠)

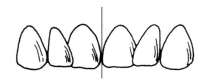

图 7-2-3　规范性重叠 2|2(唇向重叠)

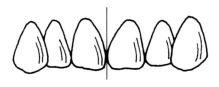

图 7-2-4　规范性重叠 3|3(唇向重叠)

(4)梯形重叠排牙,1|1 略向前突,或常规排牙,或远中边缘略向唇侧,2|2 近中边缘被覆盖于 1|1 远中边缘舌侧,3|3 近中边缘被覆盖于 2|2 远中边缘舌侧,覆盖程度依患者口颌形态并参照其中、青年时期照片与个人要求而定(图 7-2-5)。

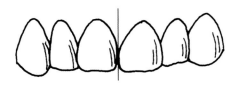

图 7-2-5　规范性重叠(梯形重叠)

本法适用于 1、2、3 类患者。

2. 非规范性重叠

(1)1|或|1 前突并重叠于同侧侧切牙近中边缘 0.5～1.5mm,或重叠于对侧切牙唇面(图 7-2-6)。

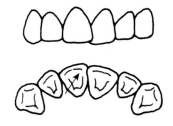

图 7-2-6　非规范性重叠(1|重叠于|1 唇面)

(2)2|或|2 前突并斜靠于同侧切牙或重叠于同侧尖牙唇侧 0.5～1mm(图 7-2-7)。

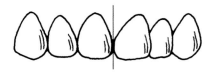

图 7-2-7　非规范性重叠|2(近远中均重叠)

(3)3|或|3 前突,前突程度依患者颌弓与口角形态及个人要求而定。

本法适用于 1、2 类患者,亦可用于第 4 类患者(图 7-2-8)。

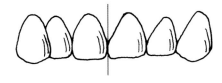

图 7-2-8　非规范性重叠(3|唇向重叠)

(二)间隙排牙法

1. 等间隙排牙　在口角线以内选择形态、颜色、质地均为满意之成品瓷牙或塑料牙(亦可以制作金属烤瓷冠),然后于 321|123 之间等分 1～5 个 0.5～1.5mm 之间隙。1|1 之间或 1|1 与 2|2 之间等分 1 或 3 个间隙为最多采用(图 7-2-9)。本法适用于要求还原其失牙前为前牙间隙过大或前牙发育不全或牙体过小或锥形牙的特殊病人。

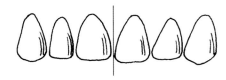

图 7-2-9　等间隙排牙

2. 非等间隙排牙　在 321|123 范围以内,根据患者失牙前或中、青年时期照片与要求选择合适部位排出间隙,间隙多少与大小不必限制或相等(图 7-2-10),尽可能地满足患者要求。

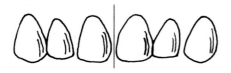

图 7-2-10 非等间隙排牙

3. 个别牙错位排牙法　本修复方法的目的,就是为了满足患者"找回自我"的心态与要求。因此,设计与制作时要仔细分析和研究患者最满意时期的有关资料(以旧照片为主),了解其失牙前的前牙错位情况并予以适度的功能性调整。然后制作错位牙蜡型,给患者试戴、修改至满意后,再按常规操作及患者最后要求完成修复体(图 7-2-11)。

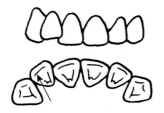

图 7-2-11 个别牙错位排牙法

4. 自由排牙法　在𬌗位关系确定后,前牙可完全按照患者的要求排牙,其原则是只要不形成咬合障碍即可。因此,常表现为内翻、外翻及轴向旋转等形式,现分述如下。

(1)1|1 内翻式排牙,1|1 从正常位置,以其远中面为支点,唇面向前轴向内旋转少许(图 7-2-12)。

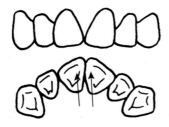

图 7-2-12 1|1 内翻式排牙

(2)1|1 外翻式排牙,1|1 近中面按正常位置或略向腭侧并以近中接触点为支点,1|1 呈向外旋转少许(图 7-2-13)。

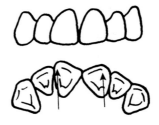

图 7-2-13 1|1 外翻式排牙

(3)$\overline{1|1}$ 呈内旋转位,以 $\overline{1|1}$ 远中接触点为支点,呈向内旋转少许(图 7-2-14)。

(4)$\overline{1|1}$ 前移位或 $\overline{1|}$ 或 $\overline{|1}$ 略向前旋转少许(图 7-2-15)。

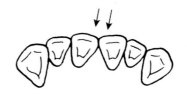

图 7-2-14 $\overline{1|1}$ 呈内旋转位

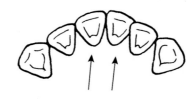

图 7-2-15 $\overline{1|1}$ 呈前移位,$\overline{|1}$ 略带转位

(5)$\overline{|1}$ 或 $\overline{1|}$ 呈唇向移位少许(图 7-2-16)。

(6)$\overline{1|2}$ 或 $\overline{2|1}$ 呈唇向移位少许(图 7-2-17)。

(7)3|3 排列方式,如按常规排列则适用于第 1、2、3 类患者,如按牙尖外突排列则适用于第 4 类患者(图 7-2-18)。

5. 错觉与修饰性排牙　本法主要适用于特殊面形(如俗称"马脸""狮子脸""尖嘴猴

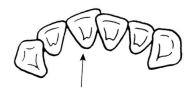

图 7-2-16　⌐1 呈唇向移位

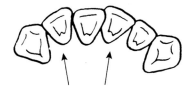

图 7-2-17　1⌐2 呈唇向移位

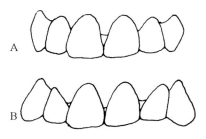

图 7-2-18　3⌐3 排列方式

A.3⌐3 常规排牙,切部内收,显得刚劲有力;B. 3⌐3 如排成颈部内收,切部外突,则显粗野

腮"或面部畸形者)。错觉方法除通常使用的调磨切角边缘、修整唇面形态、修整龈缘基托、雕刻牙颈弧形沟及唇面发育沟来改善牙体过大、过小和过宽之外,还可采用,如①1⌐1 近中切角内斜、远中切角外倾,以遮光法使牙体显小;②对圆脸圆颌弓患者,其前牙可以"重叠法"与"间隙法"并用,以增进修长紧凑之感;③选择前牙某一部位留一适当缺隙,造成"牙体缺损或牙列缺损"现象,一则增加真实感,二则有"转移视线"作用。

四、有关个性修复的讨论

对于"个性",许多学者都有不同的理解,

而且,同一个人在不同的阶段,由于环境背景、素养和技能等因素的改变,对于"个性"的认识也会有不同的理解。譬如,1990 年笔者在中华医学会医学美学与美容学会成立暨首次学术大会上宣读了《全口义齿个性修复中几种前牙排列方式的探讨》一文,而现在对这个问题的理解就有许多迥异之处,遂借此讨论机会一吐为快。

(一)个性与"真"

随着时代的进步,人们物质生活水平与文化艺术修养也在逐渐提高。由于现代审美观点的渗透和影响,人们对"美"的认识也在不断地更新和改变,许多人已不再满足于"眉如弯月,齿如编贝"的经典审美标准,而去追求真实与自然之美,追求蕴含着个人气质与特征的美,追求朴实大方、轮廓分明的天真之美,意即"个性"之美。由之可见,"个性"客观上讲应是一种自然和天生的东西;主观上讲应是个人理念与行为的真率表现,是毫不做作、掺假的东西。但应该注意区分的是,作为患者所追求的"自然之真",实际上是我们医师和技师应该完成的"艺术之真"。患者的"自然之真",可以是率真而无顾忌的一种对美的追求;但作为医生——"美的使者"而言,我们必须接受制作过程中种种形式与规则的约束(如患者的修复条件、选择的修复方式、修复材料和设备)以及我们对患者所认为的"美"的认同及其极限等。因此,医师与技术人员不可能毫无原则地按照患者的要求去做,因为如果无条件地接受患者的"美"的要求,而完成之后,可能只有"真"而并不美;亦可能是只有"彼日之真"而没有"今日之真"(人的气质与欣赏能力也会随年龄的增长而变化),所以就更谈不上美了。

由此看来,光有"真"并不等于"美",有"美"而不"真"是一种附庸之美,有"真"而不美,则是一种盲目的复制。只有将"真"与"美"予以高度的统一,才能真正地体现"个性之美","美"是修复体的最终评判标准,是

"真"的保障,缺乏这种保障,"真"就失去意义,"个性"亦就无从存在。只有在"真"和"美"真正结合的时候,"个性修复"的价值才能被充分实现,"个性修复"的优势才有展示的空间。

(二)个性与"变"

有人认为,对传统(如经典排牙方法)汲取较深,在前牙排列时不愿违背常规,对部分牙做位置与轴向的调整,便认为是缺乏个性;而对前牙经常打乱重排,位置变换越大、越多就越有个性、就越是创新,片面地将"个性"与"变"画上等号,并将"变"绝对化。笔者对之不敢苟同,其理由是,经典的排牙方法尽管其形态取自千中挑一的"理想殆",但这种理想殆形态却至少有 $60\% \sim 80\%$ 的患者所向往和喜欢,这就是所谓"爱美之心,人皆有之"。从很大程度上来讲,追求个性修复的人,并不是排斥理想殆标准,而往往是在发现自己距理想殆标准差距太大时,所做出的一种明智选择,是一种"退中求进"的表现。因此,从广义上讲,理想殆亦应属于个性修复,它是一个美的积累与提高,而个性修复则是对他的补充和完善。只有在此基础之上产生的"个性修复",才是真正具有"个性特征"的作品。因此,如果缺乏对传统的经典排牙方法的深刻认识和酝酿反刍,就不可能有"个性排牙"的喷薄而出,"个性修复"是一个厚积薄发、去芜存菁的过程;是一个继承与变革的过程;是一个既需要传统约束,又需要创新张扬的过程。但这一切都应合乎医学与艺术的法则,只有遵循这个法则,"个性与变"才具有其本身的意义。

(三)个性与"形式"

在长期的口腔修复教学中,笔者曾做过一个试验,全班 40 个同学在同一副标准模型上排牙,尽管代教的老师与修复条件乃至全口成品牙型号全部一样,但将排完牙的结果用"印痕法"检查,却无一副完全相同者。由之再累年增加,依然同样,这竟然与指纹及面貌同理。如认定排牙为一种"形式",不同的作者皆为"个性"了。那么"形式"即为修复体的结果,"个性"则为修复体的手段。形式与个性都必须围绕着修复体本身的应用功能及美学功能来体现,它们必须相辅相成才能渐臻完美。总结起来,应有如下特点:①形式之美有它本身的规律,不能随意去攀附"个性"。依此类推,临床上不要求做个性修复者切不可主动为之,应尊重"形式"本身的约定性。②个性具有相对的稳定性与连续性,个性修复除了表达修复主体(患者)的气质、面貌与心态特征外,他还是医师和技师本身人格、素养与气质的体现。因而尽管外观上变化很大,但"万变不离其宗",其变化均在一定范围之内。

综上所述,个性修复是修复体的内在灵魂,而形式则是修复体的艺术理念、工艺技巧的外壳,是具体的表达方式。所以,不同的设计应由不同的形式来承载,而不同的形式则应有不同的个性来表达。形式可以常变,个性却必须相对稳定,形式可以"更新换代",而个性必须"一脉相承"。以上观点,即为笔者对全口义齿修复中几种前牙排列方式的总结。以上观点,孙廉教授十分赞赏,并在其所著《美学与口腔医学美学》一书中予以了专题评议。

第三节　仿生修复艺术

仿生修复艺术就是利用生物仿生学的基本原理,采用先进的人工材料及工程技术方法,并应用相应的工艺美术技能来完成口腔修复体的设计与制作过程。

口腔烤瓷修复体是迄今为止用仿生修复艺术来改善修复体形态、颜色及光泽等外观特征最理想的修复体,其次,在恢复咀嚼及发音等生理功能上也具备有较好的临床效果。

口腔仿生修复艺术还可以应用于活动托牙修复体,对牙体形态及基托的仿生效应也可以达到以假乱真的水准。

遗憾的是,口腔仿生修复艺术的应用范围目前乃至今后相当长的一段时间内,都只会停留在可视范围之内。而真正意义上的仿生应该包括牙齿的生命系统,即牙髓、牙周等生命器官的仿制及功能的恢复。这有待于生命科学与工程技术的进步和发展。

这也是本书称之为仿生修复艺术的理由。因为其至今也只具备艺术的思维方式及形象效果。

一、个性修复与仿生修复艺术

严格地讲,个性修复应包括仿生修复艺术在内,仿生修复艺术属于个性修复范畴,并是个性修复目前的最高表现形式。其理由是,个性修复与仿生修复艺术的模拟对象都是口腔及天然牙列与牙体,个性修复的实质也是仿生修复艺术,个性修复体精度和广度的涵盖面几乎无法界定。但从习惯方式上来理解,个性修复更能表达精神、气质和性格等

因素,仿生修复则偏重于形体、颜色及功能等因素。因此,如以个性修复的思维方式来完成修复体的整体设计,再以仿生修复的工艺手段完成修复体的制作过程,那么,以这种方式完成的修复必然具备人工器官与艺术珍品的双重价值。

二、仿生修复艺术的应用

(一)烤瓷修复体

在烤瓷冠仿生艺术的应用上,颜色的恢复比形态的恢复更为重要,也更为精细和复杂。在具有较高欣赏水平的患者中,牙齿形态的轻度异常或排列的轻度不整齐,患者尚能理解和接受,但如果牙齿颜色的异常或轻度异常,都会引起患者的不满意甚至不予接受。因此,在对上述患者的设计与加工过程中,一定要有准确的颜色记录方式,必要时采取医师与技师共同参与比色的方法,同时应选用完美的仿真效果瓷材料,采用一些特殊的烤瓷技巧,在修复体上模仿出年龄特征(图7-3-1)、性别特征、钙化不良、色斑、隐裂、磨耗等牙体唇面和切端的自然特征,这样就会

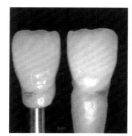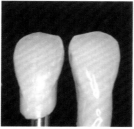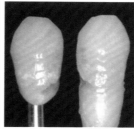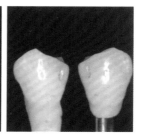

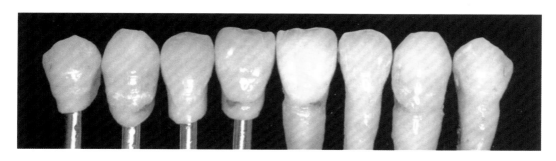

图 7-3-1　采用仿真效果瓷材料,可以仿制出年龄特征

使修复体达到神形兼备，以假乱真的程度。在制作以上特殊颜色与形态特征的时候，一定要注意将牙齿的解剖形态、功能特征与个性特点三者结合起来，并要注意邻牙与对𬌗牙的以上特点，修复体与邻牙及对𬌗牙的特征要力求一致，模仿出的磨耗程度及色斑现象要如出一辙，相互和谐。一个出色的口腔科技师，只有在经过反反复复的艰苦训练之后，才能掌握这高超的仿真技术。其工艺原理如同画油画一般，要反复调色、堆砌、修饰才能实现。其操作方法初步总结为：①分年龄段将烤瓷粉重新配制；②遮色层制作后的第一次烤制各年龄组相同，烤制后即开始在颈部及切缘处，按设计所需分别堆塑不同方法配制之底色瓷粉，然后再进行第二次烤制。此次烤制即按青年、中老年及老年或个别典型病例分别处理，采用手法为重叠堆瓷、纵切加色、内染熔色、开窗塑型、个别埋色、吸水干燥、预热烤制等过程。本书将重点介绍国内外许多学者对金属烤瓷及铸瓷技术中的仿生艺术总结出的筑塑、造型与熔附技法，本书中许多采用特殊颜色和造型完成的实例即缘于此理。

成品瓷牙的选牙方式与调整过程与塑料牙相同。

铸瓷与超瓷复合技术的特殊颜色及形态处理原则亦与金属烤瓷类同，制作方法见专章叙述。

（二）非烤瓷修复体

非烤瓷修复材料范围中，应用最广泛的是贺利公司生产的各种类型与档次的复色塑料牙，其设计与颜色制作也极为精良，品类齐全，只要选牙时注意比色及适当比较或调整形态，即可很好地满足个性与仿真制作需要，达到较好的临床效果。在人工瓷牙及塑料牙的选择上还应注重患者拔牙前的记录及照片，这些都有助于决定选择牙齿的大小、形态与排列方式；还应注意牙型与患者面型、性别、年龄等因素的协调关系。一般来说，对皮肤较白的女性，要选择珠白、浑圆形、色鲜亮的人造牙，对纤纤淑女型的女性还应选择有薄细感的平坦牙；对男性要选择稍黄的、丰隆而有棱角的人造牙；对年老及肤色深或嗜烟者，要选择偏黄的暗色人造牙；对魁梧端庄的男性，要选择丰隆厚实的大号人造牙，并磨改得棱角分明，刚劲有力。此外，还应参照患者的体型与头型。丰满带圆的体型要选择浑圆厚实的牙齿，纤细瘦弱的体型要选择狭窄细长的牙齿。为了表现患者的年龄特征，还可人工调磨切缘与颈部，制造出"楔状缺损与咬合磨耗"的岁月痕迹。为了表现嗜好与职业特征，如对喜食瓜子并且原牙就有切痕者，也可在修复时为其还原，常表现为 $\frac{1|}{1|}$ 或 $\frac{|1}{|1}$ 对刃切痕（迹），或参照其对𬌗天然牙之切痕予以还原。对有些职业习惯所造成的特征，如木工常用侧切牙与尖牙间隙咬钉子，久之则形成一切迹，修复时也可予以还原，从其职业特征来凸现仿生艺术，以达到"体积语言"的潜在效果。

（三）基托

在有基托的活动义齿，尤其是全口义齿修复中，基托的仿生加工特别重要。一副制作工艺精良的全口义齿，再加上栩栩如生的基托仿生处理后，其实用价值、观赏价值及情感价值都会得到质的升华。

1. 全口义齿笑线的曲线美　笑线的展示曲度即上颌的纵颌补偿曲线，由上颌中切牙切缘到尖牙牙尖往后上方延伸的凸度向下曲线，该曲线展示合适，则显自然轻松、心态平和、精神抖擞；展示曲度太小则出现相反效应，人显得苍老虚弱。

2. 牙龈外形的动态美　在义齿的唇、颊面蜡型上，用蜡刀与牙齿长轴呈 $45°\sim50°$ 角，由左向右顺人工牙牙颈雕刻出牙龈缘自然形态，应注意表现龈缘的波浪形曲线之美，并凸现出牙根的基本外形所形成的起伏美感与牙龈缘薄处时隐时现的牙根颈朦胧美感。

此外,还应根据患者年龄、性别等综合条件,设计并仿制牙龈退缩现象、牙根暴露状况及牙颈磨损、切缘磨损、初期龋蚀及牙体脱矿或钙化不良等情况(图 7-3-2,图 7-3-3)。

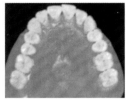
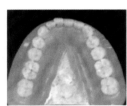
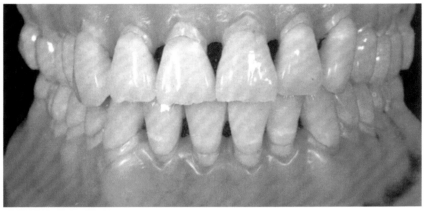

图 7-3-2　仿制牙龈退缩、牙根暴露及牙颈磨损情况

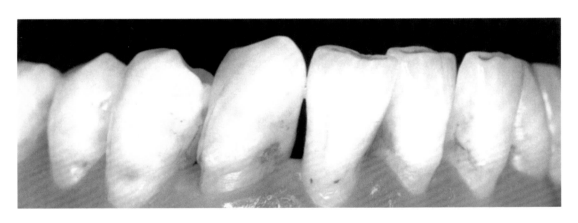

图 7-3-3　仿制切缘磨损、初期龋蚀及牙体脱矿情况

同时,还应注意恢复与仿制牙龈乳头的自然形态,牙龈乳头必须呈现丰隆与舒展有力的外形,刻画老人牙龈乳头时,可使其附着龈的点彩消失,突出牙龈失去弹性与萎缩的外观特征。

3. 腭皱襞组织面的自然美　上颌全口义齿的组织面的主要标志,即上颌前部由腭中缝向两侧呈辐射状发出的软组织横嵴,谓之腭皱襞。准确的印模可使腭皱襞阴型的完整再现,也有助于上颌义齿腭皱襞原位仿制,这样既可增加义齿的自然美感,又有利于全口义齿的固位与发音。

4. 磨光面外形的造型美　一副完美的全口义齿,具有很高的观赏价值,白牙红托渲染了造型之美的主题,基托边缘左右对应的前后弓曲线与切迹形态,具有典型的流线与起伏美感及音韵之美;唇、颊、舌腭的凹面造型又产生了一种紧凑与节奏美感。隐约可见的微血管树脂不但使基托产生了活性,而且还为患者及修复体本身注入了情感之美与功利之美。

总而言之,现代美学的观点启示人们,真

正的美在于寓美于生动造型所带来的真实之中,在于恢复自我,"找回感觉"的情感之中。个性修复与仿生艺术的应用,其成功的关键就在于使静娴规则的美升华为生动多姿的美,并寓美于患者的气质举止之中。修复学的实质就是恢复机体器官的造型与功能,而造型的内涵就是一种"体积语言"。口腔修复体就是医学家利用有限的空间为患者再造的人工器官与艺术形体,其蕴含着"有形的体积与无形的语言"。故而,口腔的所有修复体都应采用个性修复与仿生艺术原理,使修复体真正体现含美于造型之中,溢美于造型之外的自然之美,为这种美注入灵气,注入思维,使其真正拥有"人工器官+艺术珍品"的双重功能与荣誉。

（白天玺　张庆华　张伟彬　王玉林）

第 8 章

牙体缺损的金属烤瓷全冠修复

第一节　概　　述

　　牙体缺损是口腔科的一种常见病和多发病,其临床表现为各种牙体硬组织不同程度的质地和生理解剖外形的损坏和异常,因而造成牙体形态、咬合及邻接关系的异常。其对牙周组织的健康、咀嚼功能、发音和颜面外形,甚至对全身健康等,都可能产生不同程度的影响。

　　牙体缺损的修复目的是用人工制作的修复体来恢复缺损牙的形态和功能。口腔金属烤瓷全冠修复则是目前最为理想的修复方法之一。金属烤瓷全冠又称为烤瓷熔附金属(porcelain-fused-to-metal,PFM)全冠,1950年由美国研制成功。最初是用低熔烤瓷与金合金联合制成修复体,以后又出现非贵金属烤瓷修复体。由于它是先用合金制成金属基底(又称金属帽状冠),再在其表面覆盖与天然牙相似的低熔瓷粉,在真空高温烤瓷炉中烧结熔附而成。因而,烤瓷熔附金属全冠兼有金属全冠的强度和烤瓷全冠的美观,它的特点是能够完美地恢复牙的功能与形态,抗折力强,且不会变形,耐磨性强,表面光滑,耐酸耐碱,生物相容性好;而且,还有色泽稳定,仿生效果佳,外观自然逼真等许多优点,属于终身性修复。但应较好地把握其修复原则。

第二节　金属烤瓷全冠的修复原则和固位原理

一、修复原则

(一)正确地恢复形态与功能

　　牙齿正常的解剖学形态,完整的牙列,准确的𬌗与𬌗位关系,正常的颞下颌关节和神经肌肉系统共同形成一个复杂而和谐的口颌系统。其中牙冠的解剖生理形态在维持该系统的功能,保持牙周组织的健康方面起着重要作用。牙体缺损、牙冠形态的改变,意味着其功能的丧失或降低。因此,修复时,应根据患者的年龄、性别、职业、生活习惯、体魄与气质、性格等特点,决定修复体的大小、牙冠各个面的形态、颜色及排列和𬌗关系等,并且都要适应个体口颌系统的生理特点,其中最为重要的有以下几点。

　　1. 恢复牙体正常的轴面形态、邻接关系、咬合面与咬合关系(其意义见第 2 章第二节)。

　　2. 恢复牙体原有的形态和自然颜色。一个理想的 PFM 修复体如能再现患者原有牙体的颜色和形态,就意味着已基本成功。颜色的标准就是一句话,"师法自然"。如果临床医师能和技师相互和谐地使一个修复体在颜色和形态上达到了仿真的效果，那么，就证明他们注意了以下几点：①牙体的形态和颜色都与个性特征密切相关，在解剖方面，要根据患者的面形、牙弓形态和牙体形态（修复牙之近远两侧邻牙），结合分析后，提出设计方案。②一个同样的个体，其牙位的不同，颜色就应有区别。③同一牙体切缘和颈缘的颜色最受患者关注，切缘的形态切忌呆板，应反映年龄与职业特征（即磨耗与对称）。总之，其形态不能过于标准。颈缘又切忌露出黑线或不相密合。边缘的密合度不够，除了极不美观之外，还会引起继发龋及牙周疾患，故应特别重视。当然，边缘的密合度与基牙预备、模型修整、内冠制作、边缘烤瓷、试戴粘结等各个工序都有关系。查出原因后，如不能调整，就应及时返工重做。

（二）患牙预备时尽可能保存、保护牙体组织

争取保留足够的牙体组织、保存牙髓健康是获得牙体足够的抗力、固位，减少患牙破坏，获得修复体远期疗效的重要原则。

在保证牙体预备达到应有要求的前提下，力求保存尽多的健康牙体硬组织，避免过多地磨除。牙体预备应达到下述要求。

1. 去除病变组织，阻止病变发展。牙体缺损有许多病因，要针对病因做相应的牙体预备。如去除龋病腐败的牙釉质和软化的牙本质，直到暴露健康的牙本质，以防止继发龋病。如老年人殆面严重不均匀磨损，应予磨改高尖陡坡，以获得合理的力学外形和预防牙折等。

2. 消除轴壁倒凹，获得良好的就位道。

3. 开辟修复体所占空间，保证金属烤瓷全冠所应具备的强度、厚度和美观。

4. 牙体预备成一定的形态，提供良好的固位形和抗力形。

5. 磨改过长牙或错位患牙，以建立和谐的咬合关系和外观。

6. 磨改异常的对颌牙及邻牙，预防殆紊乱，邻接不良和戴入困难。

（三）金属烤瓷全冠修复体应保证组织健康

1. **金属烤瓷全冠修复的设计**　应根据患者牙体、牙周、颌位关系和患者的基本条件来决定。如设计脱离患者的个体条件，可能会损害牙体、牙髓与牙周健康。如为年轻患者恒牙设计烤瓷全冠，可能伤害牙髓。又如对颌牙、邻牙已有金属修复体，以异种金属做牙体缺损修复，可能会产生微电流腐蚀和电化学反应，引发牙髓炎等。

2. **牙体预备与牙髓组织健康**

（1）尽可能地保护牙髓及保存牙体组织：牙髓的健康直接影响到牙体硬组织的强度。活髓牙的机械强度明显大于死髓牙。此外，活髓牙代偿功能正常，对外界刺激有适应能力。牙髓失活后，其代偿功能自然丧失，牙体组织亦变暗、变脆、易折断，故而应尽一切可能保存牙髓组织的活力。

（2）备牙时磨除牙体组织的原则：为了使金属烤瓷全冠在生物机械学上达到满意的效果，必须按设计要求制备牙体，故而常常要磨除一部分牙本质。其制备过程中应注意以下几点。

①必须调磨的部分，如后牙殆面、上前牙舌面及下切牙切缘，应按设计要求磨除，尽量保存活髓。否则，在征求患者同意后，行局麻下拔髓及根填充术后再行制备。

②牙体制备过程中，牙髓会产生应激反应。根据刺激的强度、性质及持续时间的不同，牙髓可出现激惹、变性、急、慢性炎症，甚至发生坏死。此外，牙髓刺激反应还与牙位、牙体病变部位及患者年龄、个体反应性等因素有关。在用高速切割器械做牙体预备时，因摩擦产热可能会损伤牙髓。有人研究证明，髓腔温度增高 $4.1℃$ 者，有 15% 的牙髓坏死；增高 $8.2℃$ 者，则有 60% 的牙髓坏死；当髓腔温度增至 $51.7℃$ 时，全部牙髓都会发生

坏死。所以,现代牙科的各种切割器械都配有水雾冷却系统,并采用间歇、短时、轻压磨切手法(车针对牙体压力 30～60g),以避免或减小牙髓损害。Bapec 主张用高速切割器械磨切牙釉质,而转速低的器械用于切割牙本质,并间断用 3% H_2O_2 漱口。

另外,在为年轻患者做牙体预备时,因为髓腔较大,所以在做牙颈部磨切时,应注意掌握好间歇、短时及轻压磨切手法,以减轻对牙髓的伤害。

活髓牙的牙体制备均应在局麻下完成。因患者失去对牙髓刺激的反应,操作中更应注重手法及刺激强度,以保护麻醉状态中的牙髓。

牙体预备应一次完成。因牙体预备后牙髓处于受激惹状态,如复诊时再次做牙体切割,则会增加病人的痛苦及对牙髓的刺激。

牙体预备完毕后,应避免采用有强烈刺激的消毒剂和苛性脱水药物,一般常用 75% 酒精消毒,但亦有人主张用 25% 醋酸间甲酚酯与 75% 樟脑对氯酚合用,其可增加药物渗透性而又对牙髓无刺激作用;也有人认为,用 40% 氯化锌与 20% 亚铁氰化钾合用效果更好。

此外,牙体预备完成后,为减少印模材料对牙本质的冷刺激,有人主张先用酒精或醚溶解 6% 松香或 5% 的火棉胶液涂布于牙体表面,干燥后再取模。

牙体预备后至戴金属烤瓷全冠之前的这段时间,口腔内的理化刺激对牙髓的影响值得重视。用丁香油糊剂粘固暂时冠是较好的方法,既可避免再度刺激牙髓,安抚已受激惹的牙髓,又可保持患牙的牙位和修复间隙,为最后戴冠提供便利。

3. 烤瓷金属全冠与牙龈组织的健康
牙龈分为游离龈、附着龈及牙间乳头 3 部分,游离龈和附着龈以龈沟为界。正常情况下,游离龈缘至龈沟底为 0～2mm,龈沟底向根尖方向有宽约 2mm 的结合上皮附着在釉牙骨质界。牙龈的这一特殊结构对于保护牙齿及其下层组织有着重要作用,对保证烤瓷金属全冠修复的成功也有非常重要的临床意义。

(1)修复体在牙龈边缘的位置:这是一个争论很久的问题,至今没有得到统一。修复体龈边缘的位置关系到固位和牙龈健康,长期以来均认为有 3 种情况:①修复体的龈边缘位于龈缘之上;②和龈缘平齐;③位于龈沟内(图 8-2-1)。

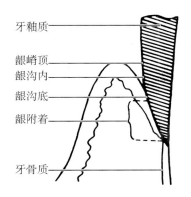

图 8-2-1 **修复体龈边缘的位置示意**
(引自朱希涛,1987)。

主张修复体的龈边缘在龈沟以内的学者是根据 Black 预防扩展的学说,认为龈沟的龋变机会少,可增加修复体固位力,边缘隐蔽利于美观。但存在的问题是:①修复体边缘密合性检查困难;②如果修复体边缘形成悬突,不密合或不光滑,容易对牙龈产生机械性和细菌性刺激。Valdehauy 与 Brikeland 通过 5 年临床观察发现,凡是修复体边缘位于龈下者,牙龈指数均增高,龈袋深度增加。有 65% 的修复体龈缘位于龈缘下,5 年后在龈缘下者只占 41%。Jameson 证明,全冠修复体的龈液流量明显增多,说明冠边缘对龈组织是有刺激的。但笔者经过多年的临床经验证明,前牙的金属烤瓷全冠边缘应设计到龈沟内,但要特别注意修复体边缘的密合、抛光,防止形成悬突,而且冠边缘不要到达龈沟底;而后牙尤其是磨牙则应和龈缘平齐,甚至酌情(如牙根明显外露者)设计在龈缘之上,但应嘱其注意保持口腔卫生。

总之,金属烤瓷全冠龈缘的位置应根据患牙的形态、固位、美观要求和患者的年龄、牙位、牙周状况及口腔卫生状况等多种因素来决定,参照口腔具体条件,设计出合理美观兼顾的边缘位置。

(2)修复体龈缘的外形和密合性:与修复体边缘位置相比,其外形和密合性具有更重要的意义。若牙体预备不足,修复体蜡型制作过大,铸件抛光不良,可能在其边缘形成悬突,造成菌斑聚集。另外,修复体龈缘与牙体组织间一般存在 $10\sim20\mu m$ 理论上的间隙,加上粘固时粘固剂增加的厚度(美国 ADA 规定,粘固剂最大允许厚度为 $25\sim40\mu m$)。有人测定,全冠边缘的缝隙一般都在 $45\sim100\mu m$,甚至更多(笔者测定临床上拆除之不良修复体,其边缘缝隙大多数都在 $200\sim300\mu m$)。

(3)修复体边缘处的牙体预备形式:修复体边缘处的牙体预备形式涉及修复体龈边缘的强度、封闭性和密合性,这对修复体的预后和耐久性有重要影响。修复体龈边缘处的牙体预备有多种形式:①刃状(knife edge)或羽状(feather edge);②90°肩台(90° shoulder);③带斜面肩台(beveled shoulder);④135°肩台;⑤凹形(chamfer);⑥带斜面的凹形(beveled chamfer)等形式(图 8-2-2)。

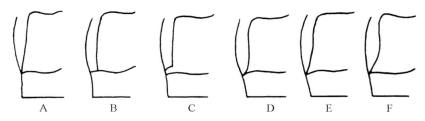

图 8-2-2　修复体龈边缘处牙体预备形式
A. 刃状或羽状;B. 90°肩台;C. 带斜面肩台;D. 135°肩台;E. 凹形;F. 带斜面的凹形。

Fusayama 计算了无肩台羽状边缘、135°斜面及 90°肩台三种修复体龈边缘的密合度,并指出,羽状边缘的颈部缝隙在三者中最小,其大小等于修复体内表面与轴壁间的距离。90°肩台者颈部缝隙最大,相当于修复体粘固后粘固料的厚度,一般 $>45\mu m$。135°斜面者颈部缝隙是 90°肩台者的 70.7%($1/\sqrt{2}$)。理论计算的结果倾向于修复体的龈边缘处做斜面或无肩台预备,并得到了许多学者的支持。

金属烤瓷全冠的牙体颈缘预备应根据全冠边缘的设计情况而有不同要求。舌侧或邻面颈部如以金属为冠边缘者,颈缘可预备成羽状、凹槽形或直角斜面形。唇颊侧或全冠边缘为烤瓷者,应将牙体颈缘预备成直角或135°凹面,以保证颈缘瓷的强度和美观。肩台宽度一般为 1.0mm,若预备不足,要么颈部瓷层太薄,出现金属色或透明度降低,冠边缘的强度下降;要么为了保证强度而增加冠边缘突度,致使冠颈部外形与牙颈部外形不一致,冠颈部形成炎性肿胀或肿胀外观。若预备过多,可能会引起牙髓损害,因为颈部髓腔壁厚度一般为 1.7~3.0mm。

(四)修复应合乎抗力形与固位形的要求

在修复治疗中,一个良好的修复体不但要有正确的外形与自然的色泽,还要能长时间受力而不发生破裂、脱位、脱瓷,患(基)牙也不发生折断。为此,除了修复体在制作过程中严格把握每一个环节外,就是修复体和患(基)牙都应该有合理的抗力形和固位形,这样才具有抵抗殆力的作用,而不会破坏、折裂或脱落。

1. 抗力形

（1）增加患牙抗力的措施

①修复体类型的选择设计应考虑到患牙组织结构和缺损情况，避免牙体预备后形成薄壁弱尖。金属烤瓷全冠的牙体预备在设计时更应注意覆盖保护薄弱部位，防止𬌗力作用在牙体薄弱部位及与修复体的界面上。

但在金属烤瓷全冠的修复中，往往因咬合关系的原因，如前牙咬合过紧或后牙为同名牙尖相触关系，制备过程中就应特殊重视，切不可产生新的牙体薄弱部位。

②牙体预备时去除易折断的薄壁，降低高尖陡坡，修整尖锐的边缘嵴及轴面角。做洞固位形预备时，也不要过宽过深。

③牙体缺损大者，应采用辅助增强措施，如采用钉、桩加固后充填，或采用酸蚀-复合树脂成形，做成桩核结构。

（2）增加修复体抗力的措施

①保证修复体适当的体积和厚度。

②合理控制修复体的外形，其内外表面应避免尖、薄、锐的结构形式，防止因应力集中而出现折裂。

③根据患者条件和设计要求，选择理化性能优良的修复材料。

④控制𬌗面形态，建立一个成功的正中𬌗接触关系，以避免𬌗力过于集中。

金属烤瓷修复的注意点如下。

①颊舌尖与对𬌗牙尖、窝交错接触，应建立正确的牙尖高度与角度，同时要保证已建立的良好的解剖外形和外形高点，要避免正中𬌗和非正中𬌗的早接触。因为早接触常引起烤瓷牙尖和边缘嵴的折裂。一个理想的𬌗应是牙尖交错位与正中关系的一致性。

②应尽量避免下颌颊尖咬在对颌牙的边缘嵴上。因为烤瓷的边缘嵴极易折断，所以，所有金属烤瓷的衔接点都应避免直接承受𬌗力。

③𬌗台的原型不要太宽，因为太宽会增加在烤瓷表面和内部潜在的裂纹。断裂经常

从由于温度应力、磨损和成孔性产生的微裂纹开始。

能减少烤瓷冠断裂的最适宜的𬌗类型，是一种保持在正中𬌗最大面积接触均匀分散𬌗力，而非正中𬌗最少接触的𬌗，因为这种𬌗对烤瓷牙尖产生的应力值最小，不会加深微裂，这种𬌗一般为尖牙保护𬌗，在下颌边缘运动中不产生损害性𬌗力。

2. 固位形　固位力是指修复体在行使功能时，能抵御各种作用力而不发生移位或脱落的能力。要获得这种固位力，常根据患者牙体缺损情况和口颌系统情况，在患牙上制备成一定的面、洞、沟等几何形状，这种具有增强修复体固位力的几何形状称为固位形。制备适当的固位形是牙体预备的主要目的之一，也是修复体得以长期固定在患牙上的重要因素。

二、固位原理

修复体固定在患牙上，不致因咀嚼外力而移位、脱落，这种抵御脱落的力，叫作固位力。使修复体固位的主要固位力，是摩擦力和粘固力。

（一）摩擦力

摩擦力是两个相接触而又相对运动的物体间，所产生的相互作用力。摩擦力是由于物体表面粗糙不平产生的。当一物体沿着另一物体的表面滑动时，它们之间的凸起部分就要碰撞形成对运动的阻碍。摩擦力的大小与两个物体间所受垂直压力成正比。垂直压力越大，摩擦力也就越大。两个物体表面较粗糙，其摩擦力也就较大。物体的摩擦系数大者，产生的摩擦力也大。若在同样接触情况下，接触面积越大，摩擦力也越大。如果接触的面积和密合程度相同，而接触的形式不同，所产生的摩擦力也不同（图8-2-3）。

为了增强金属烤瓷全冠的固位力，在预备牙体时要注意使修复体与制备牙的接触面密合，接触面积尽可能大，各轴壁要平行，点

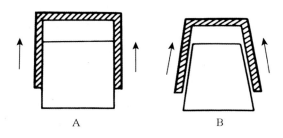

图 8-2-3　两个体积相同但体形不同的套管，其摩擦力不同

A. 长方形套管移动时，其内壁与制备体的轴壁保持接触，有摩擦力；B. 梯形套管移动时，其内壁与制备体的轴壁不接触，无摩擦力

（箭头表示套管移动的方向）。

角、线角要清晰，这样获得的摩擦力就大，固位效果就好。

（二）粘固力

粘固力或粘结力，是指粘结剂与被粘结物体界面上分子间的结合力。粘结与粘固的实际含义相同，但长期习惯上把它们分开使用。粘固一般指用无机亲水性粘固材料（如磷酸锌、玻璃离子、聚羧酸锌粘固粉等）把修复体固定在预备的牙体上；粘结则是用有机疏水性树脂作为粘结剂。粘结力和粘固力是修复体固位的重要因素，同时粘固剂对边缘封闭也起重要作用。随着粘固材料的改进，许多新型粘结强度高的无机和高分子树脂材料已代替了传统的粘固剂，在常规修复体的粘结，特别是在固位不良的残冠残根修复中起着越来越重要的作用。

1. 粘结力的形成　粘结力是由分子间结合键的键力、吸附力、分子引力及机械嵌合力产生的。扫描电镜观察发现，牙釉质、牙本质经清洗酸蚀后，表面出现蜂窝状微孔，金属修复体粘固面（组织面）经表面喷砂、电解蚀刻、粗化等处理后，形成许多细小凹陷，这些凹陷被粘固材料充满结固后，在牙体与修复体之间就形成了渗入突（tag），起到了机械锁合作用，对修复体的移位起制动作用。

2. 粘结力的影响因素　粘结力的大小与使用的粘结材料、粘结面的面积、被粘结面的表面状况、粘结过程中的技术操作等密切相关。

（1）粘结强度与材料种类：树脂类粘结剂对牙釉质、牙本质及金属表面的粘结力明显大于无机盐类的粘固剂。因为树脂本身有较好的物理性能（表 8-2-1），所以在固位力不足的情况下，宜选用优质粘结剂作为粘固材料。

（2）粘结面积：因为修复体的粘结固位力与粘结面积成正比，所以应争取扩大粘结面积，如增加冠的𬌗龈距离等。

（3）被粘结面的状况：修复体粘固之前，应对牙体表面与修复体的粘固面做清洁处理，以去除影响粘结效果的污染物，如水分、油污、食物残屑及材料残屑等；粘结前对双方都要彻底干燥，必要时还应采用酸蚀处理方法。对修复体的粘结面（组织面）还可采用喷砂及粗化特殊处理，以增强粘结剂与金属表面的结合强度（表 8-2-1，表 8-2-2）。

粘结面适当的粗糙粒度有利于粘结强度，但粗糙粒度大小必须适当，外形规则，否则影响粘结剂与被粘结面的有效接触而使粘结强度下降。粗糙粒度以 0.1～0.25mm 为宜。

表 8-2-1　粘结、粘固材料物理性能及粘结性能比较（单位：Pa）

	无机盐类粘固材料	树脂类粘结材料
抗压强度	7111.7～22 757.3	11 000～34 000
抗张强度	440～1000	3400～5000
切粘结强度（对牙本质）	826.4	1836.2～2985.5

表 8-2-2　牙面及金属表面处理的粘结效果(粘结强度:Pa)

	不做酸蚀处理	酸蚀处理		粗化处理
		干燥	不干燥	
牙釉质(与 EB 复合树脂)	136.5	2836.1	1096.6	2507.6
Ni-Cr 合金(与 EM 釉质粘结剂)	2183.3	3476.2		5373.6

(4)技术操作因素:①粘结剂的调和比例对材料自身强度及粘结强度有显著影响,调拌时应严格按材料说明书要求严格掌握黏稠度及时间;②ADA 规定,粘固材料的被膜厚度<30μm,如果调拌过稠及操作不及时,或没有加压粘结,则会引起被膜增厚,咬合增高,而且会引起粘结强度下降(因为粘固材料的结合强度与厚度成反比)。

(5)应力因素:因材料中颗粒性填料外形及界面外形尖锐不规则,加压粘结持续到粘结材粘结固而引起应力冻结等因素,均可引起界面应力增加,应力作用会加速界面老化,使粘结力不持久,导致粘结过早失败。

(6)界面封闭与腐蚀因素:因修复体边缘不密合,水分从边缘渗漏,使结合面吸水,解除吸附而使粘结力下降。金属修复体粘固面因表面清洁不良或应力作用,或封闭不良加上化学物质的作用,可产生腐蚀现象,其结果导致粘结力下降及牙体继发龋形成。

第三节　金属烤瓷全冠修复的适应证与禁忌证

一、适应证

1. 龋病或牙体缺损较大而无法充填治疗者。

2. 前牙氟斑牙、变色牙、四环素染色牙、畸形牙、釉质发育不全等,不宜用其他方法修复或患者要求永久修复者。

3. 前牙错位、扭转而不宜做或不能做正畸治疗者。

4. 恢复低位牙或重度磨耗牙的𬌗关系。

5. 因烤瓷固定桥设计需要应做基牙者。

二、禁忌证

1. 青少年恒牙因尚未发育完全,牙髓腔宽大者。

2. 牙体过小,无法取得足够的固位形和抗力形者。

3. 患者严重深覆𬌗、咬合紧而无法矫正者。

4. 基牙松动或根部有病理性改变者。

5. 牙根吸收严重,无法承受𬌗力者。

6. 牙周病较严重,牙槽嵴明显吸收者。

第四节　金属烤瓷全冠的牙体预备

牙体预备是金属烤瓷全冠修复中最为重要的一个环节。正确而规范的牙体预备是烤瓷修复成功的保证;否则,就会前功尽弃,不管制作如何精美的烤瓷冠,都会因为基牙预备过程中的设计和操作问题而毁于一旦。

一、牙体预备的原则

1. 应具备良好的固位形和足够的抗力形。

2. 要注意对活髓牙牙髓的保护,并在备牙设计及制作过程中采取相应的保护措施。

3. 对死髓牙或残冠、残根的制备，首先要拍X线片，了解根管治疗情况及根尖周区组织吸收情况。如果治疗完善符合修复标准，方能备牙。备牙过程中，要注意牙体组织的厚度及质量。如果磨除牙体组织过多，会导致基牙强度不够，容易折断或崩裂；如果牙体组织保留得太多，则会影响修复体的外形与咬合。

4. 应尽量保持原牙的解剖外形，各轴面的厚度要大体一致，避免咀嚼时受力而破折。这样，就必须保证烤瓷冠具有足够的厚度。此外，舌面功能区亦要特别注意须有牙体组织的支持，以免受到扭力时折断。

5. 预备肩台时，要注意保护牙周软组织不受损伤，前牙的肩台预备要有利于美观，后牙的肩台预备则侧重于功能。

肩台的角度对固位与抗力均有影响，肩台的平面与轴面呈锐角或直角，对固位力与抗力均有好处；如果形成钝角，冠则容易移位或破裂。

二、牙体预备的标准

根据金属烤瓷全冠修复的特殊性，除了要求基牙轴面与长轴呈3°～5°，各轴面基本互相平行，光滑无锐边，轴面角处圆钝，各轴壁无倒凹之外，还必须具备足够的空间，以保证金属与烤瓷的厚度。其标准如下。

1. 前牙切端和后牙殆面需磨除1.5～2.0mm的间隙，以保证在正中殆及非正中殆时均有足够的间隙来满足金属与瓷的厚度，并防止切端透出金属颜色或遮色层外露（图8-4-1）。

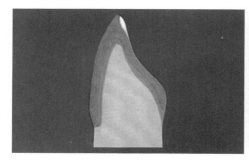
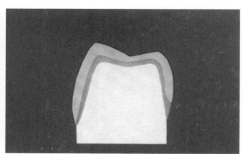

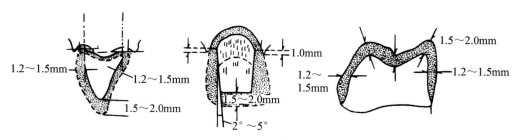

图8-4-1 金属烤瓷全冠的牙体预备

2. 唇颊面需磨除1.4～2mm，近远中邻面需磨除1.5mm。若舌侧不覆盖瓷，只需预备出金属的间隙即可（即0.5～0.7mm）；后牙殆面不覆盖瓷，亦只需预备出金属间隙0.6mm。

3. 金属烤瓷全冠的牙体颈缘预备，应根据全冠边缘的设计情况而有不同标准。舌侧或邻面颈部如以金属为冠边缘者，颈缘可预备成羽状、凹槽状或直角斜面形。唇颊侧或全冠边缘为烤瓷者，应将牙体颈缘预备成直角或135°凹面，以保证颈缘瓷的强度和美观。肩台宽度一般为0.7～1.0mm，深至龈下 0.6～0.8mm。若预备不足,要么颈部瓷层太薄,出现金属色或透明度降低,冠边缘的强度下降;要么为了保证强度而增加了冠边缘突度,致使颈部外形与牙颈部不一致,冠部形成肿胀外观。若预备过多,甚至会引起牙髓损害。因为颈部髓腔壁厚度一般为 1.7～3.0mm,而金属烤瓷全冠的最低厚度亦应该在 1.3～1.7mm(金属基底的厚度不能少于0.4～0.5mm,瓷的厚度在 0.9～1.2mm)。

此外,牙体预备时还应注意,上前牙的切斜面应斜向舌侧,下前牙切斜面斜向唇侧;保证切端瓷的厚度。为保证金瓷衔接处瓷层不折裂,应避免瓷层成刀边状,而且瓷层应达到一定的厚度。

三、牙体预备的基本步骤

牙体预备对医生而言,是一项十分细致而又辛苦的劳动;对患者而言,则思想上更为矛盾和复杂,既有对恢复口腔健康和美观的期盼,又有对治疗的复杂与强度的恐惧。因此,在牙体预备前,一方面要向患者耐心解释,以寻求理解与合作,另一方面又要尽最大努力,在操作上须娴熟而轻捷地完成这一工作。

(一)临床准备工作

1. 牙科麻醉药、注射器。

2. 必备设备、工具和材料。

(1)高速涡轮机及其高速手机。

(2)牙科治疗椅。

(3)金刚砂车针。

(4)牙龈收缩线。

(5)印模材料。

(6)托盘。

(7)硬石膏。

(8)临时冠材料。

(9)丁香油氧化锌粘固粉水。

(10)咬合纸。

3. 牙体预备前麻醉方法。牙齿是有感觉和代谢的活组织,牙髓与牙本质在胚胎发育时生理上的联系十分密切。就功能而言,牙髓和牙本质可被认为是一种组织,即牙髓牙本质复合体(pulpodential complex)。当牙本质受到外界刺激时,牙髓会产生相应反应。较弱的刺激可诱发形成修复性牙本质;较强的刺激可引起牙髓充血,甚至牙髓炎症;更强的刺激则可造成牙髓坏死。因此,对活髓牙的牙体预备一定要在无痛条件下进行。常用的麻醉方法是传导阻滞麻醉＋局部浸润麻醉。在麻醉下进行牙体预备也应小心谨慎,应注意保护牙髓,不可因操作加重对牙髓的刺激或因过多磨除牙齿组织造成意外露髓。总之,临床医生稍有不慎,就会加重病人的痛苦和精神负担,甚至失去患者的信任,给治疗工作带来一定困难。

良好的医疗设备和器械也是减轻医生劳动强度及病人痛苦,提高治疗效果的一项主要措施。备牙所选用的金刚砂车针(图 8-4-2)是由人造金刚石或天然金刚石的小砂粒与陶瓷材料粘结制成,或采用电镀方法与金属材料粘结而成。顺、逆时针方向均可使用,其切割效果与制作的金刚石砂粒的形状和大小有关。工作端的表面越粗糙,其切割效率就越高。故此,改变其表面粗糙度,就可制成有切割性能或磨光性能的两种车针。切割用钻针最适于切割釉质,可选其不同大小和形状的车针,按其不同的功能灵活应用于不同的牙体部位;磨光则选择超细车针来做进一步的研磨加工。熟练地运用以上粗细两种不同形状的车针,在临床上可起到事半功倍的作用。

(二)牙体预备的步骤和顺序

牙体预备的步骤和顺序是:①切缘或𬌗面;②唇颊面;③邻面;④舌腭面;⑤牙龈退缩;⑥肩台及龈下颈缘形成;⑦基牙整体形态调磨修整;⑧细磨完成。现按前牙和磨牙的基牙预备过程分述如下。

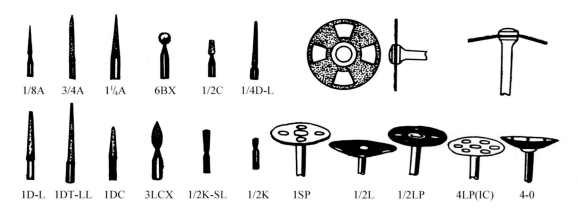

图 8-4-2　牙体预备用的各种磨具

1. 前牙的牙体预备　调整患者的椅位和灯光。术者的椅位可置于 10～11 点钟位，助手位于 12～1 点钟位，负责吸唾及调整灯光。

（1）切端预备：在患（基）牙唇面距离切缘 1.5 或 2mm 处，根据基牙条件及修复要求确定，用铅笔画出标志线，然后用高速涡轮机持金刚砂车针于切端中央磨出深至标志线的标志沟，再按标志线及标志沟近、远中向磨去切端的牙体组织。现以中切牙为例（图 8-4-3～图 8-4-7）介绍至邻面预备。但应注意的是，在覆𬌗正常的情况下，其内斜角应呈 45°（即上颌切缘与舌侧），下颌切缘与唇面亦呈 45°角。

（2）唇面预备：在牙的唇侧，用柱状粗金刚砂车针于唇面颈正中处，保持车针方向与

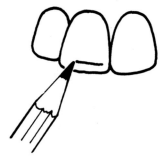

图 8-4-3　设计并画出标志线

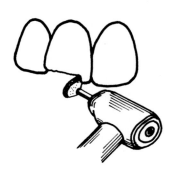

图 8-4-4　切端预备

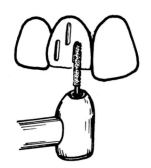

图 8-4-5　在唇面磨出 3 条标志沟

牙面平行，磨出"品"字形 3 条深为 1.4～2.0mm 的导沟（图 8-4-5），再以切端的 2 条导沟为基准，保持牙体外形，向周围扩展至近远中邻面；以颈端正中 1 条导沟为基准，同法磨除颈 1/3 处的牙体组织，同时向整个唇侧牙面扩展，使唇面外形形成均匀磨除 1.4～

1/8A　3/4A　1¼A　6BX　1/2C　1/4D-L

1D-L　1DT-LL　1DC　3LCX　1/2K-SL　1/2K　1SP　1/2L　1/2LP　4LP(IC)　4-0

2.0mm的厚度(图8-4-6)。

必须注意的是,在唇面预备基本完成的时候,对肩台请先不要处理,让磨除的牙体与龈缘平齐。

(3)邻面预备:以金钢砂片或细金刚车针轻轻靠紧患牙邻面,沿切龈方向切割,使邻面接触完全分离,并同时消除邻面倒凹。两邻面轴壁方向相互平行或向切端聚合2°～5°。聚合角度不宜过大,否则就会导致烤瓷冠脱落(图8-4-7,图8-4-8)。

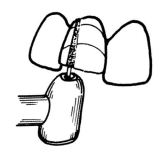

图 8-4-6　磨除颈1/3牙体组织

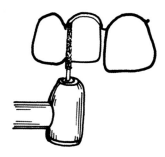

图 8-4-7　邻面预备

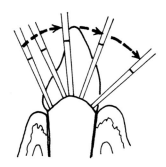

图 8-4-8　邻面预备时车针运行方向

(4)舌面预备:舌面预备可分两步进行。先用倒锥砂石沿龈缘预备出深1.0mm的沟,再以柱状金刚砂车针消除舌面隆凸至龈缘处的倒凹,并按照舌面解剖外形从中间向两侧逐渐移动车针,使牙体全层均匀磨除并与近远中面圆缓相接,不要磨除棱角。再用轮状或桃状金刚砂车针自舌面隆凸至切缘部位,视舌面咬合情况及烤瓷冠舌面设计要求均匀磨除0.5～2.0mm的牙体组织。如舌面部分瓷覆盖(亦称半包烤瓷冠),只需磨除舌面牙体厚度0.5mm;而全瓷覆盖(即全包烤瓷冠),则需磨除舌面牙体厚度1.5～2.0mm。现以侧切牙为例介绍舌面预备(图8-4-9～图8-4-15)。

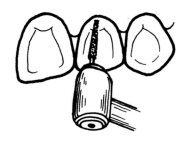

图 8-4-9　舌面预备

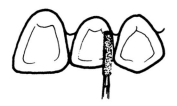

图 8-4-10　邻面磨除

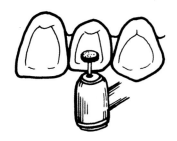

图 8-4-11　磨除舌面隆凸至切缘

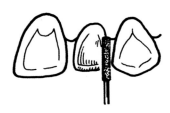

图 8-4-12　舌面预备后期

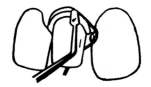

图 8-4-13　牙龈退缩处理

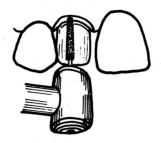

图 8-4-14　形成龈缘外形

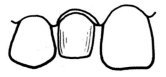

图 8-4-15　制备完成

（5）牙龈退缩：这一步骤的主要作用是保护龈缘，龈缘的损伤或炎症都会影响烤瓷冠的修复效果。牙龈退缩的方法为，在预备肩台或龈下牙体时，先将专用缩龈线置于龈沟内，或用含 1∶1000 肾上腺素的棉线（高血压患者慎用）或压缩颈圈或细胶皮铜线沿颈缘置放并向龈方适当施压 2～3 分钟，使牙龈退缩后，然后再在龈缘保护器的阻挡下做肩台

及龈下牙体预备（图 8-4-13）。

（6）肩台及龈下牙体预备：对前牙的金属烤瓷全冠修复，应特别注重形态与颜色之美。其边缘形态属可见范围，故而要设计精美；而肩台角度的设计与应力相关，所以又必须设计得合理。有鉴于此，兹分述如下。

①肩台的形成：用裂钻或柱状金刚砂车针将牙颈部的唇、邻、舌面磨成深至龈下 0.6～0.8mm、宽 0.5～1.0mm 的肩台，在近远中邻面部分肩台逐渐向舌轴面过渡。用柱状金刚砂车针，在龈挡工具保护下，将舌侧轴面的颈部加深，使各部连续一致，并形成平整规则的外形。

②唇面颈部肩台的外形要求：有关肩台的类型本章第二节已作介绍，现仅就前牙肩台形式作一比较。前牙的金属烤瓷全冠修复设计，对美观要求较高的人，应选择肩台与长轴呈直角（即 90°肩台）或锐角形态。由于该形态磨切牙体组织较多，所以颈部瓷层较厚，便于塑型与仿真艺术修复，同时也有利于固位及抗折（图 8-4-16）。但与其他各型相比，其边缘适合性稍差。如选择斜面肩台，即在肩台的外缘形成 45°～60°的 0.3mm 左右的小斜面，虽然可以提高边缘适合性，但这种方式又不能形成瓷颈缘；选择 135°肩台，虽然会切割牙体组织较多，但边缘密合性好，其他方面亦与 90°肩台相同。故前牙肩台形式，不管是从美观或功能方面考虑，都应选择

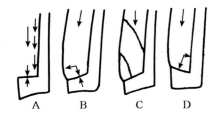

图 8-4-16　烤瓷全冠肩台的角度与应力
（引自朱希涛，1987）

A、D：肩台呈直角或锐角，有利于固位及抗折；B、C：肩台呈钝角，不利于固位，瓷冠边缘易折。

90°或135°的肩台预备。

笔者从长期的临床工作中,设计制作了一种效果较好的牙体预备与"减压肩台",现介绍如下,以求正于同道。

在牙体预备中,可在基牙的上部1/3或1/2处,根据基牙条件设计一台阶(图8-4-17),该台阶与预备完成后的基牙壁垂直,只需内缩0.2～0.3mm即可。其主要优点为:①增加了基牙与内冠的摩擦及粘结面积;②减轻了颈部肩台的受力;③增强了固位力和抵抗脱位力。如果基牙经过根管治疗,还可以在唇面制备一长2mm左右、直径1.5mm的栓道以增强固位。该法经临床应用300余例,效果良好,尤其是对有慢性牙龈炎或常规修复后脱落的病例治疗效果就更加明显,目前笔者正在对该种方法从生物力学与机械力学角度进行深入研究。

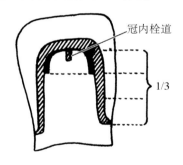

图8-4-17　冠上肩台

(7)牙体整体形态调磨:基牙唇面切1/4部位应内收10°～15°,以确保切端瓷粉有足够的厚度(图8-4-18),而不致使透明层透出。内收处理完成后,再检查牙体各面是否符合标准,必要时再加以修改。最后用细质金刚砂石车针或橡皮杯,不能允许在牙体轴壁上有任何尖锐棱角。

2.磨牙的牙体预备　与前牙基本相同,其𬌗面如设计为全瓷覆盖,则应预备间隙1.5～2.0mm;如为金属𬌗面,则只须预备间隙为0.5～0.7mm。颊侧及舌侧的预备间隙一般均为1.2～1.5mm,但舌侧设计上如为

金属包被,亦只须预备间隙0.5～0.7mm即可(图8-4-19)。

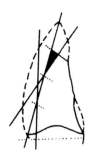

图8-4-18　基牙整体形态调整

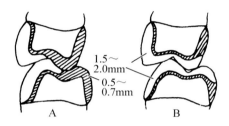

图8-4-19　磨牙的牙体预备与金-瓷结
　　　　　合形式
　　　A.瓷部分覆盖;B.瓷全部覆盖。

(三)印模和临时甲冠的制作

1.印模　基牙预备完成之后,为了制取清晰而准确的印模,有必要行龈缘压线。龈缘压线前,先清洗并吹干牙颈缘,隔湿,用压线器等龈线绕牙颈1周,压入龈缘内,与上述牙龈退缩方法相同。

采集印模是金属烤瓷全冠修复的关键步骤,故临床上对印模的要求极为严格,尤其是肩台边缘与牙龈线要分界清楚而精确。因此,建议使用双组分硅橡胶印模材料或北京阿姆斯特丹粉红色弹性印模材料,以保证印模质量。印模可以一次采集3个,基牙2个,其一用于翻制工作模型,其二用于制作临时甲冠;对𬌗模型1个。亦有人只采集基牙模型1个,在第1次硬石膏灌注干固脱模后用作工作模型,然后喷水湿润后,迅速灌注第二次普通石膏以为制作甲冠之用。据报道,该

方法亦很实用,因为临时甲冠的制作要求并不太高。

2. 临时甲冠　在石膏模型的基牙上涂一层分离剂,选择并修改所选用的成品塑料牙面,然后调拌白色自凝塑料,待丝状后期时将塑料胶团铺放在基牙石膏模型上,将成品塑料牙面在唇侧就位,以小棉签蘸单体初步压塑成型,并以小雕刻刀修改外形后,浸泡于60℃热水中,硬固后取出。从石膏模型上脱下,精修外形,磨光,然后用氧化锌丁香油糊剂粘于患者基牙上。

临时甲冠的边缘要适中,过长、过短、过厚、过薄都对烤瓷冠的修复效果有一定影响。

临时甲冠的主要目的是为了保护活髓基牙及面容美观。故而,对口中不易见到的死髓后牙可不必制作临时甲冠。

第五节　金属烤瓷全冠的金属基底制作

一、金属烤瓷全冠的设计

金属烤瓷全冠的设计有两种形式,即全瓷覆盖和部分瓷覆盖。以上设计的重要性在于,有效地利用了金属与烤瓷两种材料的特性,既发挥了烤瓷材料的美观效应(预防了其易脆缺点),又发挥了金属材料坚韧性能,从而兼顾了美观效果和咀嚼功能。

(一)全瓷覆盖

为瓷层全部覆盖金属基底表面。由于瓷的收缩率大,为保证全冠颈缘的密合性,也有人主张全冠舌侧颈缘全用金属。事实上,目前公认的全瓷覆盖形式,在舌侧颈缘亦有少量金属暴露(图8-4-19)。它适用于咬合关系正常的前牙。

(二)部分瓷覆盖

为瓷层部分覆盖金属基底表面,其表现为唇面覆盖、颊面覆盖及𬌗面加尖等形式。唇颊面用瓷覆盖者,其𬌗面及舌面暴露出金属。它适合于咬合紧、超𬌗小、𬌗力大的前牙或作为固定桥的固位体。𬌗面加尖则指的是颊舌面用瓷覆盖,𬌗面在几个功能尖处加氧化铝瓷钉,以承受咀嚼压力,此氧化铝瓷钉为专用瓷钉。

瓷与金属衔接的关系有多种形式(图8-5-1),但其原则是金-瓷衔接处应避开咬合功能区,并应考虑到金-瓷结合强度的需要。

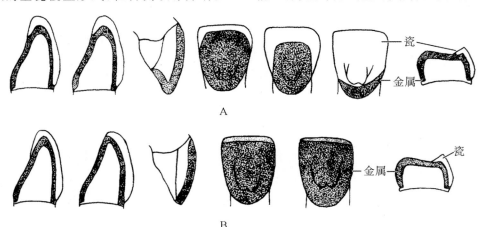

图 8-5-1　金属烤瓷全冠,金-瓷边界与衔接位置
A. 金属烤瓷全冠,金-瓷衔接的正确位置;B. 金属烤瓷全冠,金-瓷衔接的错误位置。

二、制备金属基底

(一)工作模型和代型的制作与修整

灌制工作模型最好用超硬石膏。其方法是,取适量清水放入橡皮碗中,按 20ml 水：100g 超硬石膏的比例加入超硬石膏(水正好浸湿石膏),用调刀在 1 分钟内调拌均匀。轻轻振动橡皮碗排出气泡后,从印模的一侧在轻轻振动的同时灌入超硬石膏(最好用真空搅拌灌模),以消除石膏中的气泡。

超硬石膏的优点是坚硬、耐磨、膨胀系数稳定,故适合于工作模型的制作。

1. 工作模型的制作 以一牙列缺损为例。

(1)在石膏模型修整机上按标准修整工作模型,一般先从后牙区磨平,切齐(图 8-5-2)。再以此为基准,置于平台上磨平底部,标准是从牙齿冠部的龈沟,到磨平底部为 100mm±2mm(图 8-5-3)。

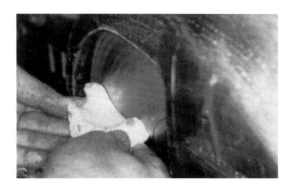

图 8-5-2 修整工作模型

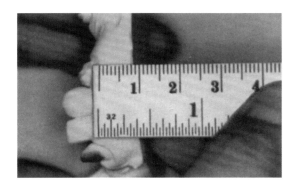

图 8-5-3 磨平工作模型底部

(2)在石膏模型的基牙底部及近远中牙列部分设计固位钉孔,并用打孔机分别打孔。打孔时依打孔机轴向光束定位,注意钻针不要超过 6mm,这样才不会造成穿孔(图 8-5-4)。

(3)在模型底部用手机磨出固位槽或沟,以防止分割后的模型各部分移位。

(4)用 502 胶水粘固铜钉于基牙底部的固位孔中(图 8-5-5)。其近、远中牙列的固位孔可以火柴棒或竹签取代,亦应同法粘固,并按铜钉的高度截齐。再于底部和铜钉上涂以石膏分离剂或凡士林(图 8-5-6)。

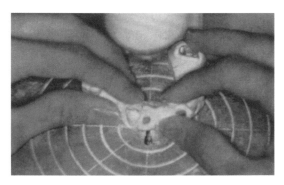

图 8-5-4 打孔机打孔

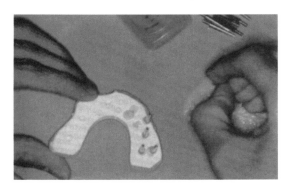

图 8-5-5 胶水粘固铜钉

(5)选择并试放工作模型于橡皮底座上,然后取出,再将调好的普通石膏灌入橡皮底座套里,将带有铜钉的工作模型底部插入石膏中,稍加修整后待石膏硬化(图 8-5-7)。

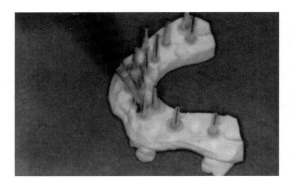

图 8-5-6 模型底部和铜钉上涂石膏分离剂

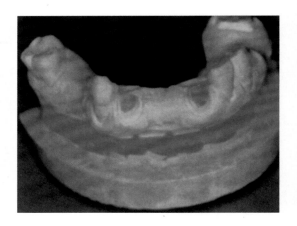

图 8-5-8 从橡皮底座中取出工作模型

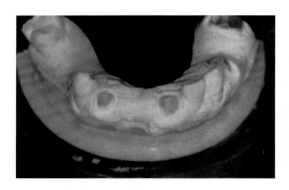

图 8-5-7 选择试放工作模型于橡皮底座上

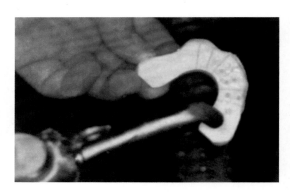

图 8-5-9 分割模型
注意平行,不可歪斜,并应用铅笔做出标志。

（6）等待约 30 分钟,待石膏初硬化期完成后,方可从橡皮底座套中取出工作模型（图8-5-8）。

2. 分割模型及代型的调磨修整

（1）分割模型时,线锯应平行并按铅笔标出的示线进行,切忌歪斜。使用时不要太用力,以保持垂直运动,缝隙中的石膏屑,可用蒸气清洗或吹干净即可（图 8-5-9）。

（2）由底部的支持钉处轻轻敲打或扭动,即可将代型从模型中取出（图 8-5-10）。

（3）用铅笔画出代型的颈线,并标志出由唇面至近远中邻面设置的 0.7～1.0mm 的肩台。修整代型可用钨钢钻头把颈线以下多余的石膏磨除,对代型颈线应适当延长少许,以补偿合金的收缩。但切勿损坏边缘或伤及牙体部分石膏（图 8-5-11）,制成的龈缘线应舒展圆缓。

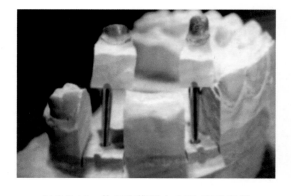

图 8-5-10 从工作模型中分离,取出代型

3. 涂布间隙涂料及上𬌗架

（1）涂布间隙涂料:间隙涂料是近年来开始应用的,它有利于修复体在粘固时顺利就

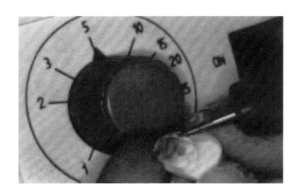

图 8-5-11　修整代型颈部

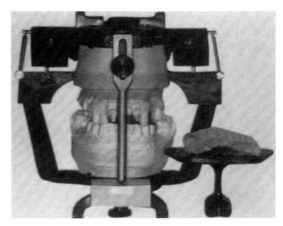

图 8-5-12　上𬴊架

位，一般涂 2 层即可获得约 $30\mu m$ 的厚度；如涂料较稠，则只涂 1 层即可。但应注意，间隙涂料不要涂在肩台上，以免影响边缘的密合性。涂布的方法是，先将涂料瓶摇匀后，以小毛笔蘸取少量涂料从代型颈缘向切端方向均匀涂擦 1～2 层即可，切勿反复涂擦，以免影响修复体固位。如无专用间隙涂料者，市售指甲油亦可代用。

（2）上𬴊架：检查并调整咬合架，使其各部件均符合标准后，即把固定好的上下蜡𬴊记录模型放置于𬴊架上，分次用石膏固定𬴊架之上、下颌体。待石膏凝固后，打开𬴊架，检查咬合情况，如无错位，即可开始下一步操作（图 8-5-12）。

（二）蜡型的制作

金属烤瓷全冠的内部金属基底是通过铸造完成的。因此，首先要在石膏代型上形成金属基底的蜡型，然后再通过包埋铸造的工艺加工而完成。所以，蜡型的设计与制作要求均很严格，现介绍如下。

1. 蜡型的设计　蜡型的设计可分为全瓷覆盖及部分瓷覆盖两种形式，这两种形式的内冠形态区别较大，详见图 8-5-13 及前述图 8-4-19，图 8-5-1。

2. 蜡型的制作方法

（1）压接法：将 0.4mm 厚的铸造蜡片稍微加热，均匀压贴在代型牙冠上，牙颈部经仔

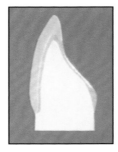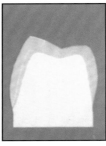

图 8-5-13　制作蜡型时，应考虑到金-瓷结合形式

细烫密之后，用蜡刀切除多余的蜡片，同时用熔蜡封闭颈缘部位及蜡片对接处。然后，再将代型牙冠浸入冷水中，待蜡型凝固后取出，用蜡刀沿颈缘处轻轻拨动，使蜡冠脱位后再复位（图 8-5-14）。

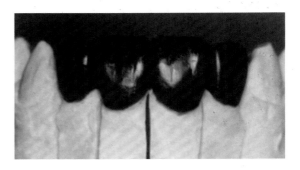

图 8-5-14　用蜡型恢复牙冠外形唇面观（压接法），颈缘呈密合状态

（2）浸蜡液法：将石膏代型在蜡液中均匀涂覆一层。如设计为唇颊侧瓷覆盖，金属基底蜡型的唇颊侧的厚度应控制在 0.35～0.5mm，而 $\overline{h}$ 面、舌侧可按铸造全冠外形完成蜡型。

（3）滴蜡液法形成邻面及舌面蜡外形：用烧热的小蜡刀蘸铸造蜡，形成舌面及邻面不涂瓷部位的牙冠外形，并在烤瓷交接处形成明显的肩台，邻面肩台的部位一般偏向舌侧，远离邻牙接触区；舌面应根据咬合情况，肩台可位于舌面颈部、中部或近切缘处，但应避开咬合接触部位。

3. 蜡型的要求

（1）蜡型的厚度应均匀一致，防止过厚或局部过薄，特别是轴面角及颈缘，如过薄会出现瓷收缩而导致变形，造成冠就位困难；厚度不一致还会使金-瓷界面上温度效应（热运动）不一致而致瓷裂。

（2）表面应光滑圆钝，尖锐的棱角、尖嵴会造成应力集中，使瓷层断裂。

（3）如设计为瓷覆盖唇颊面，在金属与瓷衔接处应有明显凹形肩台，肩台的位置应设计在避开咬合功能区。如前牙舌面隆凸处及下后牙颊侧 $\overline{h}$ 缘处，以防止 $\overline{h}$ 力所致瓷裂（图8-5-15）。

（4）如牙体有较大缺损，应在设计与制作蜡模时，恢复缺损并留出瓷层 1.0～1.5mm

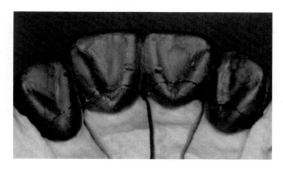

图 8-5-15 用蜡型恢复牙冠外形舌面观
可见与对颌牙接触区记录及金-瓷交界线的设计。

的厚度。不宜使瓷层局部过厚，否则，会因瓷体中心区排气差，而增加气孔率。

4. 蜡型的制作步骤 以左侧上颌前牙连续单冠为例。

（1）用铅笔沿代型的肩台与颈缘画出界线，并用软蜡恢复代型的倒凹区，以便蜡型取下或复位。

（2）涂擦专用代型的蜡型分离剂于代型上。

（3）制作时应考虑到具体的金属-烤瓷结合形式，原则上金属内冠表面应避免锐角、倒凹及深凹面，以减少烤瓷材料所受压力。同时，金属与烤瓷连接处应避免设计在咬合点上（图8-5-13）。

（4）任选压接法或浸蜡液法之一种，按要求完成蜡型的制作，并用蜡刀去除多余部分，修整成均匀厚度（图8-5-14，图8-5-15）。

（5）以同法完成两侧基牙蜡型，并沿基牙代型颈部用蜡刀刮去多余的蜡，并将颈缘以热蜡刀烫软，使之与代型充分密合（图8-5-14），同时形成必要的金属支撑边缘外形，在蜡型上以黄色蜡材完成，以示区别（见第9章）。

（6）如果设计为部分瓷覆盖金属烤瓷冠，蜡型制作时需进行调 $\overline{h}$，并一次完成正确的牙体解剖形态。

（7）蜡型细雕，做成完整的牙体解剖形态，其外形要圆缓、光滑，不能有锐角（图8-5-14，图8-5-15）。

（8）在蜡型未切削前，以硅橡胶作印模，为以后的检查步骤作准备。

（9）将蜡型均匀地切削掉 1.0～2.0mm厚，切缘的回切应掌握在 1.5～2.0mm，唇侧应切削掉 1.0mm 的蜡，舌侧则为 0.7～1.0mm。总之，金属基底的最低厚度不能低于 0.5mm，以免影响其整体强度。回切时，应先做成回切参照沟，然后再沿金属烤瓷交界线，逐步地一颗牙齿至另一颗牙齿地完成（图8-5-15，图8-5-16）。最后，以硅橡胶预先

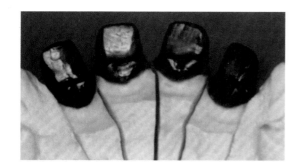

图 8-5-16　开窗回切后的形态（舌面观）

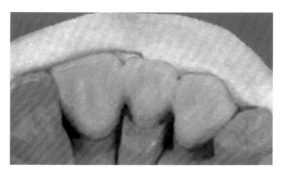

图 8-5-18　回切前以硅橡胶印模，为以后检查留作预备

印模检查回切程度是否合乎要求，并对达不到要求的部位及时修改与增补。最后完成的蜡型必须有圆滑的外形和表面，避免有任何锐角的残存。如此可增进瓷与金属的烧结强度，并可避免因应力的过度集中而造成瓷的龟裂。如为桥体，则应尽量设计为中空状态，以增进其散热及减少烤瓷烧成过程中产生的压力（图 8-5-17～图 8-5-20，以左侧上颌前牙桥为例）。

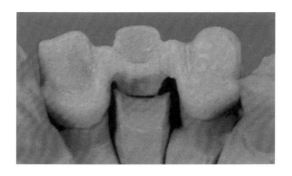

图 8-5-19　桥体设计为中空状（回切后舌面观）

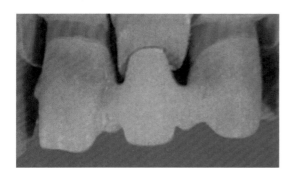

图 8-5-17　左上颌前牙蜡型回切前唇面观

（10）试取蜡型：完成以上工序后，即以轻巧适宜的力量，将蜡型取下，然后再就位于代型上，要仔细检查其无任何变形方可。

（11）安插铸道：如为切牙单冠，则先取直径 0.5mm 的蜡线熔烫附着于舌面颈部支撑颈缘上，再选择直径为 2.5mm 粗的蜡线熔烫附着于基底冠蜡型切端偏舌侧处，并在距冠约 2.0mm 处做一蜡球（储金库），然后另选用直径为 2.5～4mm、长约 10mm 的蜡线，

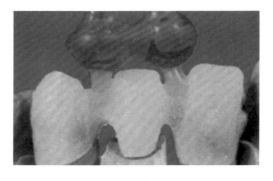

图 8-5-20　铸造植立的位置

一端与蜡球相连，另一端垂直固定于铸造底座上，形成铸道；而舌侧颈缘上的蜡线则为铸造金属内冠的夹持柄而设（图 8-5-21）。如为磨牙冠，其蜡线则应安放于颊尖的位置上。

因本节是部分选用左侧上颌前牙桥为例

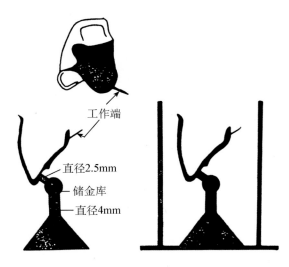

工作端

直径2.5mm

储金库

直径4mm

图 8-5-21 前牙单冠的铸道制作

予以介绍,故其铸道应安放于前牙桥的邻接面,不可安放于咬合面,避免因切削研磨后必须再次修补咬合面形态(图 8-5-20)。

(12)铸道的种类与设置原则:铸道可分总铸道、分铸道和支铸道。总铸道直径最粗约为 4mm;分铸道其次,为 2～2.5mm;支铸道最细,约为 1mm。

铸道设置的原则为以下几点:①对铸型腔能产生适宜的压力,使液态合金的充盈能力增强;②不对铸件产生变形因素,且能接连不断地补给合金凝固收缩时所需要的金属液,保证得到轮廓清晰、表面光洁、无缺陷的铸件;③不使液态合金产生涡流、紊流及倒流现象;④利于蜡型熔化时外流、燃烧及挥发;⑤应能使蜡型(熔模)位于铸圈的上 2/5 部位,避开热中心(即指在合金熔入铸型后,温度最高,散热最慢的区域),并使储金库处于热中心,使蜡型(熔模)位于离心力的最佳夹角内。

冠的铸道安放原则是,位于不破坏咬合、邻接,不使冠的组织面形成死角,同时又利于合金的铸入及补缩的部位。

三、包埋与铸造

包埋与铸造是在制作铸模时必要的操作步骤。就是把熔化的铸造合金注入铸模内,使其凝固,从而制成蜡型形态的修复体。口腔科铸造法是 1907 年 Taggart 开始应用的,目前几乎可以应用于口腔科的所有修复体(详见本书第四篇),而且已经达到了微米级大小的精密度,在众多的修复体中是最可信赖的。日本 ≥ 总山教授对口腔各种修复体的继发龋做了调查,其结果表明,铸造修复体的继发龋比银汞充填、树脂充填及水门汀充填都要低,约为 2.4%。由之可见,金属烤瓷全冠的内冠以铸造法完成是目前的最佳选择。

制作铸模在口腔科叫作包埋蜡型,由于使用的铸造合金不同,选用的包埋材料也不一样,包埋方法也有明显区别。因此,在包埋前要按包埋料的使用说明进行操作,才能保证质量。

(一)包埋

1. 包埋前准备

(1)清洗蜡型:蜡型与水没有亲和性,在制作蜡型时用的分离剂,以及唾液与污物常常附着在蜡型上,故在包埋前必须把蜡型清洗干净。

常用的清洗剂是 70% 乙醇及肥皂水,用软毛笔在蜡型上轻轻涂擦,反复多次,最后用清水冲净,再用气枪吹干,即可进行包埋。

(2)调整蜡型在铸造圈中的位置:如前所述,蜡型应在铸造圈的中央,在铸圈的上 2/5 部位,此部位即距铸造圈底 3～6mm,距铸造圈周边的距离也是 3～6mm。过厚会影响铸模的透气性,过薄又难以承受铸造时熔化的铸造合金的重量及离心铸造时的压力。

2. 包埋方法 按照所用铸造合金的熔点,选择不同的包埋材料。由于包埋材料的种类不同,包埋的方法也有所不同,故使用前要仔细阅读材料说明书,了解其性能及方法。兹简介如下。

(1)用普通包埋材料:普通包埋材料的包埋方法有多种,其常用①双包埋法;②单包埋法。

（2）用高温包埋材料：口腔科常用的高温包埋材料有硅酸盐类和磷酸盐类两种，现分别叙述其包埋方法。

①硅酸盐包埋材料的包埋方法：硅酸盐包埋材料仅用于脱模铸造，故此，当蜡型完成后应小心地把蜡型从工作模型上取下来，要求一定不能变形。常规做包埋前处理后，按规定的粉液比例称量硅酸乙酯水解液及石英粉末，在30秒钟内调和均匀。用软毛笔蘸调和液涂布在蜡型、铸道及铸造座上，形成一层透明的薄膜，确认没有气泡后，迅速在表面撒上一层石英粉末，在氨室中处理20秒钟。如此反复多次，最后形成3～6mm的石英壳，完成内层包埋。

把选好的铸造圈放在铸造座的适当位置，调和普通包埋材料灌注在铸造圈内，完成外层包埋。

②磷酸盐包埋材料的包埋方法：磷酸盐包埋材料仅用于带模铸造，口腔金属烤瓷全冠的金属基底蜡型完成之后，常用此法包埋。其方法为：应将模型上的蜡彻底清理干净，带模把蜡型做常规清洗处理，选择小号不锈钢铸造圈。按照规定的粉液比例用水和胶体SiO_2调和磷酸盐包埋材料，把调和好的泥浆均匀地涂布在蜡型及铸道上，使之有3～6mm的厚度，最好在真空搅拌机下进行调拌，可以防止气泡的发生。然后，把模型放在玻璃板上，将选好的铸造圈罩上，蜡型放在铸造圈中央的上2/5部位，把包埋材料从铸造圈的一侧缓缓灌入至满。灌注包埋材料时能将铸造圈放置于振荡器上为佳，不然则应在灌注时一边填料一边轻轻振动，或轻轻敲打铸造圈，以排出多余的气泡（图8-5-22）。

（二）烧焙

1. 烧焙的过程　烧焙即铸模的预热过程。蜡型包埋后，只要包埋材料凝固就可以在100℃下进行充分干燥。加热要缓慢均匀，以每分钟上升10℃为宜，如果升温速度过快，会导致铸模烧裂。因磷酸盐包埋料在

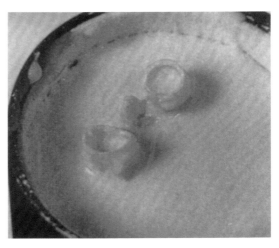

图8-5-22　磷酸盐包埋材料包埋

300℃左右时会发生大的膨胀，故升温到300℃时应保留40分钟左右，在1～3小时内，使温度逐渐上升到700℃，然后再将铸圈倒置，使铸孔向上，以便使铸型中的气体充分排出，在30分钟后使温度上升至800℃时，即开始铸造。

烧焙的最高温度应视使用的铸造合金的不同而异，通常金合金是700℃（Co-Cr合金、Ni-Cr合金是800～900℃），然后，再加热到该合金的熔化温度范围时进行铸造。

2. 烧焙的目的　烧焙的目的主要是：①通过缓慢的升温烘烤，使包埋料中的水分逐渐蒸发，使熔模材料（蜡或塑料）熔化，外流或燃烧，挥发，并彻底去尽；②使铸型获得一定量的热膨胀；③使包埋材料烧结成一整体，从而提高铸型的抗冲击能力；④提高铸型温度，从而使包埋材料在高温时产生足够的温度膨胀后，进行铸造，补偿合金的熔铸收缩，利于铸件铸造完全。

3. 烧焙的方法　铸型烧焙的方法一般使用电烤箱来进行；亦可使用煤火炉和炭火炉，液化石油气-空气，天然煤气-空气，丙烷气-空气，汽油-空气，液化石油气-氧气，丙烷气-氧气，等等。

用于熔化高熔铸造合金的氩弧、炭弧，高

频诱导是依靠电为热源,多被组入铸造机内,在真空下或氩气下将铸造合金熔化,可防止铸造合金氧化。

4.烧焙的注意事项

(1)铸型的烘烤与烧焙应逐渐加温,若加热速度太快,会使包埋材料中的水分在短时间内大量蒸发,造成内外温差过大,而使铸型爆裂。

(2)磷酸盐包埋料在 200℃ 以下的加热条件下,内部反应进行不完全,不能转化为最终生成物磷酸三镁,如果此时铸造,金属和包埋材料会发生反应,产生氨气及水蒸气。磷酸盐系包埋材料从 350℃ 升温到 800～850℃ 的时间应不少于 90 分钟;硅酸乙酯系包埋材料从 350℃ 升温至 900℃ 的时间亦不应少于 90 分钟。达到温度后,仍需维持 30 分钟左右方可进行铸造。这样可使包埋材料的膨胀率和强度均处于最高状态,铸圈的内外温度亦趋一致,铸造的成功率就可达到最佳状态。

(3)铸造圈达到规定的温度和时间后,就应及时铸造,若铸造圈冷却后再度加热,会导致包埋材料的强度和膨胀率下降,影响铸件质量,所以,一般不宜采取再度加热的方法。

(4)使用无温度显示的电烤箱,铸型的温度变化是靠观察铸型在烘烤烧焙过程中呈现的颜色来测定的。加热温度与铸造圈颜色的变化关系如表 8-5-1 所示。

表 8-5-1　加热温度与颜色对照表

颜　色	温度(℃)
初可见的暗红色	470
暗红色	550～620
樱桃红色	700
淡红色	850
橘黄色	900
黄色	950～1000
淡黄色	1050
白色	＞1150

(三)铸造

铸造的过程包括熔化合金和将液态合金通过一定方法铸入铸型腔内形成铸件两个方面。熔化合金的热源种类有很多,如汽油吹管火焰、煤气吹管火焰、高频感应熔化合金、炭棒电弧熔金、乙炔氧气吹管火焰及钨电极弧熔金及电阻加热熔金、氢氧火焰与等离子弧熔金等种种方法,均可用于口腔科铸造合金的熔解,但目前最普遍使用的是高频离心铸造机进行金属的熔化和铸造(图 8-5-23)。在材料上,金属烤瓷内冠通常采用非贵金属的镍铬合金。因此,本节仅介绍与此有关内容。

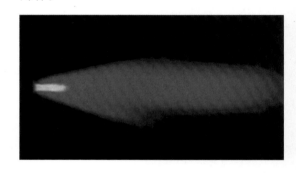

图 8-5-23　用喷火嘴或铸造机,使金属均匀地加热

1.铸造前准备及铸造机使用方法

(1)高频离心铸造机的操作前准备及操作过程,详见第 5 章第一节。

(2)将足量的镍铬合金块放入已预先加热的坩埚内固定好。

(3)在镍铬合金块开始熔解的时候,从烤炉内取出铸造圈固定在铸造机上,使坩埚紧靠铸型并调整平衡配重。

(4)将工作线圈操纵杆放在熔解位置上,调整铸造时间,盖好铸造盖板,按动熔解按钮,同时将输出功率控制旋钮顺时针方向旋转,使电流达到 0.6～0.8A,栅流和阳流的比值在 1/4～1/3 之间。

(5)通过观察窗观察合金的熔解情况,当合金熔化至铸造最佳状态时,立即将输出功率旋钮逆时针退到"0"位,随即推动工作线圈操纵杆至铸造位置（推到尽头），按动铸造钮，离心铸造立即开始（图8-5-24）。

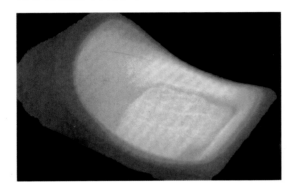

图8-5-24　达到熔点时，金属的外形会逐渐崩陷，状如装液体的袋子，金属表面会形成一层氧化膜，此时即可铸造

（6）待离心铸造机停止旋转后，打开盖板，取出铸型，铸造即告完成。

2. 合金熔解时应该注意的问题

（1）合金的摆放形式应正确，特别是在使用高频感应式熔金时，要求合金块之间应无间隙，接触紧密。使用块状合金时可以采取叠放法；若使用柱状合金，合金需要量大时，最好采取垂直摆放，并使所有的合金紧密接触。

（2）熔解合金之前，应对坩埚进行预热。这样，既可缩短合金熔解时间，减少合金氧化，又可防止坩埚由于瞬间加热过高造成破裂，致使合金外溢，烧损机器。

（3）熔解不同类型的合金时，坩埚不能混用，以防止合金发生相应污染。在用高频感应炉熔化贵重金属时，应使用石墨坩埚，以防止合金烧损。

（4）合金的重复使用，对于贵金属及来源缺乏的合金，可将铸件完成后的铸道合金重新熔解，重复使用，但应加入一定数量（1/2～1/3）的新合金。由于一般合金在熔化过程中会发生气化、炭化及低熔点元素烧损，特别是使用炭棒电弧焰熔金时，合金会大量渗炭而使脆性增加，故不宜重复使用。

3. 铸件的处理

（1）铸件的冷却：铸件的冷却方式可分为快速降温冷却与室温中自然冷却两种。而且其冷却方式与铸件的质量有着密切的关系。特别是高熔合金在铸造后会出现凝固收缩，致使铸件存在着一定的内应力。如果采取急速冷却处理，铸件的内应力则会快速释放，从而致使铸件产生较大的形变，并使合金的脆性增大或产生裂纹，导致铸件报废。因此，应采取铸件自然冷却的方式，以保证铸件质量。

（2）铸件的清理：可先用木榔头等工具轻轻敲击铸型，使铸件从外包埋材料中分离，再经过反复摇动振荡，使内层包埋材料大部分脱落，然后再对铸件进行喷砂处理，以去除铸件表面黏附的部分包埋材料及金属氧化膜，使表面光洁。如有条件，还可采用液体喷砂的方法，其优点是没有粉尘的污染。在喷砂过程中，应不断转动铸件，使各个部位冲刷均匀，防止局部冲刷过多而变薄（图8-5-25）。

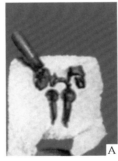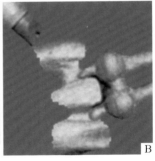

图8-5-25　铸件取出冷却后，使用纯氧化铝将包埋材料喷净

（3）铸件的切割和磨平：铸件经清理后采用不同的磨轮及砂石（图8-5-26）割切掉无保留意义的铸道和排气道等，但应注意保留金属内冠舌侧的夹持柄，待试用合适后方可切除。切除铸道后的铸件即可进行磨平处理（图8-5-27）。磨平的方法是利用各种磨轮、砂石及磨料等工具，在一定的压力、速度条件

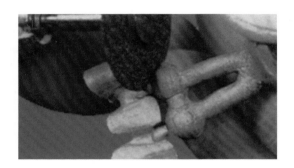

图 8-5-26　铸件的切割

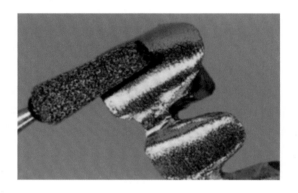

图 8-5-27　切割后正在磨平的铸件

对磨不到的部位可用各种形式金刚砂橡皮轮磨光,最后用布轮、毛刷等磨具加浮石粉糊剂反复对铸件表面摩擦,摩擦时要经常变换方向,从不同角度摩擦被打磨的部位,使铸件表面达到平整和圆滑程度(图 8-5-29)。

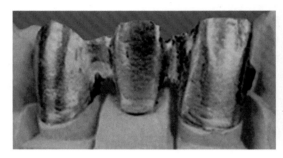

图 8-5-28　经磨平处理后的铸件

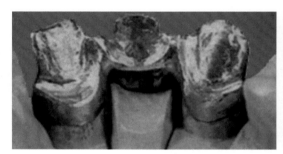

图 8-5-29　经磨平处理后的铸件舌面形态

下,使铸件达到厚薄适宜、边缘圆钝、外形美观的标准(图 8-5-28)。铸件的磨平原则是由粗到细,由外到内,由大到小。其方法是轻压力,细磨料,快速度,不损伤。其解释为,先用大砂轮、硬磨头等工具将铸道残余部位予以磨除,然后修整铸件边缘外形,使之圆钝并具有整体协调、线条流畅的外观。再选用各种不同规格、外形的砂石,磨除铸件磨光面及组织面的金属小瘤和进入倒凹区的金属小丘等,然后在模型上试合、调整,达到完全就位。其次,再用金刚砂石或白矾石等将铸件表面磨平整,应选用细小砂石,轻轻磨平,但冠的邻接部位暂不能磨,待试戴后再处理。然后,细磨金属内冠表面,磨掉表面的氧化层,并使内冠表面不留棱角。也可用纱布条卷曲在砂纸夹轴上对铸件磨光面做进一步细化磨平,

(4)铸件切割和磨平的注意事项

①在铸件切割磨平过程中,注意防止铸件产热,应经常用冷水降温或使用产热量小的砂轮和砂石等磨具。

②注意对铸件细小重要部位,如组织面及颈缘、邻面等的保护。

③金属基底瓷结合面的处理,在金-瓷结合界面用尖钻磨改边缘线,使结合处的交界线呈锐角,以防止遮色瓷显露;并用小弯卡尺测量冠的各部厚度(图 8-5-30),应保持 $0.3\sim0.5mm$ 的一致厚度,对过厚部位要予以调磨,并使其表面光滑。须知,对金属基底表面的处理关系到金属-烤瓷之间的结合强度、机械结合和化学结合的质量。

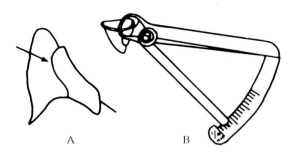

图 8-5-30　金属基底结合面的处理
A. 将金属与烤瓷的外界面磨成锐线；B. 用小弯卡尺测量冠的厚度。

四、金属内冠的调试

铸件经上述处理后，即成为金属内冠，对内冠的调试包括代型试戴与临床上患者口腔内试戴。

(一)代型试戴

将内冠戴入代型之上，并进行以下检查。

1. 就位是否顺利并到位。

2. 有无过大、过小，有无翘动与变形。

3. 冠边缘是否与颈缘密合，有无过长或过短。

4. 冠的近远中面与邻牙的间隙是否合适，就位时有无妨碍。

5. 戴上内冠后，上下牙的颌间距离是否标准，内冠的𬌗(切)面与对𬌗牙的𬌗(切)面之间的距离是否具备烤瓷熔附所需要的厚度与宽度。

(二)口腔内试戴

退下患者口腔内的临时甲冠，嘱其漱口与局部清洁后，戴入金属内冠，除检查以上代型试戴的 5 条内容外，还应注意以下几点。

1. 内冠戴入后对牙龈有否压迫或有否过短，邻面对龈乳头有否刺激或压迫。

2. 唇侧颈缘是否显厚，唇侧有无显突，切缘是否过长，下颌前伸运动及侧向运动有无障碍，与邻牙、对𬌗牙及上下口唇关系是否协调和自然。

3. 口内试戴的各方面条件均符合要求后，即可进行患者口内比色。根据比色结果，查配色表，确定所选瓷色，并记录于加工设计单上。然后，再为患者重新戴上临时甲冠并另约最后戴冠时间。

五、金属内冠表面的再处理

金属内冠经患者口内试戴合适后，在涂瓷及熔附之前，还需要对内冠表面再进行一次理化方面的处理。

(一)粗化处理(roughening)

金属内冠在口内试戴合适后，用水冲洗干净后，再以 80 目石英砂在 $(2\sim4)\times10^5\,\mathrm{Pa}$ 压力下喷砂处理，清除内冠表面附着物及氧化物，并形成微观的粗化面，以增加机械固位力。然后再放在蒸馏水内超声清洁 5～10 分钟，以洗净表面的残屑(图 8-5-31)。

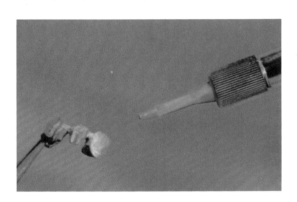

图 8-5-31　金属表面用纯氧化铝喷砂处理，喷砂完毕后应无任何光泽

(二)排气(degassing)和预氧化(preoxiding)

将超声清洗过的金属内冠放在烤瓷耐火盘的支架上。如烤瓷合金为贵合金，则需要在其表面均匀涂一薄层金属处理剂(conditioner)。金属内冠连同耐火盘在炉腔口得到充分干燥后，然后送入炉内，按照所用材料的操作说明掌握温度与时间。一般是高于烤瓷熔点 4℃左右，保持 3～5 分钟，以去除附着在金属表面的油污及操作过程中混入的气体，预防产生气泡。然后，再升温到 1000℃，真空度为 10.1kPa，并放气，在空中预氧化 5 分钟后取出，使之冷却。这样，在金属内冠表面就形成了一薄层均匀的氧化膜。经此处理后，金属内冠表面再不得用

手或与不洁之物接触，以避免表面污染（图 8-5-32）。

以上处理可以有效地除去合金与瓷熔着过程中妨碍两者接触的因子，如包埋材料及金属的细碎片等；可以加强合金与瓷的结合力，防止瓷产生气泡，增加其强度与美观等。

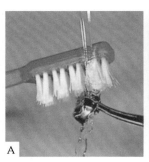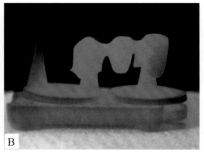

图 8-5-32　内冠与瓷结合的强化处理

A. 用牙刷在流水下洗净铸件，不要用清洁剂；B. 经预氧化处理完成后的内冠，可以加强与瓷的结合力。

第六节　金属烤瓷全冠的涂瓷与熔附

一件成功的烤瓷熔附金属修复体的制作，有赖于 3 个必备条件：其一，应有一个正确而规范的牙体预备与修复体设计；其二，应有一套先进而完善的烤瓷设备与材料；其三，应有娴熟而高超的操作技术和丰富的经验。

金属烤瓷全冠的涂瓷与熔附过程是一个复杂的技术操作过程，其许多方面是教科书和参考书都无法表达的，而完全来自于经验积累过程中形成的"第六感觉"和"技术诀窍"；如果尚未到此境界，就难以产生出神入化的上乘之作。在全冠的涂瓷与熔附过程中，最为重要的是，应该充分掌握从色调到热膨胀率和烧结方法及烧结时的收缩性等主要内容；其次，对高温包埋材料、烤瓷炉、烧结面的处理、合金的变形和裂缝、填压及切削和配色、烤瓷的形态修整等，也应该有相当熟练的操作能力与技术水准。

一、烤瓷熔附金属（PFM）的基本筑塑方法

如欲获得色泽理想的烤瓷熔附金属全冠，完全取决于半透明烤瓷的厚度。因此，基牙预备时的磨除量比全瓷套冠的基牙预备要稍多一些；否则，就会失去半透明感，金属就会从半透明层里直接反射出来。

就烤瓷的筑塑而言，要点之一是用液体（水等）调成烤瓷材料，在烧成前使筑塑体中的烤瓷粒子间的空隙愈少愈好，亦即所谓的"填压"（condense）。日本学者山本·真对此颇有研究，并著有《牙科金属陶瓷》一书。

此外，另一要点就是要准确把握各层烤瓷的配置位置、厚度及形状，还要有正确的界层结构（图 8-6-1～图 8-6-4）。因为烤瓷熔附金属修复体的自然色调是由牙本质色、牙釉

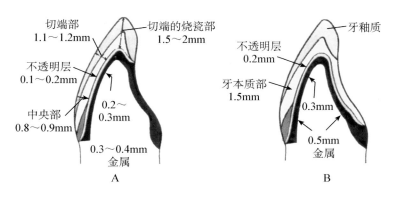

图 8-6-1　在烤瓷熔附金属中,烤瓷与金属基底冠的厚度(A,B)

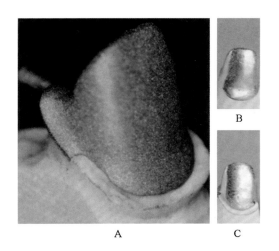

图 8-6-2　金属基底冠在模型上的就位情况唇面观

A. 基底冠的颈部就位情况;B. 基底冠的唇缘形态;C. 切减基底冠边缘,为瓷肩台作准备。

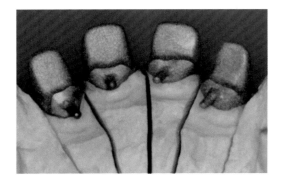

图 8-6-3　铸造完成后的金属基底冠在模型上就位情况(舌面观)

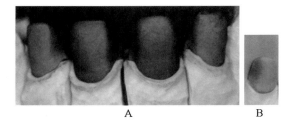

图 8-6-4　金属基底冠经氧化及喷砂处理后的唇面观

A. 金属表面用纯氧化铝喷砂处理,确定喷砂处理好以后的表面应无任何光泽;B. 经喷砂或热处理以后的金属表面最适宜筑塑不透明烤瓷。

质色、透明烤瓷色等各色烤瓷正确地配置而成的。即在烤瓷筑塑时,先以牙本质色烤瓷筑塑,填压至完成时之形状;然后再依照牙釉质色烤瓷,透明色烤瓷或特殊色烤瓷之需要量与必要性,在牙本质色烤瓷上做"回切法"(cut back),削取其需要之厚度及位置而后再添加筑塑上去。如此,可使色调及各层的结构及包被效果得以依照所需形态而筑塑构成。这种以各层烤瓷来堆积、筑塑牙齿形状的技术在实践中是切实可行的。

如不采用"回切法",而单凭直觉经验来筑塑成牙本质色烤瓷是不可取的。许多资深技师在这方面都颇有体会。用回切法切削后的立体形状,如果无牙本质的烤瓷层形态作指标,在制作上是非常困难的。因为单靠直觉经验,绝大多数人都不能正确地完成形态,而往往会变成非牙本质烤瓷控制形态,而由上层的烤瓷层来取代了。但半透明烤瓷由于厚度不同,色泽度和亮度等会发生变化,而经由牙釉质色、透明烤瓷层的厚度发生变化,最后会导致牙冠颜色也发生变化。

总之,整个牙冠的色调取决于正确配置的各色烤瓷层。从这里可以看到,烤瓷筑塑采用回切法是非常必要的。因为正确的色调和色被效果(wrap around effect)取决于正确配置的各色烤瓷层的构成情况。而且,为了利用这种方法,在实际制作时,切削后的牙本质色烤瓷的形状要保存到最后,这一点十分重要。同时,还应该注意,在烤瓷筑塑中避免各色烤瓷界面层移动和混和。

烤瓷筑塑方法可依操作者习惯分为许多种类,但最为肯定的为“调刀法”(spatula technique)和“笔积法”(brush-on technique)。现分述如下。

(一)笔积法

笔积法一般是把烤瓷材料一点一点地涂厚筑塑成所需形态,其操作较容易掌握,适合于显示烤瓷层结构上有微妙变化的混合色。因此,笔积法多用于不透明烤瓷的筑塑,牙本质色烤瓷回切后的牙釉质色及特殊颜色烤瓷的筑塑(图8-6-5),其主要特征如下。

1. 因笔含有的水分,在筑塑时可经常保持湿润,但是会有水分过多的倾向,因此,必

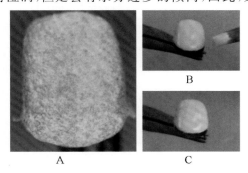

图8-6-5 第一层不透明烤瓷的筑塑与烧结

A. 烧结后状态;B. 笔积法筑塑;C. 筑塑完成后。

须常用面纸或纱布吸水。

2. 只能采用一次次少量筑塑的手法进行。即便如此,也会在全部筑塑完成后,因多次反复操作,而有可能埋入气泡,并且也较费时。

3. 因笔积法的特殊手法,在每次少量追加时,都可因笔尖所含水分湿润先前之筑塑表面,使之易于接受追加之烤瓷,且容易控制;而且,笔积法类似于油画加色的手法,很适宜于烤瓷冠仿生制作时用于微妙色调的处理,如牙釉色烤瓷及特殊色烤瓷的筑塑。

4. 填压时必须使用别的器具来作振动。

(二)调刀法

调刀法为一次大用量的筑塑方法,可以快速完成操作,这就很适用于牙本质色烤瓷的筑塑。因此,很有必要将这两种方法,视筑塑过程的不同步骤而结合应用。不必囿于习惯,而应重于巧妙应用双方的优点。调刀法的特点如下。

1. 不会有水分过多的现象,因此不必反复地吸水操作。

2. 可以大量地筑塑,操作很快,埋入气泡的概率较少,且可运用调刀背进行切、压操作,因此牙冠形态的塑型较为简单、快捷。

3. 如少量追加时,水分会被下层烤瓷吸收,因此不易追加,且难控制。为了使烤瓷材料易于追加填入,有人往往采用加压操作,但加压操作又容易封入气泡,并使下层的烤瓷层移动变位,导致裂痕的产生。

4. 用调刀在表面抹干或轻敲,不必变换器具便可作填压操作。

对“笔积法”和“调刀法”的结合应用,可以对烤瓷筑塑成形及压缩致密起到事半功倍的作用。烤瓷的筑塑技术在操作过程中不能花时间太长,否则,会使烤瓷过分干燥;如果不断地加水以保持湿润,又会使烤瓷粒子及颜色粒子产生移动,造成烤瓷层中的空隙比率发生改变,从而引起各色烤瓷层的颜色及半透明效果受到损害。因而,筑塑工作要求

操作迅速,技术熟练;且应注意防止速度过快时所导致的各色烤瓷层结构上些许程度的疏忽。

二、烤瓷筑塑时的振动致密方法

烤瓷筑塑作业可以分为筑塑和填压操作两种。筑塑操作是技术上不可缺少的造型操作,在技术上要求严格、细致,且不能有半点差错;而填压操作只是简单的机械性连续操作,有简化工序的余地,但也应运用得法。

填压操作的方法主要是产生振动,从而让多余水分析出后以面纸或纱布吸取之。振动是烤瓷致密操作中不可缺少的程序,不可以省略。振动可使瓷泥压缩,从而排出混入其中的气泡,提高瓷的透明性;减少瓷烧结时的收缩及增强瓷烧成后的强度。

填压操作的技术主要有"笔积致密法""调刀致密法"与"振动致密法",其次为吸水技术。虽然吸水操作只是简单地吸取多余水分,并可以由别的方法来取代,但其中亦有诀窍。现简介如下(图8-6-6～图8-6-9)。

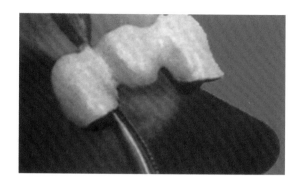

图 8-6-7 超声波振动器振动致密法

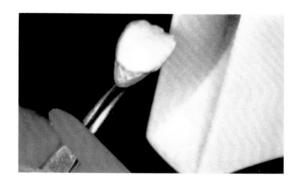

图 8-6-8 刀柄刻纹振动致密法

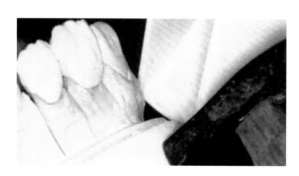

图 8-6-6 小铁锤振动致密法

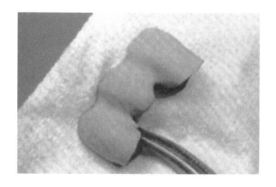

图 8-6-9 用纸巾吸干水分

1. 笔积致密法 用笔积法筑塑时,如见瓷泥表面有较多水分时,可用笔尖蘸瓷粉补上去,可以借虹吸现象将上层水分吸干,并吸取部分下层水分;亦可以面纸吸干毛笔,再用毛笔将水分吸走。而且,毛笔筑塑与吸水过程的微小施力,也是对瓷泥压缩使之致密的过程。

2. 调刀致密法 瓷泥用调刀筑塑,颇似雕塑艺术中的泥塑过程。在加瓷的同时,一方面起到了挤压瓷泥表面,除去多余水分的作用;另一方面则有塑光接触层面、压缩瓷粒、排挤内层水分的作用。但操作时的力量应该恰到好处,切不可过大或过快,以免致使下层烤瓷层移动,导致隐裂或裂痕的产生。

3. 振动致密法 振动致密法的方法也有许多,如用小铁锤或木槌敲击带有瓷冠的模型,或用超声波振动器等使烤瓷颗粒移动、沉积与致密的方法,这种方法效果较好,也很容易掌握。其次,还可利用刀柄上的刻纹振动夹持烤瓷冠的钳子,产生振动,并使水分析出,以面纸或纱布吸干即可。

三、吸水操作技术

吸水操作应注意以下几个问题。

1. 由于在吸水操作中水分的流动,不透明烤瓷或颜料中的微粒,亦在烤瓷泥中移动(烤瓷中含有可以使水浑浊几个小时以上的微粒,特别是不透明烤瓷和颜料中的微粒),而渗进各色烤瓷界面层中,会影响完成后的色调。

2. 在吸水时,由于吸走了不透明烤瓷或颜料的微粒,增加了烤瓷的透明度,进而褪色,烧成后会呈较暗色。特别是初学者,由于筑塑过程操作时间的拖长,反复地加水、吸水,更容易出现这种现象。

3. 如筑塑过程中,用手指挤压筑塑体,再以面纸或纱布吸水,往往会使烤瓷变位变形。

吸水操作为烤瓷筑塑时不可缺少的操作工序,为了解决以上缺点,简化操作手续,要求做到“吸水不过猛”“不直接触及烤瓷”,只要能够除去多余水分即可。如此一来,则当以吹风机的温风干燥最好。故而山本·真先生倡导使用“热风技术”(hot-air technique);但热风技术只是代替吸水操作工序,不能代替填压操作方法。

同样一种筑塑方法,还有用特殊烤瓷调和液来用于不透明烤瓷者。也可用水来调和主体部分烤瓷(牙本质色、牙釉质色、透明及特殊色的烤瓷),而后在筑塑后用温风加以干燥。

在实际的烤瓷筑塑中,初期,即仅牙本质色烤瓷的筑塑等,可大量地筑塑且用面纸或纱布吸取过量的水分,逐渐进入后段程序,如牙釉质色烤瓷和透明色烤瓷进行少量筑塑追加,邻接面的补缺和最后填压等阶段的吸水操作时,就可使用这种“热风技术”。

在使用“热风技术”时,左手拿镊子夹住筑塑物,右手持器具添加烤瓷。如果水分过多,就对着吹风机温风烘去过量之水分,操作时可轻轻晃动吹风机,然后再继续筑塑。填压时,振动左手上的筑塑物,浮出之水分用温风吹干。但应注意,在筑塑过程中,不能使烤瓷完全干燥。在最后的填压过程中,应将筑塑物保持在温风中,不断地振动,填压就持续进行。采用这种方法或超声波的填压方法,都具有工作效率高的显著优点(图 8-6-6~图 8-6-8)。

采用“热风技术”可以大幅度地缩短作业时间,减缓水分的移动,进而抑制颜料粒子的移动。同时,由于不直接接触筑塑物,可避免烤瓷层界面结构的变位和移动。因此,筑塑后的各色烤瓷层界面结构十分清晰,筑塑时位置关系十分准确地保持到进行了紧密地填压,如此就能得到预期的色调。这对多层次的烤瓷筑塑非常有利,但对初学者而言,应先做模拟试验,待有所体会之后,再用于烤瓷筑塑物。

四、烤瓷工具的使用

烤瓷常用工具见图 8-6-10。

(一)烤瓷调拌工具

1. 玻璃板、调瓷盘 为调拌瓷粉用,德国德泰隆公司曾推出一种带有毡垫特制玻璃混合板,在使用中可被湿润。

2. 毛巾布 用湿润毛巾布垫在玻璃板下,调好笔尖,用调拌刀等取用烤瓷,如此不但可冷却玻璃板,并可使之保持湿润,这样玻璃板上调拌的烤瓷就不易干燥。如使用德泰隆的特制玻璃板,则可不用毛巾布。

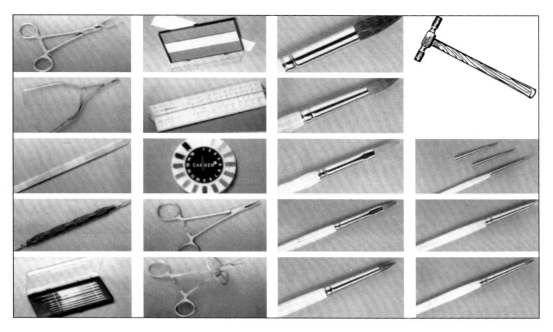

图 8-6-10　烤瓷常用工具

3. 水枪（注射器）　为调拌时往烤瓷内加水用。

4. 调拌刀　调拌用调拌刀，可用金属制成或用玻璃、骨、玛瑙的制成品。金属调拌刀，在调拌时刀屑可能混入烤瓷泥里，使烧成的烤瓷变色。因此，后者较为理想。但因较厚，还会粘滞烤瓷，操作比较费劲，因而，多数人仍喜欢采用金属调拌刀。只要注意不要切削，不要摩擦，就不会有问题。这种调拌刀也可用于从容器里取出烤瓷泥。

（二）烤瓷筑塑工具

1. 笔　为涂塑瓷粉用，可选用弹性较好的毛笔。但最好采用貂毛制作者。Winsor和 Newton 的 7 种笔中 6 号笔用于整体筑塑作业，3 号笔用于调微处操作。0 号笔则用于染色。为了要使筑塑后的烤瓷表面光滑，还可用大型柔软笔，或用旧的 6 号笔。

2. 扁刀（Le-cron knife）　主要用于牙本质色烤瓷的筑塑与成形。使用前把刀刃削成匙状，以便使用时方便。沟纹部分可用于填

压操作，另一侧的小型匙形挖器，用来掏掘填埋特殊色调的烤瓷小沟，以及从容器里定量取出少量特殊色烤瓷，可以在配合进行细微加工时使用。

3. 瓷料切削器　主要用于牙本质色烤瓷的回切（cut back）。需要有一定的弹性，最好用剃刀刃或安全刀片制作。以金刚砂片在刀刃背面磨成锯齿状，用来切开经过填压后变得稍硬且稍干燥的烤瓷邻接处时非常方便，以前后推拉切割，对于筑塑体不会产生过大的力量，因此，不会产生剥离或裂痕。

4. 双叶镊子（locking tweezer）　用来夹住牙冠或牙桥上的持柄（removable knob）。此工具可从模型上取下或装上牙冠，以及进行筑塑操作。振动镊子时并可进行烤瓷的填压处理。

5. 小铁锤　用来轻轻敲打模型，以便填压烤瓷。由于可以直接看得见填压状态，比把模型放在桌面上敲打要安全、正确。

6. 面纸　用来吸收在填压初期状态溢

出的水分。在用调刀法筑塑大量烤瓷泥土时,把面纸垫在另一面,防止烤瓷泥流失。面纸以触感柔软,不易脱落纤维者为佳。

五、烤瓷材料的应用

(一)瓷粉的种类

国内市场现在常用的瓷粉有 CARMEN、IPS(IVOCLAR)、VITA、Dentsply、SHOFU 等,如从功能上看,其主要设计原理和使用方法与作用基本相同。但不同的厂家有不同的侧重或特色,不同的用户也有不同的习惯或选择。现综合各家瓷粉分类,介绍如下。

1. 按功能分类

(1)基本种类:①粉剂不透明瓷;②糊剂不透明瓷;③牙本质瓷;④釉质瓷;⑤牙颈瓷;⑥透明瓷;⑦超透明瓷;⑧切端瓷。

(2)加强色瓷分类:①牙本质修饰瓷;②肩台瓷;③牙龈瓷;④修改瓷;⑤仿真瓷;⑥效果瓷;⑦薄体瓷。

2. 按包装分类 各个不同的厂家,都有自己不同的标准组大、小套装和特色套装,以适应不同的市场需要。但总的来说,常用的基本套装是共有的。

(1)瓷粉套装;

(2)仿真瓷套装;

(3)加强色瓷套装;

(4)薄体瓷套装;

(5)肩台瓷套装;

(6)效果瓷套装;

(7)牙龈瓷套装;

(8)修色瓷套装;

(9)上色瓷套装;

(10)不透明瓷组套装;

(11)不透明牙本质瓷组套装;

(12)低温修复瓷套装;

(13)全瓷烤瓷套装;

(14)超透明瓷套装;

(15)彩色牙本质瓷套装。

以上分类,基本上囊括了各个厂家的瓷粉种类,但也有部分种类,在成分与效果上有些雷同,但为了尊重起见,未便注解,有经验的技师均能很好地把握和使用。

(二)瓷粉的选择

1. 不透明烤瓷 不透明烤瓷的主要作用是遮盖金属颜色,成为整个牙冠色泽的基色及起加强金属与烤瓷高强度结合的作用。不透明烤瓷在金属表面烧结后的厚度一般为 0.2～0.3mm,但如使用不透明瓷糊剂则为 0.15mm 左右,对烤瓷空间不足的修复体尤为适用。对常规修复体亦可因使用不透明瓷糊剂,使牙体瓷的厚度增加,从而使金-瓷修复体的颜色更为自然。

2. 薄体瓷 亦属于牙体瓷,适用于烤瓷厚度不够的地方,如舌侧、邻面等。

3. 特殊色瓷的使用 特殊色瓷包括仿真瓷、效果瓷、超透明瓷、修色瓷等,可供较高水平的技师或医师在进行"个性修复与仿真艺术修复"时,制作高标准瓷牙,以达到以假乱真的作用。

此外,各个厂家均有与自家产品相适应的"瓷粉原色比色板"(或指定使用某种比色板)及烤瓷支架等。同时,对自己生产的某些具有特殊作用的瓷粉均备有详尽说明书,使用时请认真参照,以期达到应有效果。比色与选色请参考本书第 6 章有关内容。

六、基底冠的表面处理和底色的完成

(一)基底冠的表面处理

1. 贵金属合金 在烤瓷熔附金属全冠的修复体中,由于存在着金属颈圈,在一定程度上影响了唇面的美观,非贵金属的颈缘可因氧化等原因而出现黑线,而贵金属烤瓷合金基本上无颈缘灰暗现象。即便如此,但为了稳妥起见,仍应在唇侧颈缘部涂上金黄色粘结剂后,再依厂商说明予以烧结。其方法是,在金属基底冠唇侧边缘,用笔蘸黄金结合剂涂擦约 1mm 宽(图 8-6-11,图 8-6-12),由于该剂黏性很强,带来涂布困难。因而,有必要在涂抹或烧制时,将其放在四氯化碳中溶解后,涂布于边缘,或慢慢烘干,以免其浸染其他不需涂抹部分。

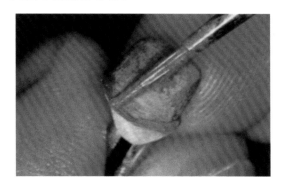

图 8-6-11 黄金结合剂的涂敷

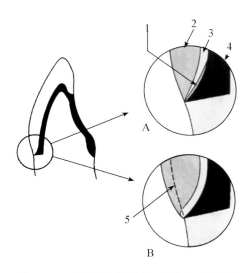

图 8-6-12 黄金结合剂(金黄色粘合剂)的使用效果图解

A. 将黄金结合剂于用边缘,可使边缘黑线消失,并可不使用不透明烤瓷。B. 不使用黄金结合剂的烤瓷冠边缘常规处理,若要使颈缘黑线消失,牙颈部易形成台阶,外形处理难度增大。

1. 黄金结合剂或表面调节剂;2. 牙本质色烤瓷;3. 不透明烤瓷;4. 金属基底冠;5. 正确外形。

涂上黄金结合剂后,边缘成了金黄色,这部分的不透明烤瓷只需涂很薄一层便可,甚至不涂也行。这较之常规操作,即克服了为去掉边缘黑线,必须涂上较多的不透明烤瓷,以致更加突出了完成后的牙冠在唇侧边缘处有高反射率不透明层的缺点,而且这种多孔性的不透明烤瓷也会因刺激龈缘而成为牙周病病因。

2. 非贵金属合金 非贵金属合金较之贵金属合金更易形成颈缘黑线,这已是公认的事实。但是金黄色粘结剂却很难熔附于其边缘之上,因此,不能采取与贵金属合金之相同的方法来处理非贵金属合金。有学者经实践所采用的方法如下。

(1)用氯化铝(平均粒子直径 50~100μm)喷砂。

(2)在完全洗净后的金属表面涂一非常薄层的不透明烤瓷,填压后,按厂商指示的不透明烤瓷的烧结温度高出 10~20℃ 高温烧结。

(3)再用一种表面处理剂[Newblend gold(Heraeus)]涂边缘部,再根据说明书指定之时间表烧结。该表面处理剂的烧结温度与上述黄金结合剂相比要低,但与不透明烤瓷的烧结温度没有多大差别。烧结后即可按常规筑塑烤瓷,乃至成形、烧结,直至完成。

有学者研究证实,在非贵金属合金的唇侧颈缘的薄层金属结构中,与烤瓷熔附所需之金属元素很容易消失。因而该部位的烤瓷强度会因之降低。所以,在临床粘固时可因内压等因素引起应力变化,导致产生瓷表面裂痕与剥脱现象。如果在边缘附近涂上金黄色粘结剂之后,对增进颈缘区域烤瓷熔附金属状态与熔结强度极为有利,可减少或防止上述质量问题的产生,但却又增加了制作过程中的难度。

(二)底色的筑塑与完成

底色是主体部分烤瓷在筑塑前的颜

色。不透明烤瓷占去了底色色调的大部分，但是烤瓷熔附金属的底色也会含有其他色素。

不透明烤瓷（遮色瓷）并非绝对不透明。筑塑、烧成后的不透明烤瓷的色调对下层的金属色调有很大的影响，因此，金属表面的处理对底色色调会产生较大的影响（图 8-6-13～图 8-6-17）。

除了烤瓷边缘技术以外，对一般金属牙冠颈部而言，为了防止边缘部分不透明烤瓷的强烈反射，所使用的牙颈部色烤瓷，也属于底色范畴。

此外，金属表面的色调，不透明烤瓷、牙颈部色烤瓷调整后的底色，与烧成后所需要的色调也不一定是协调的，有时需利用染色技术来调整底色。

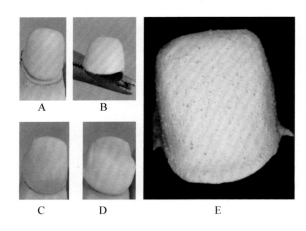

图 8-6-13　第 2 次不透明烤瓷及牙颈部
烤瓷的筑塑与烧结

A. 牙颈瓷筑塑的设计；B. 第 1 次牙颈瓷筑塑后烧结；C. 第 2 次牙颈瓷的筑塑（估算过烤瓷的烧结收缩）；D. 第 2 次牙颈瓷的烧结；E. 第 2 次不透明烤瓷烧结后，金属颜色已全被阻断。

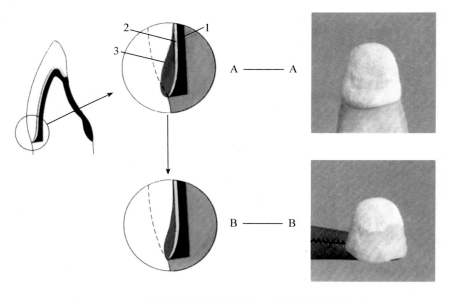

图 8-6-14　牙颈部烤瓷筑塑模式图之一（烧结收缩呈滴泪状）
A. 筑塑时形态；B. 烧结后形态。
1. 金属；2. 不透明烤瓷；3. 牙颈部烤瓷。

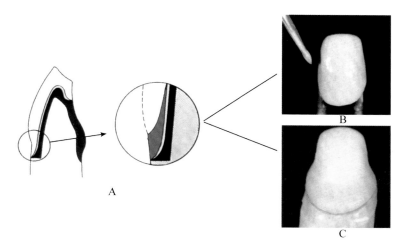

图 8-6-15　牙颈部烤瓷筑塑模式图之二

对牙龈萎缩、牙根暴露者可用牙颈色烤瓷,并同时呈现牙根色和牙颈色。

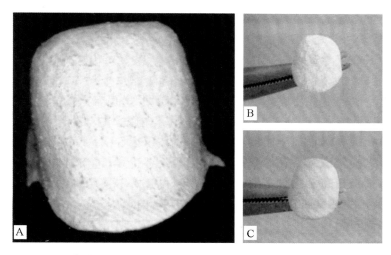

图 8-6-16　烧结完成后的不透明层烤瓷表面,应稍呈粗糙面,如蛋壳表面

A. 烧结完成后唇面观;B. 如烧成不全,则表面会稍成白色;C. 立即再放入炉内,以 990℃大气烧 15～20 秒后,颜色即显深色。

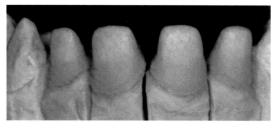

图 8-6-17　在颈部边缘筑塑遮-体混合瓷烧结后

因此,底色的范围应是 4 种:①金属表面的颜色;②不透明烤瓷(遮色瓷)的颜色;③牙颈部烤瓷颜色;④底色染色剂。

1. 不透明烤瓷的筑塑　如上所述,不透明烤瓷层是牙冠颜色的基础。为了使最后完成之牙冠颜色色调和谐,应该注意选择颜色及其厚度,必要时可使用二三种颜色配合筑塑,以期达到应有效果。

在实际应用中,如欲得到 VITA Lumin Vaccum A_2 色时,则牙颈部应使用较浓的 A_3 色不透明烤瓷,主体部用 A_2 色不透明烤瓷,切端部用稍暗的蓝灰 C_1 色不透明烤瓷,各应所需地配合使用。同时,必须注意各色不透明烤瓷的筑塑范围,要与制成后的牙冠相应各部的色调范围一致。

把不透明烤瓷按照均等厚度准确配置为 2~3 种不同颜色,这项技术虽有一定难度,但如能遵守以下要求,便能顺利完成。

(1)烤瓷的调拌:在烤瓷料的调拌上,对不透明的烤瓷或其他颜色的烤瓷都是如此。最为重要的是,将其调拌成适度的奶油状。调拌后,振动玻璃板(因要在玻璃板上调拌),用调拌刀柄轻敲微振,以去除其中气泡。此时若调拌物中水分过多,可用面纸或纱布吸去过多水分,直至调拌物有适当的流动性为佳。尽管对于达到这一标准很难把握,但只要调拌时手感稍硬即可。切不可水分过多,流动性过大,这样就很难进行筑塑与填压操作。

(2)不透明烤瓷的筑塑:最好用笔积法进行,因为笔积法对细微筑塑的动作较好掌握。操作时,笔毛不要含水太多,要视调拌物的流动性能调整笔毛含水量,可在玻璃板下垫湿毛巾,调齐笔尖,控制水分,如此反复不断地一边调控,一边操作,使不透明烤瓷的筑塑在有序状态下完成。

有学者认为,对不透明烤瓷的涂布与筑塑,关键在于熟练地掌握以下操作技术:①瓷粉的调拌;②貂毛笔的应用;③水分的控制;④振动致密方法的应用。此外,涂布筑塑不透明烤瓷时,应特别强调貂毛笔的使用方法与技巧,如选用 5 号或 6 号毛尖齐整的笔,把需用量的不透明瓷团成小球挑起使用,这是操作的要点。若未团成小球,而是将笔尖压宽,使整个笔头饱蘸瓷糊,则不透明烤瓷有可能混进气泡。其次,如把笔尖弄尖或压平,可涂成与金属表面形态相协调的均匀厚度;而

且调整笔尖的含水量,就可使不透明层的水分得到有效地控制。

(3)金属表面的湿润:不透明烤瓷筑塑前一定要注意使金属表面湿润。因为如此可使得以水调和的不透明烤瓷泥与金属表面有相应性。可用清洁且笔毛整齐的笔,将玻璃上调拌的不透明烤瓷泥,一点一点地涂在金属结构之表面。在离笔尖 2~3mm 处可借助笔的弹力,使烤瓷泥铺筑为适当厚度。总之,必须经过笔尖来完成此操作。涂敷在金属表面的不透明烤瓷泥,须置于适当部位,不得任意流动,只要按(1)、(2)步骤去做,就可以达到此要求。

(4)填压操作的时机:虽然在金属表面适当部分需要相应量和相应颜色的陶瓷泥,但是直到涂敷完毕为止,操作者没有必要在此阶段作填压操作。这是因为在筑塑过程中进行填压操作,会引起有的部分较致密,有的部分较疏松,不但操作困难,且易引起色调变化。因此,为了使整体填压均衡,在没有筑塑完毕之前,最好不考虑填压为好。这一基本原则,不仅对单个牙冠,对牙桥的制作也同样适用。在涂敷过程中,如果水分过多,可用面纸和纱布吸取。而填压操作的最佳时机,则是在完全涂敷之后。因为,这不仅是对不透明烤瓷,其他任何烤瓷都会因填压操作而使烤瓷产生流动。由于金属表面凹凸不平,因填压而导致有流动性的烤瓷泥会由高处往低处流动,而自然地在低凹处聚积。

为了避免这种情况,必须在进行填压时,防止涂敷后不透明烤瓷泥流动。其要领就是在填压操作中吸干多余的水分。在填压过程中若是水分渗出而致使筑塑物流动后再吸收水分,则此举已属太慢。初学者进行填压操作失败的原因大都在此。

在最初含水分高的情况下,使烤瓷泥不流动为原则,轻轻振动,溢出一点水,立刻吸取一点。如此反复进行,烤瓷泥的流动性就会逐渐减少,即使用劲振动,也不会再流动。

如此，对不透明烤瓷泥来说，要持续进行这样的填压操作，直至水分几乎不再溢出为止。而后按照指定的程序干燥与烧结。

不透明烤瓷的烧结法，可分第1次烧结法和第2次烧结法两种。第2次烧结法是指不透明烤瓷第1次涂敷得极薄，按此比指定温度高10～20℃烧结，而第2次则用通常之方法来筑塑，烧结（图8-6-13）。

此两种方法均属正确的操作法，可以沉着冷静地操作，就能得到满意的结果。但是，由于第2次烧结法比较安全可靠，故临床上多用第2次烧结法来操作。

2. 牙颈部烤瓷的筑塑　牙颈瓷主要用于烧结后的不透明烤瓷层上，其方法为由牙颈部至切端方向，薄薄地筑塑一层，因为牙颈部本身的厚度有限，故对牙颈瓷的厚度要求较为严格。目前，几乎所有生产烤瓷材料的厂家都有自己品牌的牙颈瓷，有的厂家还推出了一种特殊配色的瓷粉，即遮-体瓷混合瓷粉。其由部分遮色瓷和部分牙本质瓷所组成，它可以改变常规的筑塑方法，如先在颈部使用牙颈色（如黄金结合剂等），烧烤后再使用牙本质瓷。遮-体混合瓷粉的使用部位与牙颈色烤瓷一样，但它更有利于降低牙颈部、邻面、舌侧这些牙本质瓷层较薄的部位底层遮色瓷的强反射。如在制作时缺乏牙颈瓷，也可以用色调较浓的特殊色烤瓷调和后代替（图8-6-13～图8-6-17）。

牙颈瓷应在逐渐变薄的牙本质瓷部分做重包涂敷，并在邻接面处可涂敷厚点，以表现天然牙着色状态。

对牙颈边缘部位的筑塑要估算到烤瓷的烧结收缩所导致的不足，同时也要考虑到如果牙龈萎缩、牙根暴露时的情况，并使牙根色及牙颈部的天然颜色得以表现（图8-6-13～图8-6-15）。

牙颈瓷要比在主体部位烤瓷烧结温度低20～30℃的温度中烧结。因为其烧结量少及在边缘部位加热效率高，如照一般烧成温度

便会过热。而且，最好不要与其他主体部分烤瓷同时一次性地筑塑和烧结。因为牙颈瓷是底色筑塑的最后阶段，而主体部分烤瓷应以底色色调为基础来进行配合与确认，然后再开始筑塑的。

牙颈瓷的涂敷太厚或太薄都会使颜色深浅不一，可以采用削除或添加进行弥补，使底色达到调和的要求（图8-6-18）。但是，如果为了省事，将牙颈瓷与其他主体瓷同时筑塑，一方面不能进行以上的检查和调改，而且在筑塑过程中，还会因填压操作等原因造成牙颈瓷的移位、变形而处于一种无法修改的难堪局面。

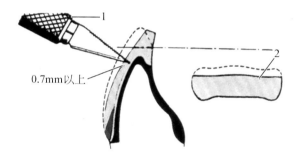

图8-6-18　唇侧回切后的矢状剖面示意
1. 烤瓷切削；2. 切端部水平断面。

3. 底色染色（foundation stain）　在完成了上述工序之后，所获得的烧结后底色也不一定与所要求的色调相协调。因此，可采用染色的方法来调整底色，常用的染色剂以高熔融点者为理想。

对不透明烤瓷的色调，生产厂家都进行过充分的研究，因此不会影响底色的构成。但如使用了牙颈瓷，其边缘处最顶端不透明烤瓷的不透明度就很显著。因而，通常对这一部分要进行染色修整。在许多情况下，使用多色不透明烤瓷，其工序和时间均很难控制。所以临床上，一般都爱用单色不透明烤瓷来筑塑、烧结，然后使用底部染色方法来对牙颈色和切端色进行调整。但应注意，使用底部染色技术，一定要按照厂商的使用要求

来染色和烧结。

一般来说,经过调整后的底色色调,虽然不能解决不透明烤瓷和金属构造本质上的不透明性,但对完成具有充分色调调和的金属烤瓷修复体,却具有不可取代的作用。

在烤瓷熔附金属的筑塑工艺中,常用半透明的牙本质色和牙釉质色涂在底色上。因此,半透明烤瓷涂层愈厚,色彩度便愈高,透明度就会降低。如果底色与最后完成时色调完全"一致",则在底色上涂抹牙本质色或牙釉质色烤瓷,烧结后的烤瓷熔附金属,其色调就比预期者深,光泽变暗。所以,底色不能与预期色调完全"一致",而应稍许提高透明度,降低色彩度,即要与预期的色调"调和",方能奏效。

烤瓷层的厚度愈小就愈需要在底色阶段,就应使其色调与最后完成的色调一致,不过此色调也可以是由唇侧面上的牙本质色烤瓷或牙釉质色烤瓷来表现出来。

因此,底色色调调和后,如烤瓷层的厚度较小时,比较薄的牙本质色、牙釉质色烤瓷层也可以得到较有深度的色调。

总之,底色如与最后形成之牙冠色十分调和,对于制作与天然牙相近且具有半透明感色调的金属烤瓷修复体十分重要。

七、牙本质色烤瓷的筑塑

(一)牙本质瓷的筑塑方法

此阶段非常重要,如不进行设计就筑塑牙本质瓷,就不可能制成具有正确之层次结构和包被效果(wrap around effect)。因此,牙本质瓷的筑塑与成型,要具有最终的形态才可。所筑塑的牙冠必须与最后完成的冠形状一样。用这种基本的筑塑方法,外层有透明烤瓷全面地覆盖,因此不必依照一般方法多筑塑20%,只需在切端稍微厚约2mm便可。这是因为在下阶段要进行牙本质色烤瓷塑型回切时的指标,也是牙切端颜色烤瓷筑塑的基础。通常,牙本质色烤瓷多是单色,为

了大量筑塑,采用抹刀法(spatula 法)较好。与不透明烤瓷一样,在调拌板上逐出气泡,而在操作过程中,为了防止调拌物中含有气泡,一次便以足够分量的烤瓷大量筑塑而后迅速成型。但因为牙本质烤瓷部分在往后的操作中较易变形,因此要做好填压工作至较彻底时为止(图 8-6-19~图 8-6-25)。

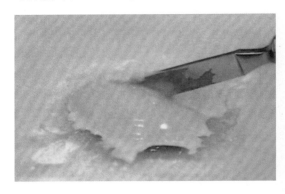

图 8-6-19　调和牙本质烤瓷时要注意,排出气泡,要一面略振动调刀,一面慎重取瓷

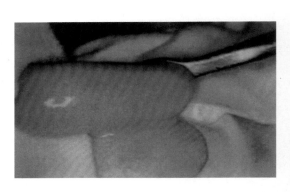

图 8-6-20　牙本质烤瓷筑塑前,应先将不透明烤瓷层用水浸润,然后敏捷地把瓷泥放在上面,并吸干多余的水分

(二)回切(cut back)

为了要得到良好的包被效果及美观的移行部,牙本质部烤瓷的回切操作是一个很重要的步骤。切不可简单地认为,回切操作只是简单地切割一部分牙本质烤瓷以供牙釉质筑塑之用,而应该被看作以牙本质烤瓷来制作类似天然牙的牙本质才算正确。

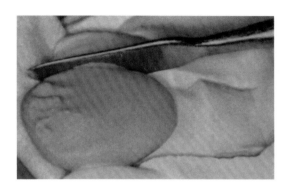

图 8-6-21　一边吸水,一边处理邻面瓷泥

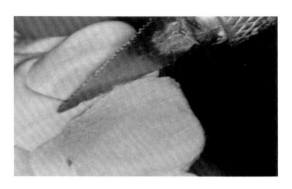

图 8-6-24　用烤瓷切刀去除邻面多余的烤瓷

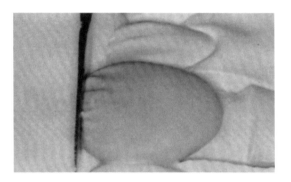

图 8-6-22　用纸巾紧贴于舌面吸水,用刀修整外形。亦可采用小铁锤振动致密法,并将浮出的多余水分用纸巾从唇面吸除

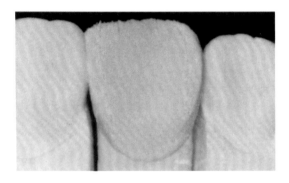

图 8-6-25　牙本质烤瓷筑塑完成后,应与对侧同名牙大小、形态近似,只是切端厚度达 2mm

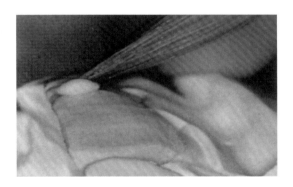

图 8-6-23　若瓷泥不足,可用笔追加至完全恢复牙冠形态

牙本质瓷的切割操作与蜡模型的切割操作一样,要在切割部分作记号,按记号来切割最为安全和标准。只是无法像蜡模型一样,做个核来把握切割量,所以每个步骤都必须慎重进行。在实际切割操作中,有时会感到切割后的形状与感觉上的形状有所差异,于是便按照感觉去修整,这是导致切割操作失败的原因。须知,感觉上的立体形状是不可靠的,天然牙具有各种形状,切割后的牙本质色烤瓷的形状原本就是各具形态。因此,要相信正确地筑塑后的形状,并用适当标记来切割的形状才是标准的,这一点至关重要。尤其是对于初学者,学习做切割标记不可省略,只有到相当的熟练后才可作部分省略。

牙本质色烤瓷的回切可分 3 步:①唇侧面的切割;②邻接面的切割;③制成手指状结构(图 8-6-18～图 8-6-44)。

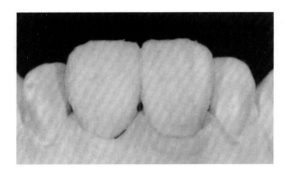

图 8-6-26 如为连续性单冠,则应注意其大小与形状的对称性

唇侧面的切割也可分为 3 步:①切端 1/3 的切割;②中间 1/3 的切割;③切割面的整理。

1. 唇侧面的切割 见图 8-6-27~图 8-6-33。

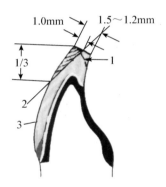

图 8-6-27 唇侧面的回切图解之一

1. 原来形状;2. 切削面 1/3;3. 牙本质色烤瓷。

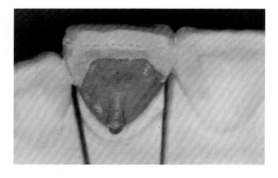

图 8-6-28 从切端(1.5~2mm)的唇侧约 1mm 宽的地方做标志准备切削

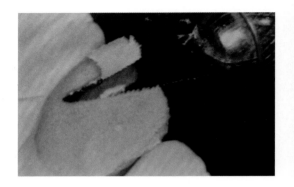

图 8-6-29 以标志线为标准切削唇侧面 1/3 部分

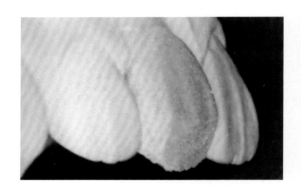

图 8-6-30 切端 1/3 切削(第 1 步)后形态

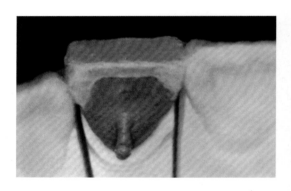

图 8-6-31 切端 1/3 切削后切缘观

(1)第一步:切端 1/3 的切割。通常,在牙齿唇侧面,从切端到牙颈之间是隆凸的,因此不能用一面切割法从切端一直移行到牙颈部。应分别从切端 1/3 处和中间 1/3 处分两面切割。首先,从牙本质色烤瓷的切端唇侧

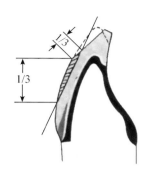

图 8-6-32 唇侧面的回切图解之二

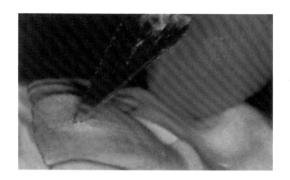

图 8-6-35 切端 1/3 部分牙本质烤瓷厚度的检查

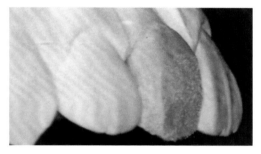

图 8-6-33 中央区 1/3 切削后侧面观

边缘 1mm 处画线标记,在离唇侧面切端 1/3 处下刀切割。

(2)第二步:中间 1/3 处的切割。切端 1/3 处的切割完成后,就进行中间 1/3 处的切割。这时应注意唇侧面的弯曲,如上颌正中门牙,从切端看,顺着牙颈部,与切缘线相比,远中侧较易进入舌侧,如果不注意表面的弯度,就不能进行均衡的切割。

(3)第三步:切割面的修整。见图 8-6-34,图 8-6-35。

抹掉切割面与切割面间的棱角,用切削刀片去掉凸角,然后用湿润的毛笔从切端到牙颈部移动抹平,并平整成曲面。在切端部用切削刀刺刻,以确定牙本质色烤瓷层厚薄。切削后的烤瓷层,以见不到不透明烤瓷为基准(指烤瓷含有适量水分时。必须注意到,如果干缩,即便太薄,也看不到不透明层)。

2. 邻接面的切割 为了表现出牙釉质的包被效果,邻接面和侧面同样要予以切割。邻接面也有切端至牙颈部的隆凸,也有唇侧至舌侧的隆凸,而且远中面比近中面更甚。从感觉上要均衡平移切削非常困难,因而有必要先画线标记。在邻接面,像唇侧面一样,要做多面切割是很困难的,所以认真做好画线标记(指示线)十分重要。再者,在此阶段,手指状构造的沟部位置,也应事先标记画线(图 8-6-36,图 8-6-37)。

3. 手指状构造的形成 见图 8-6-38～图

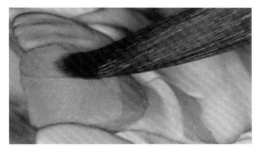

图 8-6-34 切削面的修整

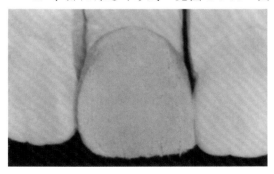

图 8-6-36 邻接面回切线标记

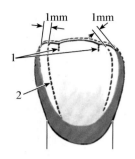

图 8-6-37 邻接面回切的标志线

1. 手指状构造的沟部；2. 邻接面回切线。

8-6-44。在与天然牙发育沟相应的牙釉质烤瓷内侧，存在着手指状的牙本质构造，因此，在切端部常表现出波状的高透明度部分。

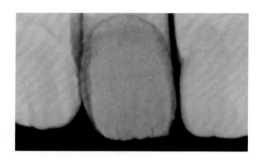

图 8-6-38 邻接面回切完成后唇侧面观

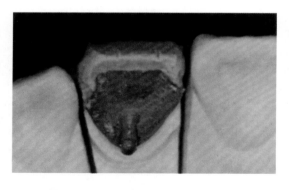

图 8-6-39 邻接面回切完成后切缘观

为了在烤瓷上表现这种色调，一般在牙本质色烤瓷发育沟处，多挖成"V"字形沟。应该要明确的是，其目的不是为了挖沟，而是为了制作牙本质的手指状结构的隆线。因

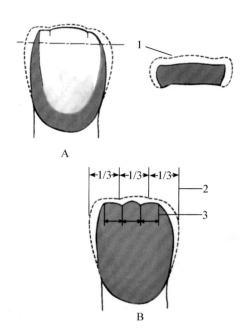

图 8-6-40 邻接面回切的理论与标准

A. 邻接面回切后形态：1. 水平断面线

B. 邻接面回切的生长沟标志理论；2. 牙面的三等份；3. 牙本质烤瓷面的三等份。

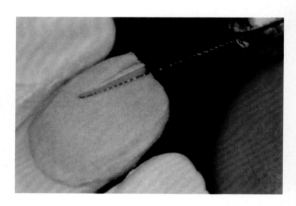

图 8-6-41 按邻接面回切理论与标准在牙面上形成手指状构造

此，不能像雕"V"形似地极端用力去做出尖锐角度的深沟。

另外，要注意手指状构造的位置。天然牙齿发育沟的位置，因各种情况而略有不同，所以形成牙本质色烤瓷沟的位置也有差异。由于这种沟形是在牙本质色烤瓷回切后所

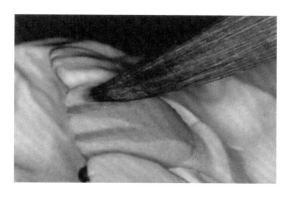

图 8-6-42 切削完了后用笔湿润

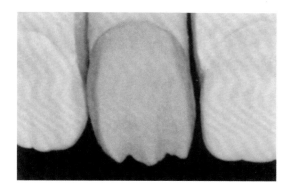

图 8-6-43 切削完成后唇面观

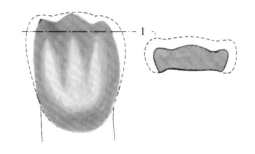

图 8-6-44 回切完成后牙本质色烤瓷的图解
1. 水平断面线与水平断面。

挖,因而有时以回切后的牙本质色烤瓷宽度为基准时常造成一些错误。例如,假定在牙的整个宽度三等份位置有手指状结构的沟。牙本质色烤瓷之回切工序结束后,就开始要做手指状结构。这时,就会在经过切割后的

牙本质色烤瓷宽度的三等份上的位置做出沟状。本来应该是在牙齿原来宽度的三等份位置,如此一来,该手指状构造就比原来愈往中心部位靠拢了。因此,在实际上,应像上述的"邻接面的回切"步骤那样,须在切削之前画线标记沟的部位。

以画线标记位置为标准,在沟间和近远中边缘做出手指状的隆线,从切端到牙冠1/3 之间移行烤瓷抹刀,在牙本质烤瓷表面刻上浅"V"字形,然后再用润湿笔抹平表面,做出微细之形态。如果要明显表现手指状构造,可以刻深一些,或者在筑塑牙釉质烤瓷前,在沟部埋进透明烤瓷或蓝灰色特殊色烤瓷。

八、牙釉质色烤瓷的筑塑

牙釉质色烤瓷的筑塑基本上与回切后的牙本质色烤瓷量相同或稍少,以少量地朝牙颈部方向在牙本质色烤瓷上筑塑。即用牙釉质色烤瓷筑塑后的牙冠,与最后要完成的牙冠等大或稍小。但是牙切端要盖住牙本质色烤瓷,并做成与手指状构造相似的形态。这时,如前所述,牙本质色烤瓷的筑塑时的原形可作为牙釉质色烤瓷筑塑时的支撑,且可防止在此阶段时牙本质色烤瓷的移位(图 8-6-45～图 8-6-50)。

此外,牙釉质瓷的选择和配料亦很重要,其关键是,天然的牙釉质颜色没有统一的标准,如有人年龄较大,但牙齿却像年轻人一样很白;而有人年龄很小,但牙齿却像老年人一样呈现一种灰暗色的透明状态;还有不透明而呈蓝色者;暗涩而布满裂痕者。因此,须根据不同情况来改变牙釉质色烤瓷用量,以及与其相配合的特殊色烤瓷的颜色和用量。而且,在混合加入特殊色烤瓷时,必须做好均匀细腻的混合操作,以避免出现色斑。

同时,为了使牙釉质色呈现蛋白石效果(opal effect),可使用稍调有白色之牙釉质色烤瓷。松风的 unibond, unibond vintage 牙

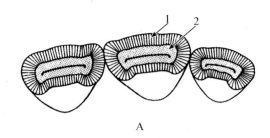

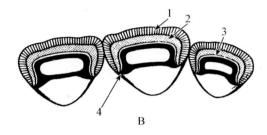

图 8-6-45　天然牙与连续单冠的结构比较

A.天然牙：1.牙釉质；2.牙本质。

B.连续单冠：1.牙釉质色烤瓷，透明烤瓷；2.牙本质色烤瓷；3.不透明烤瓷；4.金属架构。

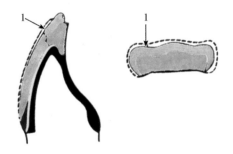

图 8-6-46　牙釉质烤瓷筑塑图解

1.牙釉质色烤瓷。

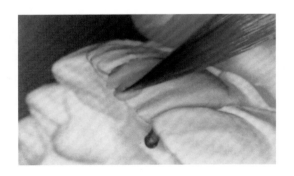

图 8-6-47　牙釉质烤瓷的筑塑

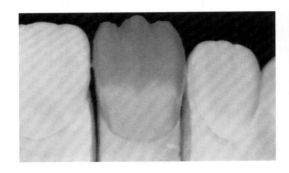

图 8-6-48　牙釉质烤瓷筑塑唇面观

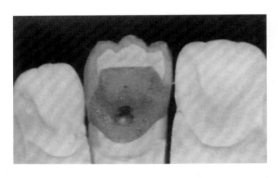

图 8-6-49　牙釉质烤瓷筑塑舌侧面观

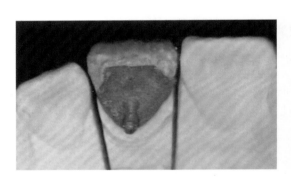

图 8-6-50　牙釉质烤瓷筑塑切缘观

釉质烤瓷均以此效果调整色调，但也可以在指定的色调下加入白色的特殊色烤瓷以达到此效果（图 8-6-48）。

九、透明烤瓷的筑塑

在完成了牙釉质色烤瓷的筑塑后，再用透明烤瓷覆盖整个唇侧面，由此就形成牙本质和牙釉质色的两层构造,牙本质烤瓷的深色,牙釉质烤瓷的蛋白石色效果可发挥得十分近似。

透明烤瓷在牙釉质色烤瓷筑塑结束后,考虑到烤瓷收缩和形状修整的空间,要比完成后的牙冠大15%～20%,在唇侧面和牙切端整体进行筑塑。如此,在烧结收缩后呈正常形状的金属熔附烤瓷牙冠表面才会形成一层0.2～0.3mm的透明烤瓷(图8-6-51)。

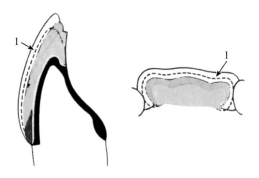

图 8-6-51　透明烤瓷筑塑图解
1. 透明烤瓷。

如果透明烤瓷层太厚,牙冠整体颜色会变暗而稍呈蓝色调。因此,在筑塑牙本质色,牙釉质色的操作时必须要十分留心。因为这决定了做成后牙冠透明烤瓷的厚度和底层厚度的大小。应记住,透明烤瓷层的厚度仅为0.2～0.3mm,决不能过度筑塑(图8-6-50,图8-6-52)。

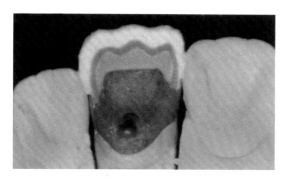

图 8-6-52　舌面切削完成

透明烤瓷的筑塑工作无须像牙本质色烤瓷和牙釉质色烤瓷那样严格的操作,只须比预期稍大些便可。如果牙本质色烤瓷及牙釉质色烤瓷筑塑得很正确,那么在经过烧结形状修整后,就会留下厚度均匀的透明烤瓷层,可以得到很自然的色调。

因为在减压烧结时,烤瓷表面附近会产生非常均匀的气泡层结构,所以过度的筑塑并不好。如果气泡进入内部,就会产生多孔性的不均匀的烤瓷层结构。

十、切端的修整

1. **舌侧面的切削**　见图8-6-52,图8-6-53。

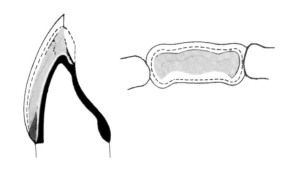

图 8-6-53　舌面切削示意

为了使切端产生唇-舌特有的牙釉质色烤瓷包被效果,在筑塑唇侧面的透明烤瓷后,切削牙齿的唇-舌中间部位,削除一层舌侧面。如果正确地进行了筑塑,此时的牙本质色、牙釉质色、透明色等各种烤瓷层之间会有很清晰的分界线。如果各烤瓷层分不清楚,或位置发生交错,原因可能在于筑塑操作或填压操作出了问题。这样,即使继续进行下阶段的筑塑也得不到正常的色调。所以,在此种情况下,应该冲洗后重新从牙本质色烤瓷筑塑开始操作,才会得到好的效果。

2. **舌侧面的筑塑**　舌侧面上的切削结束后,对这部分重新用透明色或牙釉质色烤瓷筑塑(透明烤瓷或牙釉质色烤瓷视需要而定)。经过这个操作,正如天然牙的切端部,牙本质色向着牙的切端清晰地凸现出来一样,可以使牙本质色烤瓷在牙釉质色及透明烤瓷中得到凸现。同时,还能产生与天然牙十分相似的完整牙釉质色包被效果。

在舌侧面之所以能设计这样的烤瓷层,是在牙切端有一般或超过一般厚度的牙齿才如此制作。须知,这个方法要与基本的筑塑方法分辨清楚才行。

如果切端之磨损增加,或要表现老化的牙齿,有时在切端部分要露出牙本质烤瓷。

此外,还应注意,对唇-舌径小的牙齿而言,在其舌侧面经常不能设计这种烤瓷层。

3. 邻接面的追加 从模型上取出后,对接触点不足部分,用透明烤瓷或牙釉质色烤瓷追加筑塑至完美状态时为止。

十一、主体烤瓷填压时的注意事项

综上所述,如能严格地按标准进行如上的烤瓷筑塑操作,即可体现整个烤瓷熔附金属色调和成型工艺的系统理论,这时问题的关键在于能否准确地筑塑出正确的各层构造和填压操作。须知,要得到标准的层次结构,就要具备雕刻最后的牙冠形状的技术。否则,筑塑的形状与完成后牙冠的形态就会有差异。结果就会因完成的牙冠不具备有标准的层次结构,而呈现出不自然的色调。此外,即便是具备了正确的牙冠形态观念来筑塑,填压操作中如果发生了变形,则必前功尽弃。

牙本质色烤瓷的筑塑是主体烤瓷筑塑的最初阶段。由于是单色,所以筑塑过程中,即使其形状发生了一些错位和塌陷,也没有大的障碍,还能进行精密地筑塑、填压。但是,对于牙釉质色、透明色烤瓷的筑塑,其填压操作则要十分注意。即最初筑塑,回切后的牙本质色烤瓷,与以后要筑塑的其他烤瓷间的位置关系,在不断涂抹而带

来的压力与填压操作的振动及吸水压力的作用等原因下,有可能产生位置移动交错。各色烤瓷层的正确位置关系如果发生错乱,不仅达不到预期效果,做成的牙冠色调也会变得不自然。

因此,要谨慎地筑塑和填压,使各色烤瓷层不发生移动是十分必要的。为此,必须严格遵守"不透明烤瓷的筑塑"中阐述的基本原则。而且在主体部位烤瓷的筑塑和填压时,基本上必须做好切削前的牙本质色烤瓷的填压操作。这样,在以后阶段追加筑塑时,牙本质色烤瓷的形状才不易崩塌。

在牙釉质色及透明烤瓷筑塑阶段,要注意不宜过分挤压,以防止牙本质色烤瓷滑动错位。同时,牙釉质色烤瓷和透明烤瓷不要调得太稀,筑塑时笔上含水要少,否则水分将渗入筑塑的牙本质色烤瓷中而容易变形。同样理由,在筑塑过程中,也要多次吸水,注意水分不要过量。

牙釉质色和透明烤瓷不进行填压也行。如果想多进行一阵填压操作,振动和压力可能导致正常层次结构变形与崩塌。

由于材料学的进步,现在的口腔烤瓷材料较之过去有了很大的提高,主要表现为粒度十分均匀,经过减压烧结后,密度就变得更高,强度、烧结收缩、色调等性质在经过填压操作或不经过填压操作,其结果都不会有很大的差别。

此外,各色烤瓷层的界面轮廓越清晰,各色烤瓷层的颜色和透明效果,就表现得越充分。如果对完成筑塑的牙冠过分地反复进行填压和吸水操作,各层间的颜料或不透明材料会相互混杂在一起,会失去上述好的效果,制作完成的牙冠色调就会混杂,深浅不一。因此,应该在必要的最小限度内进行填压操作。

各色烤瓷间的筑塑中,为了尽量使各层间的层面清晰,可用笔描画操作。这种操作使各色烤瓷通过邻界面混合在一起。因此操

作时原则上要有在下层烤瓷层上覆盖别的烤瓷的想法,这是很重要的。

在吸水操作中要尽可能做到不加压力。因为,在位于没有金属结构支撑的牙齿切端部分和桥体部分,烤瓷容易滑动,规则的层状结构时常会移动变位和崩塌,对这部分不能挤压吸水。在下层有金属结构作为支撑的中间部位,必须轻轻接触进行吸水操作。从这些方面来看,用前所述及的"热风技术"当非常有效。

十二、烧结与完成

见图 8-6-54～图 8-6-70。在经过上述一系列细致而规范的操作后,将修整与雕刻过的牙冠(或桥体)瓷坯外形,从代型上取下来,并用湿毛刷清洁牙冠内部,然后再用软刷子将整个瓷层表面刷匀刷平,最后将其放在耐火盘的支架上,在炉口干燥预热 5～15 分钟,在水分充分蒸发后,送进 700℃ 炉膛内,在 5～7 分钟内升温至 960℃,抽真空达 76cmHg,然后逐渐冷却,形成金属烤瓷修复体的初坯,即完成了修复体的瓷层外形。

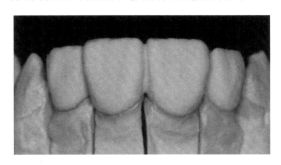

图 8-6-54 以牙本质瓷粉筑型,逐渐恢复牙冠形态

烤瓷熔附金属修复体的烧结过程,应根据所用烤瓷炉及瓷粉系列的不同而有所差异。在确定烧结工艺程序时,主要根据生产厂家的使用说明,并参照使用过程中烧结质量做相应的调整。新型烤瓷炉都具有程控选择的优良功能,均可预先设定几十种乃至几百种程序,以便用于不同的烤

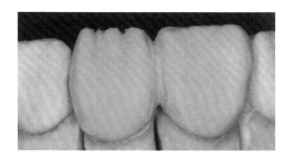

图 8-6-55 连续单冠回切时,要一颗一颗地进行,如此可保留有参考基准

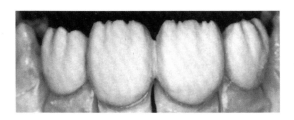

图 8-6-56 牙本质瓷粉回切后完成之手指状构造

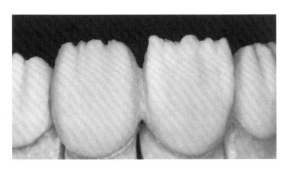

图 8-6-57 牙釉质瓷粉的筑塑,其主要部位是手指状构造和隅角处

瓷系列瓷。

烧结程序完成后,待烤瓷修复体缓慢冷却至室温,即可在代型上试戴,初步修整外形,完成口内试戴、调殆,并对外形及邻接关系仔细修整,然后与患者一起评价瓷冠颜色与形态,在充分尊重患者意见的基础上做适度调整。如外形仿生方面参照患者的对侧同名牙与对颌牙;而颜色方面则可在上釉前,采

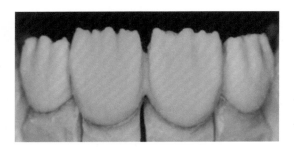

图 8-6-58　牙釉质瓷粉的筑塑完成

连续单冠透明烤瓷的逐个筑塑,其厚度必须控制在 0.2～0.3mm 内。

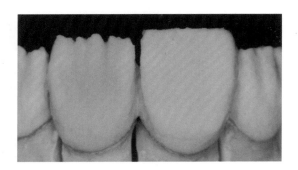

图 8-6-59　透明烤瓷的全层筑塑,要比完成后的牙冠大 15% 左右,在唇侧面和牙切端整体进行筑塑,同时注意吸水

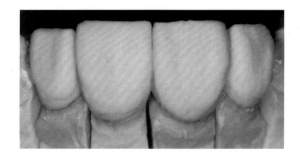

图 8-6-60　透明烤瓷的全部筑塑完成

用烤瓷颜料在冠的唇面染色,或加上特征性局部颜色,做到与天然牙色泽特征相协调。然后,再均匀地涂布一薄层透明的釉瓷浆,干燥后再放在烘烤盘上送入 650℃ 烤瓷炉内,在空气中升温至 830℃,维持 5 分钟,然后缓

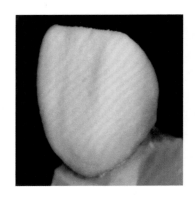

图 8-6-61　邻接面的追加处理和形态修整

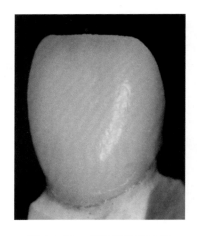

图 8-6-62　烧结后代型试戴

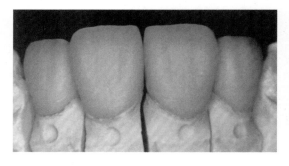

图 8-6-63　连续金属烤瓷单冠经修整调磨后,在模型上就位的唇面观

慢冷却至室温,一件色泽自然、形态逼真的金属烤瓷修复体即告完成。再以常规方法进行粘固即可。

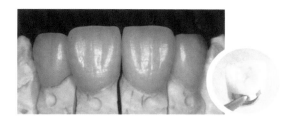

图 8-6-64　调整与口内试戴完毕,在唇、舌面上涂上釉瓷浆

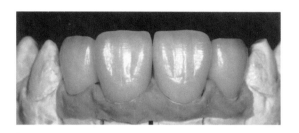

图 8-6-65　上釉后烧瓷完成

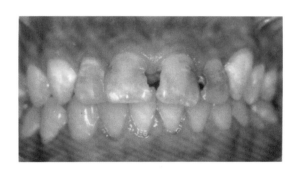

图 8-6-66　患者修复前正面观

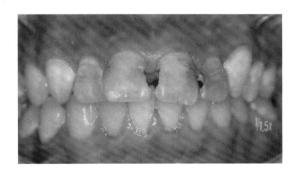

图 8-6-67　与图 8-6-66 为同一患者,戴牙后正面观

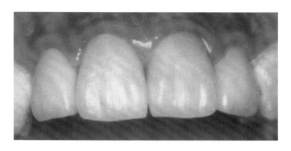

图 8-6-68　金属烤瓷连续单冠戴入口腔后仿真效果正面观

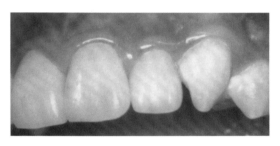

图 8-6-69　金属烤瓷连续单冠,戴入口腔后仿真效果左侧面观

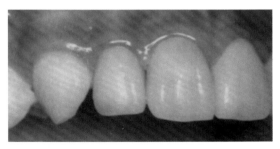

图 8-6-70　金属烤瓷连续单冠,戴入口腔后仿真效果右侧面观

病例 1:女性,34 岁,因 21｜12 龋齿、残冠,经牙髓治疗后要求行连续金属-烤瓷单冠修复。连续金属烤瓷单冠的修复过程与单冠相同,但因涉及多个牙冠的修复,所以设计与制作上要考虑各个牙的大小与形态的合理匹配,在突出个性的同时还应重视协调,这样才能使修复体生动自然。此外,在修复过程中,

除了与烤瓷单冠一样,要对邻面的处理按包被、回切的方法来完成之外,还应注意与对颌牙的咬合关系。

病例 2:上颌前牙金属烤瓷桥修复实例

患者男性,36 岁,$\underline{|1}$ 缺失,$1|2$ Ⅰ度松动,经要求行 $\underline{21|123}$ 金属烤瓷固定桥修复,效果良好(图 8-6-71~图 8-6-75)。

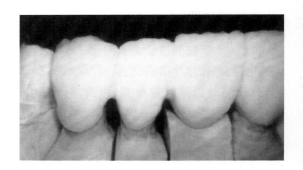

图 8-6-73 上颌前牙金属烤瓷固定桥修复实例
透明瓷粉筑塑完成。

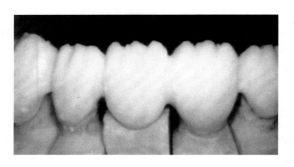

图 8-6-71 上颌前后牙金属烤瓷固定桥修复实例
牙本质瓷粉手指状构造完成。

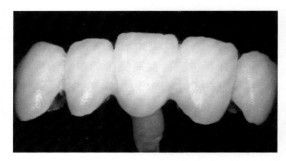

图 8-6-74 上颌前牙金属烤瓷固定桥修复实例
筑塑完成后第一次烧结。

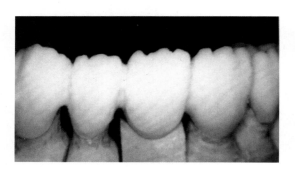

图 8-6-72 上颌前牙金属烤瓷固定桥修复实例
牙釉质瓷粉继续筑塑完成。

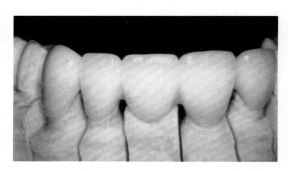

图 8-6-75 上颌前牙金属烤瓷固定桥修复实例
金瓷桥完成后的上釉处理。

第七节 金属烤瓷桩冠的制作

金属烤瓷桩冠是桩冠修复的最高形式,其适用于牙体缺损涉及龈下,或简单桩冠修复难以获得理想固位与美观效果者。金属烤瓷桩冠由铸造基底桩冠与烤瓷熔附金属全冠结合而成。由于桩冠的长度、粗度和桩冠根管壁贴合度好,而且又有覆盖根面的基底起封闭与锁结作用。因此,其固位与抗力作用良好。桩的颈缘上部可根据缺损牙原有形态及邻牙接触,与对颌咬合关系做出不同形态的金属烤瓷全冠。因此,金属烤瓷桩冠融汇了铸造基底桩冠与烤瓷熔附金属全冠的所有优点,临床上很受患者欢迎,亦属于终身性修复。

一、适应证

1. 牙冠大部分缺损,无法用嵌体或一般冠类修复者。

2. 牙冠缺损涉及龈下,但牙根有足够长度,或经龈切除术后能暴露缺损面者。

3. 个别前牙畸形、错位或扭转,不适宜做其他形式修复与正畸治疗者。

4. 准备设计为固定桥的固位体等。

5. 对固位与美观有特殊要求者。

二、制作前的准备与要求

(一)准备

对患牙要进行彻底而完善的根管治疗,并予以氧化锌糊剂和牙胶尖充填,X线片检查,达到铸造桩冠的临床要求。

(二)要求

桩冠固位力的获得,主要靠桩冠与根管壁的摩擦力和粘固剂的粘着力。为使桩冠获得合适的固位力,可采用以下措施。

1. 桩冠在根管内的长度占根长的2/3～3/4,或桩冠长度相等于根面以上牙冠的长度。

2. 桩冠的直径一般为根径横断面的1/3,为1.5～2mm。

3. 桩冠的外形应与预备后的根管壁相同并贴合,其应为锥形并向根尖逐渐变细。

4. 将根管口磨成椭圆形,铸造之桩冠的椭圆形与之嵌合后,可加强固位和防止转动。

5. 在牙冠近颈部预备为有肩台的基底部,既可扩大桩冠的嵌合接触面,防止桩冠旋转,并增加固位,还可以增进桩冠颈部的

强度。

6. 在预备根管时,要求操作规范,循序渐进,以使根管壁光滑、无倒凹,以便于蜡型的取出。

三、牙体预备

应分别进行根面与根管预备。

(一)根面预备

1. 残冠切除　用长柄刃状砂石平齐近远中龈乳头,在制备牙的唇面磨一横沟,再换用700号裂钻沿横沟将牙冠切除,或用砂石车针将牙冠磨至与近远中龈乳头平齐。

2. 根面磨除　用48号长柄砂石将根面磨除成唇舌两个斜面。唇斜面呈凹面状,两斜面相交的近远中嵴通过根管口。再换用20号柱状砂石或700号裂钻将唇斜面的颈缘修至龈下0.5mm,舌斜面的颈缘可位于龈上。在根管口用车针略为扩大周径,以形成肩台雏形。

(二)根管预备

根管预备应以X线片为依据,仔细检查根的长短、粗细、外形及根管治疗情况。制备时,先用1号长柄球钻自根管口开始,顺着根管方向渐渐钻入至根长的2/3～3/4,再换用2号和3号球钻将根管扩大至牙根横径的1/3,最后用700号裂钻将根管口扩大约1mm,完成已具雏形的肩台。在根管制备时,应保持钻针方向与牙体长轴一致,并应间断钻入,边钻入边观察,以防磨穿根管壁,制备后的根管应呈由根管口向根尖逐渐变细的锥形。

四、核桩蜡型的制作

(一)制作前准备

1. 常规根管冲洗,吹干,隔湿,并用棉球置于制备牙软组织一侧。

2. 在制备牙的根面和根管内涂上液体石蜡或甘油,以防蜡型与牙体粘合。其方法是制作一棉捻,涂上石蜡或甘油后,塞入根管

内并向管壁晃动,然后取出棉捻,以气枪吹匀。

(二)蜡型的制作

1. 把烤软之嵌体蜡线插入根管内,再取一段金属丝(大头针或回形针),将表面磨粗糙,在乙醇灯上烧热后插入根管内,使蜡将根管完全充满,待蜡冷却后,把持金属丝取出蜡型检查,若有缺损,可加蜡后再复位,至符合标准时为止。此为根内段的制作。

2. 用软蜡形成根面基底蜡型,并用滴蜡法取嵌体蜡在金属丝周围形成核桩,其形态与大小与金属烤瓷全冠之牙体预备相似。此为根外段的完成。

3. 形成铸道,在核桩切端过长的金属丝上均匀加一层蜡作为铸道,注意蜡要加均匀,以免影响铸造合金的流动性。然后将蜡取出立于铸造座上,以氧化锌糊剂暂封根管口。

完成核桩蜡型后,按金属烤瓷全冠的内冠或金属嵌体的制作程序,进行核桩蜡型包埋、烘烤、铸造、打磨和抛光,完成铸造基底桩冠。

五、铸造基底桩冠的试戴与粘固

取出根管口之氧化锌暂封物,冲洗根管并吹干,将铸造基底桩冠戴入根管,检查其固位与密合情况,如有阻碍点,应认真找出并调磨,切忌大力挤压。在就位与密合状态完好后,再按常规消毒铸造基底桩冠与根管,吹干后用水门汀粘固。

粘固后,再用肩台金刚车针按金属烤瓷全冠的要求,做常规肩台预备、牙龈收缩压线、取模、灌注人造石工作模,完成烤瓷熔附金属全冠的制作。

六、前牙铸造金属烤瓷桩冠的完成与粘固

与本章第六节相同。见图 8-7-1,图 8-7-2。

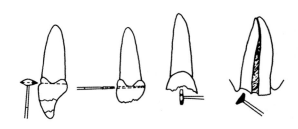

图 8-7-1 残冠的处理与根面预备

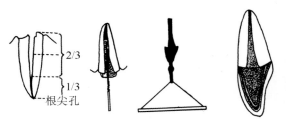

图 8-7-2 铸造金属烤瓷桩冠的制作过程

七、后牙铸造金属烤瓷桩冠的完成与粘固

社会的进步和科技水平的发展,使人们更加注重自然牙根的保留,利用经过根管治疗后的牙根做铸造金属烤瓷桩冠来修复后牙,是一种功能与美观俱佳的修复方式。

磨牙铸造桩冠的一个主要困难是多冠钉的共同就位道问题。现在临床多采用一些新的设计,如:①铸造桩核+螺纹固定(亦称螺纹桩);②分叉式桩(亦称分裂桩),分叉式桩可根据磨牙根管数量与固位条件,设计为2根分叉或3根分叉桩(图8-7-3),因此,磨牙铸造桩冠既是桩冠,也属全冠修复,是以桩形成一个核,再做烤瓷熔附金属全冠。

核冠适用于牙根粗大、牙周健康的残根、残冠修复。其优点是能有效地利用自然牙根,支持形式合理,恢复咀嚼功能及天然牙形态与色泽良好,是一种理想的后牙修复方式。

1. 患牙预备 以砂轮磨除残冠的薄壁,去除病变组织及无基釉,尽可能保存有一定抗力形的健康牙体组织,颈缘按金-瓷磨牙冠

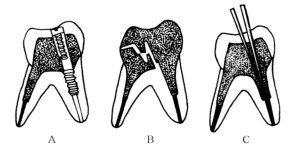

图 8-7-3 后牙铸造金属烤瓷桩冠的设计与结构

A. 螺纹固定式铸造桩核；B. 分叉式精密铸造桩；C. 可滑动式铸造分裂桩(3根)。

要求做好肩台预备。如缺损至龈下牙髓腔尚完整，可去除病变组织，将髓室预备成一洞形，尽可能不损伤髓室底。如髓室底已破坏，形成孤立牙根，可去除病变组织，形成外形规则的根面，龈缘处形成小的肩台。如下后牙近远中根管方向基本一致，可预备成平行根管，在不引起根管侧穿的前提下，尽可能争取较长的桩冠长度。如两根或三根方向不一致，可设计为分叉式桩核。

2. 桩冠制备 可选用成品桩冠、螺纹钉、不锈钢丝等，先在磨牙各根管内试合，如

预备成平行根管，可用嵌体蜡分别制备根管桩冠蜡型后取出蜡型，然后再复位，完成核的蜡型，常规包埋、铸造。

如设计为分叉式桩冠，则应选用一套成品的精密附着系统，分别做出两根管冠桩蜡型，两个蜡型各含附着系统的一个部件，两部件可形成精密嵌合关系。一般是先完成一个根管的桩冠蜡型后，包埋、铸造，铸件在根管内粘固，再做另一根管蜡型，经包埋、铸造后，将铸件在另一根管内粘固，并使精密附着系统同时就位粘固。两铸件共同形成一个核冠。

如为复杂的非平行 2 或 3 根管桩冠制备，可先以一螺纹自制钢丝及嵌体蜡制备一主根管桩冠蜡型，然后在整体蜡型的其他根管方向用不锈钢丝完成 1～2 根可滑动之根管桩。

3. 全冠制作 在桩冠冠核完成铸造并粘固后，仔细检查轴壁有无倒凹，保证拾面及轴面间隙不小于烤瓷熔附金属全冠所需要的间隙，按后牙金-瓷冠基牙标准制备粘固后的桩冠，然后取模、制备代型，常规完成金-瓷磨牙冠的制作。

第八节 磨牙金属烤瓷冠的涂瓷与熔附

一、概述

烤瓷熔附金属磨牙冠的全瓷覆盖型设计与制作，一直是临床上争论颇多的问题，其中最为重要的是关于烤瓷冠的建拾问题。烤瓷冠建拾的主要目的是：①保持牙周组织的健康和咀嚼功能的恢复；②防止烤瓷的折裂。但具体到磨牙烤瓷冠的修复，要想符合以上两条要求亦确非易事，现将有关问题讨论如下。

(一)正中拾的建立

磨牙金属烤瓷冠的全瓷覆盖，应建立一个成功的正中拾接触关系，修复牙的颊、舌尖

与对拾牙尖、窝交错接触，应有正确的牙尖高度与角度，要避免正中拾与非正中拾的早接触。因为早接触常引起烤瓷牙尖和边缘嵴的折裂。一个理想的拾应具有牙尖交错位与正中关系的一致性。否则，就无法保持牙周组织的健康和咀嚼功能的恢复与重建(图 8-8-1，图 8-8-2)。

但是，磨牙金属烤瓷冠的修复常遇到以下问题。

1. 在牙冠牙桥修复处置时，在模型上正确制作了修复体，但在口腔内，由于咬合偏位或粘固时引起浮起等，要进行咬合调整；也有复诊的患者在检查咬合状态时，也存在着较

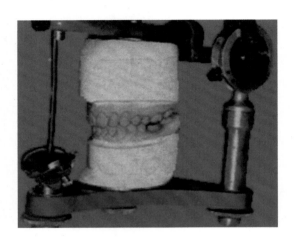

图 8-8-1　上颌架

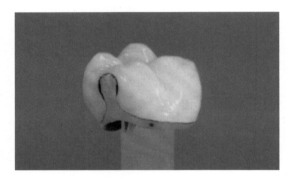

图 8-8-2　留有邻面焊接缝的全瓷覆盖型金属烤瓷冠

多的调殆问题,但调殆时应重视以下情况。

（1）戴入口内的金属烤瓷冠,经调磨后要研磨得十分光滑是很困难的。而且变得很粗糙的咬合面,还会像磨刀石一样地磨损着对颌牙齿,并且因其硬度和强度大,使对颌牙或桥基牙的负担也较重。

（2）如果咬合接触不适当,在正中位或侧位发生早触时,由于烤瓷金属熔附殆面强度大,很难磨耗而有效调殆,结果会造成桥基牙和对颌牙的松动,严重地影响牙周组织和颌关节。

2. 如烤瓷熔附金属磨牙冠为部分覆盖型,即其咬合面为金属时,其修整后可研磨得非常光滑,加上其质地较软,也容易调磨或磨

耗,因此较易与下颌运动相协调。

（二）咬合关系的恢复

对于全瓷覆盖型的咬合面的设计与制作,必须比金属牙冠做得更为准确。但是,在实际工作中即使是经过精心刻蜡完成的金属牙冠,而且制作时保持着调和良好的咬合结构,临床上要达到完全准确的咬合关系也非易事。何况全瓷咬合面使用的是烧结时收缩性大或釉烧时表面会塌陷的烤瓷。用烤瓷材料像金属牙冠一样制作起来是很困难的,尤其是长的牙桥更是如此。因此,对制作过程中的每一个环节都应认真对待,规范完成,尤其是对咬合架的使用与调节更应严格掌握。

目前,有关烤瓷建殆的研究正在逐渐深入,这需要广博的学识与高超的技术及充分的时间。在材料学的研究方面,如能解决烤瓷材料的烧结收缩问题,就会简化烤瓷咬合构成的难度。但在这些问题的解决之前,对全覆盖型的烤瓷熔附金属磨牙冠也只能采取耐心调殆的办法,来磨除较硬的咬合面及削除过多的牙体部分烤瓷。

尽管如此,由于人们对审美的要求愈来愈高,在对待与外观有关的下颌磨牙上要求更高,几乎大多数患者都要求采取全瓷覆盖型的金属烤瓷冠修复,以免在开口或微笑时露出金属。

总之,目前采用金属铸造牙冠除了在制作上比较容易外,而且在功能上还能获得高精密度的咬合结构。而在磨牙部位采取全瓷覆盖型的金属烤瓷冠修复,其主要目的还是着重于审美性。但如果由于烤瓷恢复咬合关系的失败,并因此而造成对颞下颌关节或牙周组织产生损害的时候,就意味着在烤瓷殆面的设计和制作上存在严重的技术失误。因而,对此必须引起高度重视,而且在制作时还应避免出现如粗瓷器般的咬合面,注意烤瓷如天然牙般有着深度的色调及充分的烤瓷层咬合面,以保证烤瓷的建殆需要及筑塑工艺的合理应用。

二、磨牙金属烤瓷冠的筑塑方法

(一)烤瓷层结构

磨牙的烤瓷层结构,基本上与前牙相同,也是由牙本质色、牙釉质色、透明烤瓷3层所构成,这也适用于易影响外观的前磨牙的颊侧面。而磨牙的咬合面,由于视觉的关系,可只使用牙本质色烤瓷和牙釉质色烤瓷组成2层结构就行。在磨牙区,有时常须使用调得很白的牙釉质色烤瓷。而且在一般情况下磨牙的牙釉质较厚,故制作时磨牙的牙釉质层应比前牙的牙釉质层稍厚为佳。

(二)咬合面的筑塑和形成方法

磨牙咬合面的筑塑和雕刻,可使用两种方法。一种是在筑塑过程中,雕刻未烧结的烤瓷(粉末雕刻法);另一种是在筑塑过程中,大致制作出外形,烧结后,再进行切削雕刻(雕刻法)。

1. 粉末雕刻法 将经过筑塑与填压后的烤瓷,在第一次烧结之前,用专用的小工具进行粭面雕刻,通常均用一次烧结法。如此可以制成精细美观的咬合面。但由于烧结收缩性大,用这种方法很难制出很准确的咬合接触形态,因此只适用于单个牙冠或两个牙冠(图8-8-3A)。

使用粉末雕刻法时,为了预估烧成收缩,可先将咬合器上的切导针稍微提高约2.0mm,然后再以此咬合状态为基准追加约10%的补偿筑塑。在这种情况下,即使使用切导针,从前牙到后牙部,补偿量会逐渐减少,在第一前磨牙和第二前磨牙的差别也会变大。因此,根据修复体的部位不同,切导针的补偿量也要适宜增减。

2. 雕刻法 现在,由于金刚砂车针及钨钢车针等高效切削器具的普遍使用,对烧结后的烤瓷切削也因之变得更为容易。

但是,这些切削工具亦不如天然牙沟那样细致,即便使用钨钢的倒锥形或末端切割形,也都会因为车针的角度限制而不能做细部形态雕刻,而且也不能在沟与沟间的凹部形成斜嵴或线角。为了解决这一问题,日本学者山本·真发明了"无边缘技术"(non-edge technique),从而在切削烧结后的金属烤瓷咬合面时,可以较好地完成沟与嵴的咬合形态(图8-8-3B)。

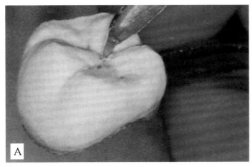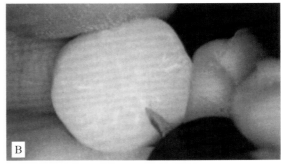

图8-8-3 咬合面的雕刻
A. 粉末雕刻法;B. 雕刻法。

其操作方法是,先把钨钢车针安放在高速涡轮机的车头上,把车针头放在金刚砂磨石上蘸水湿磨,把针头磨细,变成没有刀刃的尖形车针,其形状对沟嵴的造型十分有利,所谓"无边缘技术"的定义亦缘于此。

在实际操作中,用该车针在高速涡轮机上以200 000r/min的高速转动,只需轻轻按压烤瓷表面即可进行形态的雕刻。这种"无边缘技术",不仅可对烤瓷咬合面进行细微雕刻,而且对前牙部分牙桥的邻接面形状的修整也十分有用。

对较长的磨牙烤瓷桥,用一次烧结法要制成正确的咬合关系非常困难。其最有效的办法是进行二三次追加筑塑,先做成大致之咬合状态,再用此法完成咬合面细微形态,就能形成正确的咬合关系。

雕刻法是在咬合器完全闭合的状态下,不管其烧结收缩而进行的烤瓷筑塑。它是一个渐进的筑塑过程,因此比较容易把握。譬如,在第1次烧结后的烧结收缩部分,可在对颌牙间产生 0.3～0.4mm 的空隙,将此空隙补塑后再进行第2次烧结。在这种情况下,因为筑塑量少,其烧结收缩量亦较容易预测。因而,第3次烧结时要追加补塑的瓷粉量就会更少。最后,在调整咬合位置时,只用很少量的烤瓷即可全部完成。

比较上述两种咬合面的筑塑与形成方法,不难看出,它们事实上还是一种"涂刷添加物技术"的改良,现对此总结如下。

(1)粉末雕刻法用𬌗架切牙导针打开约 2.0mm 的方法,形成烤瓷牙尖完成整个𬌗,一次烧烤,补偿收缩。

这种方法的最大优点是,可按𬌗架打开的程度放多量的瓷粉以补偿其收缩率,对𬌗诊断蜡型成烤瓷𬌗面很适用。其缺点是不能烧烤内部附加的颜色,除非将染料混在湿的瓷粉里。其次,该方法也可以烘烤1次以上,如𬌗过低或过高,需要调整时,用该方法调整𬌗高度的精确性也是很好的。

(2)雕刻法采用𬌗架全部闭合状态,以 2～3 次的分次烧烤形成烤瓷牙尖,完成整个𬌗。

雕刻法,经常需用貂毛刷添 2～3 次烤瓷粉,因为收缩会降低牙尖高度,可把这种收缩视为优点。因为在第1次烧烤后,可在厚度方向加添烤瓷粉,和特定要求的标志及颜色等,在第2次或第3次加添烤瓷粉时,作为精

细的解剖形态和𬌗接触的调整。在建立烤瓷𬌗时,其只需轻微地调磨就可完成,并可同时进行清洁颜色和修正解剖形态。而且,其第 2、3 次烘烤不需要高温。

此外,以上两种方法都必须经过切削、雕刻而后制成咬合面。因此,用烤瓷来恢复咬合面的形态时,要正确掌握咬合的调改原理和技术。

再者,对上述两种方法的雕刻工艺,笔者建议,操作技师或医师抽暇去参观民间的石雕工艺美术工作,工厂内所采用的切削器械和工具均与牙科相近似,或直接以牙科器械代替,其操作手法和艺术表现形式都可以给我们以新的启迪和提高。

三、其他建立烤瓷牙尖的方法

在国外,目前已有几种建立烤瓷牙尖的方法,每一种都能正确地建立牙尖和控制烤瓷牙尖的收缩。其中最常用的有以下 3 种技术。

1. 涂刷添加物的技术。

2. 用石膏和硅橡胶栓道的整体蜡型法。

3. 烧烤瓷核技术,建立一个诊断蜡型法。

上述 3 种方法,粉末雕刻法和雕刻法属于涂刷添加物的技术范畴,现仅对其他两种方法简介如下。

1. 用石膏和硅橡胶栓道的整体蜡型法

在代型上完成各个冠的形态,建立正确的牙尖、边缘嵴、凹沟的𬌗关系的蜡型以后,在上面用石膏或硅橡胶形成一个栓道,然后把蜡型雕出 1.5mm 的间隙,以供烤瓷用。把蜡型放回到代型之上,用紫铅笔在石膏或硅橡胶栓道上点出每个牙的颊尖顶。硅橡胶栓道整齐地在牙齿颊面对准每个颊尖的中央,这个栓道便成为建立烤瓷颊尖的引导和检验标准。

应用这种方法,要求蜡型制作得非常精确,如同铸造金属冠蜡型一般标准。要求技

术员也有一定的技巧,因为制作烤瓷牙尖时有40%的收缩率,放入硅橡胶模中适合。再者,使用全烤瓷覆盖时,这种方法非常费时和昂贵,因为要制出标准形态的蜡型,再将蜡型雕刻成标准形态的基底冠蜡型,这种两倍的制作蜡型的过程非常费时。另外,在雕刻基底冠蜡型时,其蜡型厚度也不如用标准厚度的蜡片作蜡型容易掌握,常易厚薄不均。

2. 用诊断蜡型的烤瓷核技术 将研究模型做一个诊断蜡型,用嵌体蜡将𬌗面解剖形态和功能完全恢复,这种蜡型可用作永久性烤瓷修复体,也可用于暂时冠桥的制作。

应用诊断蜡型建立𬌗的优点很多,最重要的是要用面弓和正中蜡𬌗记录将诊断模型上到可调节式𬌗架上。用弹性印模材料灌制一系列的模型,基牙预备体要用人造石灌制代型。然后,再经过一系列十分复杂的操作过程,如制取石膏栓道,制作暂时性塑料冠,置于患者口中试戴、调𬌗,建立正确的𬌗以后,再取暂时修复体印模,灌模并取正中𬌗蜡记录,放在工作模型和代型上检查是否准确。然后,再将暂时冠戴入患者口内,用作面弓转移基底冠的记录,将上𬌗模型借面弓转移到𬌗架上,将下颌模型按正中𬌗记录上𬌗架。此时应检查暂时冠修复体的正中关系是否正确,验证上𬌗架的步骤和正中蜡𬌗记录的准确性。

下颌烤瓷𬌗可按同理,将上颌诊断模型复制成暂时冠,在口内试戴修改合适后,再复制成人造石的诊断模型,做建𬌗的依据。下颌烤瓷建𬌗的第一步是在下颌基底冠上制作烤瓷牙尖,按尖凹交错位制作,然后再采用雕刻烤瓷的气磨技术完成烤瓷𬌗面的精细解剖外形。其方法是用含30μm氧化铝磨光粉的气磨枪法来进行冲击性雕刻。

综上所述,在以上介绍的三种烤瓷建𬌗的方法中,其中以刷添加物的技术最为适用。该方法不但可以形成正确的𬌗面,而且与其他两种方法相比,操作上也较简单和容易掌握。因此,以刷添加物技术中的雕刻法在口腔科临床应用最为广泛。雕刻法还有利于形成点与面接触关系,有利于减少对颌牙的磨损及桥基牙负担,并对制成侧方运动不接触的偏侧咬合模式以防止烤瓷面破损和脱落有重要意义。

四、磨牙金属烤瓷冠的筑塑

(一)不透明烤瓷的筑塑

不透明烤瓷的筑塑亦与前牙一样,应分别采用牙颈部、牙体部及咬合部3种不同色瓷进行筑塑。此外,因咬合面窝沟附近色调较浓,这部分可用牙颈色不透明烤瓷筑塑,有时还可使用基础色染色(淡红黄色),或用橘黄棕色特殊色烤瓷筑塑一薄层(图8-8-4～图8-8-7)。

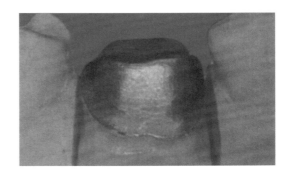

图 8-8-4　金属内冠在模型上就位情况

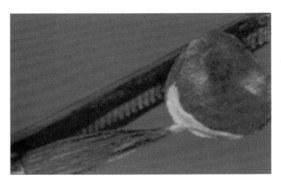

图 8-8-5　筑塑牙颈色烤瓷

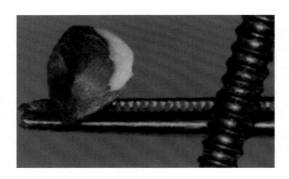

图 8-8-6　一边筑塑,一边振动利马刀刀柄,使水分渗出,然后用纸巾吸干

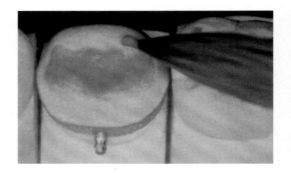

图 8-8-8　在筑塑牙本质色烤瓷前,在咬合面窝沟附近用牙颈色或橘黄棕色特殊色烤瓷,筑塑一薄层

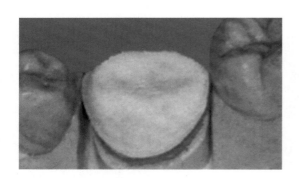

图 8-8-7　筑塑完毕不透明烤瓷后,烧结成饼干状为最佳

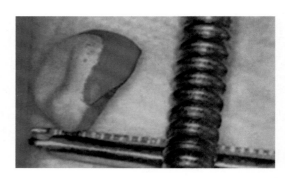

图 8-8-9　将牙本质烤瓷调成乳霜状,用笔尖蘸取少量,先由一方的邻接面往颊侧牙颈部筑塑,然后再反向筑塑,同时注意振动致密和吸水

(二)牙本质色烤瓷的筑塑

用牙本质色烤瓷形成正确的咬合高度与外形。这时不必考虑到烧结收缩而筑塑较高,可完全闭合咬合器后筑塑。筑塑完毕后,为了保留牙釉质色瓷的空间,有必要将咬合面及舌侧的牙尖、两邻接面与四周予以切削(图 8-8-8～图 8-8-13)。

(三)牙釉质色烤瓷的筑塑

通常,在下颌磨牙的制作上,由牙本质色烤瓷和牙釉质色烤瓷 2 层所组成。但根据实际需要,亦设计与制作 3 层结构。3 层结构和筑塑过程特点是,在牙釉质色烤瓷筑塑阶段时是完全闭合咬合器的。在牙本质色烤瓷、牙釉质色烤瓷 2 层结构的情况下,为预估烧结收缩,因而将咬合器切导针提高,使筑塑

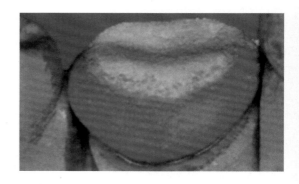

图 8-8-10　在完成颊侧的牙本质筑塑后,将牙冠放回代型上

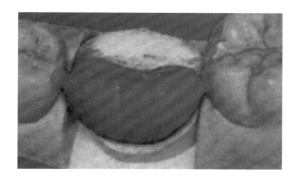

图 8-8-11 用笔蘸水涂抹彩色部筑塑带的牙本质烤瓷，分次完成所需牙冠形态与大小，反复施行振动和吸水作业

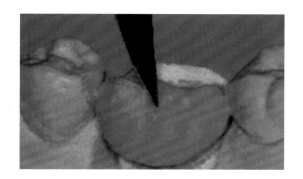

图 8-8-12 颊侧牙冠形态牙本质烤瓷筑塑完成之后，为了保留牙釉质烤瓷的应有空间，必须对牙本质烤瓷做相应的回切。回切时，应在咬合边缘 1mm 处画线标记

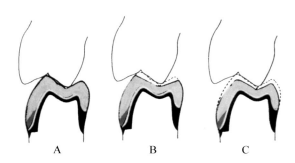

图 8-8-13 牙本质色烤瓷的回切过程，A→B→C

高度上升约 1.0mm，然后在这种状态下与对颌牙咬合，并筑塑牙釉质烤瓷。下一阶段的透明烤瓷的筑塑则与牙釉质色烤瓷的顺序完全

相同。如设计为 2 层构筑，则可不进行透明烤瓷的筑塑，而直接按常规将完成后的磨牙冠取下，追加瓷粉于邻面接触点部，振动致密与吸水，真空烧成（图 8-8-14～图 8-8-18）。

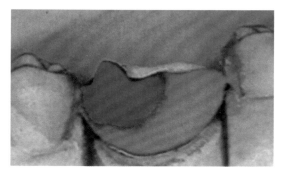

图 8-8-14 首先从近中颊尖向远中颊尖，再从𬌗面至舌尖及舌侧面，依次筑塑牙釉质烤瓷

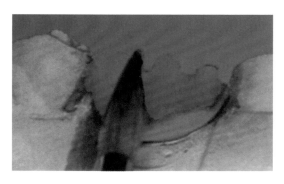

图 8-8-15 由于决定了正确的咬合高度，所以在筑塑过程中要不断地检查咬合位上的牙间接触关系，并形成颊侧发育沟形态

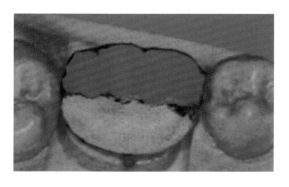

图 8-8-16 筑塑咬合面形态

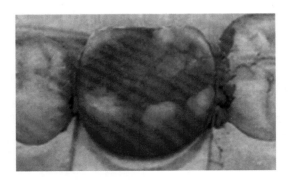

图 8-8-17　筑塑全部完成，为预估烧结收缩，在殆面进行了追加性筑塑（白色部分）

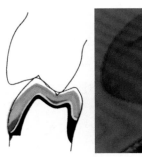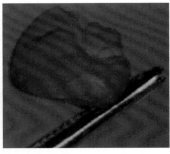

图 8-8-18　完成后的磨牙冠及示意图。按常规取下并追加瓷粉于邻面接触点部，振动致密并吸水，常规真空烧结

（四）透明烤瓷的筑塑

如设计为 3 层构筑，则应进行透明烤瓷的筑塑，通常用于容易影响外观的前磨牙组，其筑塑顺序与牙釉质色烤瓷相同（图 8-8-19，图 8-8-20）。

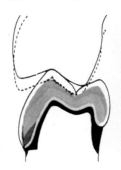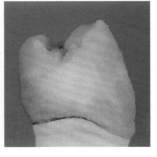

图 8-8-19　透明烤瓷的筑塑

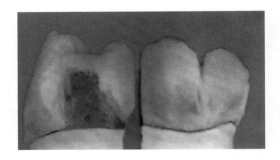

图 8-8-20　前磨牙（邻面焊接型）与磨牙透明烤瓷的筑塑

（五）咬合面的雕刻技术

1. 粉末雕刻法　用削刀刀刃制成的工具，来对单颗牙冠进行咬合面细微形状的雕刻，雕刻前可以大致估计正确的烧结收缩，然后用超声波法进行最后填压（用超声波可使烧结收缩后不会产生凹凸不平），雕刻经过填压后的烤瓷，如同雕刻粉笔，可以雕刻出细微部分（图 8-8-3A）。

2. 雕刻法　用金刚砂车针和钨钢车针等高效率切削器具来雕刻磨牙咬合面，可以使烧结后的烤瓷熔附金属冠形成非常清晰的殆面沟、嵴、尖应有的形态，使用时把磨尖的车针尖端轻轻接触烤瓷表面进行雕刻即可（图 8-8-3B）。

（六）调整与釉烧

对经过烧烤完成后的金属烤瓷冠，首先要按常规在模型上试戴与调整咬合及接触关系，然后再修理牙冠形态，并进行色调比较，如果色调有异常或显立体感不足时，则应予以适当染色、补色后再次烧烤。

有时候为了进行正确选色，需要在烤瓷表面薄薄涂上一层甘油。这有助于观察上釉前、上釉后的形态，亦即为了观察光泽的鲜明度。

在上述形态与色泽的调改完成后，即可按常规上釉和烧烤，然后再临床试戴与粘固（图 8-8-21～图 8-8-28）。

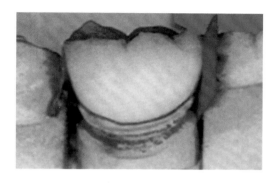

图 8-8-21　邻面接触点的调整

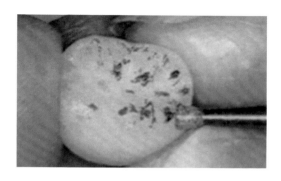

图 8-8-24　注意调整侧向𬌗的干扰点

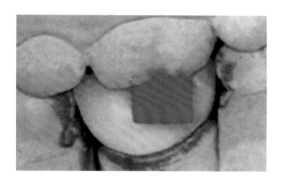

图 8-8-22　咬合状态的调整

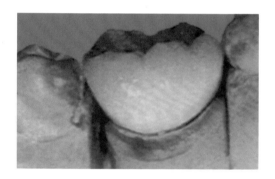

图 8-8-25　咬合关系调整后,再调整牙冠形态

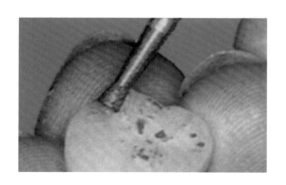

图 8-8-23　以金刚砂车针磨除过高点

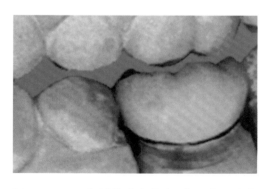

图 8-8-26　工作侧的咬合状态,磨牙离开咬合
　　　　　(颊面观)

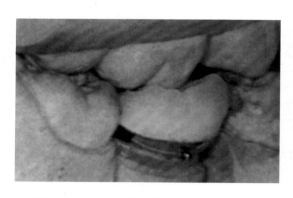

图 8-8-27　正中殆位上的咬合状态（舌面观）

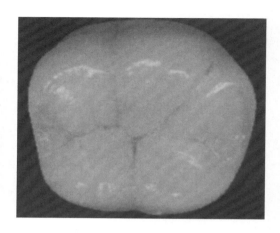

图 8-8-28　已上釉完成的烤瓷冠外形

第九节　烤瓷边缘问题及处理技术

有关烤瓷熔附金属全冠的颈缘问题，一直困扰着口腔烤瓷修复界。为此，国内外许多学者都做了大量的研究与改进工作，但在许多问题上还收效甚微，或者无法从根本上得到解决，以致目前的解决办法都是一种针对性的技能处理。

一、烤瓷熔附金属全冠的颈缘问题

1. 颈部黑线　在烤瓷熔附金属全冠的牙颈边缘处，金属、不透明烤瓷、牙本质色烤瓷 3 层均集中在一条线上，在顶端交会处会露出金属黑线。由于不透明烤瓷层位于其表面，因而边缘部就显得不透明，没有半透明感。同时，因金属牙颈部毫不透光，影子投射在正下方牙质上，这部分看起来就显得较黑，严重者甚至牙龈也呈现一新月形黑色浸润状，对外观影响很大。

在颈部黑线的形成原因上，多数学者均认为是非贵金属的氧化所致，而贵金属烤瓷合金基本上无颈缘灰暗现象。

2. 密合不良　烤瓷熔附金属全冠的颈缘密合不良，除了影响美观外，还可引起牙龈炎及牙周病变。其主要原因是，烤瓷熔附金属全冠的牙颈部分较薄，在制作过程中因数次加热处理而发生变形所致。

3. 颈缘形态　烤瓷熔附金属全冠的唇侧颈缘的形态和颜色，对患者的美观与牙龈健康具有很大的影响，也是检验金-瓷修复体质量的重要标志。研究证明，金-瓷冠预备体的边缘形态对冠的颈缘形态有重要影响，因而国内外学者公认 135°的凹面形肩台是较理想的颈缘形态。而且，掌握正确的排龈技术及合理的牙体预备，才是保证达到理想颈缘形态的前提（图 8-9-1～图 8-9-3）。

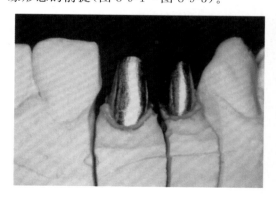

图 8-9-1　具有均匀厚度和规则外形的金属基底冠，牙颈部露出肩台 0.5～0.7mm

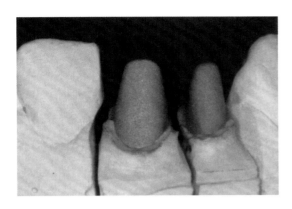

图8-9-2　热处理完成后的金属基底冠。此时可涂敷金黄色粘合剂于颈缘，亦可按常规涂敷不透明烤瓷或边缘瓷方法进行

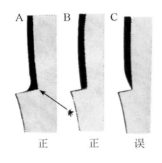

图8-9-3　基底冠牙颈部金属形态

A.＊金属强化部分形态；B.牙颈部肩台较窄时亦应保证的形态；A、B两种形态均为正确形态；C.不正确颈部金属形态，会使烤瓷边缘强度降低。

在上述颈缘存在的三大问题中，颈缘黑线与密合不良是本节重点讨论内容，颈缘形态已在牙体预备中详加叙述，故不赘言。

二、烤瓷边缘技术

为了解决颈缘黑线及密合不良的问题，有学者曾使用耐火性模型及白金箔来制作烤瓷边缘，但因为其工序过于复杂而未能推广。后来由澳洲学者 Peter Vryonis 发明了一种简单方法，即以石膏模型直接用于边缘烤瓷材料来进行制作。目前，该项技术已逐渐普

及发展为现在临床上的使用方法，是烤瓷熔附金属全冠修复中不可缺少的技术。

(一)代型材料

使用的代型材料包括环氧树脂代型、镀银或镀铜代型及硬石膏和超硬石膏等均可。

如使用石膏，烤瓷欲筑塑部分的牙颈部，要涂上以下材料：

1. 石膏或人造石硬化剂；

2. 氰丙烯酸盐(酯)粘结剂；

3. 速干胶。

以上石膏表面硬化材料，可以增加石膏表面硬度，而且能防止石膏从边缘渗水而使得石膏软化；而且，若不使用这类材料，烤瓷就会黏附于石膏表面。

现在，已有市售烤瓷分离材料应用于临床，这种材料可以用来防止烤瓷粘着于代型上，特别是桥体部分。如果在涂有表面硬化材料的代型表面再涂上这种材料，则更易操作。

(二)金属与烤瓷的选择

采用通常的金属与烤瓷的组合配对便可。不过在这种技术上，牙本质烤瓷要比平常多烧一次，因此可以选择热膨胀系数差较大的组合来配合使用，比较不会出现问题。

(三)金属结构的形状

牙颈部分以宽 0.5～0.7mm 的烤瓷来恢复，所以这部分不需要金属。其他部分与一般烤瓷熔附金属的结构一样。

1. 烤瓷烧结面的处理　处理烤瓷烧结面与一般处理方法无甚差别，在牙颈部的金属部分，可仍用金黄色粘合剂涂抹。如此就能确保该部分的熔着强度，而且边缘部分可以得到明亮的色调(图 8-6-11，图 8-6-12)。

2. 不透明烤瓷的筑塑　牙颈部分不需要不透明烤瓷，只在烧结面筑塑、填压、干燥、烧结不透明烤瓷。不透明烤瓷色调的选择与一般金属烤瓷制作时一样。

3. 牙颈部位烤瓷的使用　由 P. Vryonis

发明的烤瓷边缘技术,在牙颈部位的制作上很有特点。

不用白金箔和耐火模型,在牙颈部位筑塑烤瓷,要防止烧结后产生收缩而引起的边缘不适合是不可能的。因此,他采用了在烧结收缩产生后的边缘烤瓷上,进行2～3次追加烤瓷筑塑,以逐步修补牙颈部的方法,制作后具有十分精确的边缘适合性。

(1)烧结牙颈部位的烤瓷部分使之与模型适合,再采用常规筑塑方法完成并烧结烤瓷冠。

(2)对因烧结收缩产生的拉力或变形使烤瓷边缘不适合现象,进行针对边缘部位的烤瓷筑塑修补,使之与模型密合,然后再进行烧结,此即所谓"调配补充技术"。这种技术以前只对全瓷套冠和Davis牙冠边缘进行修整时使用,现在则把这种技术明确地予以系统化,使之形成一种新技术,在临床上具有重要意义。

这种方法值得注意的问题是,在第一次烧结使牙颈部适合后,随后对整个牙冠进行筑塑和烧结时,可因烧结收缩而产生拉力,而使边缘出现空隙。为了防止这种现象的产生,牙颈部的烤瓷烧结温度应比全牙冠烤瓷烧结温度要高。所幸,不透明烤瓷与主体烤瓷相比较,其烧结温度都高。因此,在先用不透明烤瓷调配牙颈边缘的部分后,在第二步即可把烤瓷边缘的收缩限制到最小限度。P. Vryonis介绍的技术就是把不透明烤瓷用于牙颈边缘部分的方法。实践证明,采用这种方法烤瓷边缘调配效果良好,解决了边缘处的黑线露出问题及边缘密合度问题,并获得了良好的临床效应。

但是,把不透明烤瓷用于牙颈部位,尽管可解决颈缘黑线造成的不美观问题,但却不能解决烤瓷熔附金属的本质缺陷,即不透明烤瓷所引起的牙颈部的高度反射率。如果不用不透明烤瓷,而用牙本质色、牙颈部色等主体烤瓷来调配边缘部位,就可以解决牙颈部烤瓷熔附金属的本质上的缺陷。

但是,如果第一步用主体烤瓷,到第二步时,也使用具有同样烧结温度的主体烤瓷时,牙颈部位必然会产生收缩浮起并形成间隙。但对此,如采用反复追补、修整烧成的办法,也可以得到合适的边缘。因此,如果有烧结温度高的牙本质色或牙颈部色主体烤瓷,还是可以得到更好的效果和色调的(图8-9-4A、B)。

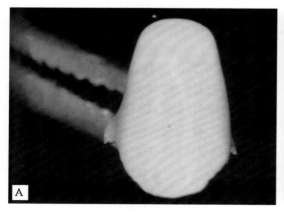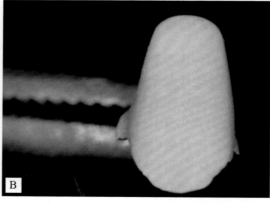

图8-9-4 基底冠不透明烤瓷的筑塑与烧结

A. 第1次;B. 第2次。

这门技术的应用早期,仅仅使用不透明烤瓷或烧结温度较高的市售牙本质色烤瓷用于牙颈部位。现在,许多品牌的烤瓷边缘技术专用烤瓷已相继问世,并且各具特色。尤其是"松风边缘烤瓷"是世界上首先发明的烤瓷边缘技术专用烤瓷,它不但具有高烧结温度,且与松风的牙本质色烤瓷具有相同的透光率和色调。但是,各不同厂家所生产的边缘专用烤瓷(商品名为肩台瓷)均比该厂生产的透明瓷或牙体瓷的软化温度要高出30~70℃,从而保证了先筑塑的颈部瓷不会因后面体瓷的烧结而引起熔融变形(图8-9-5)。

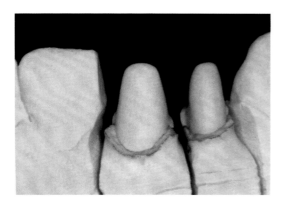

图8-9-5 经2次不透明烤瓷的烧结,其表面应呈粗糙面,使入射光线产生扩散反射

三、烤瓷边缘的筑塑过程(结合临床实例介绍)

患者情况:女性,右上中切牙、侧切牙因龋坏,经根管治疗后要求金属烤瓷修复。

1. 瓷边缘的初步形成

(1)手持烧结不透明烤瓷后的牙冠,用水调拌肩台瓷材料,以貂毛笔蘸取并厚厚地涂敷于牙颈部上,轻轻进行填压(图8-9-6)。此时填压程度不须太强,因在下一步骤时要把这部分的烤瓷压接在牙颈部上。

(2)烤瓷筑塑后,将牙冠正确地安置于代型之上,然后以抹刀腹面将湿润的烤瓷轻轻地压接在牙颈部位。此时如果烤瓷中水分过

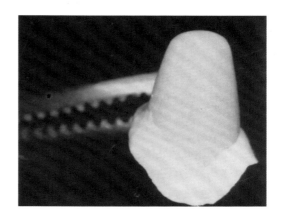

图8-9-6 边缘瓷的筑塑

多,就会黏附在代型上;水分过少时,又会剥落。因此,适度的湿润至关重要。

(3)压接完后,将牙冠从代型上取下,如果取脱容易,就证明烤瓷未黏附在代型上。再次放回代型上,并用面纸吸水,然后用干燥貂毛笔顺着边缘稍加用力刷平,或采用振动致密方法(图8-9-7)。

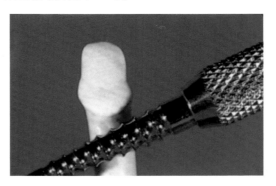

图8-9-7 边缘瓷筑塑后的振动致密

刷完后,将成形后的烤瓷从代型上取出。其方法是,用手指捏住牙冠,稍加扭转,轻轻拔出,要求烤瓷边缘与牙冠一起顺利取出,并可见到清晰与完整的边缘形态。此时,如果代型上黏附了烤瓷,可以很简单地解决,即用刷子刷掉代型上的残余烤瓷;再补充适量烤瓷于牙冠边缘,重新放回到代型上,再用毛刷

予以刷平便可。

在操作中,任何时候的烤瓷均要有适量水分,不能干燥。最后在炉口上干燥2～3分钟后依厂家指示温度进行烧结(图8-9-8)。

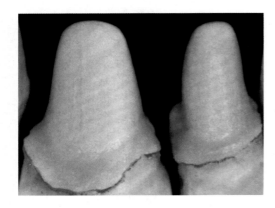

图8-9-8　边缘瓷亦应筑塑与烧结2次

(4)牙颈部位使用肩台瓷时,由于这些专门烤瓷都具有与牙本质色烤瓷相似的色调,因而都要纳入最后外形范围之内,因此以稍大一些为佳。这样就较容易进行边缘适合性操作,其吻合精度也较高。但因烤瓷边缘技术专用烤瓷的烧结温度较高,故在整体釉烧时,不会有上釉现象,因此要注意不要超出外形边缘部分。

再者,由于生产烤瓷边缘技术专用烤瓷的厂家不同,其透光度亦各异,使用时必须根据不同烤瓷的透光度,改变筑塑形状,如"松风边缘烤瓷"与牙本质色烤瓷色调相近,其外形以稍小为佳。又如维他-VMK68的肩台瓷可参照不透明烤瓷的做法,做成较凹面的形状,以确保牙本质色烤瓷的厚度(图8-9-9,图8-9-10)。

(5)在使用不透明烤瓷于牙颈部位时,刷平前必须用抹削刀把这部分做成凹面。如果不做成凹面,牙本质色烤瓷的厚度便很难确认,到最后,牙冠外型很易过分突出(over contour)。同时,也会使不透明烤瓷层太接近表面,增高了反射率(图8-9-11)。

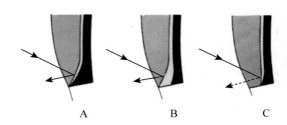

图8-9-9　牙颈部烤瓷与颈部高反射率问题
A. 一般边缘;B. 不透明烤瓷边缘;C. 牙本质色烤瓷边缘。

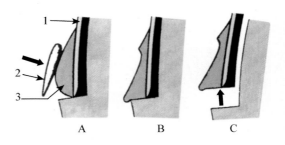

图8-9-10　烤瓷边缘技术示意
A. 用刮抹刀,将湿润的烤瓷按压在牙颈部上:1. 不透明烤瓷;2. 刮抹刀;3. 烤瓷边缘技术专用烤瓷。B. 按压后状态。C. 从代型上取出时状态。

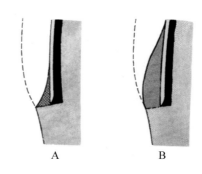

图8-9-11　不同烤瓷的应用比较
A. 不透明烤瓷,为了减少其高反射率,故做成凹面;B. 烤瓷边缘技术专用烤瓷,应纳入最后外形范围内,但若其透光率低,则用量不宜太大。

由于目前肩台瓷的普及,许多人已不再用不透明烤瓷作牙颈部筑塑,但在临床上,牙颈部的宽度很窄者居多,对此使用不透明烤瓷也有其有利之处。

在常用的方法中,可把烤瓷直接适合地置于石膏模型边缘上,但也可采用如蜡和烤瓷的混合物,或应用光固化树脂,或使用特殊粘合剂等方法进行。近年来,有人研制了一种可见光固化的瓷粉。其用法是,先将这种颈瓷糊剂在颈部压塑成型,光照20～40秒。待固化后,从代型上取下,检查其完整性与密合性,若有缺损,还可添加,修复后再光照固化。直至颈部外形满意后,再上体瓷与切瓷,然后按常规完成瓷冠外形、烧结、试合、修改、上釉完成。这些方法,在临床上都是十分实用而有效的。

2. 瓷边缘的密合处理

(1)按照上述方法烧结后,在边缘处会因烤瓷烧结收缩产生明显的不足。即使填压处理相当好,也可以发生0.2～0.3mm的缝隙(图8-9-12)。此时,则应采用同种烤瓷来填补缝隙。这一步是烤瓷边缘技术中最难之处,且又是最为重要的一步。

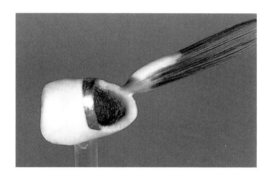

图8-9-12　烤瓷冠边缘缝隙采用同种烤瓷填补

其方法是:手持牙冠,用3号小型貂毛笔把烤瓷少量地涂敷在牙颈部,轻轻地填压、吸水后,把牙冠套回代型上(图8-9-12)。并稍微扭转牙冠,轻轻敲击或按压在代型内,牙颈部多余的烤瓷就会因挤压而缓缓溢出(图8-9-13 A～C)。然后从代型上取出牙冠,再用烤瓷添补外侧不足部分,重新将牙冠套回代型内(图8-9-13D)。吸水后,用干笔刷平牙冠。此时,烤瓷牙冠的内部表面有可能会挤

入烤瓷粉,可用湿笔除去,再重复操作。待检查牙冠能准确无误地嵌入代型之后,即可用手指捏住牙冠,稍加扭转,轻轻拔出后予以烧结。烧结后,牙颈部分就会准确地和代型吻合而无缝隙(图8-9-13E)。

烤瓷的烧结收缩,线收缩率为15%左右,第1次烧结后牙颈的缝隙为0.2～0.3mm,而此时烧结后的缝隙则为30～45μm,肉眼几乎看不见。但如果还能看见缝隙,则应按上述方法再重复一次,多能符合标准。临床实践中,牙颈宽度大或牙颈角度是锐角时,则大多需做第3次追补调配操作。

(2)本阶段则是按常规方法进行筑塑、成形及进行形态修整。

烤瓷筑塑时,注意勿使主体烤瓷混入烤瓷牙颈部和石膏模型之间。筑塑完毕后,要仔细察看牙冠内侧面,检查是否有主体瓷进入内侧面,特别要除净黏附在烤瓷牙颈部之主体烤瓷;但操作要轻巧仔细,以免造成连接处瓷崩。

修整形态时,烤瓷边缘的切削不宜过量。可用金刚砂尖(carborundum point)或钻石尖(diamond point)轻巧削除瓷边缘,切忌操作时粗心大意或按力过大,导致边缘产生缺角。有条件者应采用烤瓷边缘专用的碳化硅磨轮(松风 Silicone Wheel PA)来做最后的修整。

形态修整完毕后,按常规进行釉烧。如果需要修正色调,则应先行染色,然后再进行釉烧。

(3)在以上已经完成的牙冠中,也有因为主体烤瓷的烧结收缩和釉烧之故,烤瓷边缘会引起收缩变形,或因形态修整时不慎或使用工具不当而造成缺角等,都会导致牙冠的密合不良。

在此情况下,可采用瓷边缘技术的最后步骤。即用各厂家出品的修整用烤瓷(修整粉末、添加烤瓷、修复烤瓷等)来予以修整,但必须使用专门的调和液。因筑塑量很少,操

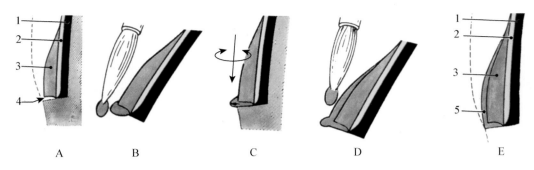

图 8-9-13　烤瓷冠边缘缝隙处理示意

A. 第 1 次烧结后烤瓷边缘形态；B. 以一手把握牙冠，另一手用笔取少量边缘烤瓷填补缝隙，并进行轻微填压与吸水操作；C. 手持牙冠和代型，扭转，将其轻轻上下吻合在代型上，挤压出多余烤瓷；D. 完全地压接后，再从代型上取下牙冠，填补外侧的不足部分；E. 第 2 次筑塑、烧结后的烤瓷边缘形态。

1. 金属基底冠；2. 不透明烤瓷；3. 第 1 次烧成后的烤瓷边缘；4. 空隙；5. 第 2 次烧成后的烤瓷边缘。

作时干燥得很快，如果单用水来调和，操作会很困难。其方法是，用作染色之用的细笔，调和专用调和液、水和修整用烤瓷，然后把调和物涂在牙冠牙颈部之不足部位，轻轻地填压、吸水后，再把牙冠套回代型上。用干笔刷平挤出之多余烤瓷糊，再从代型上取下牙冠，按厂家指示的温度进行干燥、烧结。

烧结后，烤瓷边缘的适合性应非常良好，有时甚至比舌侧金属边缘的适合性更好。刚烧结后的烤瓷边缘会稍微有些粗糙，可用烤瓷修磨专用碳化硅磨轮，把边缘修磨光滑，即告全部完成。

3. 牙体形态的筑塑

（1）牙本质烤瓷的筑塑与手指状结构的形成（图 8-9-14），其操作过程详见本章第 6 节。

（2）牙釉质烤瓷的筑塑（图 8-9-15）。

（3）透明烤瓷的筑塑（图 8-9-16）。

4. 烧结与戴牙　完成上述牙体形态的筑塑后，即按常规进行烧结，烧结后形态修整与模型试戴（图 8-9-17），上釉和抛光（图 8-9-18）。在完全合乎标准后，再进行口腔内试戴、调整及粘结。本例患者戴牙后十分满意（图 8-9-19），因为其修复后的

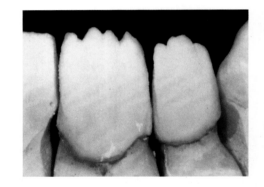

图 8-9-14　牙本质烤瓷的筑塑与手指状结构的形成

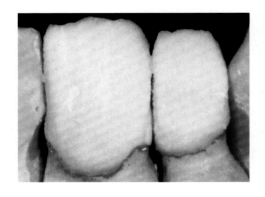

图 8-9-15　牙釉质烤瓷的筑塑

形态与色泽同天然牙十分谐调，达到了理想的仿生修复效果。

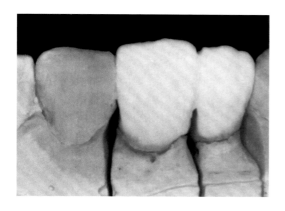

图 8-9-16　透明烤瓷的筑塑

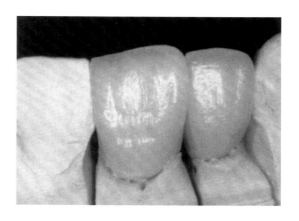

图 8-9-18　上釉与抛光

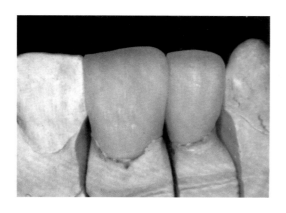

图 8-9-17　烧结后形态的修整与模型试戴

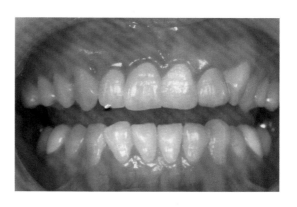

图 8-9-19　口腔内粘固后状态

其形态与色泽均与患者自然牙无异，达到了理想的仿真修复效果，患者十分满意。

第十节　烤瓷熔附金属修复体的仿生艺术

在口腔各种不同类型的修复体中，烤瓷熔附金属修复体是仿生艺术的最佳表现实体。这很大程度上得益于它的特殊构造，首先是金属基底冠，然后在基底冠的基础上再构筑出仿生层次，如牙本质层、牙釉质层及透明层等(图 8-10-1～图 8-10-6)。一个具有娴熟而高超技术的专业技师，如果又具备有较高的艺术修养与审美能力，他就能利用金属基底层以外的空间，采取一些特殊的筑塑和表现技法，再现出不同年龄、性别、形态、色泽与磨损状态的任何一种天然牙体，而达到出神入化、呼之欲出的艺术效果。本节将重点讨论青年人、老年人、中年人的各种不同修饰与筑塑技术及仿生修复的主要表现手法。

一、金属烤瓷仿生修复的表现对象

金属烤瓷仿生修复的表现对象是不同年龄、性别、职业、性格和气质的自然人群，是个性修复的高级阶段。其关键在于使修复体表现与刻画出青年人、老年人、中年人因增龄变

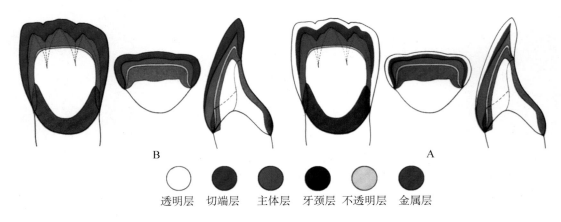

透明层　切端层　主体层　牙颈层　不透明层　金属层

图 8-10-1　金属烤瓷冠的基本筑塑层次

A. 三层筑塑结构图；B. 二层筑塑结构图。

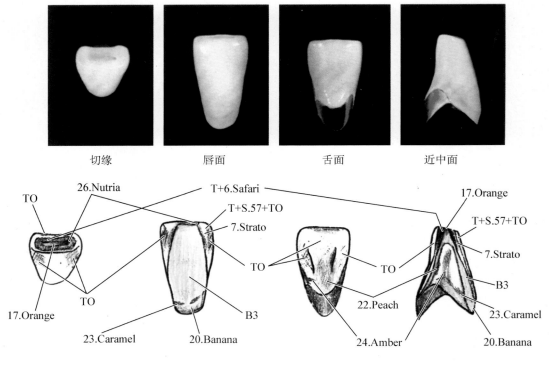

切缘　　　　　唇面　　　　　舌面　　　　　近中面

图 8-10-2　左下切牙的金-瓷结构与色瓷分布

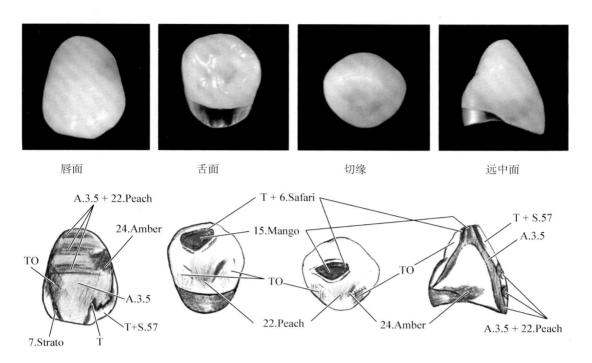

图 8-10-3 左上尖牙的金-瓷结构与色瓷分布

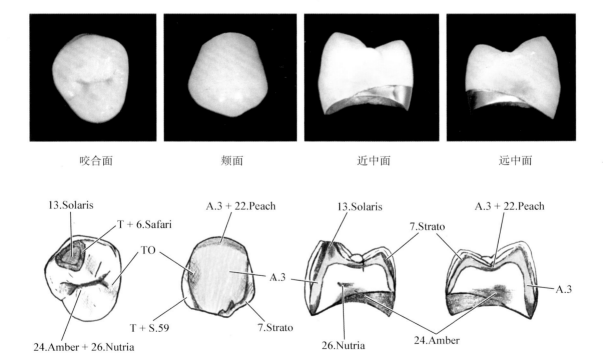

图 8-10-4 右上第二前磨牙的金-瓷结构与色瓷分布

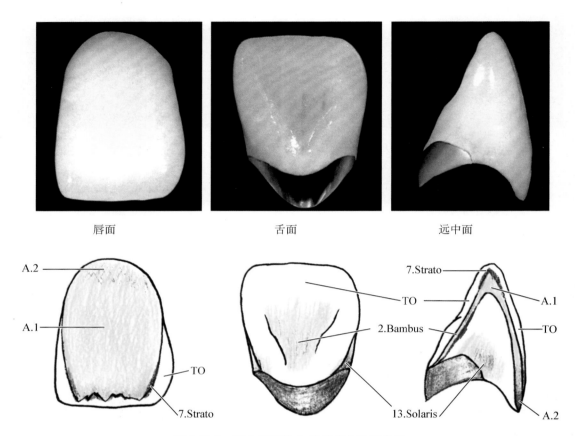

唇面　　　　　　　　　舌面　　　　　　　　　远中面

图 8-10-5　左上切牙的金-瓷结构与色瓷分布

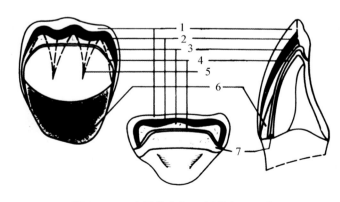

图 8-10-6　金属烤瓷切牙冠的断面示意

1. 透明层；2. 切端层；3. 主体层；4. 不透明层；5. 发育沟；6. 牙颈瓷层；7. 基底冠层。

化或其他情况,使牙齿形态和颜色发生的各种微妙变化。

二、金属烤瓷仿生修复的表现技术

其表现技术有赖于完美的仿真效果材料(色瓷与涂料),然后再采用一些特殊的调色与烤瓷筑塑、熔附技巧,以再现不同年龄段的天然牙的自然神韵与风采,以及各种生理与病理的牙体缺陷,如钙化不良、色斑、隐裂、磨耗等形态与颜色特征,其常用表现手法如下。

(一)染色着色技术

1. **解剖形态调色法** 是一种从解剖学角度根据天然牙的结构与形态、色泽特征而发展的调色技术。这种技术以天然牙为模拟,从实质上将烤瓷牙从内部开始形成与天然牙相近的解剖形态与结构(图8-10-7~图8-10-25)。按此法制作的烤瓷冠,既具备有天然牙的自然特征,又极富立体感与光学效应。

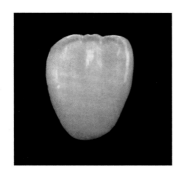
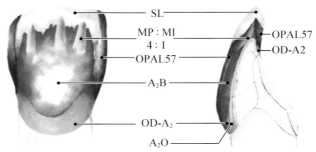

图 8-10-7 青年人前牙自然特征与仿真修复的各层次结构

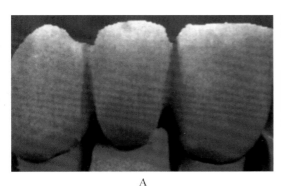
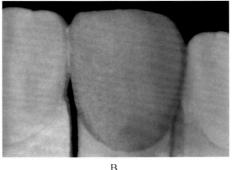

A B

图 8-10-8 牙本质烤瓷筑塑的唇面观
A. 金属烤瓷固定桥;B. 金属烤瓷单冠。

研究天然牙的结构,了解牙釉质与牙本质的构成,在牙颈部有一牙釉质薄层平缓移行至牙根。备牙时,则可磨掉一层牙釉质及牙本质,并使金属烤瓷的不透明层磨光而形成在天然牙牙本质和牙釉质的交界处,这种结构与天然牙大致相同。如果再进一步巧妙使用牙本质烤瓷和不透明烤瓷,则就会使迄今被视为金-瓷修复体的缺点或结构上的厚度问题,反而成为可以利用的优点。再如天然中切牙的牙釉质层,随着从中央部移向近中和远中而逐渐增厚。透明感亦因其厚度不同而异。这说明颜色的透射性是随着牙本质

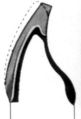
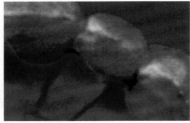

图 8-10-9　第 1 次回切

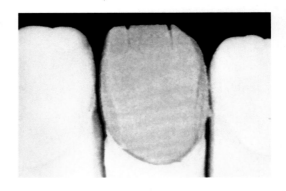

图 8-10-12　邻接面切削完成后状态

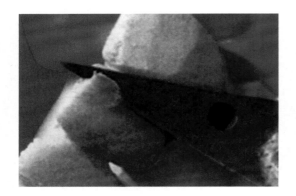

图 8-10-10　切端部回切

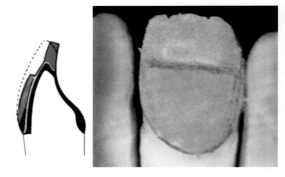

图 8-10-13　第 2 次回切

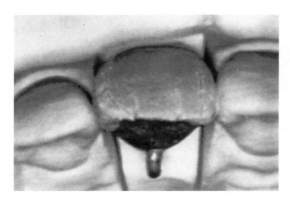

图 8-10-11　邻接面的切削部分与手指状结构的标志画线

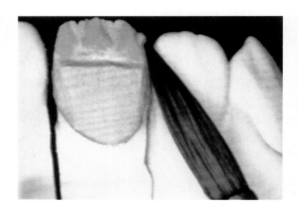

图 8-10-14　有色手指状结构的筑塑

的形态而起变化。以此原理使修复体结构符合解剖形态,通过改变牙本质烤瓷的形态、色调及不透明度的应用,就能使其与天然牙的形态、色泽相谐调。因此,应注重在天然牙解剖形态的基础上进行烤瓷的筑塑与成型。

此外,要掌握不透明烤瓷与牙本质烤瓷的结合应用技法,这有助于天然色泽的再现。牙本质烤瓷因具有天然牙牙本质相近似的不透明度和密度,因而可在牙体色烤瓷中适当

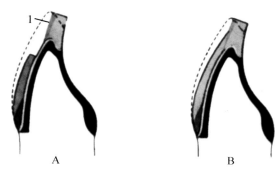

图 8-10-15　有色手指状构造的筑塑与牙本质色烤瓷的再筑塑

　　A. 有色手指状构造的筑塑:1. 专用特殊烤瓷;
B. 牙本质烤瓷的再筑型。

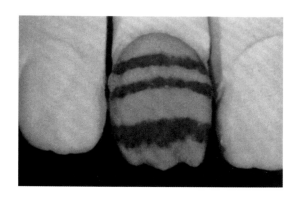

图 8-10-18　添加白色带的牙本质色烤瓷

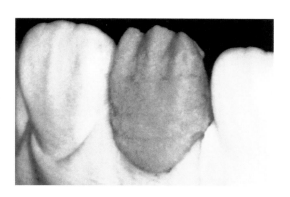

图 8-10-16　恢复到牙本质烤瓷第 1 次回切后形态,并显出"包被效果"

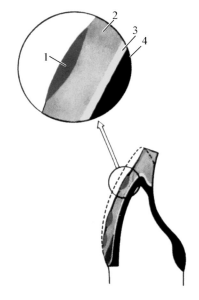

图 8-10-19　青年人前牙淡白色带的形成图解

　　1. 白色与牙本质色烤瓷的混合物;2. 牙本质色烤瓷层;3. 不透明色烤瓷层;4. 基底冠金属层。

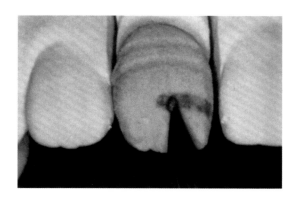

图 8-10-17　以白色特殊色烤瓷,加牙本质烤瓷稀释,用其填满沟部(绿色),冲淡移行部位痕迹

配入不透明烤瓷来制备,亦可按个别实例做适当调整,以与患者的天然邻牙颜色相谐调。

　　总之,要在金-瓷冠上再现天然牙的色泽,用解剖形态调色法则为最理想的表现方法。其常用技法如下。

　　(1)冠内调色筑塑法:即根据上述原理,按解剖形态在牙冠内进行调色,让各种有色瓷粉在内层筑塑。使用这种方法既可使天

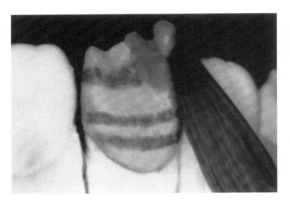

图 8-10-20　牙釉质烤瓷的筑塑

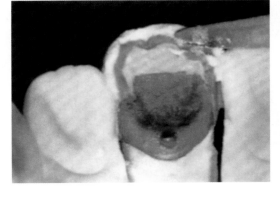

图 8-10-23　舌侧面的修整与透明烤瓷的筑塑

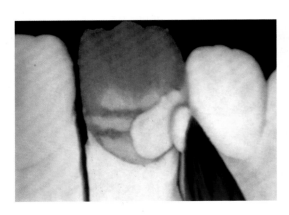

图 8-10-21　牙体中间部透明烤瓷的筑塑

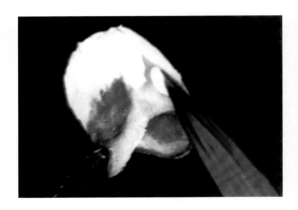

图 8-10-24　邻接面透明烤瓷的追加筑塑

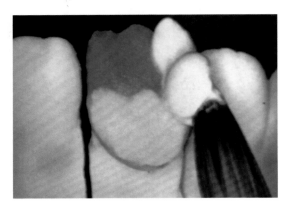

图 8-10-22　透明烤瓷的整体筑塑,切端应比对侧同
名牙长 1.0～1.5mm

然牙的颜色得到实质上的再现,又可解决掩盖金属的不透明烤瓷与牙冠色烤瓷的交界呈现"花斑"问题,以及其他不规范的显色、透色现象。应该知道,不透明烤瓷层只要有 0.2mm 左右厚度,就足以掩盖金属颜色。但使用冠内调色筑塑法时,一定要结合雕塑技法,按解剖层次及牙颈部、中间部、切缘部等,采用不透明烤瓷与其他色瓷合理调配,正确使用,使谐调的色调能由内向外,自然透现(图 8-18-15)。

但是,在使用冠内调色筑塑法时,还必须预见到烤瓷收缩所带来的位置变化,筑塑过程中将收缩率计算在内即可。而且还可借此机会对有色手指状构造的牙冠切端及边缘,

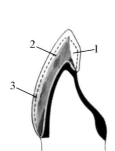
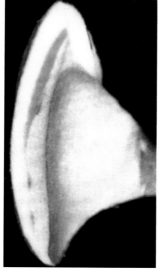

图 8-10-25　青年人前牙筑塑完成后剖视图
　　1. 透明烤瓷；2. 牙釉质色烤瓷；3. 透明，牙本质色混合烤瓷。

若即若离的透色现象做出相应的技术处理。

　　（2）冠内染色法：为一种比较被动的着色技术，其往往为没有条件进行冠内调色筑塑技术或冠内调色筑塑未能成功时采用。该法应用两次烧结技术，即在首次烧结后的牙冠表面进行染色，染色后用透明瓷覆盖后再进行烧结，如染色者具有十分丰富的实践经验，一般也能表现出类似于冠内调色筑塑法的色调效果，但内行还是能一眼识破，故该法为选择性使用。使用前应对烧成后的牙冠表面略加调磨，为染色及染色后筑塑带来空间，被染色的瓷面没有限制，即遮色瓷、牙本质色瓷与牙釉质瓷均可。

　　2. 表面染色技术　表面染色技术是一种利用着色剂在烤瓷牙表面上色的掩饰办法，其可以对烤瓷牙的色调予以一定程度上的调整，也可以描绘一些天然牙的特征（如色斑、裂线、白垩）。但严格地讲，在表面使用着色剂的方法不宜提倡，因为它不但有损于色调的内部结构，而且着色剂一旦渗染牙颈部，

还会诱发牙周病。所以应尽量将该法的使用，控制在最小限度。

　　（二）雕塑熔附技术

　　雕塑熔附技术是金属烤瓷修复体仿生艺术的关键技术，也是解剖形态调色技术的基础结构，它包括对不同年龄段烤瓷制作过程中的立体形态设计（仿生表现构造设计、特殊色层的选择与预埋设计，夹层效应及光反射设计等）。然后根据设计要求进行筑塑烤瓷工艺与雕刻切削工艺。为形成有色指状结构、淡白色色带、牙本质老化形态和颜色，老人黑色区域及釉质蓝灰色色调及牙釉质叶等特殊结构，而进行技巧性操作，最后再按常规进行吸水、干燥、预热和烤制完成。一件成功的仿生艺术烤瓷牙在完成之后，除了外形与颜色都酷似同名天然牙外，还应具备在其各个剖面层次都能见到的清晰、合理而又致密的解剖形态和夹层设计效应。

　　同时，一名极有经验的烤瓷技师还会重视每一个细小的操作环节，其中包括不同阶段的熔附技术，对每个时序的烧结都能予以精心的设计。如当不透明烤瓷和牙本质烤瓷色调过浓时，除了可使用色调较浅的烤瓷外，还可采取降低真空度来"冲淡色调"。例如，若以 530mmHg 真空度来烧结通常用660mmHg 烧结的烤瓷，便能明显冲淡色调，其关键在于技巧的掌握程度。因此，理想的烤瓷仿生修复有赖于操作者的审美能力和对烤瓷制作全面技能的掌握程度。

三、青年人的金属烤瓷仿生修复技术

　　（一）青年人的前牙自然特征

　　见图 8-10-7。

　　青年人的前牙自然特征主要有：①切端有色手指状构造；②牙体淡白色色带。

　　而且上述特征又具有以下特点：①同名牙的特征相同，如切缘处有不对称处多为自然磨损所致；②在切端显现的有色手指状构

造形态中,其远中区域手指状结构明显大于近中和中间区域;③牙体淡白色色带以中切牙最为多见,而且女性多于男性,年龄小者多于年龄大者,但也有许多青年人亦不明显。

(二)对底色的筑塑设计

按本章第六节基本筑塑方法,分为牙颈部、中间部、切端部 3 部分的不透明烤瓷层和牙颈色烤瓷层向牙切端滑行,并应注意选用相应烤瓷。如不透明烤瓷:牙颈部 A_3O,中间部 A_2O,切端部 C_1O;牙颈部色烤瓷:选用 AC 和 A_2B 等量混合粉末。

(三)牙本质色烤瓷的筑塑与雕塑

1. 牙本质色烤瓷的筑塑可与完成时的尺寸大小一致(图 8-10-8)。

2. 在唇侧面标记切削量,分两个阶段完成唇侧面的切削(图 8-10-9～图 8-10-15)。

3. 对邻接面的切削要注意对手指状结构的设计,要正确标记出手指状结构的位置(图 8-10-14)。

4. 为了仿制自然色手指状构造形态,应该从切端至牙冠中部,以第 1 次切削的切缘线为起点,切到露出不透明层为止(图 8-10-16)。

(四)有色手指状结构的筑塑

1. 在第 2 次切削后的牙冠表面,用手指状构造的专用色调和不透明烤瓷调和后的烤瓷粉,从切端到牙颈方向薄薄地移行过去,仿造手指状构造,进行正确的筑塑工艺。手指状构造常用烤瓷为:松风 EF_1 特殊色烤瓷和黄色不透明烤瓷(OM_5)以 4：1 的比例调和。

2. 年轻人的手指状构造大多是粉红色系,因此多以 EF_1 粉红单色(特殊色烤瓷)或加入少量的黄色不透明烤瓷(OM_5)或粉红色不透明烤瓷(OM_2)的情况较多。随着牙齿的老化,黄色会变强,而且不透明度会提高。

(五)牙本质色烤瓷的再筑塑

1. 完成手指状结构的筑塑后,再以牙本质色烤瓷进行覆盖性筑塑,使之回复到牙本质烤瓷首次切削后状态。此时,同时要做出手指状构造的外形,由此操作,可使有色手指状构造刚好被包裹在牙本质烤瓷的中间,并由之产生如同内部自然透出的色调效果,亦有学者谓之为"夹层效果"。

2. 亦按基本筑塑法之手法,使其完全回复到牙本质烤瓷回切后的形态。并注意其"包被效果"的完整形态(图 8-10-16)。

(六)唇面淡白色色带的形成

1. 以抹刮刀在准备形成的唇面淡白色色带部分轻掘细刮,产生横形浅沟(图 8-10-17)。

2. 以白色的特殊色烤瓷,加上牙本质烤瓷来稀释并用其填满沟部(图中采用绿色着色),并冲淡移行部位之痕迹。白色的特殊色烤瓷常用:松风白色特殊色和牙本质色烤瓷,以 1：2 之比例调和。

3. 唇面淡白色色带是用牙本质色烤瓷稀释后的白色烤瓷来形成;牙釉质的脱钙部位的仿造,则多用白色配少量的黄色或少量的橙黄色来完成(图 8-10-18,图 8-10-19)。

(七)牙釉质烤瓷的筑塑

可按基本筑塑法来进行(图 8-10-20)。

(八)中间部透明烤瓷的筑塑

为表现牙面的淡白色色带,在中间部位应用透明烤瓷和牙本质色烤瓷的调和物为佳。同时,为了防止筑塑后的白色带在唇侧面过于醒目,应严格按比例调好色瓷(松风 T 和 A_2B 之比为 3：1),使之产生由内部透现出之暖色感觉(图 8-10-21)。

(九)透明烤瓷的筑塑

按做成后的体积大 20% 的比例筑塑,牙切端比对侧同名牙要长 1.0～1.5mm(图 8-10-22,图 8-10-23)。

(十)舌侧面的修整

1. 按基本筑塑法操作用抹削刀切削舌侧面,切削后的舌侧面可以看到牙本质色烤瓷层之切端,有色手指状构造的烤瓷色彩的形态与分布状况。要注意使用明显的线纹分别表示各色烤瓷层的正确位置。

2. 对舌侧面切削完毕后,再以透明烤瓷进行筑塑,并取出牙冠对邻接面亦追加筑塑(图 8-10-23,图 8-10-24)。

3. 在所有筑塑和最后填压工作完成之后,即可交付烧结。完成后的具有鲜明青年人切牙特征的仿生烤瓷牙,其矢状切面应有标准的解剖层次及设计标准(图 8-10-25~图8-10-29)。

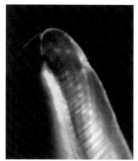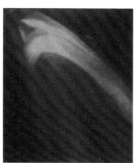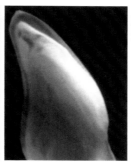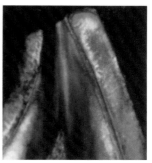

图 8-10-26 剖层、色瓷与光学效应

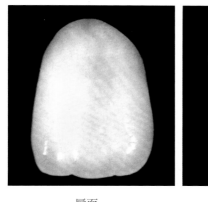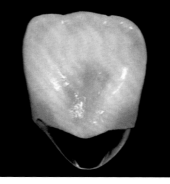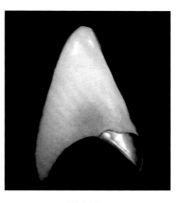

唇面 舌面 近中面

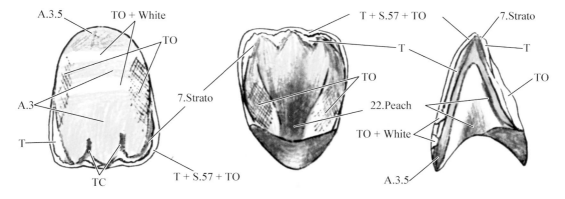

图 8-10-27 青年人左上切牙的金-瓷结构与色瓷分布

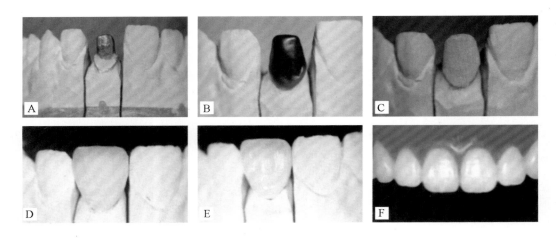

图 8-10-28　病例 1：患者女性，21 岁，$\underline{|1}$ 因龋拔除 2 个月，要求金属烤瓷修复

A. 代型完成；B. 基底冠完成；C. 不透明烤瓷筑塑与烧烤；D. 烧烤完成；E. 调磨与上釉；F. 口内粘固后唇面观。

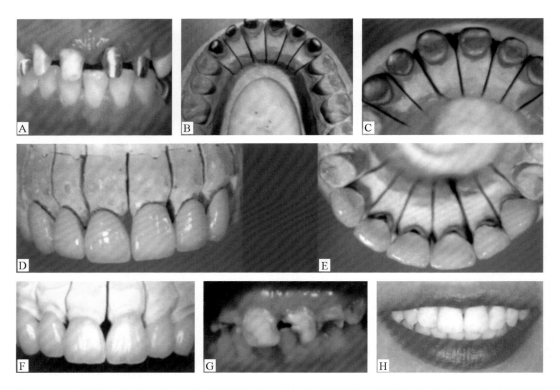

图 8-10-29　病例 2：患者女性，19 岁，因龋坏严重，$\underline{321|123}$ 均经牙体与根管治疗，要求 $\underline{3|3}$ 行金属烤瓷连续单冠修复

A. 牙体预备完成；B. 工作模型完成；C. 基底冠试戴；D. 烤瓷冠完成后唇面观；E. 烤瓷冠完成后舌面观；F. 调磨与上釉后唇面观；G. 修复前正面观；H. 修复后启唇照。

四、老年人的金属烤瓷仿生修复技术

(一)老年人的前牙自然特征

见图 8-10-30～图 8-10-32。

由于增龄性变化及长期的自然磨损,老年人牙齿形态和结构都有明显改变,其主要表现在以下几方面。

1. 由于切端磨损和不透明牙本质的老化,使牙本质层产生不均匀的黄色色素层,致使"有色手指状构造"模糊不清或自然消失。

2. 由于牙本质老化及牙釉质磨损与染色等,使整个牙面出现点彩、划痕、裂纹及邻面异色透明等老化特征。

3. 牙体淡白色色带消失或变为黄褐色色带。

(二)对底色的筑塑设计

1. 因老年人牙颈部边缘外露明显,故在金属基底的颈缘处应涂以黄金结合剂,以便进行自然形态与颜色的仿制(图 8-6-11)。

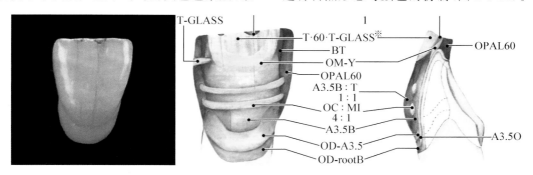

图 8-10-30 老年人仿真烤瓷冠各层次结构

1. 切缘缺损。

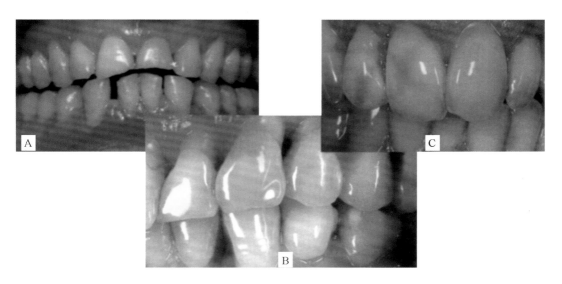

图 8-10-31 老年人的牙列与牙齿外形特征

A.60 岁男性,不良习惯所致前牙重度磨损;B.58 岁女性,牙颈萎缩,牙根外露,牙面机械性磨损过重;C.61 岁女性,切缘及牙面重度磨损,内倾型咬合。

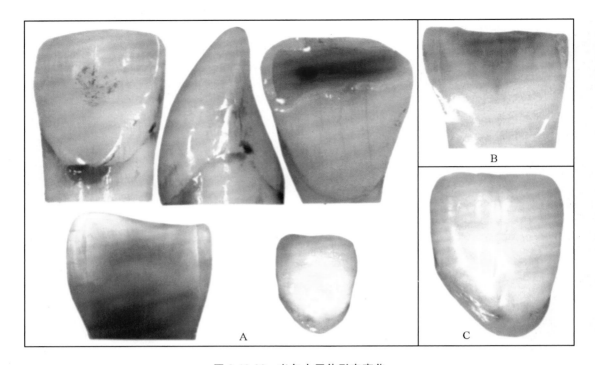

图 8-10-32 老年人牙体形态变化

A、B. 切缘重度磨耗,髓腔退行性病变,牙面深度着色,解剖标志消失;C. 牙颈部磨损酸蚀明显。

2. 筑塑不透明烤瓷层,其牙根部和中间部可分成两色。以松风不透明烤瓷为例:牙颈部用 A_4O 和橙黄色不透明烤瓷(OM_3)以 3:1 或 4:1 的比例调和;牙中间部位用 A_4O 即可。

3. 牙颈部色以专用之牙颈色烤瓷和牙本质色烤瓷(B_4B),按 1:1 比例调和使用。

4. 烧结后,应注意牙根部形态的再现及延长牙颈部色烤瓷到牙切端为止(图 8-10-33)。

(三)牙本质色烤瓷的筑塑与雕塑

1. 用调刀迅速涂抹牙本质烤瓷,并修整牙冠形态,进行填压操作。

2. 筑塑成型的牙本质色烤瓷。在完成后的牙切端磨损面上,要露出牙本质色烤瓷,因此要比对侧同名牙长 1~1.5mm。

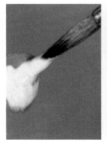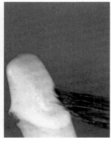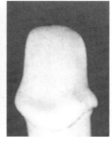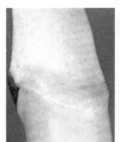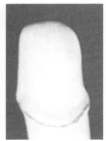

图 8-10-33 牙颈部瓷的筑塑与烧烤完成过程

3. 对唇侧面的切削应首先做好标记,因老年人牙的某些区域透明感很强,故标记上在牙切端应切除厚度为 1.2～1.3mm。

4. 唇侧面的切削,应以标记画线为标准,到相当于牙釉质牙本质交界部位,平行切削整个唇侧面(图 8-10-34,图 8-10-35)。

5. 邻接面切削部分的标记,应从唇侧面切削后的平面之邻接面到牙釉质色与牙本质交界部位,大约宽度为 1mm,逐渐变窄(图 8-10-34)。

6. 第 1 次切削后的牙本质色烤瓷形状应达到能完整包被的效果。

7. 由于不透明层系位于牙本质色烤瓷的唇、舌的中间部位,因而应以第 1 次切削牙切端 1/3 部分的切缘画线为起点,到不透明烤瓷层为止,用抹削刀切削牙本质色烤瓷。第 2 次切削的切缘应位于唇舌之中间部位(图 8-10-35,图 8-10-36)。

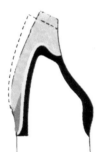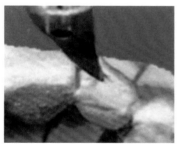

图 8-10-34　第 1 次回切

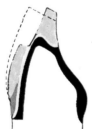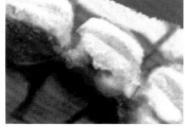

图 8-10-35　第 2 次回切

(四)遮色与着色烤瓷的筑塑

1. 第 2 次切削后的表面,从牙的切端至牙颈方向渐次筑塑很薄一层不透明色。

2. 紧接着在不透明层上再筑塑一层着色层烤瓷(橘黄色烤瓷),如此则能够表现出硬化不透明牙本质被色素浸染后的着色状况(图 8-10-36)。

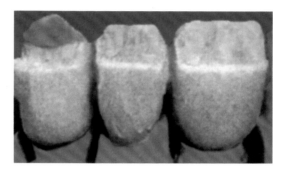

图 8-10-36　用特殊加强色来表现老年人牙齿特征

(五)牙本质色烤瓷的再筑塑

1. 遮色与着色烤瓷筑塑后,在此基础上可再次筑塑牙本质色烤瓷,恢复到第 1 次切削时形态。在牙本质烤瓷的再筑塑过程中,其中间部分,不透明着色层看似浮起,展现了一种平整而自然深层透视色调(图 8-10-37)。

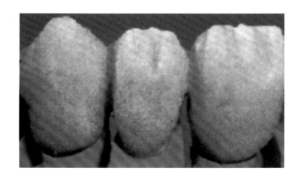

图 8-10-37　筑塑出自然牙唇面发育沟

2. 在牙本质色烤瓷的再筑塑过程中,虽然不同于青年人仿生烤瓷筑塑,要为手指状构造设计夹层效应。但老年人牙釉质的蓝灰色自然色调的再现过程,却需要一个黑色区域。

(六)黑色区域的产生

1. 同制作淡白色色带的手法一样,于牙面中段牙本质色烤瓷层用抹刮刀轻掘细刮,产生横行浅沟(图8-10-38,图8-10-39)。

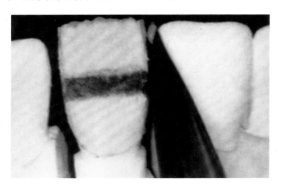

图8-10-38 唇面黑色区域与邻面青色透明感的表现方法

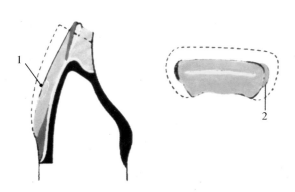

图8-10-39 特殊色层处理示意

1. 灰色粉末(黑色区域);2. 蓝色粉末(邻面青色透明感)。

2. 用灰色特殊色烤瓷填满沟部,并用笔描淡交界处(图8-10-40)。

(七)邻接面青色透明感的表现

1. 从邻接面牙切端到牙颈方向,筑塑一层很薄的蓝色特殊色烤瓷(图8-10-40)。

2. 牙体两邻面的蓝色层烤瓷,可以表现出老年人牙釉质的蓝灰色自然色调。在强调青色时,可适当混合透明烤瓷和蓝色烤瓷,以填满整个邻接处(图8-10-39)。

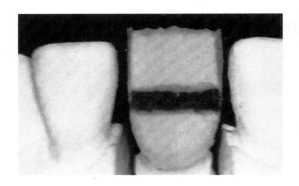

图8-10-40 完成后的唇侧面薄蓝色层与灰色特殊色烤瓷填满唇面浅沟后形态

(八)牙釉质叶的再现(像未着色裂缝一样)

1. 切削后,内部以牙本质色瓷整体筑塑。

2. 用透明烤瓷或牙釉质色烤瓷在欲仿制牙釉质叶的部位筑塑(图8-10-41～图8-10-48)。

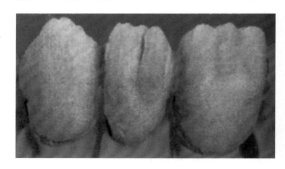

图8-10-41 在唇面发育沟切端1/3处筑塑切端烤瓷

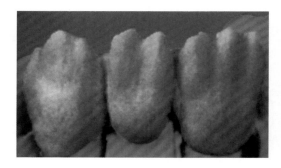

图8-10-42 进一步完成蓝色加强瓷的筑塑,以加强"老年齿"效果

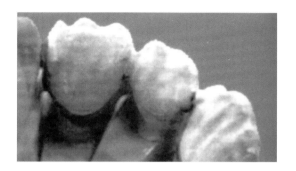

图 8-10-43　舌面基本形态的筑塑

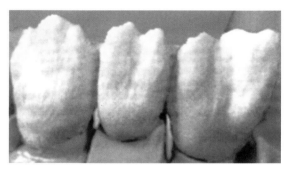

图 8-10-46　再逐步覆盖透明烤瓷

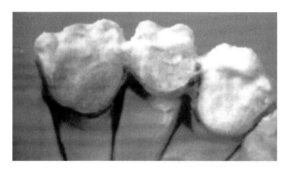

图 8-10-44　舌面蓝色加强瓷的部分筑塑,并注意振
　　　　　　动致密与吸水

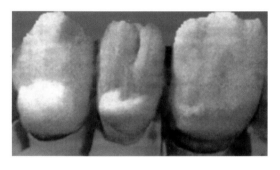

图 8-10-47　透明烤瓷筑塑之后,应比原来邻牙大
　　　　　　10%～15%,以补偿烧成后收缩

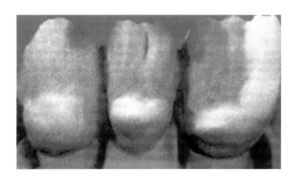

图 8-10-45　将牙体瓷与牙颈瓷混合调拌后,筑塑在
　　　　　　牙颈部 1/3 处,以加强"老年齿"的"模
　　　　　　糊"感

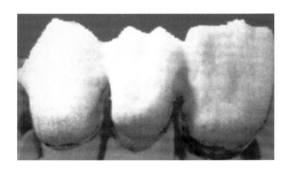

图 8-10-48　透明烤瓷筑塑完成后的唇面形态

　　3. 用染色液调和染色剂涂于其上。在涂布之前,振动筑塑物,使表面浮出水分,以纸巾轻轻吸干,马上进行涂擦染色剂工作,尽量一笔一次完成,如分数次涂布,则因画线变

粗而失真,还可造成染色剂溢流或渗透。

　　4. 染色剂可选用白色,如白色过白,则可在白色中加入橘黄色或褐色染剂,混合使用。染色剂要调和成牙冠基本色的浓度方可使用。

　　(九)仿造变色牙冠的"发线"(hair line)

　　1. 经过对牙釉质叶的部位筑塑与染色,再用牙釉质色和透明烤瓷封住筑塑的釉质叶侧壁,继续在牙冠中间部位筑塑。走向来自牙切端的牙釉质叶,只要有此壁面就行。但对向牙颈方面而言,此壁的顺延就显得过浅。因此,应尽可能在同一平面上延长此壁,必要时还可削去牙颈部附近的牙本质烤瓷(图8-10-49)。

2. 完成中间部位的筑塑后,再依上述方法涂抹染色剂于侧壁上,然后把褐色染色剂涂在其上,如此就表现出色素浸入裂缝的感觉(图8-10-50)。

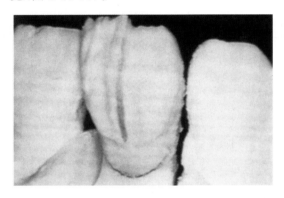

图 8-10-49 牙面裂缝(隐裂)的表现方法之一
用牙釉色和透明烤瓷形成壁面后涂褐色。

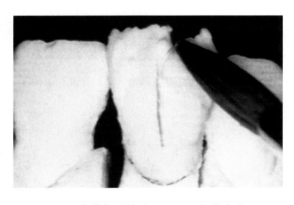

图 8-10-50 在染色后的壁面上用同色烤瓷筑塑另一侧,并以薄层透明烤瓷封闭全层

3. 按图 8-10-34 之步骤,用同色烤瓷恢复被削去的牙本质色烤瓷部位的原状(图8-10-37)。

4. 在染色后的壁面上,小心地涂上薄层透明烤瓷。

5. 牙釉质叶不是完全的平面,多少有些弯曲或歪扭。遇此情况,可用抹刮刀压其壁面边缘,就可简单塑型并表现叶状形态。

(十)舌侧面的修正

1. 唇侧面筑塑完成后,用抹刮刀切削舌侧面。此时,牙切端的釉质磨损状况会导致包被效果发生变化,由于有的要显现这种变化状态,要在牙切端露出牙本质色或不透明烤瓷层(图8-10-51)。

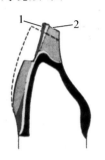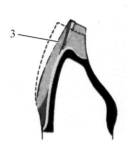

图 8-10-51 牙切端层次示意
1. 着色层;2. 不透明层;3. 牙本质烤瓷的再筑塑。

2. 对舌侧面应注意其形态同对侧牙的比较,并在切端部位留有不透明层与着色层。然后再筑塑透明烤瓷或牙釉质色烤瓷(图8-10-43,图8-10-44)。

总之,在老年人金属烤瓷牙的仿生制作中,牙本质色、透明色烤瓷层及所有特殊色烤瓷的正确位置、分布及各层之间存在着明显的分隔十分重要(图8-10-52)。同时,把着色后的不透明层置于牙本质色烤瓷中间部位,并且把此牙本质从透明牙釉质层到牙切端全部露出,以及再现磨耗所致的包被(wrap around)效果及变化状态,也具有画龙点睛的效果。

同时,也要充分运用染色与着色技巧(图8-10-53～图8-10-62),以刻意表现老年人特有的深色调、不透明层、着色层及从内部产生的蓝色或灰色效果。而且对牙釉质而言,观

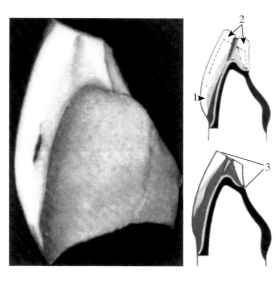

图 8-10-52　筑塑完成后剖面对照图解

　　1. 透明烤瓷与牙本质烤瓷的混合物；2. 透明烤瓷；3. 烧结完成后各色烤瓷的层次结构。

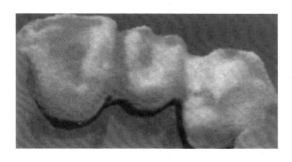

图 8-10-53　完成舌面的透明烤瓷筑塑,内层的特殊效果色仍然清晰可见

　　察的角度不同,所得感觉也不相同,因而,对牙颈部、唇面、邻接面等部位的特殊着色还要考虑到光学效果,要在比色光源下能反映牙釉质叶(或隐裂)似乎真被切割了一样的效果。要使修复体的仿真程度达到连本人都难以分辨的时候,方为上乘之作。

五、中年人的金属烤瓷仿生修复技术

　　在阐明了青年人与老年人的仿生修复技术之后,对中年人的金属烤瓷仿生修复技术

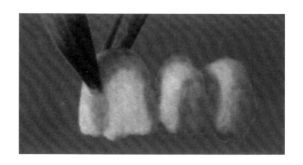

图 8-10-54　牙面裂缝(隐裂)的表现方法之二

　　将湿润的棕色加强色填入预先用刀片切入的裂痕上,这些裂痕可以模仿烟垢或隐裂与裂纹。

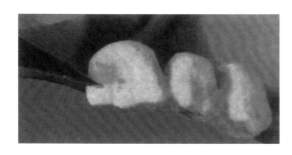

图 8-10-55　用刀片刮除多余的加强色,以免形成多余的污染性色斑

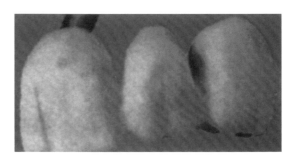

图 8-10-56　完成后的加强色应达到设计时的要求,外观细如丝线

　　就比较容易理解和掌握了。一般来说,中年人的金属烤瓷仿生修复具有以下特点。

　　（一）年龄特点

　　中年人的年龄跨度大,牙齿往往并不因年龄的增加而损坏或老化；也不因未进入老年而健全或完美。这与个体的全身健康状况

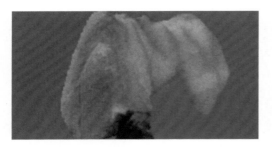

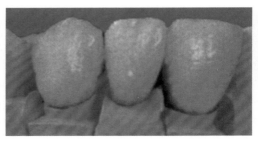

图 8-10-57　注意固定桥的多重烤瓷层之间的特殊效果色,不需要再做其他染色

图 8-10-58　烧烤完成后唇面观

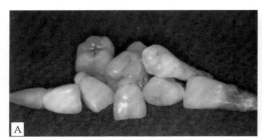

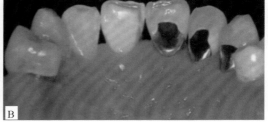

图 8-10-59　老年人金-瓷仿生艺术

A. 牙根及磨牙;B. 牙冠舌侧观。

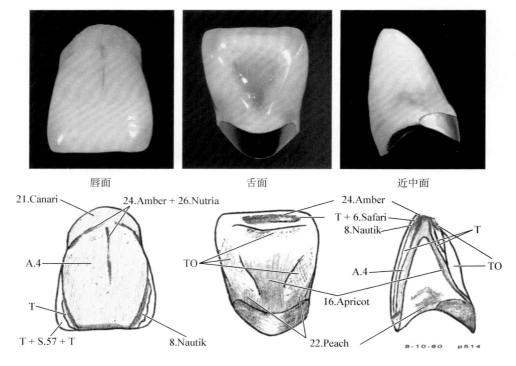

唇面　　　　　　　　舌面　　　　　　　　近中面

图 8-10-60　老年人左上切牙仿生修复金-瓷结构与色瓷分布

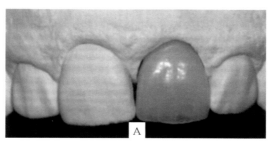

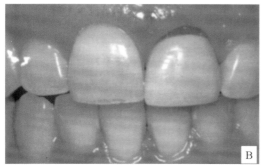
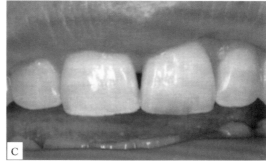

图 8-10-61　病例 1:患者男性,54 岁,⌐1 颈部深龋经根管治疗后树脂修复,因影响美观,要求行金属烤瓷全冠修复

A.⌐1 颈部龋损修复前;B.⌐1 仿真制作完成后模型上观;C.⌐1 口腔内粘固后正面观,1⌐1 切缘的磨损形态异常逼真。

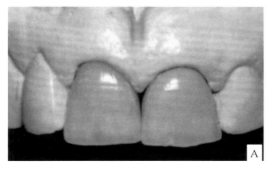
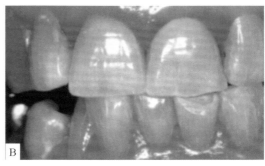

图 8-10-62　病例 2:患者女性,65 岁,1⌐1 残冠,经完善根管治疗后,要求参照失牙前像片做仿生修复

A.1⌐1 龋坏,根据患者龋坏前像片及口腔局部条件设计的金-瓷修复体模型上观;B.1⌐1 口腔内粘固后正面观,可见与周围及对颌牙形态颜色相谐调,且 1⌐ 近中角有意内倾,使修复体更显自然、逼真。

及口腔卫生与保健密切相关。因此,对中年人金属烤瓷的仿生修复并没有完整的理论模拟,唯一可资借鉴的就是其本身的同名牙或邻牙与对颌牙。有的人虽然已年逾 50 岁,但牙齿的养护程度可与 20 岁的小青年媲美;而有的人刚刚进入中年(35 岁左右),却满口乱齿残桩,令人"惨不忍睹"。所以在这个年龄段的仿生修复应在充分尊重患者本人及其自然条件的情况下进行。

(二)解剖特点

由于上述年龄特点,在解剖上中年人的牙也具有鲜明的个性特点。如有的个体年逾

55岁,而天然牙的有色指状结构与淡白色色带完好如初,牙面光洁,磨耗轻微,完全具备青年人的解剖条件;再如有的个体刚过40岁,就全然具备了老年人牙齿所有特征。因此,以上两种不同情况的仿生修复就应以自身的牙齿条件而定,切不可以年龄划线来进行修复。

但在事实上应该存在着典型的中年人牙齿特征。就是说,他们的牙齿的自身条件应该居于青年人和老年人之间,即存在着有色指状结构与淡白色色带,然而却不如青年人那样颜色清晰与鲜活,有些混浊和呆滞;牙体外形完整,然而却存在较多磨损与磨耗痕迹,整体光泽也较青年人的牙齿逊色(图8-10-63~图8-10-66)。

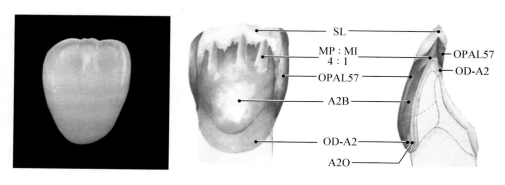

图 8-10-63　中年人仿生金属烤瓷冠各层次结构

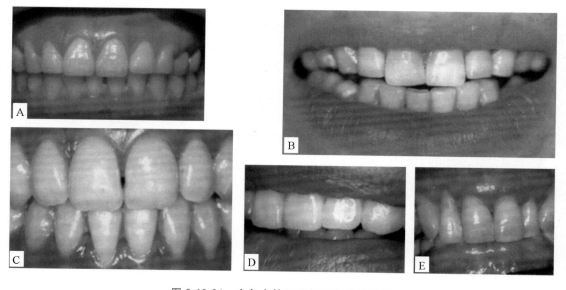

图 8-10-64　中年人的牙列与牙齿外形特征

A. 46岁女性,有夜磨牙习惯;B. 51岁男性,嗜茶;C. 42岁女性,爱吃瓜子;D. 49岁女性,牙面混浊;E. 52岁男性,重度磨耗。

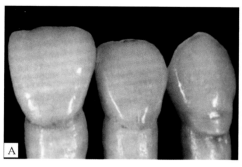
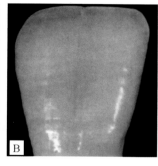
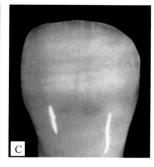

图 8-10-65　中年人前牙形态变化（轻、中度）

A. 切缘磨损，颈部楔状缺损；B. 牙面混浊，指状结构模糊；C. 隐裂凸现，牙面透光率增加。

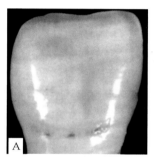
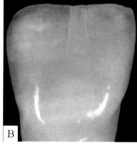
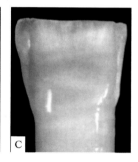
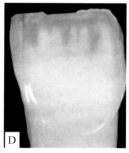

图 8-10-66　中年人前牙形态变化（中、重度）

A～D. 切缘严重磨损，牙面混浊，内部标志（指状结构、淡白色带）或消失或变形凸现；A. 牙龈萎缩，颈部脱钙，酸蚀明显。

（三）制作特点

在对典型中年人的金属烤瓷仿生修复制作工艺上，亦应采取突出个性，兼顾青、老年龄特征的手法。如中年人的有色手指状结构应以橙黄色为主色，而青年人则以淡红黄色为主色；青年人的淡白色色带白色略现粉红，而中年人则为极淡的白色略带淡黄；青年人的牙体形态点、线角清楚，边缘轮廓明确，切端平直，而中年人则表面圆滑，切端有些缺损与磨耗，而老年人则更甚（图8-10-67，图8-10-68）。

在釉质叶的表现上，青年人的牙体不必要显现；老年人则十分明显，并往往与深褐色"发线"同时存在；中年人的表现则居其中，"发线"可略短，略浅，略少，着色与点染状况

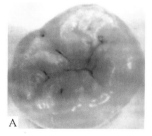
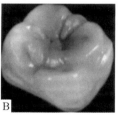

图 8-10-67　中年人磨牙形态变化

A、B均为仿生烤瓷筑塑形态。

亦应明显少于老年人。

在染色上釉程序上，青年人上釉可采用无染色自然上釉，老年人则应采用加黄褐色染色上釉，中年人则应选加橘黄色染色上釉。

以上仅为基本操作方法，原则上讲，中年

人的烤瓷牙仿生修复应以突出其个人特征、气质为主,并以其同名天然牙或邻近牙的形态、色泽为主要参考依据,这样才能获得理想的效果(图8-10-69~图8-10-83)。

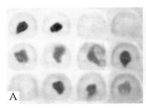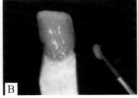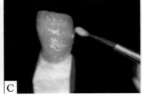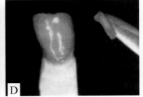

图 8-10-68　中年人金属烤瓷仿生制作中色瓷的应用

A. 色瓷的种类;B. 体部分层筑塑;C. 细微部位摹仿;D. 透明瓷的筑塑与完成。

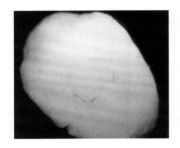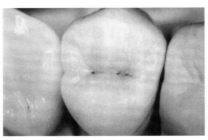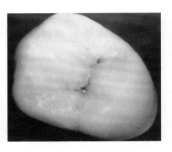

图 8-10-69　后牙瓷粉筑塑艺术实例

在基准标志内筑塑出牙体解剖形态雏形。

图 8-10-70　后牙瓷粉筑塑艺术实例

仿真之𬌗面点隙呼之欲出。

图 8-10-71　后牙瓷粉筑塑艺术实例

𬌗面形态峰峦再现,栩栩如生。

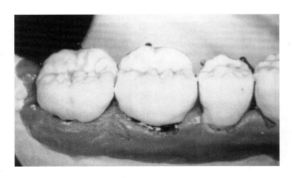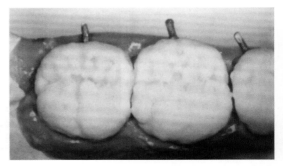

图 8-10-72　后牙瓷粉筑塑艺术实例

𬌗面形态的每一窝沟与峰峰都应有基准位置。

图 8-10-73　后牙瓷粉筑塑艺术实例

确定基准位置后分层筑塑,最后可节省修整形态时间。

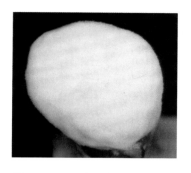

图 8-10-74　后牙瓷粉筑塑艺术
　　　　　实例

雕形饰态时应成竹在胸。

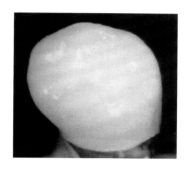

图 8-10-75　后牙瓷粉筑塑艺术实例

完成后的𬌗面其功能尖为重要
区域。

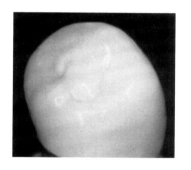

图 8-10-76　后牙瓷粉筑塑艺术实例

𬌗面形态的自然与美观同
样重要。

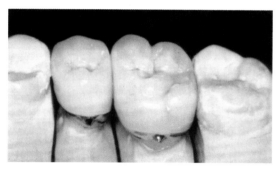

图 8-10-77　后牙瓷粉筑塑艺术实例

对𬌗面斜嵴与点隙线角的刻划有画龙点睛之效。

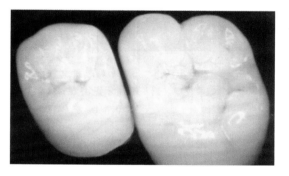

图 8-10-78　后牙瓷粉筑塑艺术实例

两牙之间的邻面处理决定修复体成败与否。

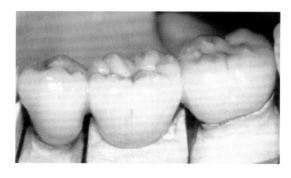

图 8-10-79　后牙瓷粉筑塑艺术实例

金属烤瓷桥的整体美感不能忽略邻面外形的
合理设计与修饰。

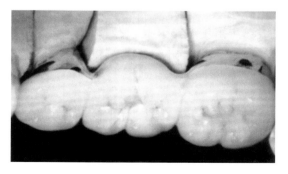

图 8-10-80　后牙瓷粉筑塑艺术实例

𬌗面形态与邻面、组织面的完备处理是修复体
成功的重要一环。

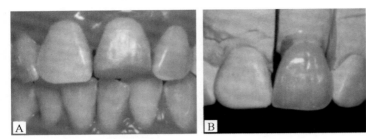
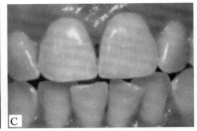

图 8-10-81 病例 1:患者男性,45 岁,⌐1 原牙体修复不满意,要求金属烤瓷冠修复

A. 修复前正面观;B. 完成后模型试戴;C. 口腔内粘固后正面观。

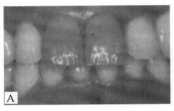
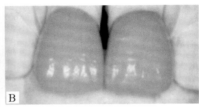
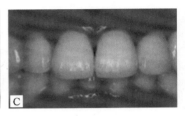

图 8-10-82 病例 2:患者女性,42 岁,1|1 死髓牙经根管治疗,要求金属烤瓷修复

A.1|1 死髓牙正面观;B.1|1 完成后模型试戴;C. 口腔内粘固后正面观。

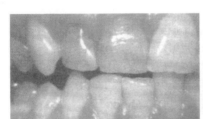
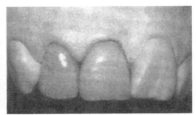
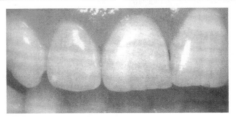

图 8-10-83 病例 3:患者男性,47 岁,21| 死髓牙经根管治疗,要求金属烤瓷原样修复

A. 修复前正面观(21|死髓牙,舌向倾斜);B. 完成后模型试戴;C. 口腔内粘固后正面观(形态与位置原位修复)。

（白天玺 黄俊新 白桂平 潘 晨 陈自力）

第9章

牙列缺损的金属烤瓷固定桥修复

第一节 概　　述

牙列缺损是指牙列中的部分牙齿缺失，是口腔最常见的缺损畸形。造成牙列缺损的病因是龋病、牙周病，其次是外伤、颌骨疾患或发育障碍等。

牙列缺损破坏了咀嚼器官和发音器官的完整性，对口腔及颌面部产生了一系列的影响，其影响的程度，因缺牙部位和缺牙数量的不同而有所差异，其主要表现如下。

1. 咀嚼功能减退　牙齿的主要功能是咀嚼食物。通过咀嚼，使食物被磨碎并形成食团，还能刺激唾液腺分泌唾液及刺激胃肠蠕动，促进胃液与胆汁的分泌，利于消化。因此，当多数牙齿缺失后，除了影响咀嚼功能外，胃肠道的消化功能也受到了一定影响。据分析，缺失一个牙，特别是下颌第一磨牙，会使咀嚼功能降低 10%。如果没能及时修复，使之保持正常的功能和关系，则这种功能的降低可加大到 30%（图 9-1-1）。

2. 发音功能障碍　个别牙齿缺失，对发音功能影响不大，但牙齿缺失较多时，尤其是前牙缺失，就会造成明显的发音功能障碍，主要是影响发齿音（chi、shi、zhi）、唇齿音（fen、fang、fei）和舌齿音（de、te、nan）的准确。如果缺失牙更多时，影响了舌在发音时的正常活动，也会使发音不清晰。

3. 牙周组织病变　如果缺牙时间长，相

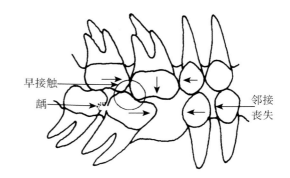

图 9-1-1　个别牙缺失导致的牙列变化

邻牙可向缺隙倾斜移位，对殆牙可向殆方伸长交错，致使牙齿的排列及咬合关系出现紊乱，殆力不能沿牙长轴传导，仅由少数余留牙承担；甚至产生殆干扰，致使余牙负荷过重，牙周组织遭受创伤而产生病变。此外，缺牙破坏了正常的邻牙接触及上下牙的咬合关系，还可造成食物嵌塞、牙周膜充血水肿、牙槽骨吸收、牙龈萎缩和牙齿松动及继发龋等病变。

4. 影响面容美观　完整而健康的牙列可使颜面丰满自然，前牙缺失造成的"豁齿"现象就对美观的影响非常明显。如果牙列中牙齿缺失较多时，还会导致牙槽骨萎缩，唇、颊部软组织亦会因失去支持而凹陷，或因缺牙多而丧失殆关系，其面貌的改变类似全牙列缺失,面部皱纹增加,容颜衰老,对形象的影响很大。

5. 对颞下颌关节的影响　颞下颌关节紊乱综合征是临床常见病、多发病之一。殆紊乱则是引起该征的一个重要病因。其主要原因是:如一侧牙缺失,形成偏侧咀嚼习惯,致使咀嚼肌群的张力不平衡;或多数牙缺失,余牙失去殆接触,不能维持正常的咬合垂直距离,咀嚼肌失去正常张力,髁突向后上移位,造成盘-突关系失调和压迫关节后组织。临床上可出现启口受限,关节弹响、疼痛,关节腔变形等颞下颌关节紊乱综合征的一系列症状。

牙列缺损的修复方法,按照义齿固位的方式不同,可分为固定义齿(fixed partial denture)和可摘局部义齿(removable partial denture)两种。固定义齿主要是利用缺牙间隙相邻两侧或一侧的天然牙作为支持,通过其上的固位体将义齿粘固于天然牙上,患者不能自行摘戴,故称为固定义齿。因其基本结构类似于工程桥梁结构,故又称之为固定桥(fixed bridge)。可摘局部义齿是利用天然牙与黏膜作为支持,通过固位体卡环和基托将义齿固定在牙列内,患者可以自行摘戴,故称为可摘局部义齿。固定义齿和可摘局部义齿修复的目的都是为了恢复缺失牙的生理功能和形态,但各有其优缺点和适用范围,应根据患者口腔的具体情况和本人的意愿进行选择。

根据制作固定义齿所用材料的不同,其制作方法亦各不相同,临床上普遍采用以下几种金属与非金属联合固定桥的制作方法。

1. 铸造金属与塑料联合固定桥;

2. 锤造金属与塑料联合固定桥;

3. 金属烤瓷固定桥(又称为烤瓷熔附金属固定桥);

4. 金属烤瓷与塑料联合固定桥;

5. 金属烤瓷与塑料铸冠联合固定桥。

本章将重点叙述金属烤瓷固定桥,并对金属烤瓷与塑料联合固定桥及金属烤瓷与塑料铸冠联合固定桥作一简介。

第二节　金属烤瓷固定桥的组成和分类

随着修复材料和科学技术的发展,当今最为理想的固定义齿便是金属烤瓷固定桥。金属烤瓷固定桥集金属与烤瓷的材料优点于一体,无论是固位体或桥体均较一般方法制作的更符合美观与坚固、舒适的要求,尤其是前牙缺失的固定桥,更适合制作金属烤瓷固定桥。其组成和分类与其他固定桥基本相同。

一、金属烤瓷固定桥的组成

金属烤瓷固定桥是由基牙、固位体、桥体、连接体4个部分所组成(图9-2-1)。它支持和固定于基牙上形成一个整体,以恢复缺失牙的生理形态、发音和咀嚼功能。

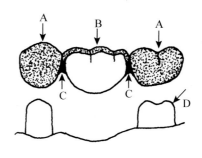

图 9-2-1　固定义齿的组成
A. 固位体;B. 桥体;C. 连接体;D. 基牙。

(一)基牙(桥基牙)

基牙是承受固定桥所受殆力的生理基础。在固定桥的设计中,对于基牙的选择,与固定桥的类型、固位体的设计均有密切的关系。在临床上,金属烤瓷固定桥对基牙的牙体制备有着十分严格的要求。金属烤瓷固定桥是借粘固剂粘在基牙上,患者不能自行摘戴,完全依赖基牙的支持与固定。基牙主要是天然牙齿;现在还可以采用人工种植体做中间或末端桥基牙用于支持和固定金属烤瓷固定桥。

(二)固位体

固位体(retainer)是在基牙上制作的金属烤瓷全冠或铸造全冠、部分冠、桩冠、嵌体等。它与桥体相连接,使桥体通过固位体而与基牙稳固地连接在一起。因之,桥体所承受的𬌗力,是通过固位体而为基牙所支持,使义齿的功能得以发挥。所以,作为固位体的金属烤瓷全冠,在设计与制作上都应考虑到固位形是否合适,是否能抵抗来自各个方向的外力,而不至于从基牙上松动、脱落及瓷裂、桥折等。

(三)桥体(pontic)

即烤瓷牙,是金属烤瓷固定桥修复缺失牙形态和功能的部分。它与固位体相连接,并通过固位体将𬌗力传导至基牙上,而达到恢复失牙生理功能的目的。

(四)连接体

连接体(connector)是固位体与桥体相连接的部分。因其连接的方式不同,可分为固定连接体(rigid connector)和活动连接体(nonrigid connector)。前者是用焊接法或整体铸造法将固位体与桥体相连接,形成一不能活动的连接体,它可使桥体承受的𬌗力直接通过固位体传递给所支持的基牙;后者是在固位体与桥体之间通过一种栓道式关节相连接,形成一可活动的连接体,当桥体承受的𬌗力通过它传递到固位体下方的基牙上时,应力将有一定的变化和缓冲,故又可称其为缓压性连接体。

二、金属烤瓷固定桥的分类

根据金属烤瓷固定桥的结构不同,可分

为:双端固定桥(rigid fixed bridge)(图9-2-2),半固定桥(semi-fixed bridge)(图9-2-3),游离端固定桥(free-end fixed bridge)(图9-2-4)3种基本类型。如采用以上2种或3种基本类型的固定桥联合制成的桥则称为复合固定桥(compound fixed bridge)(图9-2-5)。

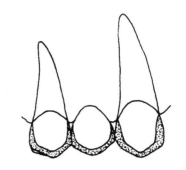

图 9-2-2　双端固定桥

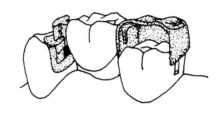

图 9-2-3　半固定桥

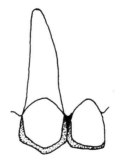

图 9-2-4　游离固定桥

现将上述4种固定桥分别介绍如下。

(一)双端固定桥

双端固定桥又称完全固定桥(complete fixed bridge;fixed-fixed bridge)。这种固定桥的两端都有固位体,且固位体与桥体之间

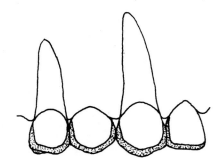

图 9-2-5　复合固定桥

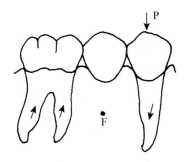

图 9-2-6　双端固定桥一端受
垂直外力的反应
P. 殆力；F. 旋转中心（支点）。

为固定连接体。当固位体粘固于基牙后，基牙、固位体、桥体则连接成为一个不动的整体，从而组成一个新的咀嚼单位。固定桥所承担的殆力，全部通过基牙传导至两端基牙的牙周组织。因此，双端固定桥所能支持的殆力最大，且两端基牙所分担的殆力也比较均匀，是固定桥中理想的一种结构形式，为临床所欢迎并广泛采用。

双端固定桥将各基牙连接为一个整体，是否会因失去各个基牙单独的生理运动而使牙周组织受到损害呢？从力学分析和临床实践证明，双端固定桥的基牙并没有失去其生理性运动，这是由于各基牙连为一体，形成一个新的咀嚼单位后，将个别基牙的生理运动转变为固定桥基牙的整体性生理运动，虽然改变了基牙的运动方式，但仍然合乎生理要求。

当双端固定桥的一侧基牙受力时，外力可沿桥体、连接体、固位体、基牙传递到颌骨上并使殆力分散到另一侧的基牙及其支持组织上。牙齿的转动中心移到两基牙间的缺牙区的牙槽骨内，相当两根端中 1/3 和根尖 1/3 交界部位的连线上。此时，两端基牙在受力时，大部分的牙周膜及其牙槽骨均受到均匀的牵引力，这种均匀而较小的外力足以维持和促进牙周组织的健康，也是完全符合生理要求的（图 9-2-6）。

（二）半固定桥

半固定桥又称应力缓冲式固定桥（bro-

ken-stress fixed brige）。此种固定桥的两端均有基牙与固位体，桥体的一端与固位体间为固定连接体，另一端与固位体间为活动连接体，即以活动关节连接。活动连接体在桥体上的部分做成一定形式的栓体，将其嵌合于基牙固位体上所形成的栓道内。

有的学者根据力学的计算结果表明，由于连接方式不同，影响两侧基牙受力也不同。认为固定连接侧基牙受力大于活动关节侧的基牙受力，并认为活动关节有应力中断作用。故提出，固定连接侧基牙要选择条件好的多根牙。但也有学者研究发现，当半固定桥桥体中央受轴向力时，两侧基牙支持组织所受的应力并无显著性差异，没有发现"应力缓冲作用"。故选择半固定桥的适应证主要在于解决共同就位道和联结成整体结构的问题，不是用来解决薄弱基牙的负担问题。

（三）游离端固定桥

游离端固定桥又称悬臂固定桥或单端固定桥（cantilever bridge）。此种固定桥仅有一端有固位体，桥体与固位体之间为固定连接体，固定桥完全支持固定在一端基牙上；另一端除与邻牙接触或无邻牙相接触外，并无任何支持，是完全游离的。

由于游离端固定桥的制作简单，就位容易，也符合美观与经济的要求，临床应用非常广泛。但根据力学实验及临床经验证明：这种固定桥承受殆力时会以桥体为力臂，以基牙为旋转中心产生杠杆作用，使基牙扭转倾斜，常易引起牙周损害或固位体松脱（图9-2-7）。

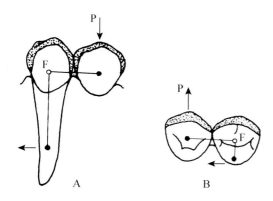

图 9-2-7　游离端固定桥受力的杠杆作用
P. 殆力；F. 旋转中心（支点）；A. 颊面观；B. 殆面观。

以上 3 种基本类型的固定桥，又总称之为简单固定桥。

（四）复合固定桥

复合固定桥是由以上 2 种或 3 种基本类型的固定桥组合而成。如在双端固定桥的一端再连接一个半固定桥或游离端固定桥。因此，复合固定桥一般都包括 4 个或 4 个以上的牙单位，常包含有前牙和后牙，并有中间基牙，形成一个弧度不同的长桥。当承受殆力时，各个基牙的受力反应不一致，有时可以相互支持而有利于固定桥的固位和支持；反之，也可影响到固定桥的固位而使之松动。复合固定桥包括基牙数目多而且分散，多为基牙修复，要获得共同就位道较为困难，常要妥善配合使用活动连接体。

综上所述，双端固定桥不失为一种比较好的设计结构，所以在金属烤瓷桥修复中所占比例最大，也最为医患双方所认同。实质上，作为金属烤瓷冠的适用范围，已从修复体单纯的功能需要而转为功能与美观的双重需要，加之作为金属烤瓷冠的基牙要求已没有

普通固定桥或活动桥的基牙要求那么高的标准。基于以上原因，使金属烤瓷固定桥的设计更为灵活，其应用范围也大大增加。所以，以往临床上难以设计的复杂桥修复，如改为金属烤瓷桥或金属烤瓷复合固定桥修复就会使困难迎刃而解。有关游离端固定桥的修复，如果基牙及其牙周组织均健康，基牙位置及其殆关系亦正常，缺失牙的间隙又不太大，或者缺隙的对颌为殆力小的活动义齿，可以选用游离端固定桥。如果条件适宜，还往往选择有相邻两个基牙的游离端固定桥（图9-2-8），其临床效果亦十分理想。如果缺隙一端的基牙情况特别良好，而另一端的基牙又特别脆弱，或两端基牙的长轴不够平行，难于求得共同就位道，则应采用半固定桥方式。总之，对任何一种固定桥形式的评价，都不宜轻率地肯定与否定，由于修复材料学的发展与制作工艺水平的提高，加上对固定桥设计原理的灵活应用，固定修复的形式将有更加广阔的前景。

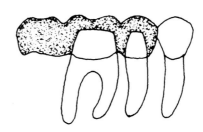

图 9-2-8　相邻两个基牙的全瓷游离端固定桥

除了上述几种传统结构的固定桥之外，还有几种与金属烤瓷修复有关的具有特殊结构的固定桥，从而进一步扩大了固定桥的适用范围。如种植桥基固定桥（implant fixed bridge）（图 9-2-9），固定-可摘联合桥（fixed-removable combined bridge）（图 9-2-10，图9-2-11）和粘结固定桥（adhesion fixed bridge）（图 9-2-12）及弹簧式固定桥等。现分别介绍如下。

1. 种植桥基固定桥　种植桥基固定桥

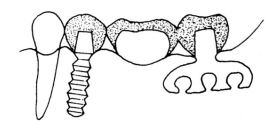

图 9-2-9　种植桥基固定桥

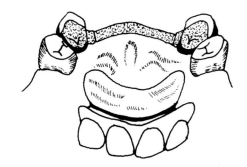

图 9-2-10　固定-可摘联合桥(杆式附着体)

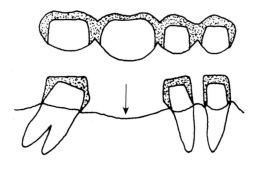

图 9-2-11　固定-可摘联合桥(套筒冠附着体)

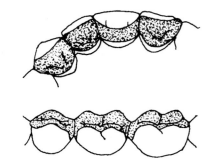

图 9-2-12　粘结固定桥

又称种植体固定桥。此种固定桥是利用人工材料制成各种规格的骨内种植体,植入颌骨内或牙槽窝内作为基牙,再于其上制作固定桥。此种骨内种植体也可以与另一端的天然基牙联合制作固定桥。此外,若缺隙侧的邻牙牙槽骨吸收较多,支持力较差时,亦可采用根管内种植体,将其通过该牙根管穿出根尖孔外而植入颌骨内,从而改善基牙的冠根比例,增强基牙的支持作用。

种植桥基固定桥多适用于后牙游离缺失的情况,通常是在余留牙远端颌骨植入骨内种植体,再于其上制作固定桥。此种固定桥无论从固位、支持和修复效果来看,均优于常规设计的游离端固定桥或单端可摘局部义齿。特别是对于牙弓内有连续缺牙,桥体跨度过长者,可在缺隙中段的颌骨内植入骨内种植体作为中间基牙,共同分担基牙所承受的𬌗力。

2. 固定-可摘联合桥　固定-可摘联合桥又称为桥体可摘式固定桥。它是由固定部分(即支持部分)的固位体与可摘部分(即功能部分)的桥体所组成,通过其间的精密连接装置,即附着体(attachment)的机械嵌合相互连接,借助摩擦力和约束力使桥体得以固位和支持。桥体部分可以由患者自行摘戴,便于清洁。精密连接装置有多种形式,目前常用的连接装置有两种。一种是杆式附着体(bar attachment),即在两端固位体之间由一横跨的金属杆相连接,形成固定-可摘联合桥的固定部分,粘固于基牙上面;而附有人工牙和基托的桥体部分,则是通过附着于基托龈方的槽形金属条紧密嵌合于固位体之间的金属杆上,使固定部分与可摘部分连为一体(图9-2-10)。另一种是套筒冠附着体(telescopic crown attachment),即在两端基牙上制作内、外冠固位体,内层冠粘固于基牙上,外层冠与桥体连接形成固定桥的可摘部分,当外层冠嵌合于基牙的内层冠后,义齿的可摘部分即得以固位(图9-2-11)。

固定-可摘联合桥主要用于前牙缺失伴有牙槽骨严重吸收者；或基牙倾斜度大，难于获得共同就位道的病例。若以传统固定桥修复，在美观效果、口腔卫生等方面都难以达到要求，且基牙倾斜度大，要磨除较多牙体组织。采用此种固定桥设计，则兼有固定桥体积小、舒适、美观；又具有可摘义齿便于清洁、能恢复牙槽骨外貌的优点。唯其制作过程比较复杂，而且对金属连接装置的材料性能和精密程度等的要求都相当严格，方能达到完美的修复效果。

3. 粘结固定桥　粘结固定桥是利用酸蚀、粘结技术将固定桥直接粘固于基牙上的一种固定义齿修复体。其固位主要依靠粘结材料的粘结力，而预备体上的固位形只具有辅助固位的作用。

粘结固定桥与传统固定桥比较，它具有磨除牙体组织少，减少患者磨牙痛苦和牙髓损伤的可能性；不显露或极少暴露金属，不影响美观；容易改换成其他修复设计等优点。

粘结固定桥是近年发展起来的一种新的修复技术，其使用寿命及范围随着高质量粘结材料的开发，酸蚀、粘结技术的基础研究与临床操作的不断改进而提高和拓展。目前它正在从一种暂时性修复体或半永久性修复体逐渐向永久性修复体方向发展，是具有应用前景的一种固定义齿修复体，也是适用于金属烤瓷桥的一种固定修复形式。

4. 弹簧式固定桥　弹簧式固定桥实质上为游离端固定桥的改良变种。其只有一侧有基牙，桥体是通过富有弹性的金属杆与基牙固位体相连。桥体所受殆力，除主要由基牙承担外，还由杆下面的黏膜分担部分殆力。如果连接杆坚硬无弹性，则桥体所受外力，全部由基牙所承担，基牙极易因受过大扭力造成牙周创伤或发生倾斜、移位现象。连接杆越长，对基牙危害性越大。因此，要严格掌握其适应证、设计及制作要求。

弹簧式固定桥多用于修复 1～2 个上切牙，可用 $\overline{4}$ 修复 $\underline{1}$，也可做成 $\overline{4-6}$ 修复 $\underline{2-5}$。适用于要求美观，邻牙不适宜作基牙，但患者又要求作固定义齿者。

弹簧式固定桥的优点为：①美观，不外露金属；②有较多机会选择基牙；③桥体的殆力可通过连接杆同时传导到基牙与杆下面的黏膜及颌骨组织。

弹簧式固定桥的缺点为：①不易保持清洁，易聚集菌斑，对牙周组织不利；②连接杆易折断或变形而失败；③如设计不当，基牙可有移位现象。

弹簧式固定桥的设计要求为：①所选基牙要牙周健康，冠-根之比合适；②采用全冠为固位体最佳；③连接杆应采用金合金、钴铬合金或镍铬合金铸造而成。要求杆长度越过 2～3 个牙齿，宽 3.5mm，厚 2.5mm，连接杆与固位体连接处要呈钝角，不能压迫牙龈，龈缘处要缓冲。与黏膜的关系为轻压黏膜，可将模型刮除 0.5～0.6mm。

弹簧式固定桥多采用整体铸造而成，故亦有用烤瓷熔附金属方式制作。但由于临床上金属烤瓷固定桥开展以后，大多采用复合固定桥方式取而代之，如一端以全冠固位另一端为舌背板加缺失邻牙的 3/4 冠固定缺失牙。该设计就避免了不易清洁及对牙周与黏膜组织的刺激。

第三节　金属烤瓷固定桥的适应证及固位原理

一、金属烤瓷固定桥的适应证

金属烤瓷固定桥既是一种修复体，又是一种治疗措施；既要恢复缺失牙的解剖形态、咀嚼功能与外形美观，又要预防因缺失牙可能产生的病理改变。因此，为了达到上述目的和要求,修复前必须对患者进行周密的检查,包括患者的缺牙数目和部位,缺牙间隙的大小,余留牙的牙周情况,咬合关系及患者的年龄与要求等,然后再综合以上情况并结合生理学及生物力学原理进行全面分析,确定是否采用金属烤瓷固定桥予以修复。

(一)基牙的条件

基牙是固定义齿的支持部分,固定桥所承受的𬌗力,都依靠基牙来支持并传递到牙周组织上。如果基牙(包括其牙周组织)的条件不符合要求,不仅会造成固定桥修复的失败,而且会影响基牙的健康,甚至加速基牙的破坏。所以选择基牙是一个十分重要的环节。

1. 牙冠 要求牙冠应有适当高度,形态正常,硬组织健康,不存在未经治疗的龋洞。一般认为,以完整牙作基牙较用有牙体缺损的牙作基牙为好。如果基牙形态不正常,可以借固位体来恢复牙冠形态,以改善基牙功能,增进基牙强度和美观。

2. 牙根 要求长而大,最理想的是健康多根牙。要求牙根坚实稳固,不存在病理性松动。牙根如有暴露,最多不能超过根长的1/3。必要时,可用增加基牙的方法,协助支持固定桥。

3. 牙髓 最好是健康活髓。如果牙髓有病变,应经相应治疗直至痊愈后方可采用。对有问题的死髓牙,或牙髓治疗不彻底,或经过治疗而使牙变脆弱者,均不宜用作基牙,应作相应处理。

4. 牙周 要求基牙的牙周组织健康。牙龈组织形态、色泽正常,无进行性炎症;牙周膜无水肿,无根尖周病变;牙槽骨结构正常;牙槽突没有吸收或吸收不超过根长的1/3。

5. 基牙的排列 要求基本正常,没有明显的倾斜或扭转,不影响固位体的制备及固定义齿的共同就位道。

(二)咬合关系

1. 咬合关系应大致正常,没有因对颌牙伸长而形成牙间锁结者。

2. 余留牙特别是基牙不能有过度磨耗,以致减短其𬌗龈距离而不能保证固位体的固位者。

3. 咬合接触不可过紧,能够在基牙𬌗面或舌面磨出一定间隙,可容纳金属烤瓷桥的厚度者。

(三)缺失牙的数目

一般来说,固定义齿最适合修复一个或两个缺失牙。即两个基牙只宜支持一个或至多两个缺失牙的桥体,使基牙所承受的𬌗力不超过其所能承受的生理限度。如果固定义齿的桥体过长,势必使基牙受力过大,往往会造成修复的失败。所以,当缺失牙数目多时,一般不选用固定义齿修复,如需选用,则应增加基牙的数目(包括植入种植体),以使𬌗力分散,防止基牙受到创伤。

(四)缺失牙的部位

1. 前牙缺失 如基牙情况良好,患者口腔其他情况基本正常,最适宜采用金属烤瓷固定桥修复。如为多个前牙缺失而牙弓情况正常,可采用:①增加后牙基牙;②增加缺失牙段的骨内种植体基牙的方式作金属烤瓷固定桥修复。再如多个前牙缺失,而牙弓呈尖圆形,普通固定修复可能会因为不利的杠杆作用而失败,亦可采用以上两种方式,但必须在设计上对种植体的数量与位置加以合理安排后,再作金属烤瓷固定桥的修复。

2. 后牙缺失 如基牙情况良好,缺失牙只有1个,可以采用金属烤瓷固定桥修复。若后牙缺失2~3个,而缺隙是间隔的,虽然缺隙大,但有中间基牙增加固定义齿的支持,也是选用作金属烤瓷固定桥或金属烤瓷复合固定桥的适应证。若后牙的缺失是连续性的,则应增加骨内种植牙基牙的数量,方能予以同法修复。

3. 前、后牙间断缺失 在临床上如因龋病、牙周病或外伤等疾病原因，或因先天缺牙，牙间隙过大，牙釉质发育不全等缺陷原因，或因重度磨耗（夜磨牙及其他不良咀嚼习惯）造成牙体过短，需重建咬合关系等原因就诊者，应酌情予以全面考虑，均可以金属烤瓷固定桥修复方式予以妥善解决。原则上采取如下措施：①根据基牙分布情况，分段完成全牙列金属烤瓷固定桥修复（常用 3～5 段固定桥或复合固定桥）；②特殊情况，在反复检查并周密设计之后，采用全牙列整体金属烤瓷固定桥修复。其设计过程中对某些缺隙较大的牙段亦应以增加骨内种植体基牙来保持全牙列受力的均衡。笔者在临床上共完成金属烤瓷全牙列固定桥修复 40 余例，年龄在 19－64 岁之间，最长观察期已逾 5 年，咀嚼功能及美观状况均让医患双方满意，至今尚无一例失败者，但对其受力的生物力学原理分析与临床效果比较尚处于滞后状况，这的确是一个极有研究价值的科研课题。

二、金属烤瓷固定桥的固位原理

固定桥受到各种功能运动的外力作用时，仍然能够保持其稳定，而不发生任何可移动现象的状态就叫作固位。

固定义齿必须牢固地固定在基牙上，方能有效地行使咀嚼功能。如果固位状况不好，不仅不能达到恢复功能的目的，还可能因固定义齿的松动或脱落，致使牙体、牙周组织损伤，甚至会因修复体脱落被误咽而成为呼吸道或消化道的异物。

金属烤瓷固定桥的固位原理与单个牙固定修复体的固位原理基本相同。它的固位力主要依靠约束力、摩擦力和粘着力。但由于金属烤瓷固定桥通过固位体将各基牙连为一体后，其受力反应与单个牙固定修复体不完全相同，它要受多方面因素的影响。因此，对金属烤瓷固定桥固位的要求应比单个牙固定修复体更加严格。

影响金属烤瓷固定桥固位的因素很多，如基牙牙冠的大小、形态，固位体的设计，桥体的设计以及烤瓷熔附制作过程中的操作技术等。下面仅就影响固定义齿固位的几种受力运动作一小结。

实质上，固定桥的固位是一种应力平衡的表现。当固定桥在行使各种功能时，通常有两组相对的应力产生。一组是对固位有利的各种力，另一组是对固位有破坏作用的各种力。当两组力相等或前一组力大于后一组力时，固位就好；当后一组力大于前一组力时，固位就差。影响固定桥固位的力概括起来有约束力、摩擦力、粘着力及𬌗力等。由于这几种力的大小、作用部位和方向不同，对固定桥固位的影响也不同。一般说来，前 3 种力多为有利于固位的力，而𬌗力则多为不利于固位的力。

1. 约束力 一方面的力来源于固位体有弹性部分伸展到基牙冠的轴面倒凹区内所产生的一种卡抱力。此种力虽然对固位有促进作用，但其作用很小。另一方面的力来源于固位体在牙体组织内的嵌入部分所获得的固位力，即榫合力。这种力的大小取决于接触面积的大小及其密合程度，接触面积愈大，接触愈密合，其固位力就愈强。

2. 摩擦力 固位体的组织面与牙冠表面之间的接触及固位体的表面与其他物体的接触，产生有两种摩擦力。前者对固定桥的固位有促进作用，后者则对固位有破坏作用。临床上之所以要尽量加大固位体组织面与牙冠表面之间的接触面并使其密合，就是为了增加有利于固位的摩擦力。

3. 粘着力 是粘固剂将固位体粘固在基牙上的力，其力的大小与粘固剂的性质及调拌操作技术有关。各种新型的高分子粘接材料的应用，将使粘着力明显提高。

4. 𬌗力 是指固定桥在行使各种功能时与对𬌗牙接触所产生的外力。通常这种力对固位有破坏作用,只有适当的、均匀的垂直骀力才有利于固位。因为固定桥受到垂直向均衡的咬合力时,两基牙同时被压向牙槽窝。骀力基本上沿两基牙的长轴方向传导,此时,绝大多数牙周膜纤维受到牵引力。这种骀力有利于基牙牙周组织健康和固定桥的固位。

当固定桥受到从垂直方向而来的不均衡骀力,如图9-3-1所示。当骀力P从垂直方向加到磨牙上,由于固定桥已将各基牙连接成一个整体,另一端基牙B也会受到骀力的影响。此时磨牙将以aF为半径,沿着aa′弧形移动。结果使磨牙的冠部向远中倾斜,而根部向近中移动。若固位体的固位力良好,骀力过大时,磨牙的牙周组织有受到损伤的可能,而前基牙B将产生更坏的后果。若前基牙上的固位体固位不良,则固位体会脱离基牙向远中骀向脱位;若固位体固位作用良好,则前基牙的根尖将沿着支点F以FD为半径,循ED弧向近中移动,使根尖部的近中牙周组织和近颈部远中牙周膜受到损害。固定桥越长,这种损害越大。

有中间基牙的固定桥,如图9-3-2所示。若中间基牙选用的是邻骀邻嵌体,颊舌尖无金属覆盖,当固定桥受到垂直向咬合力时,特别是当P力直接加在中间基牙的牙尖上时,则中间基牙会向牙槽窝内下沉。久之,中间基牙的固位体就会松动,易产生继发龋,导致固定桥失败。故而,作为中间基牙的固位体,必须整体铸造并覆盖在基牙的整个骀面。

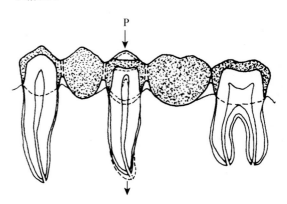

图9-3-2 中间基牙受垂直外力,基牙下沉,固位体松动

P. 骀力。

总之,骀力还包括颊舌向运动及近远中向运动所带来的各种不均衡的咬合力,这些力量都是使固定桥松动、脱位或产生破坏的力量,也会使基牙及其牙周组织受到不同程度的伤害。因此,在金属烤瓷固定桥的基牙预备时,应将基牙磨成合理的固位形,尽量保留各个牙尖及其斜嵴的基本外形,并使固位体与基牙接触密合。固定桥的咬合面与对骀牙必须建立正常的咬合关系,即建立烤瓷的骀。不应存在早接触点,这样才能减少骀力对固位的破坏作用。同时,在金属烤瓷固定桥的设计中,还应注意两端基牙的支持力与固位体的固位力都应基本相等。

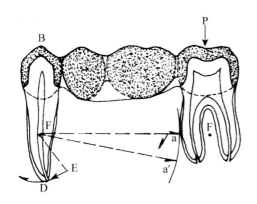

图9-3-1 固定桥一端受垂直外力牙周损伤情况

P. 骀力;F. 支点。

第四节　金属烤瓷固定桥的设计和制作

一个理想的、成功的金属烤瓷固定桥修复体，在很大程度上取决于正确的设计。在设计中，必须根据患者的年龄、性别、健康情况、职业与经济情况以及整个口腔的具体情况和患者的要求与标准等来进行综合考虑，才能做出合理的设计。一般来说，患者的年龄在18—55岁之间比较适宜于做金属烤瓷固定桥。原则上讲，年龄过小者，牙齿正在萌出阶段，髓腔较大，髓角较高，在基牙预备时，容易伤及牙髓。年龄过大者，牙周组织常有生理性萎缩改变，承担𬌗力的能力减退，容易造成牙周组织的创伤。但年龄问题在临床上也要作具体分析，不能一概而论。如有一14岁的高一年级男生，运动时摔断了 21|12 门牙，其中 1|2 因根折而拔除，2|1 经拔髓与根管治疗后保存。修复前患者非常自卑，学习成绩直线下降，修复设计时因担心伤及 3|3 牙髓，建议活动修复，但患者始终不满意，最后在非常缜密的设计与操作中为患者进行了烤瓷铸造固定桥的修复，即 2|1 先用铸造金属基底桩修复基牙冠部，然后在局麻下做 3|3 的牙体预备（预备后立即戴上暂时冠），并以快件处理于3日后完成 321|123 金属烤瓷固定桥的粘固，至今已逾5年，功能外观均属完美。再如，有些身体健康的老人，虽年龄已在70岁以上，但心态仍很年轻。虽然牙周组织存在着一定程度的生理性萎缩改变，但如在设计时做一些相应的技术性处理，仍然可以采用金属烤瓷固定桥或复合桥或固定-可摘联合桥的修复。

总之，对待患者的年龄问题、全身健康问题及牙列缺损的口腔局部具体情况乃至患者的心态与经济状况等综合因素都是必须要认真了解、检查及考虑的问题。由于各种新的修复技术的应用，只要善于扬长避短、灵活运用，以往视为无法解决的修复难题，现在也能得到较为理想的处理。

一、基牙的选择

基牙是固定义齿修复的基础。它的作用是支持义齿，负担着基牙本身并能承受固定桥外加的𬌗力，故而基牙应该有足够的支持能力。另外，固定义齿是借固位体固定在基牙之上才能行使功能的，这就要求基牙预备体应有足够的固位形来满足固位要求。所以，基牙应具有良好的固位作用。由于固定桥是将各基牙连接为一整体，故要求各固位体在基牙上能取得共同的就位道。选择基牙时，应从以下三方面考虑。

（一）基牙的支持作用

固定义齿所承受的𬌗力，全部由基牙的牙周组织所支持。基牙支持能力的大小与基牙牙根的数目、大小、形态，牙周膜面积的大小及牙槽骨的健康状态有密切关系。

1. 牙根　应拍X线片了解以下情况。

（1）牙齿为多根、根长而粗壮者可承受较大的𬌗力，多根牙各牙根分离宽者比融合根支持力强。

（2）单根牙若根横截面积呈椭圆形或根尖部弯曲者，比锥形牙根的支持作用好。

（3）临床冠根比例1∶2或2∶3较为理想。若冠根比例为1∶1，则是选择基牙的最低限度，否则应增加基牙。

2. 牙周膜　牙周膜是固定义齿得以支持的基础。临床上，常用牙周膜面积的大小来衡量一个牙是否为良好的基牙。牙周膜的面积与牙根的长短、数目和形态有关。牙根长而粗大或多根牙，则牙周膜的面积大，其支持力也大。牙周膜的正常厚度为 0.8～0.25mm，随着咀嚼功能和病理改变而发生变化。临床上常用牙周膜面积的大小来衡量一个牙齿是否为最好的基牙，我国和国外一些学者对各牙的周膜面积进行了测量(表9-4-1),从中表明,上下颌第一磨牙的牙周膜面积最大,故为最好的桥基牙,而上颌侧切牙与下颌中切牙的牙周膜面积最小,也是最弱的桥基牙。

3.牙槽骨　固定义齿所承担的𬌗力通过牙周膜而为牙槽骨所支持。因此,牙槽骨的健康关系到固定义齿的支持作用与稳固状况。牙槽骨对𬌗力的反应敏感。牙槽骨健康者,在X线片上显示骨组织致密,骨小梁排列良好,骨硬板完整且呈强阻射带环绕牙根;

无功能牙,骨质稀疏,骨小梁排列紊乱,骨硬板薄而阻射度减小;牙齿负担的𬌗力过大或牙周组织有炎症者,则可能造成牙槽骨的吸收和破坏,表现为牙槽突吸收。一般来说,牙槽突吸收超过根长的1/3,牙齿松动在Ⅱ度以上者,不宜选作基牙,除非增添基牙,按牙周病夹板治疗的原则处理。

Roberts认为,在正常情况下,牙齿所能支持𬌗力的大小,按顺序排列如表9-4-2所示。

表 9-4-1　各牙的牙周膜面积(mm^2)

牙　　名		魏治统　杜传诗 吴德全　赵云风	Tylman	Ђетльман	Boyd
上 颌	8	—	194	—	205.3
	7	290	272	375	416.9
	6	360	335	409	454.8
	5	177	140	223	216.7
	4	178	149	255	219.7
	3	217	204	270	266.5
	2	140	112	170	177.3
	1	148	139	191	204.5
下 颌	1	122	103	161	162.2
	2	131	124	151	174.8
	3	187	159	224	272.2
	4	148	130	206	196.7
	5	140	135	194	204.3
	6	346	352	407	450.3
	7	282	282	340	399.7
	8	—	190	—	372.9

表 9-4-2　各牙支持𬌗力的顺序

上颌牙　6 3 7 4 5 1 2

承受最大𬌗力————————————►承受最小𬌗力

下颌牙　6 3 7 5 4 2 1

从表9-4-2得知,后牙以第一磨牙支持殆力最强,前牙以尖牙支持殆力最大。而上颌侧切牙是上牙列中支持殆力最弱的牙,下颌牙则以中切牙为最差。

在选择固定义齿基牙的时候,有一条必须遵循的原则是,基牙负重的大小应以牙周支持组织能够承担的限度为依据,维持在生理限度以内,即牙周储备力的范围内,这样才有维持牙周组织健康的作用。若其负担超过了生理限度,将会损害基牙牙周组织,甚至导致固定义齿失败。这是固定义齿设计中的一条重要原则。

Tylman根据牙周膜面积、殆力的大小以及牙体形态等,将各牙按适合作基牙的条件顺序排列,作为选择基牙时参考。以排列在第1位者为最良好的基牙,依序排列到第8位者为最弱的基牙(表9-4-3)。

表 9-4-3　选用基牙的顺序表(Tylman)

上　牙	顺　序	下　牙	顺　序
1|1	7	1|1	8
2|2	8	2|2	7
3|3	4	3|3	6
4|4	3	4|4	4
5|5	5	5|5	5
6|6	1	6|6	1
7|7	2	7|7	2
8|8	6	8|8	3

临床上,如果固定义齿的基牙支持作用不足时,可以增加基牙的数目,以分散殆力,减轻某个较弱基牙的负担。原则上,增加的基牙应当放在比较弱的桥基牙侧,才能起到保持弱基牙的作用。如 $\overline{6}$ 缺失,用 $\overline{75}$ 作为基牙,若 $\overline{5}$ 牙周情况欠佳,为了减轻 $\overline{5}$ 的负担而再增加 $\overline{4}$ 为基牙,形成三基牙固定桥。根据光弹应力分析结果,若为两基牙固定桥, $\overline{5}$ 分担力值为46%;而改为三基牙固定桥后, $\overline{5}$ 只分担力值的35%; $\overline{4}$ 分担了部分力值,为11%。

Ante提出以牙周膜面积来决定基牙的数量,即基牙牙周膜面积的总和应等于或大于缺失牙牙周膜面积的总和。如果缺失牙的牙周膜面积大于基牙牙周膜面积的总和,则将给基牙带来创伤,终会导致固定桥的失败。例如, $\underline{2}$ 缺失,用 $\underline{13}$ 作基牙。两个基牙牙周膜面积的总和为 $139 + 204 = 343mm^2$,而侧切牙的牙周膜面积仅为 $112mm^2$ (以 Tylman 测量数据计算),这样选择的基牙是恰当的。如若 $\underline{23}$ 缺失,以 $\underline{14}$ 为基牙做固定义齿修复,因为缺失牙牙周膜面积总和为 $316mm^2$,而基牙牙周膜面积总和仅为 $288mm^2$,这就可能给基牙造成创伤。为了不致给基牙带来创伤，必须增加基牙的数量。

用牙周膜面积决定基牙数量标准，在临床上有一定的参考价值，但并不适用于所有情况。例如，$|78$ 缺失，临床上只需修复 $|7$。如按 Ante 的计算，可只需选择 $|6$ 作为基牙，其算式为：$335mm^2 - 272mm^2$，完全符合其要求。但是，机械原理和临床实践证明，这种单端固定桥受到较大的杠杆力，必然会遭到失败。又如，$21|12$ 缺失，若仅用 $3|3$ 作为基牙，4 个切牙牙周膜面积总和为 $502mm^2$，而上颌 2 个尖牙的牙周膜面积总合仅为 $408mm^2$。按 Ante 的意见，这种设计不一定恰当，必须增加基牙。但临床实践证明：若尖牙牙冠形态正常，牙根长大，牙周组织健康，

而牙弓较平，对尖牙产生的倾斜扭力不太大时，以 $3|3$ 作为基牙支持 $21|12$ 的双端固定桥设计是可行的。因此，不能单纯采用计算牙周膜面积大小的方法来决定基牙数量，而应结合患者的具体情况全面考虑。在临床上作固定义齿的设计时，除了计算基牙与缺失牙的牙周膜面积外，还应根据缺牙间隙大小、缺牙部位、牙弓形态、咬合关系，桥的形式以及患者的咀嚼习惯和全身健康状况等有关情况进行综合分析，以判断基牙的支持能力，作出合理的修复设计。

Nelson 提出以殆力比值决定基牙的数量，根据各牙的殆力、牙冠及牙根形态，以及牙周组织等，制定出各牙殆力的相关比值（表9-4-4）。

表 9-4-4 各牙殆力比值(Nelson)

上 牙	殆力比值	下 牙	殆力比值
$1|1$	60	$\overline{1|1}$	20
$2|2$	40	$\overline{2|2}$	30
$3|3$	80	$\overline{3|3}$	50
$4|4$	70	$\overline{4|4}$	60
$5|5$	60	$\overline{5|5}$	70
$6|6$	100	$\overline{6|6}$	100
$7|7$	90	$\overline{7|7}$	90
$8|8$	50	$\overline{8|8}$	50

Nelson 规定：基牙殆力比值总和的 2 倍，应等于或大于固定桥各基牙及缺失牙殆力比值的总和。例如，$|6$ 缺失，选用 $|57$ 为基牙作双端固定桥修复，则基牙殆力比值总和的 2 倍为 $(60+90)×2=300$，而固定桥各基牙及缺失牙殆力比值的总和为 $60+100+90=250$，即基牙殆力比值的总和的两倍大于各基牙与缺失牙殆力比值的总和。因此，这种

固定桥的殆力不会超过桥基牙所能承受殆力的耐受量，这样的设计是恰当的。又若 $\overline{32|}$ 缺失，选用 $\overline{41|}$ 作为固定桥的基牙。其殆力比值总和的 2 倍为：$(60+20)×2=160$，而固定桥各基牙及缺失牙的殆力比值的总和为，$20+30+50+60=160$，前者等于后者，加上缺失牙的特殊受力部位，该设计将会造成基牙创伤，必须增加基牙的数目。

以上计算方法也不能作为临床确定基牙数目的唯一根据。因为咀嚼器官是机体的一个组成部分,机体对外界环境的反应,不能单纯用机械物理的方法去理解,更不能单纯地用数字计算,应全面地考虑。

增加基牙的目的,是为了分散𬌗力,减轻各基牙的负荷。原则上基牙的负荷将因𬌗力的增加而有所增加,但也会因基牙数目的增加而有所减少。不过各个基牙所减少的负荷并非完全一致,而与增加基牙的位置和受力部位的不同而有所区别。以双端固定桥为例(图 9-4-1),有外力(P＝负重)施加于桥体𬌗面的正中,如以力学原理计算,此时两端基牙平分𬌗力,各承受外力 P 的 50％。若增加为 3 个基牙的固定桥,则第 1 个基牙承受 P 力的 57％,第 2 个基牙承受 P 力的 29％,而第 3 个基牙则为 P 力的 14％。若为 4 个基牙的固定桥,则各基牙各承受 P 力的 25％。

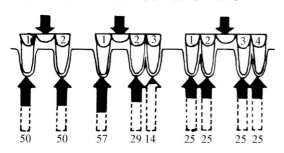

图 9-4-1　固定桥增加基牙各基牙的受力情况

机械力学原理当然与生物力学原理不完全相同,但力的分布原则,在临床应用上有重要的参考价值。图 9-4-1 也说明了增加基牙必须增加在原来基牙脆弱的一端,使两端基牙所承受的𬌗力能够达到或接近平衡,以有助于增强脆弱基牙对外力的负荷。

(二)基牙的固位作用

基牙的牙冠必须有足够的牙体组织,适宜的形态和良好的组织结构,以备装戴固位体。基牙牙冠的形态和结构与固位体的固位形和抗力形有密切关系。牙冠长,体积大,可

以增大与固位体的接触面积,并能制备辅助固位形,以获得较大的固位力。基牙固位的必备条件如下。

1. **基牙最好是活髓牙**　选用活髓牙作为基牙或尽量保证基牙的活髓状态是临床医师在金属烤瓷固定桥的设计与制作过程中必须高度重视的一个问题。因为,只有活髓牙才具备正常的代谢功能和反应能力;也只有活髓牙作为基牙的固定桥才能使患者产生真牙所具备的各种生理功能和感觉。所以,在牙体预备时,应尽可能地保留牙体正常组织,使固位体支持在坚实的牙体组织上,以保证基牙的良好抗力作用。对于龋损牙,若龋坏小,可借备牙机会予以磨除;若龋损范围较大,但尚能保证活髓者,应在去尽龋坏组织后,予以保髓治疗和充填;若龋坏已波及牙髓,还需经过彻底的牙髓或根管治疗后,再决定是否适宜作基牙。

2. **基牙应有良好的固位作用**　一般活髓牙经牙体预备后,大多能保证良好的固位作用。但畸形牙、死髓牙及重度磨损牙则应进行相应的牙髓治疗或根管治疗后,再做完善的固位钉或根桩修复,以便取得固位形并选作基牙。

固位体所能获得固位力的大小,是关系到固定义齿成败的重要因素。在判断基牙能否起到固位作用时,除了基牙本身的条件外,固位体的固位力还与𬌗力的大小、方向、桥体的跨度、弯曲度等有关。桥体跨度越长,越弯曲,𬌗力越大,则对基牙的固位形要求越高。

(三)基牙的共同就位道

因固定义齿的各固位体与桥体连接成为一整体,固定义齿在基牙上就位时,只能循一个方向戴入,所以各基牙间必须形成共同就位道。因此,在选择基牙时,应注意牙齿的排列位置和方向,这与基牙制备时能否获得各基牙间的共同就位道有密切关系。临床常见以下几种情况。

1. **牙齿排列位置正常**　顺着各基牙的

长轴方向做牙体预备,即可得到共同就位道。

2. 牙齿排列轻度倾斜 适当消除倒凹,或稍加改变就位道方向,便可取得共同就位道者,亦可选作基牙。

3. 牙齿排列严重倾斜移位 对严重倾斜移位的牙,为了求得共同就位道,可采取以下两种方法:①在认真检查(模型测量)与设计调磨方案后,磨除一定的牙体组织,必要时还应采取麻醉下(对个别严重倾斜者)一次去髓根充术后再作牙体预备,至取得共同就位道时为止。②对有些严重倾斜移位的牙,若患者年轻,可先行正畸治疗后再选作基牙。如果患者不能作正畸治疗,又影响到基牙制备,则不宜选作基牙。

二、固位体的设计

固位体是固定义齿中连接基牙与桥体的部分。它借粘固剂牢固地固定在基牙上。固位体应能抵御各种外力,并将外力传到基牙上,同时保持本身在基牙上的固定,不至于松动或脱落,才能有效地发挥固定义齿的功能。因此,它是固定义齿取得成功的重要因素。

(一)对金属烤瓷固位体的要求

1. 有良好的固位形和抗力形。

2. 能够恢复基牙的解剖形态与生理功能。

3. 基牙牙体预备符合标准,能够保护牙体、牙髓和牙周组织的健康。

4. 能取得固定义齿所需的共同就位道。

(二)金瓷固位体的类型

1. 冠外固位体 金属烤瓷冠外固位体均为全冠,但可分为全瓷覆盖型和部分瓷覆盖型两种类型。

2. 冠内固位体 常用金属烤瓷精密附着体(详见本书第10章第二节)。

3. 根内固位体 根内固位体即铸造金属烤瓷桩冠。

(三)固位体设计中应注意的问题

1. 提高固位体的固位力。固位体固位力的大小取决于基牙的条件,固位体的类型

和牙体制备的质量。

2. 固位体固位力大小的设计应与骀力的大小,桥体的跨度和桥体的曲度相适应。桥体跨度越长,越弯曲,骀力越大者,要求固位体的固位力越高。

3. 双端固定桥两端基牙固位体的固位力应基本相等。在设计时,若一端固位体较差时,应以增加基牙等方法来提高固位力,以与另一端固位体相均衡。

4. 必须保证所有固位体的共同就位道。

5. 基牙缺损或畸形,应在设计固位体时一并修复。

6. 牙冠严重缺损的固位体设计,应有完善的根管治疗及铸造根管核桩恢复牙体外形。

7. 倾斜基牙的固位体设计,采用牙体预备的方法为首选,此外,还可酌情设计为套筒冠固位体或改良3/4冠固位体(图9-4-2,图9-4-3)。

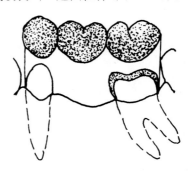

图 9-4-2 套筒冠固位体

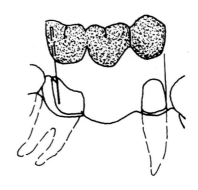

图 9-4-3 改良 3/4 冠固位体

三、桥体的设计

（一）桥体应具备的条件

1. 能够恢复缺失牙的形态和功能。

2. 自洁作用良好，符合口腔卫生要求。

3. 有足够的机械强度，化学性能稳定和良好的生物相容性。

4. 美观，舒适。

（二）金属烤瓷固定桥的类型

1. 瓷全包式金属烤瓷固定桥。

2. 瓷部分包式金属烤瓷固定桥。该种形式可分为两种，一种为金属与烤瓷联合桥体，这种桥体适用于前牙及后牙固定义齿修复，即前牙采用烤瓷熔附金属全冠，后牙则为金属铸冠及桥体；其次为同一桥体，前牙为全瓷覆盖，后牙则为部分瓷覆盖（𬌗面为金属或部分金属）。

3. 金属烤瓷与塑料联合固定桥，多为长桥，即前牙为烤瓷熔附金属，后牙则为塑料牙，以铸造全冠固位于基牙之上。

根据桥体龈面与牙槽嵴的关系不同，又可分为接触式桥体与悬空式桥体。

1. 接触式桥体　此种桥体龈面与牙槽嵴软组织相接触，比较符合患者的审美心理，对牙龈有按摩作用，多用于前牙金属烤瓷固定桥修复。

2. 悬空式桥体　此种桥体为具有一定厚度的金属𬌗面，龈面呈凸形，形似船底。它不与牙槽嵴黏膜接触，其间留有至少 3mm 以上间隙，便于食物通过而不积聚，有较好的自洁作用，故又称为卫生桥（sanitary bridge）。

总之，桥体设计的上述各种类型，都还应考虑到桥体的𬌗面形态和大小应符合解剖与生理功能的要求，在恢复咀嚼功能与美观需求的同时，还应注意减轻基牙的负担，保持基牙的健康。此外，对桥体的龈面和轴面的设计亦应合理。在制作金属底层桥架时，应使各桥体牙之间的连接部分与固位体的连接部分具有一定的厚度，并使相连处形成圆弧形，

以增强抗挠能力。

四、连接体的设计

连接体是连接桥体与固位体的部分。因其连接方式不同而分为固定连接体和活动连接体（半固定）及可摘性连接体 3 种。

（一）固定连接体

将固位体与桥体完全连接形成一个不活动的整体者称为固定连接体，亦称固定桥。金属烤瓷固定桥大多为此种类型。

固定连接体的制作方法有整体铸造及焊接法两种。其优点主要有：异物感轻，咀嚼效率高，形态及颜色与天然牙近似等；其缺点则为，自洁清扫有一定难度，可能会导致继发龋和牙龈炎等。

（二）活动连接体（半固定桥）

一端与桥体为固定性连接，另一端与桥体为可动性连接者称为活动连接体或半固定桥，其活动部分装置多采用栓体栓道式组合而成。

其优点是可以保证基牙有生理动度，从而维护基牙的牙周组织健康；其缺点为，如果栓体栓道的设计不十分精密，就可能引起就位困难乃至破损，有时还会因设计问题而引起负担过重等。

（三）可摘性连接体

将固位体与桥体通过活动关节相连接者称为可摘性连接体。其活动关节由套筒冠或栓体栓道组合而成。栓道位于可摘连接端的固位体上，呈凹形，栓体则位于该端桥体上，呈凸形；套筒冠的内套冠位于基牙上，外套位于桥体上，其互相嵌合即形成活动关节，亦可称之为金属烤瓷精密附着体。

可摘性连接体适用于固定-活动联合修复体，亦适合于牙槽骨吸收比较明显或为了使基牙的负荷比较均衡的病例。

可摘性连接体因兼具有活动修复和固定修复的两方面优点，随时均可取戴，外形美观自然，功能与舒适度均较其他修复形式为佳，因此很受患者欢迎。

连接体的设计是金属烤瓷桥修复中最为关键的环节,原则上对前牙桥要强调美观、功能、强度与自洁性能,因此,应极力避免金属的暴露;后牙桥的设计则要强调功能、美观、强度与自洁性,其功能的良好必须要有强度的保障。因此,后牙的设计可以说对强度的要求十分明确。

总之,应该从各个不同的角度认真考虑,争取将每一件金属烤瓷桥的设计,使其美观性、功能性、强度与自洁性都达到最高标准。

五、金属烤瓷固定桥的制作过程

金属烤瓷固定桥是目前质量最好的一种牙列缺损修复体,其制作过程与金属烤瓷全冠基本相同,其唯一的区别就在于桥体与连接体的设计方面,现介绍如下。

(一)基牙预备

与金属烤瓷全冠的原则及要求相同,但应注意各基牙间应有共同就位道。若基牙牙冠大部分缺损并已经过完善的根管治疗者,则可按照金属核桩冠修复的标准预备基牙。先完成铸造金属核桩并粘固于根管内,或用螺纹桩加固,以复合树脂修复缺损后,再依照固定桥基牙制备的要求预备基牙外形。若基牙完整无缺,为牙冠大小、形态、色泽正常的活髓牙,有时也可按 3/4 冠固位体的要求进行牙体预备。

(二)制作金属底层桥架

金属底层桥架包括固位体的基底冠(或3/4 冠)和桥体底层。其制作方法有两种。

1. 整铸法 采用间接法完成固位体与桥体的蜡型并连接后,进行整体铸造,此法为目前普遍使用的方法。

2. 焊接法 采用间接法分别制作固位体和桥体蜡型,完成铸造后再行焊接为金属桥架。其焊接方法有两种:

(1)上瓷前焊接(preceramic soldering),它是在上瓷以前先将固位体与桥体金属部分焊接连接,然后再行上瓷。

(2)上瓷后焊接(postceramic soldering),它是先将固位体和桥体分别上瓷烧烤完成后,再行焊接连接。

两者焊接的步骤大体相同,但使用的材料略有不同。迄今为止,两种焊接法的共同问题都是没有一个确定的方法。因而,目前在我国各地焊接法均较少采用。以下着重介绍金属底层桥架的整体铸造方法。

(1)制作印模、模型和可卸代型:基牙预备完成后,于取模前,先以药物棉线收缩龈缘,以便获得清晰的基牙颈缘形态。用硅橡胶或藻酸盐类印模材料制取印模(对颌印模用藻酸盐类印模材料制取即可)。用人造石灌制工作模型,石膏灌注对颌模型。然后修整模型与制作可卸代型。同时按蜡殆记录上殆架。

(2)制作金属基底层蜡型:金属烤瓷全冠的基底冠即为固定桥的固位体,其金属基冠的外形与要求均相同,但其邻接区需用金属恢复,以便与桥体相连接。在工作模型上制作固位体基底冠的蜡型。桥体金属底层的外形设计,亦与固位体基底冠的外形基本相同,但为实体(图 9-4-4,图 9-4-5)。桥体表面因瓷覆盖的范围不同,亦与金属烤瓷全冠一样,分为部分瓷覆盖桥体和全瓷覆盖桥体。前者多适用于前牙桥唇舌径较薄,后牙桥殆龈距离较小的情况。部分瓷覆盖的桥体,前牙桥体舌侧龈端大部分和后牙桥体殆面、舌面以及两者邻面接触区用金属恢复,其余部分为瓷体修复(图 9-4-6)。全瓷覆盖的桥体,除桥体牙舌侧颈环和邻面接触区为金属恢复外,其余全部为瓷体修复(图 9-4-7)。因此,桥体金属底层的蜡型亦应根据桥体牙瓷覆盖的不同形式制作,其具体要求是:

①凡被瓷体覆盖的金属底层表面应留出1～1.5mm 的空隙(包括唇颊面、切缘、殆面及部分舌面和邻面),以保证固位体和桥体表面的瓷体厚度均匀一致。

②桥体金属底层的龈面与牙槽嵴间留出

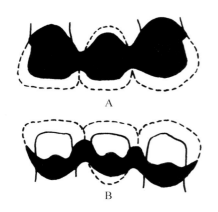

图 9-4-4　前牙金属烤瓷桥的金属桥架
A. 唇面观；B. 腭面观。

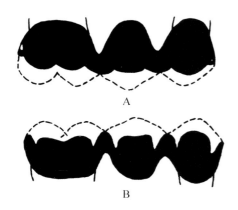

图 9-4-5　后牙金属烤瓷桥的金属桥架
A. 颊面观；B. 腭面观。

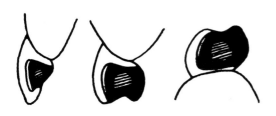

图 9-4-6　部分瓷覆盖桥体（邻面观）

约 1mm 空隙，以备熔附烤瓷。因瓷的生物相容性良好，与牙槽嵴黏膜相接触不会有刺激性。

③桥体与固位体之间的连接体应位于天然牙接触点的部位。为保证强度，亦可将连

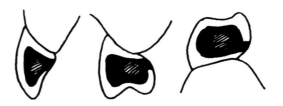

图 9-4-7　全瓷覆盖桥体（邻面观）

接体延伸到接近切缘或𬌗面附近；连接体四周应呈平缓的曲面，不能形成锐角或狭缝；其龈端应留出长 1.5～2mm 足够的邻间隙位置，才有利于恢复良好的桥体外形和保持清洁；连接体还应稍靠近舌侧，尤其是前牙，以免唇面牙间间隙处瓷体过薄透露金属，影响美观。

（3）包埋与铸造金属底层桥架：固定桥金属底层桥架蜡型完成后，按常规进行包埋与铸造，形成固定桥的金属底层桥架，然后再予以切割、喷砂、打磨与抛光。

（4）试戴与调改：将完成后的金属底层桥架在口内试戴，直至固位体基底冠完全就位，吻合良好，然后再对整体外形、厚度和整个咬合状况做适当调改，直至满意为止。

（三）金属表面处理和塑瓷烧烤

此操作过程与制作金属烤瓷全冠的方法完全相同。由于固定桥包括数个牙单位，在筑塑过程中，必须注意每个牙单位的自然外形，使其与同名牙形态一致；筑塑时，各牙间应形成清晰的牙间楔状隙；对于全瓷覆盖的固定桥，在筑塑过程中，应将桥架放置于𬌗架上的模型上观察，以便获得准确的咬合关系和𬌗面形态。通常需进行 2～3 次塑瓷烧烤，每次都可以磨改、添瓷、校正外形和咬合关系。必要时，还可以采用仿生修复技术进行加工处理，使之更加自然和美观。

六、临床试戴与粘固

金属烤瓷固定桥初步完成后，在上釉前还需要在口腔内试戴，并征求患者对修复体

戴入后形态与颜色的看法,应尽量按患者要求进行必要的外形修整和咬合调改,直至完全适合为止。如有必要,还可以进行表层染色,使修复体的外观更显逼真。

　　上述处理完毕,患者满意后,再按常规进行消毒、隔湿与粘固,该项修复治疗即告基本结束。

附　金属烤瓷固定桥制作过程及临床实例介绍

(一)磨牙金属烤瓷固定桥蜡型的制作

　　病例 1　患者,女性,36 岁,5│缺失 1 年(因残根拔除),要求行 654│金属烤瓷固定桥修复。制作过程见图 9-附-1～图 9-附-7。

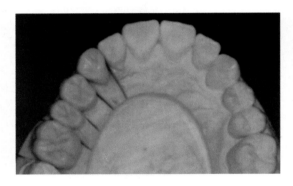

图 9-附-1　6543│固定桥蜡型𬌗面观(3│为烤瓷单冠)以解剖学形态为标准,恢复牙冠天然外形

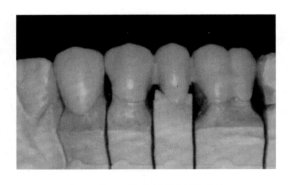

图 9-附-2　固定桥蜡型颊面观

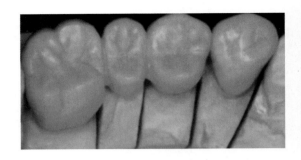

图 9-附-3　完美的蜡型咬合面,应该有天然牙的所有解剖标志,然后再制作硅橡胶核或硅橡胶罩,以记录牙冠外形的初步形态,并以此作为烤瓷筑塑与形态修整的标准

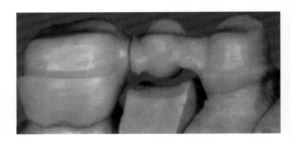

图 9-附-4　蜡型开窗。烤瓷空间的开窗,以能获得平均厚度的瓷层为标准。必须注意,即使空间太多,瓷的厚度也不可多于 1.5mm,否则易发生龟裂。舌侧开窗外形线,约在牙冠长的 1/2 处,而该处的厚度,尽可能 1.0mm以上,如过于薄,则可能无法承受垂直方向的咬合力,而造成瓷裂或瓷崩

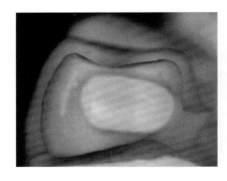

图 9-附-5　固定桥蜡型底面的开窗与连接体形态桥体底面也尽可能开窗烧瓷,以瓷面接触黏膜组织面为最佳。此外,连接体部位亦应有足够的强度,能承受咀嚼压力并有易于清洁的空间与形态

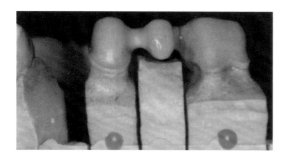

图 9-附-6　蜡型的连接。为避免在蜡型连接时,因蜡的冷却收缩而导致变形,可改用树脂性材料连接桥体。另外,为避免代型于连结时移位,可事先以粘蜡固定

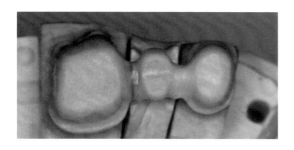

图 9-附-7　蜡型完成。完成后的蜡型,必须有圆滑的外形和表面,避免有锐角的残存。如此可增强瓷与金属的结合,并可避免因应力的集中而造成瓷的崩裂(654|金瓷固定桥基底层蜡型完成后形态)

(二)前牙金属烤瓷固定桥修复实例

病例 2　患者男性,19 岁,21|12 因外伤拔除后 2 年,要求金属烤瓷固定桥修复全部前牙缺失。修复设计:3|3 基牙,321|123 金属烤瓷(全瓷覆盖型)固定桥修复。制作过程见图 9-附-8～图 9-附-20。

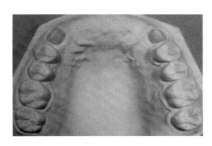

图 9-附-8　21|12 缺失形态

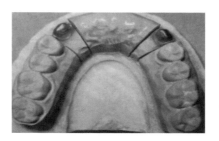

图 9-附-9　工作模型的完成

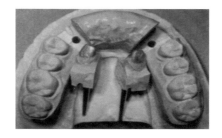

图 9-附-10　代型取出示意

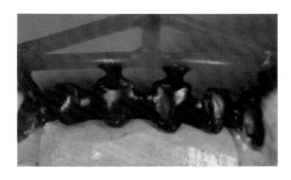

图 9-附-11　铸造金属基底桥

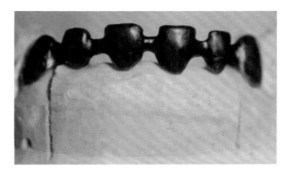

图 9-附-12　基底桥打磨修整后模型试戴

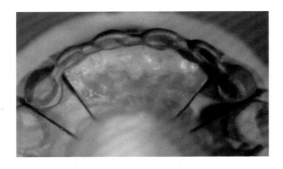

图 9-附-13　基底桥模型试戴腭面观

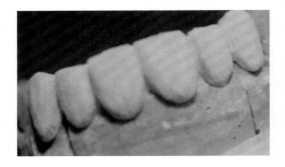

图 9-附-17　牙釉质瓷粉的最后筑塑

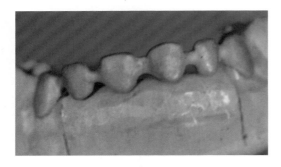

图 9-附-14　基底桥热处理完成后唇面观

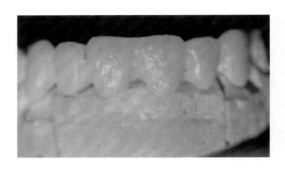

图 9-附-18　最后烧烤完成

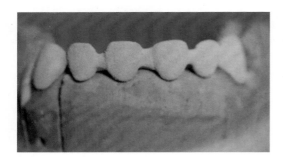

图 9-附-15　不透明烤瓷烧结后唇面观

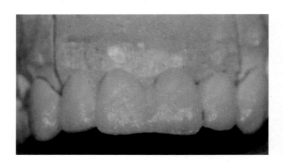

图 9-附-19　形态修整过程

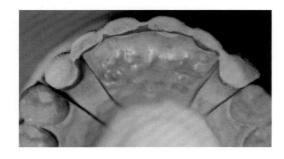

图 9-附-16　不透明烤瓷烧结后腭面观

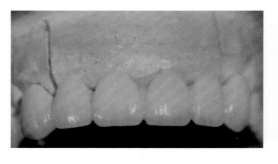

图 9-附-20　上釉与抛光

(三)前后牙混合金属烤瓷固定桥修复实例

病例3 患者,女性,24岁,|45残根拔除后3个月,要求金属烤瓷固定桥修复。制作过程见图9-附-21～图9-附-37。

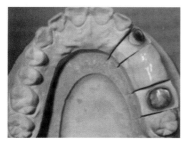

图9-附-21 |45缺失工作模型

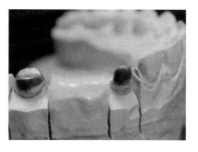

图9-附-22 代型完成

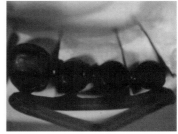

图9-附-23 铸造基底桥完成

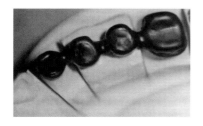

图9-附-24 基底冠桥模型试戴

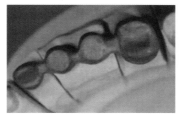

图9-附-25 基底冠桥热处理完成

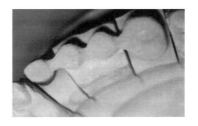

图9-附-26 涂抹不透明烤瓷

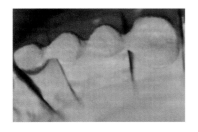

图9-附-27 筑塑体瓷并烧结

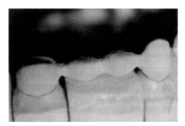

图9-附-28 筑塑釉质瓷烧结

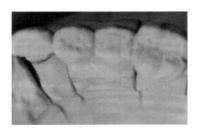

图9-附-29 最后𬌗面补瓷

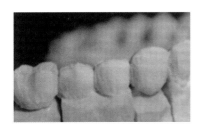

图9-附-30 最后颊面补瓷

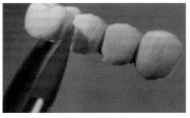

图9-附-31 颊面染色

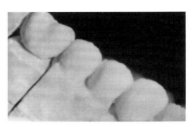

图9-附-32 最后烧烤完成

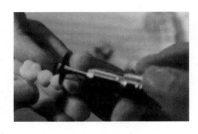

图 9-附-33　修整与打磨

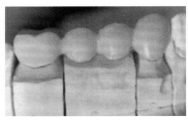

图 9-附-34　模型试戴

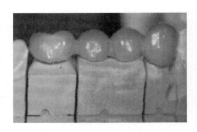

图 9-附-35　上釉与抛光

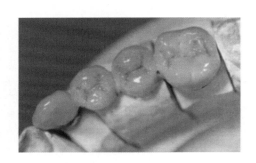

图 9-附-36　3456| 全瓷覆盖型金属烤瓷固
　　　　　　　定桥完成后粭面观

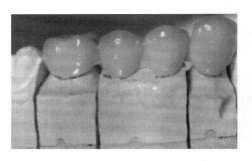

图 9-附-37　3456| 全瓷覆盖型金属烤瓷固
　　　　　　　定桥完成后颊面观

　　病例 4　患者,女性,35 岁,542| 因龋坏拔除后半年。6| 粭面深龋,死髓牙,经完善的根管治疗后充填修复良好,留作桥基牙。7| 健康,设计为金属冠桥基牙(为减轻备牙刺激),654321| 均为全瓷覆盖型,连结成上颌右半侧金属烤瓷联合固定桥。制作过程见图 9-附-38～图 9-附-59。

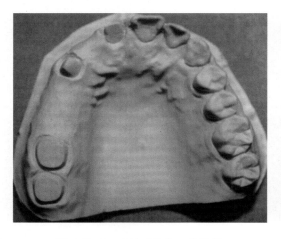

图 9-附-38　5421| 缺失工作模型

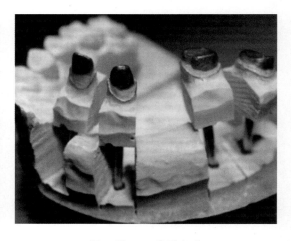

图 9-附-39　代型完成

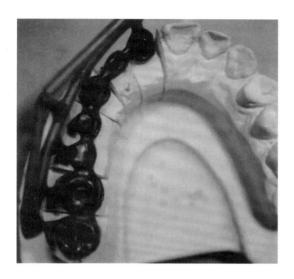

图 9-附-40　整体铸造基底冠桥

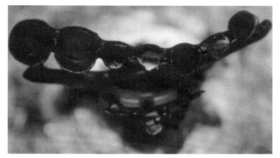

图 9-附-41　基底冠桥内面观

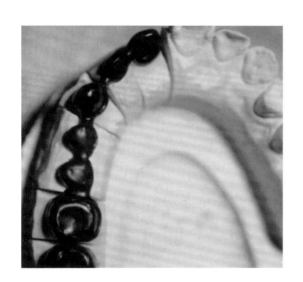

图 9-附-42　基底冠桥修整打磨后

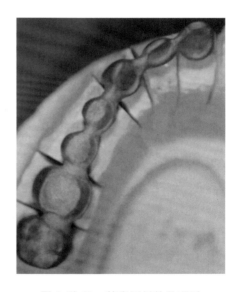

图 9-附-43　基底冠桥热处理后

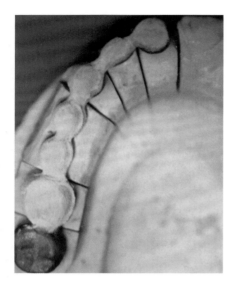

图 9-附-44　基底冠桥第一次筑塑不透明烤瓷烧结后

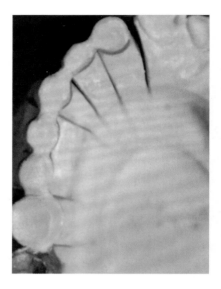

图 9-附-45　基底冠桥第 2 次筑塑不透明烤瓷烧结后𬌗面观

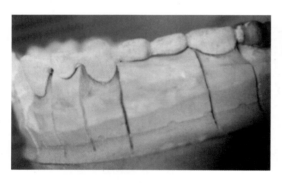

图 9-附-46　基底冠桥第 2 次不透明烤瓷烧结后颊面观

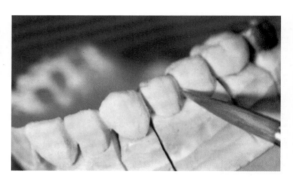

图 9-附-47　牙本质瓷的筑塑

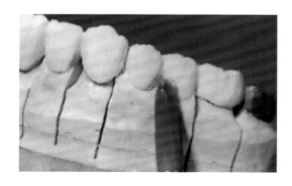

图 9-附-48　牙本质瓷筑塑中抹平颈缘

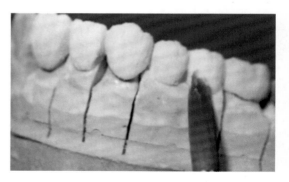

图 9-附-49　牙釉质瓷的筑塑

变反应。此外,在制作方面 $\frac{7+7}{7+7}$ 的金属支架的收缩率不易控制,在精确度上易出偏差,往往会因一个牙的问题而导致整体重做。但是,在临床上多数持赞同意见的同道则认为,14个单元的固定长桥有利于咀嚼压力的平均分配,而且对松动牙有固定夹板的作用,它可使牙齿个体的生理运动改变为牙列整体的生理运动。同时,因为极大的改善了咀嚼功能,有利于食物的消化和吸收;较好的美观效应又增强了患者的自信心,改变了自惭自卑心理,从整体上讲对患者的全身健康和心理精神健康极为有利。至于铸件收缩、个别牙意外病变等均可以在临床检查、修复设计、铸造工艺及预防措施(如殆面留置薄弱点、金属基底铸造时在某一小段做特殊处理等)等制作过程中做相应处理并在病历上详细记录,以为日后出现意外时应用。因此,笔者认为,上下颌或全牙列金属烤瓷固定桥的修复是一

个很好的修复形式,只是在修复设计时要反复考虑,在有条件设计为单个或分段烤瓷修复体时应不设计为全牙列;对对颌为天然牙者后牙应尽量设计为金属殆面,并注意减径处理;对牙周有明显病变者应按照金属烤瓷牙周固定桥修复方式(见本书第10章附图)制作。这样,修复体的成功率就会大大提高。

总之,上下颌或全牙列金属烤瓷固定桥的修复是一个利大于弊、有利健康或提高患者生活质量的好方法,只要我们严格选择病例适应证,摒弃功利心态,规范操作程序,认真积累经验,就一定会取得良好的临床效果。

(五)金属烤瓷马里兰桥(Maryland fixed bridge)上前牙修复实例

病例9　患者女性,23岁,右上中切牙残根拔除后3个月,要求做烤瓷修复,但不愿调磨缺牙两侧基牙,故以马里兰桥方式修复(图9-附-106~图9-附-120)。

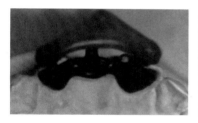

图9-附-106　铸造基牙舌侧翼板

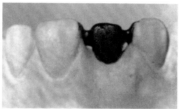

图9-附-107　舌侧翼板模型试戴唇面观

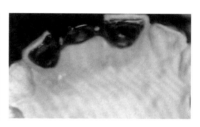

图9-附-108　舌侧翼板试戴后舌面观

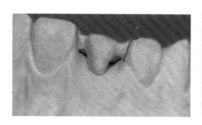

图9-附-109　金属热处理后唇面观

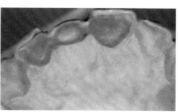

图9-附-110　金属热处理后舌面观

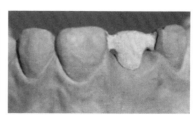

图9-附-111　第一次不透明烤瓷烧烤后唇面观

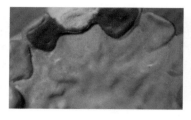

图 9-附-112　第一次不透明烤瓷烧烤后舌面观

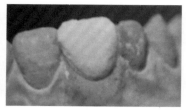

图 9-附-113　牙本质瓷筑塑后唇面观

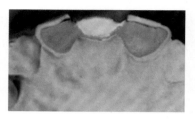

图 9-附-114　牙本质瓷筑塑后舌面观

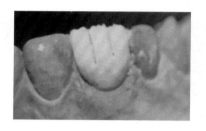

图 9-附-115　牙釉质瓷筑塑后唇面观

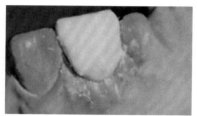

图 9-附-116　透明瓷筑塑后唇面观

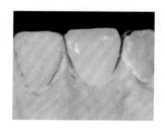

图 9-附-117　烧烤后唇面观

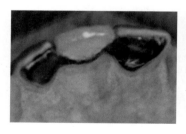

图 9-附-118　烧烤后舌面观

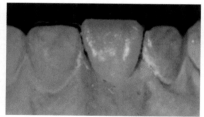

图 9-附-119　上釉后唇面观

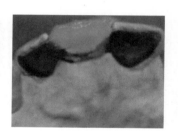

图 9-附-120　上釉后舌面观

　　病例 10　患者男性,25 岁,2|2 因错位生长过早拔除,现要求以马里兰桥方式修复,经少许调磨 31|13 基牙舌侧倒凹后,以铸造基牙舌侧翼板固位分别行双侧金属烤瓷马里兰桥修复(图 9-附-121～图 9-附-124)。

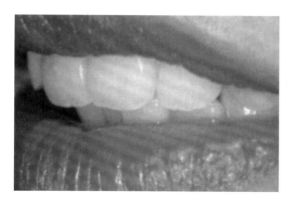

图 9-附-121 修复后正侧位启唇照

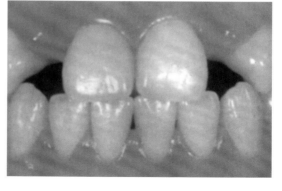

图 9-附-122 修复前正面观

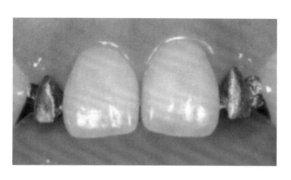

图 9-附-123 试戴舌侧翼板

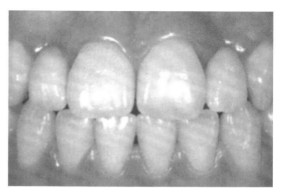

图 9-附-124 修复后正面观

病例 11 马里兰桥个性修复。

患者女性，26 岁，1| 缺失，|1 远中外翻，重叠于 |2 近中边缘（属本书第 7 章图 7-2-2 规范性重叠，即 2|2 舌向重叠类型），要求按 1| 缺失前形态完成固定修复。经认真设计与制备两侧基牙后行金属烤瓷马里兰桥个性修复，效果良好（图 9 附-125～图 9 附-131）。

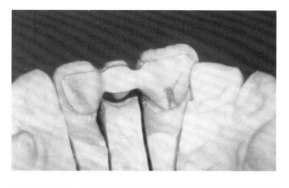

图 9-附-125 制备 2|1 基牙舌面形态所完成的金属舌侧翼板舌面观。

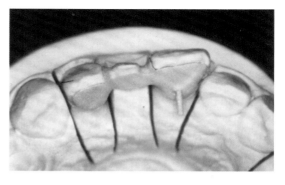

图 9-附-126 金属舌侧翼板切面观

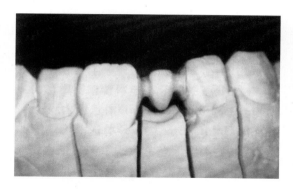

图 9-附-127　金属铸造唇面观

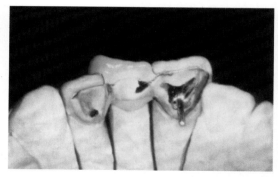

图 9-附-128　烤瓷完成后舌面观

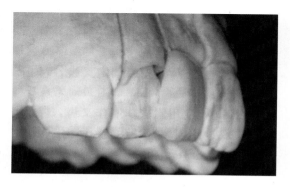

图 9-附-129　烤瓷完成后远中面观
凸显原牙远中外翻特征。

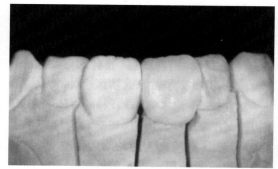

图 9-附-130　烤瓷完成后唇面与近中面观
再现 1|1 近中平行,远中外翻及整体对称之特征。

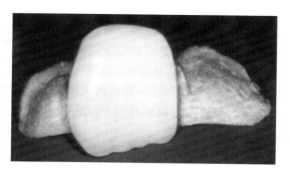

图 9-附-131　金属烤瓷马里兰桥完成品

（白天玺　钟玉祥　白桂平　温红卫　陈家峥）

第 *10* 章

金属烤瓷固定–活动联合修复体

第一节 概　　述

金属烤瓷固定-活动联合修复体,是当今牙列缺损修复中的高层次修复设计。

固定-活动联合修复法(fixed-removable prosthesis)是指用附着体(attachment)或双重冠(telescope)技术来修复牙列缺损的方法。由于附着体的一部分及双重冠的内冠是固定在口腔中的,而附着体的另一部分及双重冠的外冠又与可摘局部义齿或金属烤瓷桥相连,故又称固定-活动联合修复体或金属烤瓷固定-活动联合修复体。其固位原理是利用附着体的阴阳部分互相嵌合或双套冠的内外冠之间的高度密合的摩擦力而固位。

固定-活动联合修复体兼有固定义齿和可摘局部义齿的特点,它是对固定义齿、可摘局部义齿的基本修复方法的重新组合。

早在 19 世纪末,Carr,Pesseo,Roch,Alexander 等即开始使用附着体制作义齿,这些附着体以金、铂、铂箔,采用弯、切割和焊接等手工方法形成,或连于嵌体内,或焊接于冠套上,形式各异,但已具有现代使用的附着体雏形。1906 年 Herman Chayes 制作的附着体已相当完善,至今仍可见其使用。以后的 Gollobin,Stern 和 McCollum 附着体都是基于 Chayes 附着体设计。这些附着体均为冠内型,两部分间不具活动的间隙。冠外附着体以瑞士 Hans Dalla Bona 制作的 Dalbo 附着体最具代表性。这种修复方法自 20 世纪 60 年代起逐渐推广应用于欧美及日本等发达国家,在德国出版的教科书中,将卡环、附着体和双套冠并列为三种不同的固位体形式,在美国出版的有关牙列缺损修复的专著中,无一不提到附着体的各种应用。

近年来,固定活动联合修复法也引起了我国口腔修复界学者的高度重视。冯海兰、李连生及张富强、杨宠莹等相继报道了对该修复法的临床应用及生物力学研究结果。同时,由于东南沿海城市金属烤瓷修复的广泛使用及精密附着体的大量进口,在以上城市使用该修复方法的患者越来越多,制作工艺也日趋精细,几可和国外同类修复体相媲美。由于该修复方法应用范围广泛,本章仅就涉及金属烤瓷技术的相关类型予以重点介绍。

第二节　金属烤瓷精密附着体

附着体是一种使修复体固定、固位和稳定的机械装置,在可摘局部义齿中,它和卡环一样,属于直接固位体。目前,在国际及国内市场上,有以下各种类型的预制附着体供应:

①冠内附着体;②冠外附着体;③杆式附着体;④辅助附着体:如螺钉、摩擦装置、栓式等。

一、附着体的分类

许多学者从不同的角度对附着体进行分类,并阐述其分类的理由。其中 Burns 等的阐述较为系统,现介绍如下。

(一)根据制作方法及精密程度分类

1. 精密附着体(precision attachment)。

2. 半精密附着体(semiprecision attachment)。

精密附着体一般以金属预成,半精密附着体还可以塑料或尼龙制成。

(二)根据附着体与基牙的关系分类

1. 冠内附着体(intra-coronall attachment)。

2. 冠外附着体(extra-coronall attachment)。

冠内附着体是固定在基牙牙体内的固位装置,殆力就顺着牙体长轴传导;冠外附着体附着在牙冠之外,基牙承受的殆力相对为小。

(三)根据附着体是硬性还是弹性分类

1. 硬性(rigid)附着体。

2. 弹性(resilient)附着体。

一般来说,精密的、冠内附着体属硬性附着体,半精密的、冠外附着体属弹性附着体。硬性附着体在功能状态下不应有任何运动,弹性附着体则是能有一定方向、一定量运动的。这种运动是可向任何方向的旋转运动,或是沿一个方向的铰链运动,又称作"铰链式附着体"。硬性附着体有直接固位体的功能,而弹性附着体仅能从基牙上获得固位,其支持和稳定作用要从牙槽嵴上获得。

(四)根据不同形状分类

1. 有栓和栓道式(key-keyway)附着体。

2. 球和窝形(ball socket)附着体。

3. 按扣式附着体。

4. 杆式附着体。

二、附着体的优缺点

(一)优点

1. 附着体可适用于常规使用卡环的修复体,并对基牙位置不好、用常规方法难以修复者,也可以通过安放附着体改变义齿就位道的方式解决。

2. 附着体亦适用于对美观要求较高的患者,因为其可以减少卡环支托的暴露。

3. 附着体的固位稳定作用大于一般卡环,并对基牙有保护作用。

(二)缺点

1. 制作工艺复杂,并需要有良好的铸造技术及烤瓷技术。

2. 在缺牙区需要有一定的殆龈高度。一般的附着体有 4mm 高,所以基牙临床牙冠起码应有 6mm 高才能提供充分的平行接触面积。在切牙和尖牙区放置附着体要考虑唇舌厚度。放置冠内附着体时要考虑牙髓腔大小及牙冠外形,并应采取相应的保护措施。

3. 应用附着体的费用较高,普通患者常难以承受。

三、适用于金属-烤瓷修复的附着体

临床上,适用于金属-烤瓷修复的主要是冠内与冠外附着体。其中,冠内滑动附着体最适用于固定桥的排列与连结。这种附着体由栓体与栓道组成,栓道固定在金属烤瓷冠上,栓体连结在义齿的一侧,两侧相互吻合而固位。冠内附着体可分为非可调节式滑动附着体及可调节式滑动附着体。现分别简介如下。

(一)冠内精密附着体

1. 冠内非可调节式滑动附着体

(1)栓式:由栓体和栓道组成,为冠内非调节的摩擦固位滑动附着体,栓道为圆筒形,与固位冠熔铸一体,栓体与连接冠熔铸一体。栓道与栓体高度密合而滑动。栓道长 8mm,外径宽 1.7mm,且无底托。

栓式附着体主要用于固定修复的直线型、拱型或分段固定桥的联结。由于其体积小，对于前桥和夹板的联结非常适用。

（2）圆筒式滑动 CM 附着体（图 10-2-1）：为冠内非可调节式滑动附着体，在栓道与栓体两部分都有一个界面，从基底伸展到固位装置长 5mm，全长 7mm，栓道外围宽 1.5mm，将铸件与栓体、栓道相连，并在其上烤瓷。

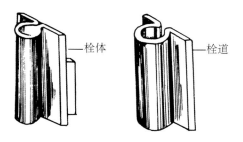

图 10-2-1　圆筒式滑动 CM 附着体

该附着体适用范围与栓式附着体相同，但它特别适用于前牙。因为它可以减少长度和界面，且不影响前牙烤瓷桥体的排列和美观。

（3）鸠尾形滑动附着体：为冠内非可调节式摩擦固位滑动附着体，可直接铸造在烤瓷金属上。用于连接聚合的或分散的固定桥的固位体和固定桥的伸展部分。该附着体结构比较简单，但质地坚固，特别适用于分段的后桥的联结。一般固定于单尖牙的远中面。

2. 冠内可调节式附着体　冠内可调节式附着体种类较多，如 Cismani 附着体（图 10-2-2）、Stern-G/A 附着体、McCollum 附着体、T-Geschieble-123 附着体及 Stern 龈端栓形固位体等，本节仅对前两种附着体介绍如下。

（1）Crismani 附着体：该附着体体积较大，栓体中心有一可调节固位力的沟，附着体高 7mm，改进后的附着体龈端呈楔形，有利于就位与固位。

（2）Stern-G/A 附着体：该附着体栓体上

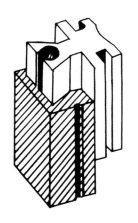

图 10-2-2　Cismani 附着体

部分裂，可从𬌗方调节固位力。

（二）冠外精密附着体

机械固位装置部分或全部位于基牙冠之外者称为冠外精密附着体。它具有多种式样，不同的国家或不同的厂家都有不同的产品设计，但原理基本一样。应用几乎不受基牙大小的影响，而主要受牙槽嵴高度与宽度的影响，可分为三类。

1. 突出单元式冠外附着体　该附着体为最大和最常用的一类，但它突出部分的龈端菌斑控制比较困难，它可分 Stabiex、Conex、Scott、Dalbo 和 Ceka 附着体等。择其重点介绍如下。

（1）Dalbo 附着体（图 10-2-3）：有大小两种不同的规格，高度分别为 5mm、6mm。每种又有两种近远中向长度。长者对抗侧向作用力强而用于双侧游离端缺失；短者用于单侧。Dalbo 附着体由两部分组成，它由一个带回缩弹簧的垂直弹性关节和一个带有圆球的矩形栓体组成。在槽与球之间的锁结可使轻微弯曲的栓体内弹簧片直接固位。附着体的两部分虽为活动连接，但其对抗旋转脱位力的作用较大，使用时应将基牙两个以上夹板固定。该附着体的轴心弹簧，可允许一定程度的垂直向运动，并有肩台以防止过度下沉。改良型的微型 Dalbo 附着体，未设计弹簧装置,从而使应用变得简单,易控,对𬌗间距离要求降低,很受临床医师欢迎(见本章修复病例图10-3-9,图10-3-15,图10-3-17)。

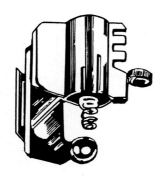

图 10-2-3　Dalbo 附着体

Dalbo 附着体可分双侧(Dalbo63.02.2型)及单侧(Dalbo63.01.2型),均可应用于游离缺失的可摘局部义齿的桥体。其使用方法如下。

Dalbo 义齿桥体的制作过程值得注意的是,把基底冠熔铸在栓体上烤瓷后,再将金属烤瓷冠稳固地放在代型上,检查无误后,用少许粘蜡将冠粘着固定。这一步是在与栓道连接之前极为重要的步骤。此外,还应注意以下几点。

①在形成桥体蜡型之前,将栓道越过杆座在球上面,直到球与栓道的弹簧啮合,弹簧圈留在套内,使栓道界面与栓体的垂直界面紧密贴合。

②刻画出栓道和石膏树脂固位区,消除倒凹,以便蜡型成型和取出。

③按常规制作金属-烤瓷桥体,以覆盖附着体,并画出石膏范围。应使桥体在附着体上能自由滑动,并与相连的基牙金属-烤瓷冠正确的联结排列,在冠上已固定附着体的插入式配件,在桥体远端伸展一固位翼,以塑料固定在义齿上。

④使栓道与金属-烤瓷桥接触,用一小圆钻将金属-烤瓷桥体内面磨制粗糙,同时也将栓道外面磨制粗糙。

⑤调拌少许自凝树脂,在粘丝期时将桥体内面糊上薄薄一层。注意不要让自凝树脂太稀,以免流入套内弹簧片之间。将桥体就位后,检查与金属-烤瓷固定桥的关系是否正确。

(2)Ceka 附着体(图 10-2-4):该附着体是由一个连于基牙的圆环和一个连于基托的固位钉体所组成。圈环仅一种大小,而钉环具有不同大小与形态,可根据需要任意更换。Ceka 附着体要求𬌗间距离 5mm,颊舌径 4mm 以上。其固位作用强,但支持、抗侧向力与旋转力作用弱,需附加𬌗支托与舌侧对抗臂。Ceka 附着体有一套专供调节固位、更换钉体及修理的工具,使其应用相当方便。

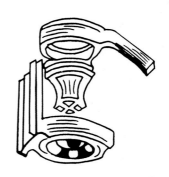

图 10-2-4　Ceka 附着体

2. 连接单元式冠外附着体　该附着体仅供连接可摘局部义齿的两部分,如轴向活动连接体。

3. 复合单元式冠外附着体　该附着体包括一个冠内精密附着体和一个连接关节,体积较大,结构复杂,一般应用较少。如 Combined Crismani 单元。

四、精密附着体的适应证

(一)Kennedy Ⅰ 和 Ⅱ 类缺失

双侧后牙游离缺失较多,则卡环固位作用差且很不美观。精密附着体具有较强的固位作用及美观效应。但不足之处是须将每侧基牙两个以上夹板固定,若基牙少于 7 个时,还应全部夹板固定。

单侧后牙游离缺失,若对侧无缺牙间隙供设置附着体时,因磨除牙体组织较多,应慎用。但若对侧有缺牙间隙,采用固定桥修复方式,则很容易在桥体上放置附着体。

一般来讲,远中游离端缺失的可摘局部义齿的设计是较困难的,因为义齿需要从硬的和软的组织上获得支持。有学者认为:应该采用有弹性的,或压力导向(stress director)式的附着体,这样可以保护基牙。也有学者主张使用硬性附着体,他们认为,如果有非常贴合的义齿基托,牙槽嵴同样能提供如基牙一样的支持作用。还有学者主张用"稳定基托"精密附着体式可摘局部义齿(stable base precision attachment),或"悬浮基托"(floating denture base),即同时使用硬性的冠内附着体和用"黏膜静止"法取印模制作的金属基托。在休息状态时,承托区组织处于解剖形态,附着体也不是完全就位,此时完全是组织支持。而在功能状态下,承托区组织变成功能形式,附着体完全就位,只有此时,义齿的支持才是基牙和黏膜组织共同承担的。尽管以上观点各持己见,但对游离端缺失修复的基本原则仍然是使秴力均匀分散在基牙和缺失区牙槽嵴上。

(二)Kennedy Ⅲ 类缺失

如缺隙小,宜作固定义齿:若缺隙大或缺隙伴有软组织缺损,卡环固位差且不美观,可使用硬性的冠内精密附着体,这种附着体不仅提供固位,也有极好的支持和支撑作用。

(三)Kennedy Ⅳ 类缺失

包括仅有前牙缺失或合并有后牙缺失。如果仅有前牙缺失,首选固定义齿。当牙槽嵴缺损大,形态不规则时,可用有基托的可摘局部义齿来弥补组织缺损,理想的是用杆式附着体。兼有单侧后牙缺失者,杆可以连到后牙上以获得支持。合并双侧后牙者,杆必须平行于支点线放置。

(四)应用于覆盖义齿的附着体

有许多学者在覆盖义齿的修复中应用了精密附着体,并取得了较好的临床效果。归纳起来,在覆盖义齿修复中,除了常用的磁性固位体外,对栓钉式、杆式和辅助式三种附着体的应用也很普遍。

1. 栓钉式附着体(stud attachment) 该附着体为最简单的一种,其阳性部分是一柱状或蘑菇状突起,阴性部分嵌进基托组织面内。当义齿就位时,阴阳部分互相嵌合。这种附着体可用于单冠、短冠,需要的垂直空间和唇舌径较小,可用于简单到复杂的各种设计,其固位、稳定和支持功能俱佳。

2. 杆式附着体(bar attachment) 杆式附着体是使用最早、应用较多的一种附着体。其形式是在固定于两端基牙的金属冠之间连接一杆式结构,而与杆嵌合的夹子(clip)则固定在义齿基托组织面内。当义齿就位时,夹子与杆吻合。杆的剖面可有圆形、梨形和泪滴形等。其优点是通过杆加在基牙上的力量杆杠作用小,力量更轴向,并对基牙有夹板固定作用。缺点是杆的突度和结构要求有一定的垂直和颊舌向空间,外形必须有自洁作用。根据杆与夹子之间吻合的密切程度分为杆关节(bar joint)和杆单元(bar unit),前者两者之间能做轻微运动,而后者它们之间不能运动,属硬性附着体。

3. 辅助附着体(auxiliary attachment) 此种类型种类很多,主要有弹簧式(spring-loaded plunger attachment)和螺丝固位体(screw retainer)。弹簧式附着体常用于增加双套冠的固位(图 10-2-5)。

(五)应用于覆盖义齿的双套冠及双套冠修复体

双套冠及双套冠修复体(telescope),含有双层套冠,为双套冠修复体,常用于覆盖义齿,它是改变常规总义齿修复的极好方法,又称双套冠覆盖义齿(telescopic overdenture)。双套冠是由一个牢固粘接在基牙上的内冠和

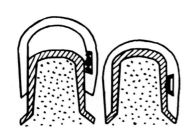

图 10-2-5 弹簧式附着体增加
双套冠的固位

一个与之相适合的外冠组成。外冠与义齿的其他部分连成统一的整体。内冠为金属冠，保护基牙免受温度刺激和龋损破坏；外冠可以是义齿基托的塑料组织面，或是固定于塑料组织面内的金属冠，或是与义齿相连的金属冠或金属烤瓷冠等。无论是何种冠，其内均应与内冠高度密合，义齿的固位主要靠两层冠之间的摩擦力和义齿基托的吸附力；其外应能恢复基牙及修复牙的外形和行使一定的功能。

双套冠通过保留牙根而保留了牙槽嵴的高度，为义齿提供了支持、固位和稳定。并可减少拔牙，保留牙周膜感受器，使患者容易接受和适应。如果基牙坏了，又很容易改为普通全口义齿。义齿的稳定程度明显高于用卡环支托作固位体的义齿。但随着摘戴的磨损，固位力逐渐下降，并且制作比较费事，且价格较高。

(六)牙周病基牙

基牙有牙周病时，因附着体有良好的牙周夹板作用，所以修复后可促进基牙周病的好转和愈合。如果是采用金属-烤瓷修复方法来作为牙周病固定夹板，则其临床效果及美学效果就特别突出。

五、精密附着体的基牙制备

精密附着体的基牙制备原则上与固定义齿基牙制备相同，应尽可能保存牙体组织及增大基牙固位力。制备前应仔细检查基

牙与缺隙的关系，基牙的相互位置关系，确定共同就位道，采集研究模型并做相应检测。

精密附着体的基牙需设计全冠或 3/4 冠予以保护和固定，其附着体基牙制备按以下要求进行。

(一)冠内精密附着体的基牙制备

冠内精密附着体必位于基牙冠固有解剖外形之内，因此磨除牙体组织较多。常用的方法有邻面片切法与盒形洞法。邻面片切法在各牙面制备近完成时，制备肩台，它由基牙颊面正中→近缺隙邻面→舌面正中形成，邻面处肩台宽度以能容纳附着体近远中向厚度为限，肩台边缘修成斜面，盒形洞制备牙体磨除较少，必须注意各基牙就位道之间保持平行，以及洞底高度基本一致。大小可用所采用的附着体检试。当舌侧设计对抗臂时，需另磨去牙体相应部分的组织。

临床上无论采取何种制备方式，医师均难以准确控制牙体制备量及其精度。Zinner(1992)介绍了一种骀导板法，使得临床备牙准确、易控。此法为取诊断模型，在观测台上分析做出设计，在余留牙上涂一层 2～3mm 厚自凝塑料，包绕余牙骀 1/3 以上(不能超过牙体最大周径进入倒凹)，待塑料凝固后，在观测台上连同塑料制备模型牙体，核对准确后，取得导板转移至患者口内，此时临床医师可按导板上的切迹引导备牙。

(二)冠外精密附着体的基牙制备

要求磨除牙体组织较少，采用凹槽制备即可。当基牙有龋坏或过小时，需相应增加固位沟、针等制备。

六、金属烤瓷精密附着体的制作

(一)精密附着体的位置

1. 冠内精密附着体的基本要求

(1)附着体应能适应金属烤瓷冠的解剖形态。

(2)附着体周围的金属必须能充分支持

烤瓷。

（3）附着体必须容易滑动就位，并且不对烤瓷冠产生应力。

（4）应用多个附着体，必须保护牙弓两侧相同位置附着体两者之间高度一致，最好是所有附着体之间高度一致。

（5）对于远中游离端缺失，两侧附着体不仅垂直高度一致平行，且必须保证附着体水平向一致，即旋转运动沿矢状面进行，而不是缺失牙槽嵴中线。

2. 冠外精密附着体的基本要求

（1）应尽可能设置于基牙颊、舌向之间的中点，如太靠颊侧，将影响烤瓷的厚度。

（2）冠外附着体若过分强调旋转沿矢状面进行，使义齿附着体位置舌侧部分体积过大突出，可采取折中的方法，即旋转沿矢状面与牙槽嵴中线夹角的平分线进行，这样两侧旋转轴不平行有一交角，但若不超过 20°则不易损伤附着体及基牙。

各种精密附着体都配有专用的导向柄，但相互间不能交换使用。严格地讲，精密附着型义齿各基牙之间不强调相互平行及就位道一致，但各附着体之间必须相互平行且就位道一致。

在观测仪上根据缺牙情况前后向及颊舌向双向倾斜模型，造成就位道脱位道不一致的制锁状态增加固位。模型倾斜原则同卡环固位型义齿。

（二）精密附着体的制作过程

1. 印模 采集印模的材料与方法同金属烤瓷固定桥修复及可摘局部义齿修复。只要能准确取得牙与黏膜的解剖位置的关系，就可用于制作精密附着型义齿。但对于Kennedy Ⅰ类或 Ⅱ类缺失，为提高义齿基托的稳定性，减少基牙上的负荷及均匀分散应力，则应取牙槽嵴功能压力状态下的印模。印模取出后，常规清洗并以人造石灌注模型。再分先后完成栓道与栓体的蜡型制作，包埋铸造及熔附烤瓷过程。

2. 栓道的位置与蜡型制作

（1）栓道的位置：选一合适长度的附着体，以便容易放入𬌗间隙内，形成基牙全冠蜡型外形。一定要注意，预备体为冠内附着体准备的空间不足时，金属势必凸出于轴壁之外并损伤牙龈缘。因此，栓道的正确位置十分重要，其垂直位置必须在牙颈部肩台之上并紧贴轴壁；其水平位置，栓道不能太靠近唇侧，否则将影响烤瓷的间隙，并使烤瓷冠外形过凸。当栓道靠近轴壁并偏向舌侧时，唇侧的间隙则能保持烤瓷冠的釉质透明度所需空间。

（2）蜡型制作：将栓道插入蜡型，雕刻并完成符合解剖形态与修复要求的全冠蜡型，用雕刀将栓道所在部位的蜡除去。以一平行器械按就位道方形将栓道就位，并以嵌体蜡固定，去除栓道外面的余蜡，检查栓道的位置与冠的𬌗及解剖形态的关系。

其次，再雕刻基底冠的蜡型并使其规范化。一般来说，基底冠蜡型应达到 0.5mm厚，栓道周围至少应有 0.3mm 厚的蜡，以便形成 0.3mm 厚的金属基底壁来支持烤瓷。冠的舌侧颈部蜡型亦要有足够厚度，以便抵抗拉应力引起的变形。可用一刀片在已完成的基底冠蜡型上，沿栓道平面形成一平坦界面。界面的宽度可视病人具体情况调整。原则上是舌侧宽些，唇侧窄些，以为烤瓷留下更多的空间。较宽的舌侧还可改善金属和附着体在功能上的稳定性。围绕附着体唇侧的金属应被视为"缓冲区"，因其可预防任何应力作用到烤瓷上。蜡型完成后，应仔细检查蜡型的准确性，在插铸道前，把蜡型表面整理干净并使其光滑。

3. 包埋与铸造

（1）插铸道：用直径 3.5mm 的圆铸道，一个插在前牙基底冠上，另一个接近附着体。采用估算法安放合金，应保证有足够的金属注入模型。

（2）包埋：附着体属于精密的固位体，故

在制作中的每一道工序都应特别小心和认真,任何细小的差错都可造成失败。包埋时要注意以下几点:

①用湿润剂涂敷模型,注意不要将液体流入栓道。假如有液体流入栓道,将会导致有一层金属膜注入栓道。

②应在真空条件下调拌磷酸盐型包埋材料,切不可选用与合金收缩率不相匹配的包埋材料,以减少误差。包埋时应格外小心,特别是细小部位,不得有气泡。

③选一质量好的黑貂毛笔,涂刷包埋材料于基底冠的内面,将铸造圈放在成型器上,慢慢地将包埋材料倒入铸造圈内。

(3)铸造:铸造方法同金属基底冠,其热处理持续时间在 870~900℃ 范围内,至少应持续 45 分钟,以避免发生金属早冷却、浸不着附着体或铸造失败及固位体固位不好等现象。

4.铸造完成及铸件的处理　铸造完成后,应在 55% 氟氢酸溶液中将铸件超声清洗 10~15 分钟,以软化和清除进入栓道内的包埋材料而又不损伤其内面和栓道的外缘。然后再用玻璃纤维笔做最后的清理。缓冲区仅位于唇侧,应做得很薄。如果蜡型制作得很精确,包埋铸造的全过程又很规范,基底冠基本上不需要修整,或只需使用细金刚砂车针对界面做轻轻打磨并高度磨光。

5.栓体的制作过程　栓道完成后,即应开始栓体部分的蜡型制作、包埋铸造及熔附烤瓷过程。

(1)将已完成之栓道基底冠放在代型上并将栓体就位,检查栓体是否完全适合栓道并且无滑动。在牙齿已连接固定的部位,检查栓体是否越过了邻牙预备体的间隙,其周围至少要留有 0.3mm 的间隙,以便熔附烤瓷。

(2)检查连接部位的咬合情况,要保证有足够的𬌗间距离,以容纳金属烤瓷应有厚度。

(3)用切盘在连接部位切除沟槽辅助固

位装置,以便与铸造金属相连接。

(4)在界面上轻轻涂一层分离剂,再将栓体就位。

(5)把基底冠放在代型上,在界面和栓体连接部周围流入嵌体蜡。将代型取下来加蜡,则更便于操作。

(6)用钝器械推栓体的基底部,将栓体从栓道内取下来,检查栓体的界面有无缺陷。

(7)将栓体基底部放入栓道内,并重新放在代型上。

(8)完成桥体或基底冠蜡型。

(9)像制作金属烤瓷固定夹板一样,将两个基底冠连接在一起,就位道被固着并很难确定。用一般的从嵌体蜡中滑脱出栓体的经验,撤出栓体的基底冠。为了两者连接得更牢固,可在栓体与栓道之间涂以"Duralay"高分子材料,以取代其间的蜡。

(10)当桥体连接时,可采用分离桥体设计,带栓体侧的分段桥体的铸道要与栓道呈水平方向。在焊接过程中这个铸道便可起稳定作用。

①包埋:不要用湿润剂污染栓体表面,以免遗留间隙,让金属流入其中。在包埋附着体时,同样也要注意在栓体周围不要形成气泡。最好在真空下完成包埋过程。

②铸造过程同栓道一样。

③铸造完成及铸件处理亦与栓道相同,但应特别强调,不要损伤桥体或栓体,切切不可磨改附着体的部件。

检查栓体与栓道准确就位,无滑动。在此阶段应完成各种焊接过程。

基底冠的磨光成型,可用细质砂石针或金刚砂车针来打磨。为了防止熔附烤瓷将基底冠氧化,附着体周围的金属要比附着体的金属形成一层较厚的氧化层,这可替代用钢刷刷附着体的界面,可使烤瓷结合有一定的牢固度。但应注意,为了能达到最大的坚固度与密合度,不要刷附着体,也不要对附着体的界面进行抛光。

第三节　金属烤瓷固定-活动联合修复体的临床应用

金属烤瓷固定-活动联合修复体是当代最先进的集铸造、烤瓷和烤塑技术为一体的修复方法之一,其临床应用范围较为广泛,几乎当今固定-活动联合修复的所有范围都可以采用金属烤瓷修复技术予以完成。但由于需要一定的专业设备和仪器,加上技术条件、设计精度与操作技巧都要求很高,费用亦较昂贵,所以,目前主要应用于常规修复效果不好或有特殊要求及经济条件较好的患者。

通过临床观察,金属烤瓷固定-活动联合修复体最适合应用于:①种植义齿的上部结构(见第11章);②牙周病固定夹板;③对美观及功能有特殊要求的患者;④口腔自身条件较差,常规修复效果不好,愿意接受固定-活动联合修复方法者。但对于许多特殊病人,治疗结果往往是口腔内有多种修复形式并存,但临床效果良好。本节将结合以上修复病例予以介绍。

一、金属烤瓷在多基牙固定夹板中的临床应用

临床经验证明,迄今为止还没有任何一种方式和材料,在牙周病固定夹板的应用中,能像金属烤瓷修复如此成功,现仅用一实际修复病例介绍如下:

(一)患者口腔内检查情况

患者,男,44岁,台北市人,因长期患牙周病造成牙龈萎缩,牙颈部外露,431|13 为Ⅰ度松动,2|2 为Ⅱ度松动。21|12 明显向唇侧倾斜。$\frac{|456}{6|456}$ 缺失,来本门诊就诊前曾3次在外地修复治疗,因效果不好,拆除后1年余未再修复,但检查时仍可见 |34 单端烤瓷固定桥及 $\frac{|7}{|7}$ 钢冠残体存在(图10-3-1～图10-3-3)。

(二)修复治疗经过

见图10-3-4～图10-3-20。

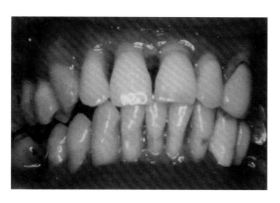

图10-3-1　患者,牙龈萎缩及牙列缺损正面观

图中可见右侧咬合状态不良及6|缺失。

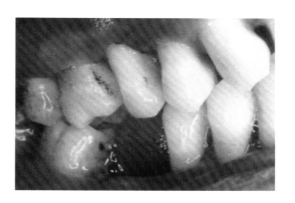

图10-3-2　患者,6|缺失,上下牙均因牙周病造成牙齿松动、牙间隙增大与咬合关系紊乱及失用性咬合所致菌斑附着等

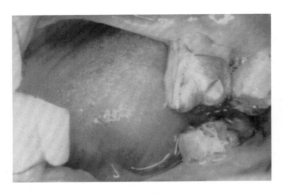

图 10-3-3 患者左侧咬合图

可见 $\frac{|456}{|456}$ 缺失，$\overline{|34}$ 单端烤瓷桥与 $\frac{|7}{|7}$ 钢冠残体存在。

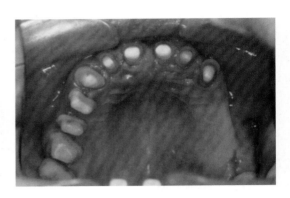

图 10-3-4 患者上颌固定烤瓷桥的整体基牙预备

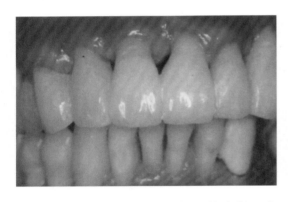

图 10-3-5 以热凝树脂制作暂时性夹板固定 $\underline{321|123}$，并以此确定金属烤瓷厚度

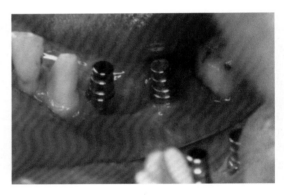

图 10-3-6 患者左侧下颌缺牙区已植入 2 个种植基桩（$\overline{|456}$ 失牙区），并已有"印模帽"

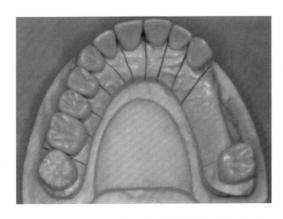

图 10-3-7 患者上颌工作模型牙冠外形的恢复

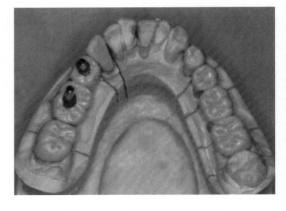

图 10-3-8 患者下颌工作模型

牙冠外形的恢复（种植体上 $\overline{|456}$ 缺失已改形为 $\overline{|56}$ 外形。

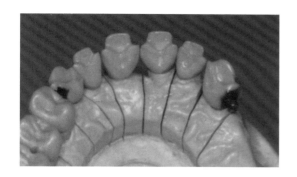

图 10-3-9　上颌前牙蜡型开窗,321|123 将连结一体成为金属烤瓷固定桥,43| 之间以金属预制栓式附着体相连结,|3 远中面设置磨套式球状冠外附着体与 65| 舌侧磨套冠相连结,完成固定-活动联合修复桥

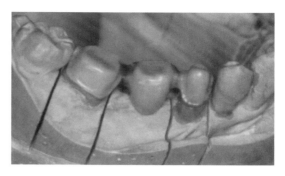

图 10-3-10　患者765| 蜡型开窗 (颊侧面观)

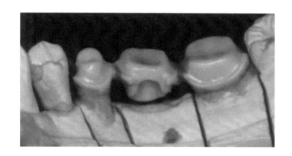

图 10-3-11　765| 蜡型开窗 (舌侧面观)。将桥体底部挖空,可减少铸孔的产生及节省铸造合金

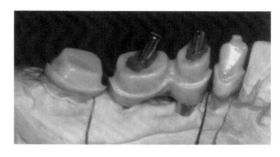

图 10-3-12　|3567 蜡型开窗

|56 人工种植体上形成牙冠蜡型,注重做出咬合平台 (occlusal table) 以保证基底冠与瓷层应有的厚度,才能承受垂直方向的咬合力,亦符合天然牙和种植基牙联合设计固定桥的生物力学原则。

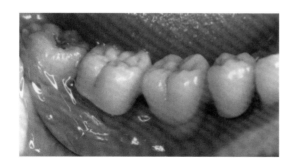

图 10-3-13　765| 金属烤瓷固定桥 (颊侧面观)

注意烤瓷冠之颈部形态,切不可向根面延伸。

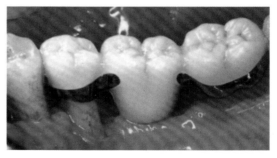

图 10-3-14　765| 金属烤瓷固定桥 (舌侧面观)

注意烤瓷冠之颈部形态与基牙冠颈部金属向桥体的延展范围与形态,以上形态才有利于对牙周病松牙固定及恢复治疗作用。

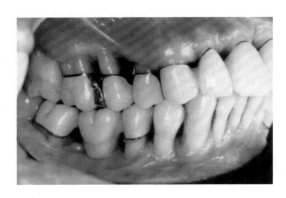

图 10-3-15 患者口腔内修复完成后的右侧咬合状态 6̅5̲ 之间可见预置之金属球状冠外附着体，为 4̲5̲6̲ 活动修复体固位之用。上下牙咬合关系已得到良好的恢复

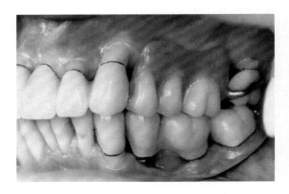

图 10-3-16 患者口腔内修复完成后之左侧咬合状态 7̲ 因存在Ⅰ度松动，不适合连接力量较强之附着体，故特设计Ⅰ型卡环（又称双腕钩、拉型卡环及阿克卡环），以便在该牙松动拔除后，增补假牙于游离端即可。此外，3̲5̲6̲7̲ 的种植基牙和天然牙联合金属烤瓷固定桥修复亦告完成，可见颊面及咬合情况

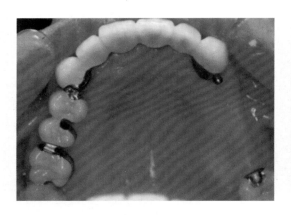

图 10-3-17 患者口腔内上颌金属烤瓷固定桥完成后状态

3̲2̲1̲|1̲2̲3̲ 与 6̲5̲4̲ 固定-活动联合修复体以栓式附着体连结，6̲5̲ 为舌侧磨套冠相连结。

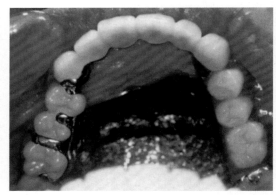

图 10-3-18 上颌固定-活动联合修复体完全就位后状态

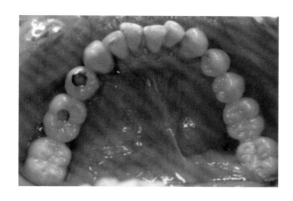

图 10-3-19 下颌 |3567 金属烤瓷（种植体）固定桥粘固后口内状态

|56 种植体烤瓷冠殆面以螺钉固定后，再以复合树脂充填封闭螺丝钉孔。

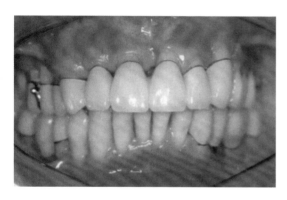

图 10-3-20 口腔内金属烤瓷（多基牙固定夹板）固定桥，及金属烤瓷种植体固定桥，固定-活动联合修复体全部粘固及安装完毕后的口腔内正面观

（三）修复设计

经口内仔细检查，取模分析，并将修复设计方案与患者认真讨论后，决定做如下修复设计：① 321|123 金属烤瓷牙周病多基牙固定夹板修复；② |56 人工种植体，最后以 |3567 金属烤瓷固定桥修复；③ 765| 金属烤瓷固定桥修复；④ |456 以固定-活动联合修复体修复。

1. 牙体预备 按金属烤瓷固定桥基牙预备原则对 $\frac{654321|123}{75|37}$ 分次行牙体预备。但应

注意，对牙周萎缩、牙根外露的牙齿的颈缘预备不必调磨至龈下，只需预备至牙齿的生理颈缘即可。

2. 确定牙周病固定夹板冠的美观与位置状态 在模型测量及口内检查后确定前牙 321|123 调磨范围与程度。预备完毕后，以热凝树脂制作暂时固定冠桥夹板，一则可用以确定金属-烤瓷夹板的美观效果及咬合关系；二则可用以确定金属和烤瓷的厚度。其他牙位则依靠蜡殆记录与整体设计要求来完成。

3. 选牙色 按本书第 6 章要求，在自然光下以 VITA V3 色度选出本病侧牙体颜色，修复体完成后患者十分满意。

4. 按常规操作 金属基底冠制作、金属支架铸造、栓式附着体设计与制作、个别及整体试戴等全部过程均严格按常规操作，循序完成。应予以重视的问题是，在多基牙固定夹板金属基底试戴及后牙桥体与金属支架试戴时，都应该清晰地看到烤瓷与金属的正确关系，看到合适的外展隙与邻间隙，以便于患者日后可以用牙签清洁或以牙刷清洁。要保证烤瓷有足够的金属支持及自身厚度，要保证切牙之间的连接体完整而坚固，深度应大于 3mm。因为在咬切时，此区域有较大的应力产生。

5. 检查烤瓷和咬合的关系 直接烤瓷对接适合于前牙，正中殆时应有正确的唇（颊）面外形和殆面形态及正确的殆关系。上下颌同时修复时则更应注重正确的殆关系。

6. 牙周病固定夹板的基本要求

（1）在可能的部位所有基牙都应预备出唇（颊）肩台，并应保证修复后有良好的自洁作用。

（2）在口内试戴金属桥架时，应反复检查殆的准确性，及外展隙、邻间隙是否合适。对金属桥架与对殆牙的咬合状况（静止与运动），也应做出正确评价与调整，以保证上下颌修复体的协调。

二、活动义齿修复的金属-烤瓷桥体

当附有精密附着体的夹板或固定桥作为活动义齿的固位体时，即形成了固定修复与活动修复的联合修复体，这是目前国内外牙列缺损修复的高档次的修复设计。在这种修复方式中，外形和颜色的美观，感觉与效果的优良都是患者最为欢迎的；同时，也是医生在设计与制作过程中最为关键的问题，尤其是修复体的外形、颜色、感觉、功能得以体现的最重要环节，即固定与活动两种修复方式的结合问题。

由于对固位和强度两方面的严格要求，无论是弹性或非弹性的，所有用于活动义齿的固位体体积都很大。这首先导致义齿上的牙齿外形不佳或不能配备一个外形良好的瓷冠。这样，如为了获得固位及包绕附着体，往往就得用树脂来作为人工牙。因此，Hubbard 在 1977 年开展了一种将定制的金属烤瓷冠固定在义齿内，形成一部分附着体（栓体）的结合技术。

（一）用弹簧附着体做义齿金属烤瓷桥体

1. 冠内可滑动附着体　长 4.70mm，宽 3.00mm，栓道深度 1.60mm（图 10-3-21）。

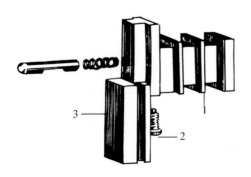

图 10-3-21　带弹簧的冠内可调节附着体

1. 连结义齿桥体蜡型的部位；2. 龈端可调节螺丝；3. 固位体基底冠直接铸于其上。

2. 用于活动义齿的指征

（1）建造前牙金属-烤瓷夹板和完成烤瓷牙面。固定夹板的单位数目取决于临床病例类型。

（2）将有螺纹的栓体放入戴内部物件的栓道内。

（3）围绕栓体形成一个光滑的外罩，类似金属-烤瓷桥体的蜡型，并为烤瓷提供正确的厚度（图 10-3-22）。蜡型远中伸展出一个能将塑料与义齿包埋在一起的坚固的固位装置（图 10-3-23）。

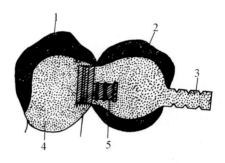

图 10-3-22　义齿栓体蜡型在栓道的固位翼外面

1. 烤瓷冠；2. 义齿桥体；3. 连接塑料的部件；4. 固位体基底冠；5. 直接铸在栓道上的金属。

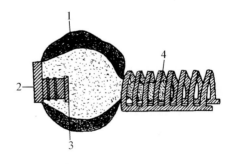

图 10-3-23　义齿桥体与义齿支架用"Duralay"相连接

1. 金属烤瓷桥体；2. 与固位体相连接的栓体部分；3. 义齿支架的连接体；4. 义齿桥体铸在栓体上。

（4）从栓体上取下所有内部构件（负荷弹簧活塞），然后铸造金属义齿桥体，用负荷弹簧活塞就位的方式，检查栓体与栓道的关系，在烧烤瓷之前应取下所有内部构件。

（5）将铸造完毕的金属铸件磨光，再完成烤瓷工作并将金属烤瓷夹板上釉。

（6）按照栓体上的固位装置设计制作支架式可摘义齿，在支架上的塑料固位装置要围绕栓体的固位装置。

（7）在口内试戴义齿，并将栓体固定在金属支架上（图10-3-23）。

（8）完成活动义齿。

（二）用可调节的冠外滑动附着体作活动义齿的桥体

1. 冠外可调式滑动附着体，高3.70mm。栓道2.40/3.00mm（图10-3-24）。其使用方法为：

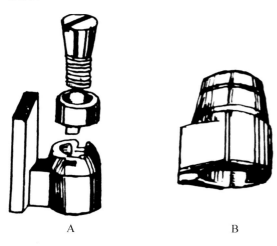

图10-3-24　**可调节的冠外滑动附着体**
A. 栓体；B. 栓道。

（1）义齿桥体铸在栓道上。

（2）固位冠铸在栓体上，栓体焊接到固位体上的零件（冠外的）及固位体上的烤瓷部分。

2. 用于活动义齿的指征。结构为栓体

（翼）是线状排列的，金属-烤瓷固位体铸造其上，栓道（沟槽）的套是套在栓体的外面，将义齿的蜡型做在栓道的外面，并将义齿桥体的蜡型做在栓道的外套上面，金属基底冠直接铸在栓道上。义齿桥体应有一伸展的固位装置，连接塑料与义齿（图10-3-25）。可调节栓体的螺丝使之与栓道的外套摩擦固位。

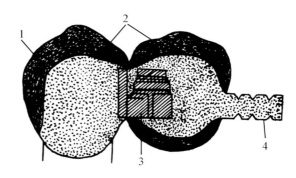

图10-3-25　**可调节的冠外滑动附着体**
1. 基底冠；2. 烤瓷冠；3. 直接铸于栓道上；4.与塑料连接的装置。

附　固定-活动联合修复图例

（一）后牙腭板栓道式活动修复体

1. 病例介绍　患者，男，台北市人（详见本章图10-3-1～图10-3-18），患者 654321|123 为金属烤瓷固定修复，并在 65| 间设计磨套冠及球状冠外附着体，|3 远中腭侧预置球状冠外附着体，|7 近中𦜝面设计栓式附着体（图10-3-17～图10-3-18），中间以金属铸造腭板相连结，固位效果良好，取戴方便自如。该种方式多适用于 Kennedy 第三类缺失的修复设计。

2. Kennedy 第二类缺失的修复设计

（1）部分腭板栓道式活动修复体设计（图10-附-1～图10-附-7）。

（2）全腭板栓道式活动修复体设计（图10-附-8～图10-附-19）。

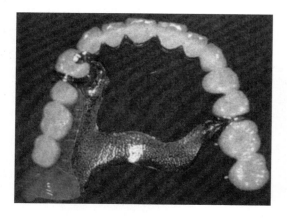

图 10-附-1　固定-活动联合修复体腭面观

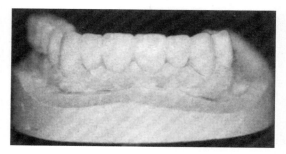

图 10-附-2　金属烤瓷固定修复部分唇面观

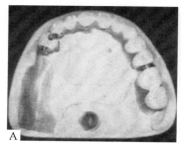 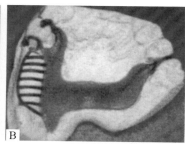 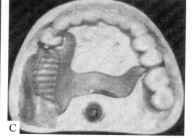

图 10-附-3　活动部分的设计

A. 模型设计;B. 金属腭板与固位体的设计;C. 铸件的试戴。

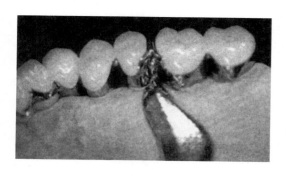

图 10-附-4　固定侧冠外连结体的结构

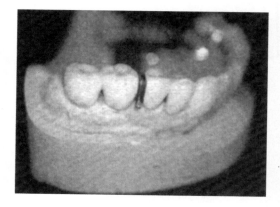

图 10-附-5　固定侧腭板弹力臂的位置

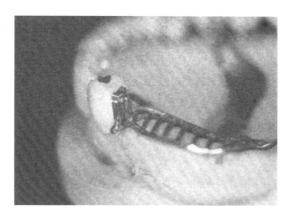

图 10-附-6　修复侧固位体设置与金属支架形态

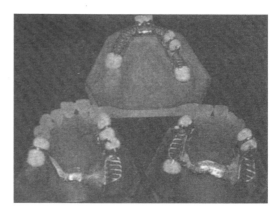

图 10-附-7　Kennedy Ⅱ 类与 Ⅲ 类的几种常用设计形式

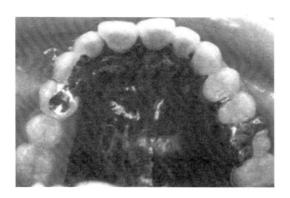

图 10-附-8　全腭板栓道式固定-活动联合修复体腭面观

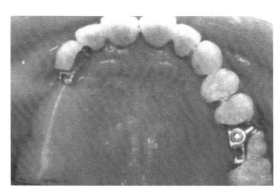

图 10-附-9　设计在固定修复体中的栓道式固位体腭面观

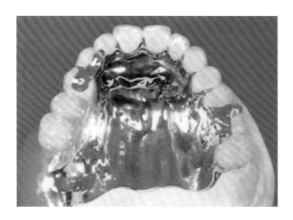

图 10-附-10　全腭板式活动修复体模型上就位情况

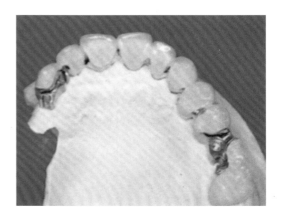

图 10-附-11　固定修复体上的栓道式附作体位置与连结方式

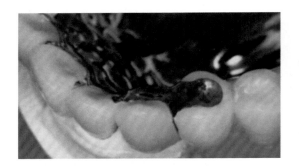

图 10-附-12 <u>3|</u>的连结固位装置外面观

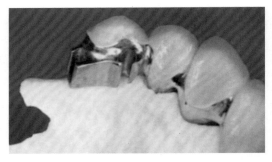

图 10-附-13 <u>3|</u>的连结固位装置内面观

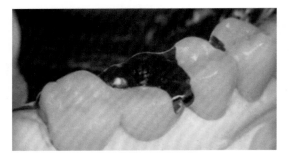

图 10-附-14 <u>|6</u>的连结固位装置外面观

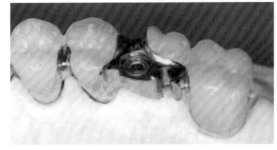

图 10-附-15 <u>|6</u>的连结固位装置内面观

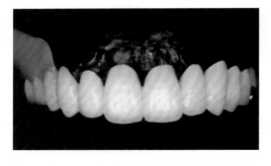

图 10-附-16 固定-活动修复体完成后连结状态

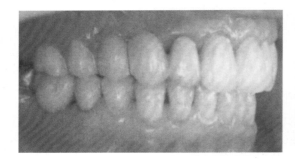

图 10-附-17 固定-活动修复体口腔内戴入后右侧面观

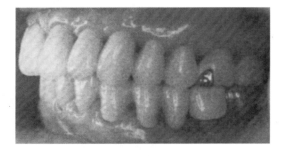

图 10-附-18 固定-活动修复体口腔内戴入后左侧面观

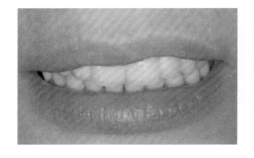

图 10-附-19 修复完成后启唇照

全腭板栓道式活动修复体多用于口腔内余留牙条件较差者,如有牙龈萎缩或轻度萎缩,余留牙轻度松动等。

(二)多个牙精密双重冠的修复设计(以Kennedy第Ⅰ类缺失为例)

Kennedy第Ⅰ类缺失的活动修复方式很多(详见本书第15章、第16章),本节只介绍一种多个牙精密双重冠完成的上颌全牙列金属烤瓷固定-活动修复体。该种修复方式设计周密,制作精细,为目前口腔修复体的上乘之作(图10-附-20～图10-附-25)。

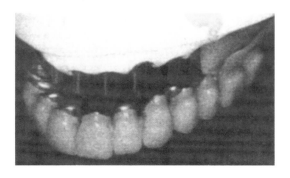

图10-附-20 多个牙精密双重冠固位形式左侧面观

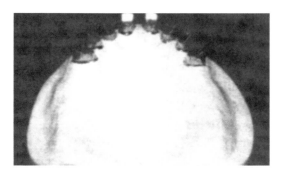

图10-附-21 多个牙精密双重冠的内冠模型观

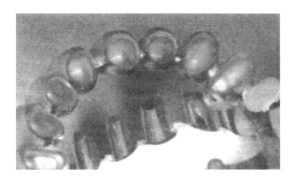

图10-附-22 精密双重冠的外冠内面观及铸造支架形态

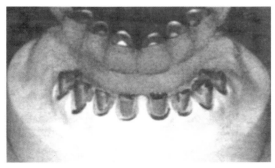

图10-附-23 双重冠的外冠熔附烤瓷形态

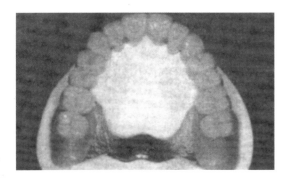

图10-附-24 上颌全牙列精密烤瓷双重冠模型上就位情况,可见 76│67 为腭杆连结式,双颊侧均用牙龈色烤瓷熔附

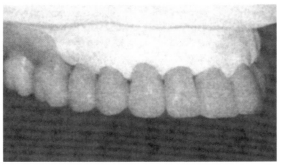

图10-附-25 上颌全牙列精密烤瓷双重冠模型上就位后右侧面观

(白天玺 张本良御 丁 丙)

第 *11* 章

种植义齿的金属烤瓷修复

第一节　概　　述

种植义齿(implant denture)是由种植体及种植体支持的上部结构组成的修复体。如果种植义齿上方的修复体以金属烤瓷的方法完成,即可称之为种植体支持式的金属烤瓷修复体。

种植义齿与常规义齿的不同之处在于:将种植体用外科手术的方式植入缺牙区颌骨内,待其形成骨整合之后,再通过穿过牙龈的基台将上部结构与种植体相连,从而完成最终的修复。

使用种植义齿的患者在行使咀嚼功能时,𬌗力经过种植体直接传导到颌骨上,力量又被传导和分散到较大的支持骨内,因而能承受较大的𬌗力,具有良好的支持作用。种植体支持的修复体中,除覆盖义齿修复有比活动义齿更小的基托外,其他修复类型因具有与天然牙相似的外形,患者感觉美观舒适。对于有特殊要求和愿望的患者,或不适应常规义齿、牙槽嵴严重萎缩及颌骨缺损的患者,种植义齿修复更能表现出明显的优越性。

种植义齿的上部结构如以烤瓷熔附金属的方式完成,功能和美观的和谐统一可以得到充分的展现,是种植义齿修复中被广泛应用的材料类型。但基于种植义齿与天然牙的区别,为了避免种植义齿因咬合力不当造成的损伤,在烤瓷冠的制作和应用上应该持谨慎的态度,对其应用范围与要求也应该有比较严格的标准。

种植义齿的修复设计是口腔种植学的主要研究内容之一,是近 30 年来迅速发展起来的一门涉及多个专业和技术领域的新兴学科,是现代口腔修复学的重要组成部分。

本章主要介绍与种植体支持式的金属烤瓷修复有关的种植义齿的特点、组成和分类、适应证和禁忌证、金属烤瓷修复体的制作等内容。

第二节　种植义齿的分类与特点

一、种植义齿的分类

种植义齿的分类方法较多,一般按种植部位、种植方法、种植材料、种植形态和种植义齿的功能分类。

(一)按植入部位分类

按种植部位可分为:①牙种植体系统;②颅面种植体系统;③肢体种植体系统;④正畸支抗种植体系统。

（二）按种植形态分类

口腔种植技术是指将种植体通过外科手段植入颌骨，种植体在颌骨内形成完备的骨整合，并能支撑上部结构用于修复缺失牙的一种治疗技术。牙种植体根据其形态结构可分为以下几种。

1. 螺纹柱状或根形种植体 与牙根形态相似，由颈部、体部、根端三个部分组成，有不同的长度和直径。可分为骨水平种植体和软组织水平种植体两种类型。其根端呈柱状或锥柱状，有间距相同或不等的螺纹，且种植体表面经过不同处理（图11-2-1）。

2. 无螺纹柱状种植体及中空柱状种植体 这两种种植体在完成种植窝洞预备后均采用敲击就位的方式完成植入（图11-2-2，图11-2-3），现已极少运用于临床。

3. 叶状种植体、锚状种植体、穿下颌种植体、升支支架种植体 因不同的颌骨条件，需要特殊固位方式的植体，现已未见运用于临床（图11-2-4～图11-2-6）。

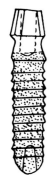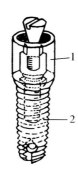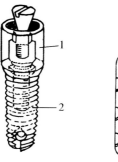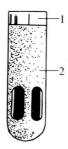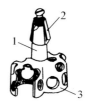

图11-2-1 螺纹柱状种植体
1. 种植基；2. 种植体。

图11-2-2 无螺纹柱状种植体
1. 种植颈；2. 种植体。

图11-2-3 中空柱状种植体
1. 种植颈；2. 种植基；3. 种植体。

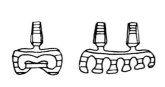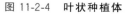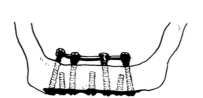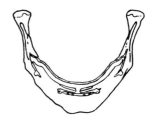

图11-2-4 叶状种植体

图11-2-5 穿下颌种植

图11-2-6 升支支架种植

4. 穿颧、穿翼种植体 运用于颌骨严重吸收，无法进行常规的种植体植入术的情况，利用颧骨及翼板将种植体固定于颌骨内完成种植体支持固定义齿修复。

二、种植义齿的特点与表面处理技术

天然牙根与周围组织的连接方式是一种特殊的纤维骨性结合，是依靠呈放射状排列的纤维韧带以悬吊的方式维持着牙齿的稳定并承受咀嚼压力，牙周膜内的本体感受器，行使着生物反馈调节功能。此外，天然牙根的附着上皮——牙龈上皮从龈沟底部开始，向根尖方向附着于釉质表面，或者是附着于与釉质毗邻的牙骨质表面。该处的上皮与牙面之间呈半桥粒结构，黏附于造釉细胞和牙龈上皮在釉质和牙骨质表面形成的基板上。

在 2017 年的牙周病学研讨会期间的一系列文献中,关于种植体周围正常组织的描述是:"种植体周围龈沟上皮为衬里上皮,面向种植体或修复体,但并不与之附着。种植体周围结合上皮是基底细胞层向根方逐渐变薄的非角化上皮组织,因结合上皮附着于种植体表面,也叫上皮附着。上皮附着将种植体周围内环境与口腔外环境相隔离,构成种植体骨结合的第一道屏障。种植体周围结缔组织是指结合上皮根方到牙槽嵴顶之间的结缔组织,主要由胶原纤维、成纤维细胞、血管、神经、不等量的炎性细胞和基质等组成,具有限制结合上皮向根方迁移,起到防止病原微生物和异物侵入的作用。"

还有研究表明,种植体穿龈部分,光滑表面相对粗糙表面,出现并发症的概率降低。关于人牙龈成纤维细胞在不同微观形态上的黏附,排列及繁殖的体外实验也发现,在光滑表面,细胞贴附良好,形态舒展,增殖较快;而在粗糙表面,细胞贴附不良,呈圆形,可见长的细胞突,增殖较慢。

种植体植入颌骨之后,有生命的骨组织与经过处理的种植体表面形成骨整合,种植体与骨组织之间没有纤维结缔组织存在,这种骨-种植体的结合将种植体牢固地固定于颌骨内,并通过基台将种植体与上部结构相连,完成最终的修复。这是种植体不同于天然牙牙根的显著特点。

作为植入性的器械,对于种植体的材料,其基本的要求是:具有生物安全性和生物相容性,化学性能稳定,同时还应具有一定的机械性能。即种植体的材料应该无毒无害,不裂变、不降解;与其周围组织之间的反应应该是生理性的,而不是病理性的;能抗腐蚀,并且具有和颌骨相似的弹性模量,能够支持修复体,有效承担颌力。

种植义齿所承受的𬌗力经过种植体传导至颌骨,既要求种植体本身有足够的强度,又要求颌骨能够承受载荷,才不会因为渐进性的骨吸收而导致种植失败。因此,种植义齿的𬌗关系和生物力学密切相关,其上部不管采用何种修复形式,怎样使𬌗力分布合理,防止过分的应力集中仍是首要问题。

种植体的表面,设计制作有螺纹状的结构,并进行表面处理,其目的就是为了增加骨组织与种植体表面的结合面积,并且有助于种植体获得长期稳固的骨整合。目前普遍使用的种植体表面处理技术有如下几种。

1. 钛离子喷涂技术(TPS) 该技术是为了增加种植体与周围骨组织结合的表面积,采用特殊的钛浆火焰喷射涂层技术。微小的钛滴被喷射到种植体表面,形成厚度为 $30 \sim 50 \mu m$ 的粗糙表面,从而使种植体的表面面积增加 $6 \sim 10$ 倍。

2. 喷砂、酸蚀处理(SLA) 喷砂处理的研磨介质材料主要是金属材料和非金属陶瓷材料,颗粒直径是一个重要因素。采用羟基磷灰石和磷酸钙陶瓷等作为喷砂材料。喷砂酸蚀表面能刺激种植体周围骨组织产生更多的化学介质、生长因子,促进骨原细胞和成骨细胞的增殖与分裂,增加新骨沉积。该种处理可将种植体的负荷时机提前至植入后 6 周。

3. 亲水性喷砂酸蚀处理(SLActive)目前最热门的种植体表面处理技术是化学改良的亲水性喷砂酸蚀,其原理是通过化学处理改变种植体的微粗糙表面电荷、表面湿润性和氧化层的成分,从而增加种植体表面对湿润液体的接触程度,提高生物黏附性和纤维蛋白原的吸附能力,增强骨原细胞的趋化性,促进种植体周围新骨沉积。在种植体周围的环境中,湿润的液体就是血液。因此,化学改良的亲水表面种植体的出现,是表面处理的里程碑,将负荷时机提前至种植体植入之后的第 4 周。

第三节　种植义齿的适应证和禁忌证

一、种植义齿的适应证

1. 个别牙缺失的患者,缺失区颌骨骨质正常,邻牙不宜做基牙或不愿损伤邻牙者。

2. 佩戴普通义齿感到不适者。

3. 因缺失牙,外伤,或手术导致牙槽骨吸收,修复体固位不良者。

4. 游离端缺失牙的患者,无法适应活动义齿者。

5. 全口牙缺失患者,因牙槽嵴严重萎缩,佩戴传统的总义齿固位不良者。

6. 患者因生理或心理原因,不能习惯佩戴活动义齿者。

7. 有良好的依从性,身体状态及缺牙区颌骨条件允许进行种植义齿修复治疗者。

总之,凡因各种原因造成义齿固位困难,或受心理因素的影响产生的功能障碍,而无法接受传统义齿修复者,都可以依照具体情况,考虑行种植义齿修复。随着种植义齿修复技术的不断发展,其适应证也在不断拓宽。在选择适应证时,不但要考虑患者的需要与愿望,还要考虑其生理和心理因素及可能出现的问题,并非所有病例都适宜进行种植义齿修复。

二、种植义齿的禁忌证

1. 患者的全身健康状况无法保证种植手术安全者,如较严重的心脏病、高血压、糖尿病及血液系统疾病者。

2. 颌骨病变患者,如颌骨囊肿、骨髓炎、严重的鼻窦炎者。

3. 全身或局部有未控制的急性炎症、严重的牙周病患者。

4. 可用骨量严重不足者。

5. 神经精神因素,无自主行为能力者。

6. 个人卫生及依从性不佳者。

种植义齿修复治疗不可能完全代替天然牙,也有可能出现各种不可预期的并发症及种植体松动、脱落。在选择病例时应谨慎处理,并与患者充分沟通,在知情同意的情况下,签署手术同意书后再进行手术治疗,并针对具体问题具体分析,选择最适宜的治疗方案。

第四节　种植方案的设计

在患者接受种植手术前,应对种植手术与修复效果做全面的分析与预测。种植义齿的修复设计必须建立在符合生物力学原理的基础上,利用种植基牙正确恢复缺失牙的形态和功能是设计的主要出发点。

一、种植手术前的检查与设计

术前应对患者全身及口腔状况做详细的检查,同时还应该重视患者的精神及心理因素等情况,以便对患者是否适宜进行种植义齿修复进行综合评价。根据需要常规行X线检查,如拍摄曲面断层、牙片、CBCT等,以了解拟种植部位的骨质骨量,以及有关的解剖结构(如上颌窦、鼻底、切牙管、颏孔、下齿槽神经管等)。

临床检查应注意口腔软硬组织及颞下颌关节的健康状况,𬌗关系,剩余牙槽嵴的高度及宽度,对𬌗牙、相邻牙情况。还应对口内余留牙的牙体、患者牙周情况、口腔黏膜及卫生状况进行必要的检查与治疗。

在获得上述详细资料的基础上,可制取研究模型,进行术前设计,用于制定治疗方案及与技师沟通修复设计,确定种植体的类型、植入部位、方向、数目等。

治疗方案初步确定之后,应与患者进行

详细的术前谈话,除交代治疗计划、程序、步骤,介绍围手术期的注意事项外,还应将术中、术后可能出现的风险及并发症进行阐述,以取得患者的理解与配合。同时签署种植手术的知情同意书,以对医患双方负责。

二、整体设计

(一)种植义齿的固位与支持

种植义齿在行使功能时,和天然牙一样受到各个方向外力的作用。施加到种植体上的力通过种植体传导到邻近的骨组织,种植体所受的力有拉力、压力、剪切力。当种植体开始负荷之后,理论上不超过阈值的力能够维持种植体周围骨组织的生理性改建,但关于这种压力阈值的范围仍不可知。轴向压力是种植体上方最理想的受力,可以将力量均匀传导到种植体周围的骨组织中。对于生理功能范围内的颌力,种植体周围的骨组织有良好的力学适应性。

1. 种植体的植入数量　在同样的固位条件下,植入的种植体数目越多,固位力越强,而且每个种植体上承受的力量相应减小。一般情况下,要遵循种植外科原则和修复原则,单颗牙缺失时一个标准直径和长度的种植体就可以支持一个单冠的修复,多颗牙缺失时,若颌骨条件允许,可用种植体支持的固定桥来完成修复,若桥体要延长,则应相应地增加种植体的数量。进行全颌固定的种植义齿修复,至少需要 4～6 颗种植体,采用覆盖义齿修复则最少需要 2～4 颗种植体。因此,进行种植体植入数目的设计时,应综合考虑种植体类型,对颌牙情况,拟行种植区域的骨质骨量及相邻解剖结构等多种因素。

2. 种植体的排列位置与应力分布　种植体在牙弓上的排列,应该注重均衡分散颌力的原则,种植体和天然牙牙根之间最少应该有 1.5～2mm 距离,相邻种植体之间应最少有 3mm 的距离,否则易造成种植体与天然牙之间或种植体之间的骨吸收,从而引起

龈乳头低平、种植体或基台表面暴露等相关并发症的出现。若种植体之间角度过大,进行桥修复时,无法取得理想的共同就位道,会造成修复体难以顺利的被动就位,进而因基台之间的拮抗所产生的不良应力导致种植体周围的骨吸收。

除以上固位与支持的主要条件外,有些患者还会因自身条件的差异,给设计带来一定的难度,其中较为常见的有以下两种。

(1)颌间距离小:有些患者由于后牙早失而导致垂直距离降低,例如双侧游离缺失的患者,可先通过咬合重建来恢复垂直高度,再进行种植修复,并在完成最终修复时,注意调𬌗,进行缓冲,调整成平衡𬌗以避免游离区域的种植修复体受到过大的侧向力。有的患者因为缺牙时间久,对颌牙伸长而导致颌间距离降低,若能达到最小 4mm 的基台固位高度,可采用金属咬合面或螺丝固位的方式来进行上方修复体的制作。还有些患者颌间距离过小无法完成常规修复的,必要时可采用正畸方案,将对颌牙牵引至正常位置,或调磨对颌牙,在某些特殊情况下还可进行对颌牙的根管治疗后截冠以创造出缺失牙的修复空间。

(2)颌骨水平关系异常:有的患者有明显的上颌前突或者下颌前突或者双颌突,种植体难以完全按照以修复为导向的种植外科原则植入,此类患者排牙时较为困难,难以获得理想的咬合关系。

(二)设计中应注意的问题

1. 𬌗力传导　正确的义齿设计应能够将𬌗力沿种植体长轴传导至种植体周围的骨组织,均匀分散𬌗力,尽量减小种植体承受的侧向力。因此,在设计多个种植体支持的固定义齿修复时,应在条件允许的情况下适当增加种植体数目,并尽可能使种植体在牙弓上均匀分布,从而达到均匀分散𬌗力的作用。

2. 应力分布　由于种植体与颌骨的结合是刚性的,没有牙周膜组织作为缓冲,当𬌗

力过大或者应力集中以及受到侧向力时,会对种植体周围的骨结合造成破坏,因此,上部结构的设计应有利于减小种植体所受负荷,必要时增加种植体数目以分散𬌗力,临床上用于固定义齿修复设计的各种减少𬌗力的调𬌗措施,都适用于种植义齿。

3. 咬合考量　种植体周围的不良应力主要来自于咬合接触,以往大量的随访表明调𬌗是否合理正确是修复体成功与否的因素之一。尤其是种植体数目少,直径小,以及种植区骨量不足时更加需要合理的咬合设计。同时,由于种植体周围没有牙周膜缓冲,应分散咬合,避免早接触,特别是在多颗牙缺失进行种植体支持的固定义齿修复时,尽量设计为多点咬合接触,在前伸、侧方咬合时应脱离接触,同时尽量利用余留牙形成尖牙保护𬌗和组牙功能𬌗。Carl E. Misch 提出咬合方案的主要目标为:将传递至种植体系的咬合负荷控制在生理及生物力学范围内,不同患者修复体的范围不尽相同,通过选择适当位点、数目及种植体大小,必要时通过渐进性骨负荷提高骨密度,运用应力释放的原理设计选择恰当的咬合方案等来进行处理。

三、分类设计

1. 对颌牙为天然牙列时的种植义齿的设计　应采用保护种植义齿的设计,防止种植体受到侧向力的作用而导致并发症的发生。

2. 对颌牙为非天然牙时的种植义齿设计　当种植义齿的对颌牙为非天然牙时,由于种植义齿感知不到义齿的早接触,可能造成𬌗创伤,并且𬌗创伤可能会持续存在,因此调𬌗时应该特别注意对牙尖斜度、尖窝接触、牙𬌗面宽度进行调整。有研究显示,牙尖斜面的三维𬌗型产生的侧向力与牙尖斜度的增加呈正相关,后牙牙尖斜度每增加 10 度,侧向负荷增大 30%。将与对颌牙接触的𬌗面窝调成圆钝的弧面接触,能够有效地分散𬌗

力,同时还可将种植体支持的牙冠通过人工减径的设计来减少过大的负荷。

3. 对颌为全口义齿时的种植义齿设计　对颌为全口义齿时,种植义齿比较容易获得稳定的咬合关系。全口义齿的人工牙应尽量排列在牙槽嵴项。种植义齿的设计与全口义齿的设计类似,种植义齿的人工牙排列应尽可能地与种植体长轴方向一致,排牙时兼顾上下𬌗关系,并做适当的调整。

4. 上、下颌均为种植体支持的全口固定义齿设计　全颌种植义齿要求咬合平衡,防止𬌗力过于集中和形成𬌗干扰。义齿的穿龈部分外形既要能维持牙龈组织的健康,又要能维持自洁和牙龈的清洁,并具有对牙龈组织的保护和生理刺激。同时还要兼顾美观和发音效果,美学区域应注意义齿的形态、排列和龈端的唇侧封闭。全颌固定种植义齿的游离部分要适当减短,有些情况可不制作第二磨牙。

5. 覆盖义齿的设计　当全口牙列缺失的患者因为颌骨条件不足,或者全身状况或经济因素等条件的限制,无法进行种植体支持的全口固定义齿修复时,可采用覆盖义齿修复的方式。与种植体支持的固定义齿修复相比,种植覆盖义齿需要的种植体数目较少,其位置通常位于牙弓的前部,使用时可将一部分的咬合力通过后牙区的基托组织面传导至牙龈软组织上,可避免应力的集中。在颌间距离较高,或者上颌骨大量缺失的患者,软组织需要额外的支撑时,义齿基托部分可以弥补水平方向或垂直方向上牙槽骨严重吸收产生的美观性能的不足。

6. 单颗牙缺失的种植义齿设计　单颗牙缺失,咬合关系和邻牙排列基本正常者,义齿的植入方向与将来最终修复的牙冠长轴方向一致,即"以修复为导向"来进行外科植入。在非美学区域,尽量设计为螺丝固位的修复方式,避免粘接剂的残留引起种植体周围骨吸收。

7. 多颗牙缺失的种植义齿设计 多颗牙缺失的患者,多采用种植体支持的固定桥修复设计,目前种植义齿与天然牙的联合修复方案已很少应用于临床。因为种植体与牙槽骨的骨性结合有别于天然牙的通过牙周韧带存在于牙槽窝内,其动度的差异会造成种植体受到不良应力的作用而引起并发症的产生。一般情况下,两颗种植体可以支撑3个单位的缺失牙,对于咬合力量较小的前牙可以支撑4个单位的缺失。若缺牙超过4颗,可以在双端固定桥的中间选择性地增加种植体,形成复合固定桥。在进行种植体数目的设计时,应遵循种植体与天然牙最少需要相距1.5mm,与种植体最少需要相距3mm的距离,加上不同牙位选择种植体直径的原则,结合患者缺牙区的近远中距离进行计算,得出该区域可容纳的种植体数目。有学者认为,多颗牙缺失时,种植体数目越多,直径越大,长度越长,越能有效地行使功能,承担较大的咬合力。为了减轻种植体的负载,应尽量避免单端桥的设计,缺失牙数量多或牙槽骨吸收严重的患者,应适当增加种植体数量。种植体支持的固定桥修复,应与𬌗力大小、桥体长度、种植体的分布相关,多颗种植体在牙槽骨内的分布要有利于𬌗力的均匀传导,种植体中心点的连线呈三角形或多边形更为有利,但应尽量保证多颗种植体植入时的方向有利于后期的修复基台能取得共同就位道。桥体材料的选择要有很好的抗挠曲性,修复冠可采取减小颊舌径、加大舌侧外展隙、降低牙尖斜度等措施来减小桥体承受的𬌗力,从而减少种植体因受力过大而出现的边缘骨吸收。

8. 种植体和天然牙的联合修复设计 这种修复方式目前已很少见,多数情况下只能作为备选方案使用,但在某些游离缺失的病例中,可能需要采用该种方案:由于行使功能载荷时种植体和天然牙的动度差异,会导致种植体上承受的𬌗力过大,从而产生并发症,故应避免使用单个种植牙或松动的天然牙作为基牙,并且被连接的牙应该与种植体足够平行以获得修复体的共同就位道。同时应避免将一颗种植体置于两颗天然牙之间,以降低因运动差异而增加种植体失败的概率。为了降低生物学并发症,将种植体和天然牙连接起来的必要条件是在单侧修复体上不能有任何侧向力。

9. 种植体植入方向不佳时的种植义齿设计 种植体的植入部位和排列有时并不利于义齿的制作。种植体明显的植入偏差,会导致后期修复时基台需进行大范围的调磨和铸造,才能取得共同就位道,这样的义齿可弃用,但可保留在颌骨内以保持骨组织的高度。种植体植入角度稍有偏差时,基台做少量调整即可完成后期修复体的制作,但应注意牙冠的减径,以防止种植体受到不良应力的影响而产生边缘骨吸收。

第五节 种植义齿的制作过程

一、种植义齿修复前的常规准备

现以骨内种植体为例,介绍种植义齿的准备及修复步骤。修复前或二期手术前应结合口腔检查及X线检查种植体骨结合及种植体周围软组织情况,是否需要更长的愈合时间,或是否需要进行角化龈移植等软组织增量程序。若软硬组织情况均已达到可行后期修复的条件,则可以取模制作上方修复体。修复体的设计和制作,应依据种植体的位置、数量、患者口内实际情况(例如颌间距离、软组织情况)等兼顾美观及功能来进行确定。

二、印模和模型

目前临床上较广泛使用的种植取模材料是聚醚和硅橡胶。单颗牙或种植体数目较少,并且有良好的共同就位道的多颗种植体可采用闭窗式取模。若种植体数目较多,可采取开窗式印模,有些情况下还需制作个别托盘进行取模。先用藻酸钠印模材料为患者制取初印模,印模的后缘应达到磨牙后垫或者翼上颌切迹,边缘伸张适度。印模灌注石膏后获得初印模,涂布分离剂并用自凝塑料制作个别托盘,托盘与种植体对应的部位进行开窗,即将对应种植体开窗式转移体将要穿出托盘底的地方磨穿(图11-5-1)。在患者口内试戴个别托盘,个别托盘边缘应光滑,在底部的开口处覆盖一层蜡片,以便于取模时开窗式转移体的固定螺丝的螺杆穿出,暴露其上端,待取模材料固化后旋松固定螺丝,将包含转移体的托盘从口内取出(图11-5-2)。同时,为了能将种植的位置从口内准确地转移到模型之上,并确保转移体不会因为角度不同而产生取模时的形变,还可在种植体和每个转移体连接固定好之后,用牙线将转移体拴结连成一体,并用自凝树脂粘接固定,再制取印模(图11-5-3)。待印模材料固化后,

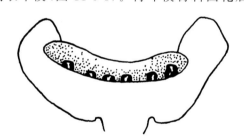

图 11-5-1　殆方开口的工作模型

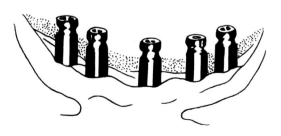

图 11-5-2　供制取印模的转移体

旋松固定螺丝,将托盘从口内取出,放置替代体,旋紧固位螺丝,确认无误后,即可灌注石膏模型。待模型硬固之后,分离托盘,获得工作模型(图11-5-4)。

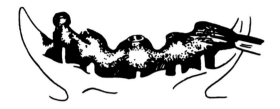

图 11-5-3　转移体之间用自凝树脂拴结

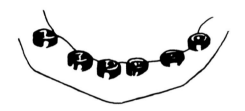

图 11-5-4　包含种植体替代体的工作模

三、记录颌位关系

用自凝树脂制作暂基托,并选择两个末端种植体和一个前牙区的种植体,在相应处穿孔,使基台能够穿出并通过固定螺丝将暂基托牢固连接。在暂基托上制作蜡堤(图11-5-5),检查正中关系、垂直距离、丰满度、殆平面、中线等记录的操作同常规总义齿。

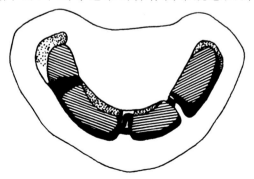

图 11-5-5　可拆卸的塑料基托蜡颌堤

最后用面弓转移此颌位关系到殆架上。

由于以上操作是以暂基托为基础进行的,而塑胶暂基托在牙槽嵴上的固位性比常规蜡基托要好,因此有利于正中关系的准确记录。

四、排牙

种植总义齿的排牙仍遵循通常排牙的一般原则,应兼具功能、美观(个性、仿真)及发音等要求。但应注意以下几点。

1. 上下颌牙的排列要大致均分颌间距离。

2. 后牙应尽量排列在种植体植入位置或与其接近。

3. 前牙距离种植体的水平距离要适当减少,即减小义齿脱位力矩的力臂。

4. 应尽量形成组牙功能殆和平衡殆,以减少下颌运动中形成的水平侧向力。

5. 必要时可行短牙弓修复,不排第二磨牙以减短牙弓长度,从而起到减小殆力及减短支架远中端悬臂长度的作用。

6. 排列的牙弓形状和颌弓形状及植入的种植体的连线形状要基本协调,如果排牙难以顾及颌弓形状时,应该按种植牙的要求排牙。

7. 必要时应减小牙尖斜面,减径,调圆殆面窝,从而减小义齿所受殆力。

排好人工牙后,用石膏或硅酮糊膏从人工牙列的唇颊侧和切缘殆面包埋,以记录排牙的位置,又称导模(index)。再用沸水冲掉排牙用的蜡,并确认所有牙的正确位置后,将记录回复到殆架上核对其吻合程度。此时可看到的人工牙舌侧空间即为将来支架所处的位置。

五、制作支架

(一)可拆卸式种植义齿的金属支架

在工作模上,将修复基台放置在种植体替代体上,以固位螺丝固定。使用铸造蜡或者自凝塑料修复基台,做成义齿支架的蜡型(图 11-5-6),蜡型的基本要求如下。

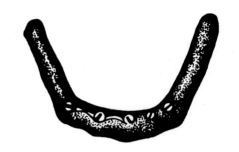

图 11-5-6　义齿支架的蜡型

1. 蜡型必须保证铸造后的精密度,支架必须固位良好,将义齿和种植基牙连接成为功能整体,切忌应力集中在个别种植体上。

2. 蜡型应该采取对抗铸造变形的措施,以保证铸件能在种植体上顺利就位。

3. 蜡型应保证金属支架具有足够的强度和适当的厚度和宽度。

4. 蜡型的唇颊面和殆面方向上设置固位形供人工牙附着。蜡型的设计有利于义齿唇颊侧的龈色塑料仿真外形的形成。

按照常规方法完成支架的铸造,磨光后的支架分别在模型上和口内试戴,检查其就位情况及共同就位道。金属支架的舌侧应具备适当突度,并给予高度抛光,以防止食物嵌塞、菌斑附着及牙龈创伤。支架的龈端应离开牙龈黏膜 2mm 以上,也应该高度抛光。

(二)种植体支持的固定桥的金属支架

此类义齿是通过上方的桥基台或称多能基台等能取得各个种植体之间的共同就位道的基台,将金属支架用螺丝固位的方式进行固定,金属支架的蜡型由铸造蜡或自凝塑料制成,蜡型的唇颊侧和殆方设计有供人工牙附着的固位装置。制作蜡型时用唇颊侧形态记录检查,要求为人工牙和桥留 2mm 以上的空间,如果间隙不足,则应适当修改蜡型或调整位置。

按常规要求完成铸造，分别在模型上和口内试戴支架，检查固位情况和共同就位道。

(三)单个种植义齿

单颗种植体支持的牙冠修复同固定义齿修复，在种植体替代体上选择合适的基台后，制作金属或全瓷内冠，外层烤瓷熔附，根据邻牙及对颌牙形态完成牙冠的制作。

(四)种植体与天然牙联合支持的固定义齿修复支架

该类型的义齿目前已较少应用于临床，但在某些特殊情况下也可考虑作为备选方案。

1. 天然基牙的选择　与固定义齿的设计原则相同。应注意基牙的质量、数量与位置，使其载荷控制在牙周组织承受的范围之内。

2. 种植体作为基牙的选择　原则上应该让每个基牙的支持力和固位力接近，并且要参考患者的咬合关系和咀嚼习惯等条件。常见的类型为末端种植基牙固定桥。

(五)种植覆盖义齿的金属支架

覆盖义齿根据上部结构类型不同，可分为组织/种植体支持式和种植体支持式的覆盖义齿。组织支持式的覆盖义齿可选择磁性附着体、球帽附着体、Locator附着体等；种植体支持式的附着体可选择杆附着体、套筒冠附着体。

六、完成和戴入种植义齿

(一)完成种植义齿

种植义齿的支架经过试戴后，将支架放回工作模型，在𬌗架上排牙和恢复咬合，按常规方法完成义齿部分的制作。根据患者的口内情况以及要求，可制作金属烤瓷冠、全瓷冠、烤塑冠、聚合瓷冠及树脂冠等。

(二)戴入种植义齿

种植义齿完成以后，特别是多颗牙的种植，最终修复时需试底冠精密度后再完成最后的戴牙。

试戴义齿时，应着重检查义齿的就位情况、义齿与种植体上方修复基台的密合程度、义齿的邻接关系和咬合关系，如有必要可做适当的小调整。

试戴螺丝固位种植义齿上方修复体后，最终修复时用扭力扳手旋紧基台螺丝，将聚四氟乙烯膜放置入螺丝通道内，再用氧化锌暂封材料加盖，最后用光固化树脂封闭螺丝孔(图11-5-7)。有的修复体要使用粘接固位来去除冠内壁多余的粘接材料，待粘接材料固化后仔细去除冠边缘及龈沟内的粘接材料，防止因粘结剂残留而导致的种植体边缘骨吸收。对于覆盖义齿，应检查附着体与义齿基托组织面内的对应配件的接触关系，并用压力指示糊剂检查和调改基托组织面与承托区黏膜接触的均匀程度。

义齿戴入后，拍摄X线征检查义齿就位情况，并嘱患者定期复查。

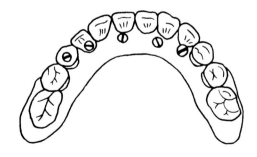

图11-5-7　即将封闭的固位孔

第六节　种植金属烤瓷修复体

随着种植义齿修复技术的发展和完善，种植金属烤瓷修复体以其明显的视觉和功能优势,备受患者和口腔临床医师青睐。因而,其应用范围与类型日渐广泛,本节仅就其临床准备及应用范围作一介绍。

一、种植金属烤瓷修复的临床准备

(一)过渡性义齿

由于拔牙后需要较长时间才适于做种植义齿,而且种植手术后又要等待一段时间,让软、硬组织的创伤得以愈合,以及与植入体形成良好的"整合"关系。因此,过渡性义齿就显得十分必要,它可被用作于上述时期中恢复患者的外貌及在一定程度上恢复咀嚼功能的临时修复体。

1.种植手术前的过渡性义齿　该义齿通常为常规制作的活动义齿,或种植术前特意设计与制作的活动义齿。它的作用除能恢复外观与部分功能外,还能减缓牙槽嵴的失用性萎缩,促进牙槽骨的改建和重建,为剩余牙槽嵴提供生理性功能刺激。

2.种植手术后的过渡性义齿　常以术前的过渡性义齿稍加调改后应用,其目的和效果基本相同。但对于不同类型的种植体,植入手术后的过渡义齿处理原则有所区别。

(1)对于植入体和基台连为一体的一次植入型的叶状种植体,考虑到将来植入体部分与骨组织之间会形成纤维结缔组织膜的界面,因而一般主张在植入术后尽快实施修复。为了避免创伤,在愈合期内戴用的过渡性义齿可与对颌牙脱离殆接触。

(2)对于期望达到"骨整合"(osseointe-gration)界面状态的各种种植体,则要求在术后2周内不戴用任何修复体,以利黏膜创口的愈合,并避免新植入的种植体承受负荷,以影响骨愈合的效果。对此,许多种植系统在种植体结构上设计为二次植入型。植入手术后2周内可戴用过渡性义齿;但应对原有义齿做适当修改,磨除一部分基托组织面后用弹性自凝塑胶重衬,并对植入部位做进一

步缓冲处理,以减轻植入体的负荷。在此后的3~6个月愈合期中,应重衬2~3次,以适应手术后牙槽嵴的变化,但亦需注意对相应部位做缓冲处理。

3.基台连接术后对过渡性义齿的处理

基台连接手术后,种植体的基台部分露出在牙槽嵴黏膜外,这种情况有时对过渡性义齿的装戴带来困难,好在基台连接手术仅形成黏膜创伤,愈合较快(2个星期左右)。如果是在前牙作种植,可不惜大量磨除过渡性可摘义齿的基托,以保证①种植体在此愈合期中不受外力的干扰;②种植体基台周围的牙龈保护剂得以保持。

待黏膜创伤完全愈合后,即可开始永久性种植义齿的制作程序。因采用铸造基底冠、桥体及金属烤瓷联合修复体的制作周期较长,可以先做一个塑胶的临时性固定修复体。它不仅能使患者感到舒适,也能对最终的永久性修复提供诸如殆关系、龈面形态、自洁情况、美观效果等很有价值的参考,但缺点是又增加了患者的部分经济负担。

(二)种植义齿修复前检查

1.基台-植入体不松动,叩击声清脆。

2.X线片显示骨组织与植入体间无透射层。

3.龈缘无炎症充血,龈袋深度及龈沟渗出液情况正常。

以上检查可以确认种植体与机体组织取得了良好的愈合效果。除此之外,还应检查种植体在牙列中的正常位置情况,以便设计时予以综合考虑。

二、种植金属烤瓷修复的设计要点

由于种植体与天然牙在支持组织的结构方面存在着本质上的区别,因而,种植体所承受的负荷力应该低于天然牙,并应注意以下两个要点。

1.殆接触关系　义齿所承受的力大部

分来自咬合力,而殆接触状态决定着力的方向和大小,以及沿种植体传布到界面上的状况。界面上的应力分布情况与种植体材料、外形等因素有关,但更为重要的是临床医师在设计时,如何应用生物力学知识来调整应力分布的水平。

有许多学者通过对人类牙齿解剖形态的多方面研究,提出临床上采用无尖牙或牙尖顶-卵圆窝接触方式,或 ABC 接触方式等,来达到殆面形态和殆接触状态,应以尽量减少水平分力的标准,对种植义齿的殆面设计也具有指导性作用,因此,在设计时应注意以下几点:

(1)种植义齿与对殆牙的殆接触点应少于正常真牙间的殆接触点数。

(2)修正 ABC 接触点分布,将其改良为:

①BC 接触点,因 BC 接触点参与的是上下牙工作尖,实际效果良好。

②AB 接触点,当下颌种植体偏向颊侧时,可采用 AB 接触补偿,也能起到平衡抵消水平分力的作用。

③在种植体条件较差时,可采用尖顶相对的一点接触方式(图 11-6-1)。

(3)殆接触部位的咬合小面(fossette,又称"小磨面")的面积应尽可能地小,近似于点状接触。

(4)通过减径使殆台(occlusal table,指殆面能形成咬合接触的区域)面积减小,可减至真牙殆台面积的 2/3 以至 1/2。

(5)形成充分的展隙、发育沟、副沟、副嵴等,以提供良好的排溢道。

(6)在非正中运动中,种植义齿不应起导斜面作用,必须充当导斜面时,滑动距离也应尽可能地小。

(7)在非功能区(前伸运动时的后牙区,侧方运动时的非工作区),种植义齿不应有殆接触。

上述形态学处理可能对咀嚼效率有一定影响,但是与种植义齿较薄弱的支持结

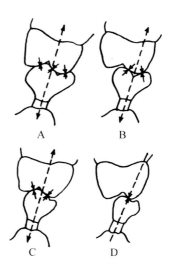

图 11-6-1　种植义齿与对颌牙的殆接触方式

A. 三点接触式;B、C. 两点接触式;D. 一点接触式。各种接触方式的共同目的都是使殆力沿牙长轴方向传导。

构相适应,因而有利于保持种植义齿的长期效果。

2. 种植义齿的龈面　种植义齿的桥体或基托不能像常规义齿那样紧贴黏膜组织,这是便于自洁与清扫,从而保证种植体周围龈组织的健康。其龈面形态可分为3 种:

(1)凹形龈面:龈面四周均呈凹面,可最大限度地提供充分的展隙。

(2)锥形龈面:龈面四周向龈端直线地伸展至基台,呈向下的圆锥形。

(3)凸形龈面:龈面四周均呈圆凸面,龈外展隙较狭窄,类似传统的固定桥龈面形态(图 11-6-2)。

以上 3 种基本形态,在前牙和后牙还有不同的处理方法。

(1)前牙的龈面略显圆凸,与黏膜不接触,舌侧充分开放便于自洁和清扫,唇侧则需考虑到美观、发音的效果,从前面看应尽量显得与牙龈自然移行,并应考虑到与对侧同名牙在形态上尽量对称(图 11-6-3)。

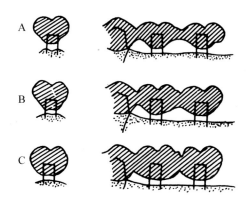

图 11-6-2　种植固定桥桥体龈面形态

A. 凹型龈面；B. 锥型龈面；C. 凸型龈面。

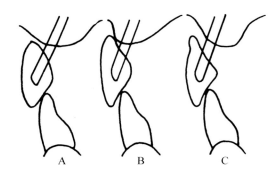

图 11-6-3　前牙龈面形态

A. 常规龈面；B. 盖嵴船底龈面；C. 偏侧形龈面。

（2）后牙的龈面处理首先应考虑功能和便于自洁、清扫。在前磨牙区和在磨牙区的处理又略有不同。为了减小异物感，可将后牙区龈端处理成"反盖嵴形"，将开放展隙置于颊侧，便于自洁和清扫。此时，美观问题已不重要，而舌侧的嵴盖形使感觉较为舒适（图11-6-4）。

无论采用何种龈面，都应予以高度抛光，以避免菌斑的附着。常规修复体一般将边缘置于龈下，而种植义齿则要求距龈缘至少1~2mm。这是因为种植基台无论从生物相容性还是从抛光工艺来说，都非技工室制作

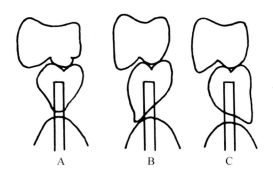

图 11-6-4　后牙龈面形态

A. 常规龈面；B. 盖嵴龈面；C. 反盖嵴龈面。

的修复体所可以比拟，由种植基台颈部与龈组织相接触是最佳选择。

三、种植义齿的上部结构

种植义齿的上部结构是由义齿、义齿的金属支架、支架与种植基台的连接部分组成。

种植基台是种植体在口腔内的开放部分，为种植义齿的上部结构提供支持和固位。种植基台和种植体的连接方式有固定连接和可拆卸式固定连接。固定连接者的种植体和种植基台是一个整体，结构上不可分割，种植体一经植入，种植基台就留在口腔内了，通常为即刻种植体。可拆卸式固定连接者常见于2期手术种植体，种植基台通过螺旋或者是基桩内的固位螺丝连接在种植体上，患者不能自行摘戴。

基台分为愈合基台、临时基台、修复基台等，愈合基台用于种植2期手术后或即刻种植术后；临时修复基台通常用于制作种植体支持的临时修复体；修复基台用于最终修复，根据上部结构的设计可采用不同的修复基后，如直基台、角度基台、桥基台等。

上部义齿部分和种植基台的连接方式主要由基台上的固位形所决定。有两种基本的连接方式：义齿的金属支架和种植基台为固定连接；义齿和种植基台为可摘式连接，即义齿为覆盖式种植义齿，或者是义齿和种植基

台或固位杠的磁性连接,利用磁力固位的原理,制成磁性固位的覆盖式种植义齿。

1. 成品化的上部结构 有许多种植系统能提供成品化的配套的上部结构,这些上部结构均能与基台端口精密吻合,并且有多种形态与型别,极为适合金属烤瓷修复全冠、桥体及金瓷可拆卸式桥等。

2. 上部结构与基台的连接方式 最常用的联接方式有以下三种。

(1)粘接:采用粘固剂将上部结构粘固在种植体基台上,如果此时义齿也已经与上部结构成为一体,则形成固定的冠、桥修复体。

(2)螺栓联接:上部结构通过预制的中央螺栓紧固在种植体基台上,可以由医师定期拆卸清洗与检查。

(3)可摘联接:义齿以双重冠、各种附着体(杆-卡式、栓道式、球帽式等)、磁性固位体等取得固位力,患者可自行摘戴,成为可摘式义齿。但固位体的一部分往往仍需用固定的方式(粘接或螺栓联接)与基台联接到一起。可摘式种植义齿适用范围较广,其又可以分为常规的覆盖式种植义齿和特殊的磁性固位种植义齿两大类型。

四、种植单个牙的金属烤瓷修复

用种植义齿修复个别牙缺失时,多采用固定联接的上部结构。

(一)粘接式

基台形状有如经过预备的桩核、临床医师只需再做少量磨改预备即可满足冠修复的要求。在预备时应注意,近龈缘 1~2mm 范围内尽量不加磨改,以免破坏表面光洁度。此种类型的种植义齿取印模、翻制石膏工作模、义齿制作等步骤与常规金属烤瓷全冠相同。需要注意的特殊之处就在于,验接触关系和龈面形态。有学者认为,骨水平种植体颈部一般位于邻牙釉牙骨质界根方至少 3mm(唇侧中点测量),在不影响颊侧骨板完整的情况下,尽量向颊侧方向植入,这样可使修复体呈现自然的边缘形态,避免颈部堆砌或边缘重叠。

(二)螺栓联接式

许多种植系统都配备有基台代型、基台转移杆和预成的上部结构。通过上述配件将患者口腔中种植基台的位置、形状等精确地转移到石膏牙列工作模型上。预成上部结构可与工作模上的基台代型吻合,制成的义齿戴回口腔中时,其吻合状态将与在工作模型上完全一样,达到预期的效果。这一过程步骤如下。

1. 取印模

(1)首先将基台连接手术后戴在基台顶端的塑胶愈合帽旋下,暴露顶端。

(2)将基台转移杆用螺栓固定到基台顶端。

(3)取印模,基台转移杆随印模取下。

(4)将基台代型固定到基台转移杆的端部。

(5)灌注人造石工作模。

2. 在人造石工作模上留下金属制的基台代型,其位置、外形都与口腔中的基台完全一致。

3. 将预成的上部结构吻接在基台代型上,以此为基础根据邻牙、对𬌗关系恢复牙冠外形蜡型。

4. 蜡型铸造后完成烤瓷。

5. 调整完好后,以螺纹固位(screw retention)完成种植义齿修复。

为了避免颊侧不美观的螺纹入口的显露,有学者研制出了有角度的基桩(angulated abutments)。但当上唇因行使功能暴露太大时,上前牙基桩上覆盖的薄的牙槽黏膜透出了金属颜色,甚至有金属边缘的显露。John W, McCartney 等介绍了一种改变基桩角度以获得美观效果的方法:①取模后在工作模上用类种植体(implant amalogs)和柔韧材料模拟口腔黏膜与种植体的关系,按螺纹入口偏舌侧改变种植基

桩的角度后,将其黏附于类种植体上;②在
𬌗架上调磨基桩的唇面,使金属边缘降至
黏膜下,必要时也可磨改螺纹帽和基桩圆
柱体;③磨改处用丙烯酸树脂稍作恢复,在
其上完成蜡型,颊侧留作烤瓷贴面;④蜡型
铸造完成后完成烤瓷,螺纹固位,种植义齿
即告完成。

五、种植金属烤瓷固定桥修复

骨内种植可以扩大固定修复的适应证范
围;但当固定桥涉及种植基牙时,除传统的固
定修复原则外,还应考虑以下因素。

(一)种植固定桥基牙的负荷分配

其原则是使基牙合理负担𬌗力。

1. 应采用以牙周膜面积决定基牙数量
的常规原则。种植体骨内部分的表面积可根
据其外形尺寸计算;但考虑到种植体与骨组
织间界面结构弱于真牙的牙周膜组织,因此
在决定基牙数量时,应留有更多余地;必要时
可适当增加种植体数目。

2. 双侧牙列间隙缺损的情况下,可考虑用
联冠桥将所有余牙及种植基联成一体,这种全
牙列固定桥有较强的抗水平向力的能力。

3. 真牙具有生理动度,易导致以桥体与
之相联的种植体发生松动。对此,除可利用
联冠减少动度外,也可通过冠桥间的附着体
连接,以达到应力中断效果。

4. 切忌以种植体为基牙设计制作金属
烤瓷单端固定桥。

(二)桥基牙长轴不平行问题

因受各种原因制约,种植体与真牙长轴
往往存在不平行情况,其对策如下。

1. 双重冠　除达到形成共同就位道外,
还能起增强固位力和稳定性的作用。

2. 附着体　冠桥间附着体除能解决就
位道外,还能起应力中断作用。

(三)基牙冠长度不足问题

患者的临床牙冠偏短时,除造成固位力不
足外,还迫使要对有关的种植基作相应修改,又

使桥体龈𬌗间隙不足而难以在龈面留出清洗空
间。对此,可酌情采用以下解决方法。

1. 手术修整松软肥厚的龈组织。

2. 手术修整薄锐的牙槽嵴顶骨组织。

3. 对过长的对𬌗牙做大量调𬌗。

4. 结合颅颌结构的整体情况,以全牙
列重建(oral rehabilitation),来升高垂直
距离。

(四)种植固定金属烤瓷桥的龈面问题

除在"单个牙的金属烤瓷修复"中已叙述
的原则外,还应做以下考虑。

1. 桥体龈面应避免接触黏膜,以预防黏
膜的炎症。

2. 桥体龈面外形可以分为 3 种类型(图
11-6-2),即凹型龈面、锥型龈面与凸型龈面。

从临床病人的主观感觉看,凸型龈面较
为舒适;但比较研究证明,这种龈面结构者局
部软组织炎症较多见,种植体周围龈沟液渗
出量也较多。

如果病人戴有固定式暂时义齿,其食物
残渣沉积、菌斑附着及龈缘状况可作为永久
义齿外形设计的参考依据。

六、种植可摘局部金属烤瓷义齿修复

根据设计原则,当天然牙基牙和种植体的
数量不足以作固定修复时,即可考虑设计为种
植可摘局部义齿。其原则仍然注重种植体的合
理负荷,以及种植体周围龈组织健康的维护。
此种设计多用于前牙 1～3 个单位的缺失。

七、种植体支持的全口义齿或金属烤瓷总义齿修复

(一)全口固定支架式总义齿

此种总义齿通过金属支架以螺丝钉紧固
在数个种植基上,病人不能自行摘戴。其固
位力与稳定性良好,而且因基托面积的明显
减小,使病人的咀嚼效率和舒适感都得到了
改善,外观亦很逼真,尤其是金属烤瓷或总义

齿的修复,很受患者欢迎。现以 Branemark 种植系统为例,对制作过程中的一些关键环节介绍如下。

1. 种植体的数量 通常需要 4～6 个达到良好骨结合的种植体,来支持上颌或下颌的总义齿。受颌骨解剖条件与手术操作的条件限制,这些种植体往往是均匀地分布在上下颌骨的前半部(图 11-6-5)。

2. 种植基转移 印模时,将钢制的种植基代型(replicas)转移到工作模型上,是保证支架与种植体吻合精度的关键环节,其步骤见如图 11-6-6。

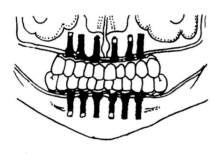

图 11-6-5 以固定支架式总义齿修复牙列缺失时种植体的分布情况

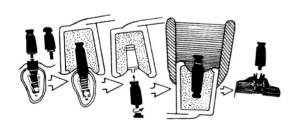

图 11-6-6 种植基转移步骤

(1)试将转移杆旋入种植基代型,确认其吻合后,取下配对备用。

(2)将转移导杆旋入病人口中的种植基。

(3)制取印模。

(4)从口腔中取出印模后,将转移导杆从种植基代型旋下。

这样,在石膏工作模型上就埋入了一系列种植基代型,其形状和位置都是从患者口内准确转移而来的。

3. 支架设计制作 由于种植体布局偏在颌弓前半部,支架的远中部分形成悬臂梁结构,悬臂向远中延伸约达第一磨牙近中半之处为止。铸成的支架磨光后在病人口中试适,要求达到"消极吻合"(passive fit)的状态,即在无外力时,支架就能均匀吻合于各个种植基上。检查支架与种植基的吻合情况,除依靠手的触感外,还需用肉眼(戴放大镜)及用硅橡胶印模材观察是否有间隙存在。考虑到支架铸造时易发生变形影响吻合精度,常采用分段铸造,在口内试适后粘固,再取下进行包埋、焊接的制造工艺。当支架在试适时发现吻合度不理想,也可切割开再重新拼对、焊接。

支架的龈面与牙槽嵴黏膜应保持 1～2mm 距离并形成圆凸面,高度抛光,以利自洁和清扫。

4. 固定支架总义齿的粭 虽然无须顾虑固位问题,一般仍认为应形成平衡粭,以利粭力的均匀分布。

5. 烤瓷与完成 烤瓷制作工艺与固定烤瓷桥相同。如条件不适合者可做常规塑料义齿。

6. 戴牙 固定支架总义齿戴牙的最后一步是由医师用螺钉将义齿紧固到种植基上。螺钉的旋入亦有一定的顺序,以 6 个种植体为例,如将它们从右至左编号为 1、2、3、4、5、6,则旋入的顺序应为 2、5、3、4、1、6,这是为了尽量减少螺钉旋入后在种植体上形成的应力。与试支架时达到"消极吻合"的用意一样,也是为了保护种植体周围的支持组织免受创伤。

螺钉旋紧后,用自凝塑胶填补其从基托、牙列上所穿过的孔。

(二)覆盖式义齿

虽然固定支架式义齿有许多显著的优越性,但仍有一部分无牙颌患者,更适于以覆盖义齿方式修复,其适应证如下。

1. 颌骨解剖条件很差,不能容纳足够数量的骨内种植体。

2. 病人因年龄和全身健康条件所限,不能承受固定支架式总义齿所需的较长时间外科手术和多次复诊。

3. 病人对口腔卫生保健专用工具和方法的自理能力较差。

4. 经济能力不能担负固定支架式总义齿较昂贵的费用。

5. 对传统总义齿的舒适感尚能满意者。

如有上述情况,可在颌骨双侧相当于尖牙隆凸处各植入一个种植体,并以此为基础作覆盖义齿修复。

附 种植义齿的金属烤瓷修复图例

(一)种植基牙和天然牙联合金属烤瓷固定桥修复

病例 1 患者,男,44 岁,台北市人,因牙周病欲做金属烤瓷固定夹板修复(详见第 10 章),$\frac{|456}{6|456}$ 缺失,其中 $6|$ 采用 $75|$ 作基牙,行金属烤瓷固定桥修复。$|456$ 为固定-活动联合修复;$\overline{|456}$ 因缺隙变小,故设计为种植两个种植基桩。以 $\overline{|37}$ 为天然基牙,$\overline{|456}$ 改形为 $\overline{|56}$ 外形的种植体基牙,形成 $\overline{|3567}$ 种植基牙和天然牙联合金属烤瓷固定桥。见本书第 10 章图 10-3-1～图 10-3-20。

病例 2 患者,女,因 $1|$ 缺失,要求行种植烤瓷牙修复。经检查决定行 $1|$ 种植基牙和 $|1$ 天然基牙联合金属烤瓷固定桥修复。该种修复方式多用于因种植体周围骨组织厚度、结构及位置等方面不够理想者,加用天然牙作为桥基牙可有效地减轻种植体基牙的负荷(图 11-附-1～图 11-附-5)。

(二)单个种植基牙的金属烤瓷全冠修复

病例 3 患者,男,因 $|3$ 缺失,要求以人工种植体金属烤瓷全冠修复(图 11-附-6～图 11-附-9)。

病例 4 患者,男,因 $2|$ 缺失,要求种植金属烤瓷牙修复(图 11-附-10～图 11-附-14)。

病例 5 患者,女,24 岁,因 $2|2$ 缺失,要求行种植金属烤瓷全冠修复(图 11-附-15～图 11-附-24)。

(三)种植总义齿的修复

根据文献报道,至少需要 4～6 个种植体方能对总义齿提供足够的支持,种植的部位应在上颌窦侧壁的近中或下颌颏孔的近中,即大约相当于第一前磨牙的区域(图 11-6-5),下颌种植后 3 个月及上颌种植后 6 个月即可开始修复程序。修复方式可分为全口固定支架式总义齿和覆盖式总义齿,现分别介绍如下。

1. 全口固定支架式金属烤瓷总义齿

病例 6 患者,男,45 岁,上颌牙列缺失后使用活动全口义齿近 5 年,效果欠佳,要求行种植总义齿修复。下颌 $4|12$ 缺失,牙龈萎缩,余留前牙轻度松动,检查后设计:上颌行种植总义齿修复,下颌行金属烤瓷固定桥(牙周夹板式)修复(图 11-附-25～图 11-附-29)。

2. 覆盖式总义齿修复 本修复方式以模型操作,一般可分为三个步骤,介绍如下。

(1)在颌骨双侧相当于尖牙隆凸处各植入 1 个种植体,并以此为基础,将 Dalbo 附着体的阳型部分固定于种植体上。

(2)制作金属支架,并将 Dalbo 附着体的阴型部分(圆筒状)固定于金属支架的相应部分(即义齿基托的组织面)。

(3)制作并完成总义齿。制作过程可使用硅橡胶预成阴型恢复牙列与基托外形,再按常规操作完成总义齿的制作与戴牙。

以上见图 11-附-30～图 11-附-41。

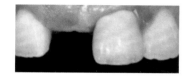
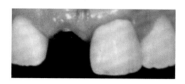

图 11-附-1　1|缺失。上图为缺失前；下图为螺纹柱状种植体植入后

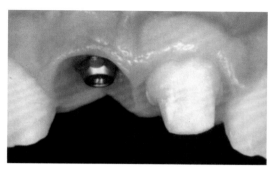

图 11-附-2　种植体植入后，|1牙体制备，欲行 1|1 固定烤瓷桥修复

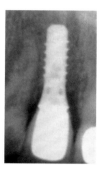

图 11-附-3　X 线显示骨组织与植入体愈合良好

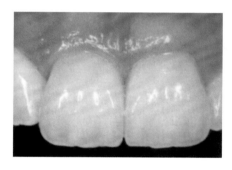

图 11-附-4　1|1金属烤瓷固定桥粘固后

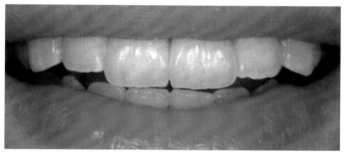

图 11-附-5　1|1种植金属烤瓷固定桥修复后启唇照

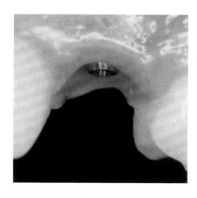

图 11-附-6　|3缺失，已种植中空式圆柱状种植体

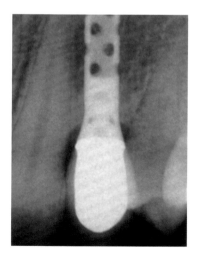

图 11-附-7　|3种植体植入 3 个月后拍片，X 线显示骨组织与植入体间无透射层，过渡性塑料牙安装状态良好

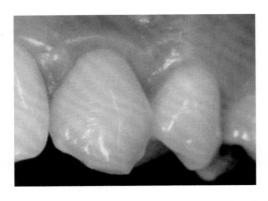

图 11-附-8 |3 种植金属烤瓷全冠粘固后,形态及颜色

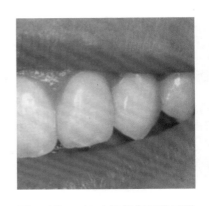

图 11-附-9 |3 金瓷修复后启唇照

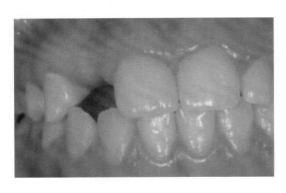

图 11-附-10 2|缺失唇面观

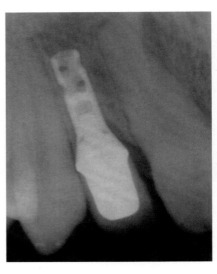

图 11-附-11 2|中空柱状种植体植入术后半年,X
线片显示植入体与骨质愈合良好,已
戴过渡性塑料义齿

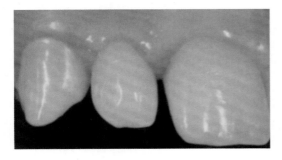

图 11-附-12 2|种植金属烤瓷冠粘固后形态(采
用仿真修复手法,与|2 形态与颜色
完全一致)

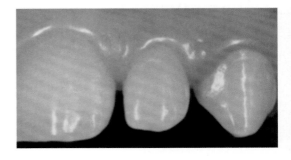

图 11-附-13 |2 天然牙形态

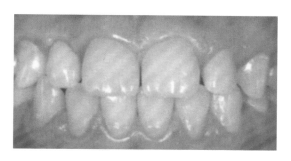

图 11-附-14　2|种植金属烤瓷全冠修复完成后唇面观

图中可见患者为先天性牙体发育过小和形态变异。

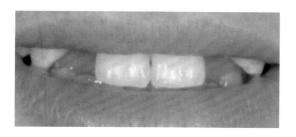

图 11-附-15　修复前正面像

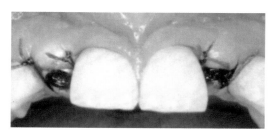

图 11-附-16　种植体植入手术

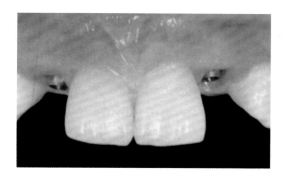

图 11-附-17　种植手术完成后

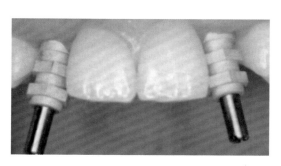

图 11-附-18　旋入基台转移杆

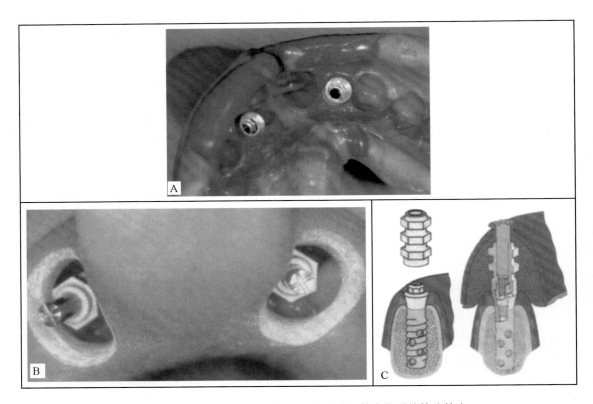

图 11-附-19 利用基台转移杆在取模时确保基台代型的转移精度

A. 取印模、基台转移杆随印模取下；B. 固定基台代型到基台转移杆的端部，灌注石膏工作模；C. 转移示意图。

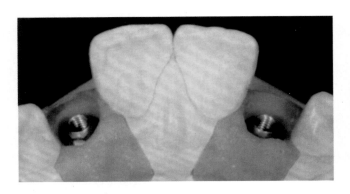

图 11-附-20 附有转移杆的工作模型

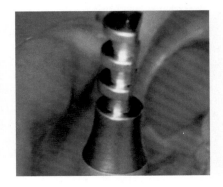

图 11-附-21 种植体上部结构

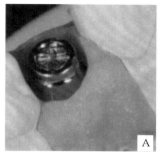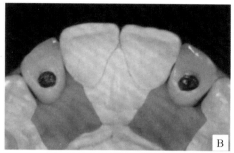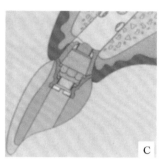

图 11-附-22 金属烤瓷全冠的完成

A. 预成的上部结构基座；B. 完成后的烤瓷冠代型上就位安装情况；C. 示意图。

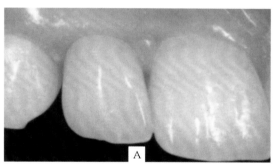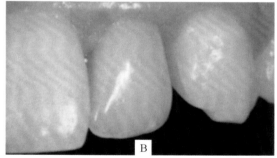

图 11-附-23 金属烤瓷全冠装入后唇面观

A. 右侧；B. 左侧。

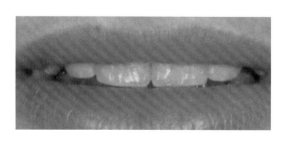

图 11-附-24 2|2 种植金属烤瓷全冠修复后启唇照

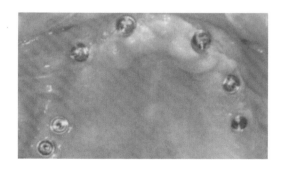

图 11-附-25 上颌植入 8 个种植体

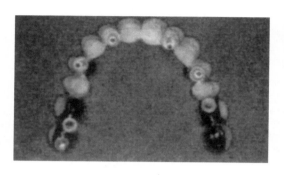

图 11-附-26　上颌支架式金属烤瓷总义齿完成

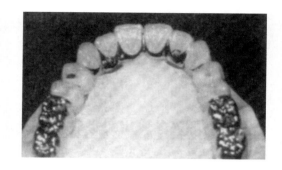

图 11-附-27　完成后模型试装

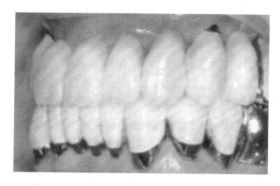

图 11-附-28　修复完成后左侧面观

可见上、下颌之间接触良好，下颌金属烤瓷固定桥也粘固完毕。

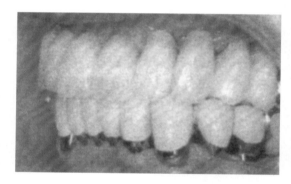

图 11-附-29　修复完成后右侧面观

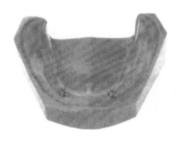

图 11-附-30　尖牙隆凸处种植体附着体转移到下颌模型上

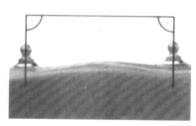

图 11-附-31　附着体的阳型部分应彼此平行以取得共同就位道

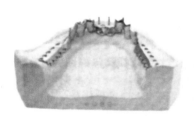

图 11-附-32　铸造金属支架舌面观

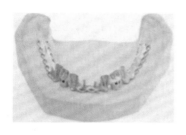

图 11-附-33　铸造金属支架唇面观

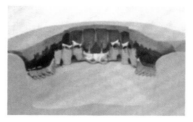

图 11-附-34　预置的硅橡胶模型（为支架蜡型完成阶段形态）

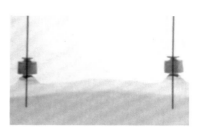

图 11-附-35　附着体阴型应转移到支架和基托组织面

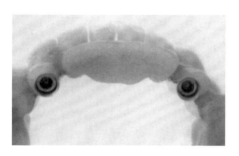

图 11-附-36　已完成的下总义齿,可见附着体阴型的位置

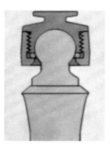

图 11-附-37　Dalbo 附着体结构示意图

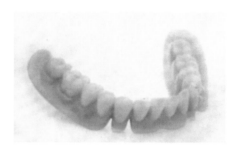

图 11-附-38　完成的下颌总义齿唇面观

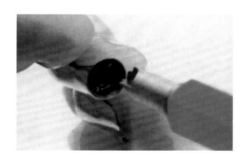

图 11-附-39　Dalbo 附着体的调节

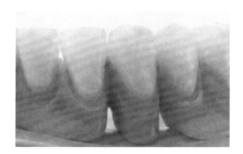

图 11-附-40　种植体基牙托牙牙龈形态,便于自洁和清洁

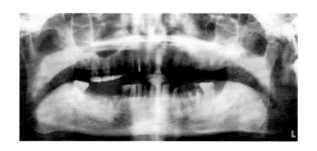

图 11-附-41-1　术前全景片

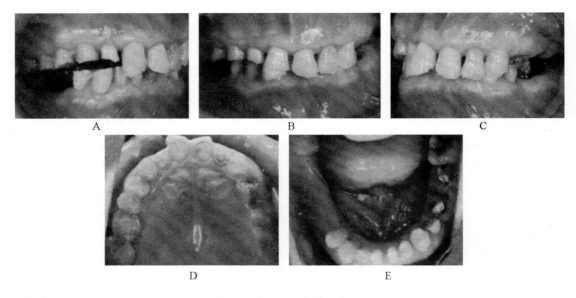

图 11-附-41-2　术前口内照

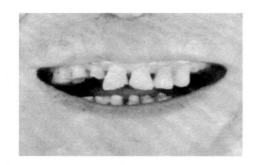

图 11-附-41-3　术前启口照

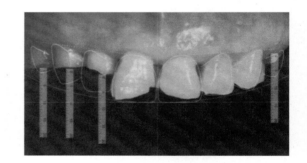

图 11-附-41-4　DSD 美学设计

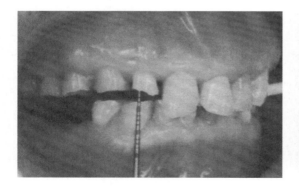

图 11-附-41-5　咬合升高

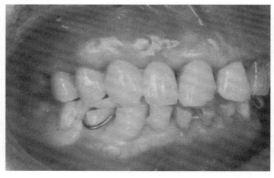

图 11-附-41-6　临时义齿恢复正常咬合

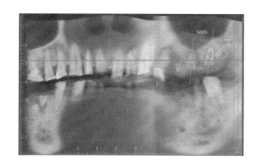

图 11-附-41-7　植入设计

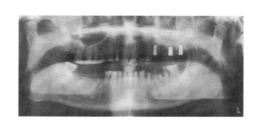

图 11-附-41-8　埋入式种植手术后

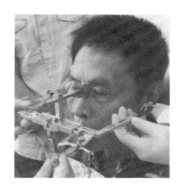

图 11-附-41-9　面弓转移

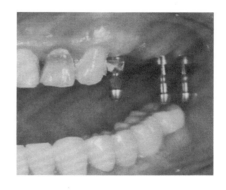

图 11-附-41-10　3 个月后种植取模

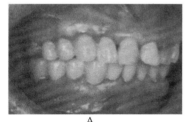

A

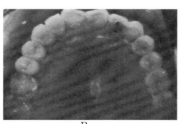

B

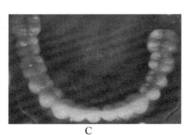

C

图 11-附-41-11　修复完成口内照

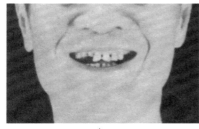

A

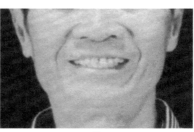

B

图 11-附-41-12　术前术后颜面照对比

（白　轶　黄俊新　张伟彬　管春生　白桂平　钟玉祥）

第 12 章

金属烤瓷固定修复后可能出现的问题和处理

第一节 金属烤瓷固定修复后可能出现的问题

金属烤瓷修复体因具有抗折力强,颜色及外观逼真,表面光滑,耐磨性强,不会变形,色泽稳定及耐酸碱等显著优点,目前被公认为属终身性修复。但这种认识主要基于金属烤瓷修复体材料的理化性能与制作工艺而言。

金属烤瓷固定修复体的使用寿命是由多种因素决定的。从原则上讲,只要其设计合理,制作规范,以其优良的理化性能和生物相容性而言,它的确是一种永久性修复体。但金属烤瓷固定修复的生理基础是基牙,而基牙的生理基础又是颌骨与牙周组织。基牙的生理代偿功能可以随着年龄、局部和全身健康情况等因素而产生变化。因此,金属烤瓷固定修复体在早期经基牙带来的额外负担,在一定时期内都是属于生理范围的,而不会引起病理性改变。随着年龄的增长或在机体抵抗力下降时,有时便会超出基牙的生理阈值,使牙周支持组织发生病理性损害;患者在使用过程中的意外情况,如突然咬着硬物(砂子、铁屑等),也会给基牙及牙周组织或烤瓷牙本身带来创伤,从而影响金属烤瓷固定修复体的使用寿命。此外,在检查、诊断、适应证的选择、基牙预备、金瓷冠或金瓷桥的设计与铸造、烤瓷等制作过程中的各个环节也难免有粗心大意或操作不当之处,这些都是金属烤瓷固定修复后的隐患,会在修复体的使用期间逐渐出现问题。

一、基牙病变

(一)基牙疼痛

基牙疼痛的原因主要有以下方面。

1. **早接触点导致咬合创伤** 其表现为在金属烤瓷固定修复体粘固后,短时间内出现的基牙疼痛,在找到早接触点并调改后,疼痛即可消失。

2. **牙体预备所造成的牙髓病变** 金属烤瓷修复由于形态需要,被磨除的牙体组织相对较多。因此,牙体预备时稍有不慎就会对牙髓组织产生损伤。其主要原因为:

(1)麻醉不全,病人带痛磨牙产生激惹性牙髓炎,或切磨时未采用冷水降温。

(2)预备过度,造成牙髓暴露或邻近髓腔;或者磨除部分与髓腔的距离不均匀。

(3)预备后未采取保髓措施,牙体预备完成后,活髓牙一定要戴用预制甲冠,并以氧化锌丁香油作护髓性粘固,再嘱患者避免冷、热及咬合刺激。

3. **基牙负担过重** 多因设计错误造成基牙负担过重或基牙支持力不足,从而造成牙槽骨吸收、牙龈退缩、牙根暴露,使牙颈部对冷、热、酸、甜等刺激敏感,从而产生咬合无力、咬合疼痛及酸痛感。

4. 继发龋所致牙髓炎 多因固位体边缘不密合、粘固剂溶解、固位体松动等产生了继发龋，初始时为过敏，继而引起牙髓炎、根尖病变，出现剧烈疼痛。

5. 牙周膜损伤 多因固位体与邻牙接触过紧，或基牙的共同就位道不规范，勉强就位造成牙周膜损伤。一般疼痛较轻微，稍加调改后数日内可自行消失。

6. 电位差所致疼痛 在口内有不同材料的修复体或充填物时，在唾液中可产生电位差，从而引起基牙刺痛感或黏膜刺痛感。

(二)基牙龈炎

1. 粘固剂压迫 粘固修复体时，多余的粘固剂未去净，压迫牙龈引起炎症或出现疼痛，除去多余粘固剂后，炎症与疼痛会消失。

2. 固位体边缘及桥体外形问题 固位体边缘过长或不贴合，食物嵌塞，桥体龈面与牙槽嵴黏膜不密合或压迫过紧，或桥体外形不正确，使固定义齿缺乏自洁作用，导致桥体底部积存食物残渣，以及桥体制作粗糙，容易滞留与聚集菌斑，均可产生龈炎。此类情况多无法在口内进行修改，应拆除重做。

(三)基牙松动或移位

产生基牙松动、移位的主要原因是基牙负担过重，使牙周支持组织遭受过大的机械性刺激和损伤，从而导致牙槽骨吸收所致。造成基牙负担过重的原因可能为基牙牙周组织本身的条件较差(如基牙本身就有牙周病)，桥体过长，设计时基牙数量不足，患者机体代偿能力失调等，这些都可能降低基牙牙周组织的耐受力，使其不能承受额外的负荷，而出现松动或移位。此种情况需要拆除后，予以相应治疗重新设计制作。

(四)基牙继发龋病

由于固位体边缘不密合或冠边缘过短、粘固剂质量低下或调和时比例不当等原因，导致粘固剂被溶解或本身就存在缝隙，以致进入细菌及食物残渣，形成菌斑附着，最终导致继发龋，可引起牙髓病变并形成残冠与残根。

二、固定桥松动或脱落

导致固位体松动或脱落的主要原因如下。

(一)固位体设计不当

如双端固定桥两端的固位体的固位力相差悬殊，在咀嚼运动时，固位力差的一侧固位体容易与基牙脱离，出现松动现象。当一侧基牙出现松动时，另一侧的基牙也会受到影响而产生松动。此外，固位体的固位力不足或固位体未完全就位，引起固定义齿翘动而勉强粘固；𬌗力不平衡，有早接触点，𬌗力集中的一侧，固位体也易发生松动；复合固定桥的中间桥基牙选用冠内固位体时，𬌗面未被覆盖，其固位体也易松动。

(二)基牙方面原因

1. 基牙预备不当 基牙预备体不能满足固位要求。如全冠预备体的各轴面过分向𬌗方聚拢，因而失去轴面的固位力；3/4冠轴沟的深度、长度不够，沟的位置、方向不符合要求等，都可以降低固位体的固位力，使固位体松动或脱落。

2. 基牙折断 这是采用死髓牙作基牙所常发生的问题。因死髓牙太久后发生失水变脆现象，而金瓷冠的强度高，质地坚硬，产生的𬌗力亦大。若死髓基牙余留的牙质较薄弱，在功能运动中接受或传递应力较大时，就会产生冠颈部横行折断或薄弱处折断现象。因此，在临床上对死髓牙的牙体预备应尽量保留更多的牙体组织，必要时应加用金属铸造桩冠。

3. 冠桩脱落 对以桩冠修复来完成金属烤瓷全冠或作为金瓷固定桥基牙的，常因冠桩松动或脱落而造成修复失败。其主要原因是患牙残冠处理或根面预备时操作不当，如使冠呈锥形或根管长度不够或预备不足，使桩短小而锥度过长；使残根断面至龈下，牙体组织缺少足够的抗力固位，或图省事使用成品根管桩等。以上均容易造成修复后因牙体缺乏足够抗力，而导致金瓷全冠或金瓷核桩整体脱落。标准的烤瓷桩冠制作方法请见本书第 8 章。

（三）制作过程中的工艺缺陷

1. 铸造基底冠的蜡型变形　铸造基底冠的蜡型变形，可造成基底冠与基牙牙体及边缘不密合、固位体翘动等。

2. 材料不符合要求或使用不当

（1）使用的金属材料收缩率太高，或制作的金属基底冠厚度不均匀或不足。

（2）使用的粘固剂质量低下或变质或粉、液调拌比例不当。

三、瓷裂瓷崩

金属烤瓷修复体的瓷裂瓷崩现象是金属烤瓷修复体失败的常见原因。据不完全统计，瓷裂瓷崩占失败病例的 $50\% \sim 55\%$。脱瓷原因可多达 11 种，主要是由于内应力金-瓷结合失败以及外力作用等单一因素和多种因素作用的结果。

据雷亚超等的研究结果，表明烤瓷合金与烤瓷粉的热膨胀系数应严格控制，瓷的热膨胀系数（瓷 α）应略小于烤瓷合金者（金 α），这样在金属烤瓷全冠出炉冷却时，就不会因瓷层受到张力而发生瓷裂。其研究还证明，金 α 与瓷 α 之差等于每 $1\ \mathrm{℃}\,(0.9 \times 10^{-6}) \sim (1.5 \times 10^{-6})$ 之间较为合理，若超过此范围，由于界面上温度效应产生的应力，会使金属烤瓷全冠出现瓷裂。

瓷裂和瓷崩是两种不同的概念。瓷裂是由于各种原因导致瓷内应力集中所致。瓷表面有裂纹，瓷脱落后，金属表面常遗留部分残余瓷层。瓷崩主要是金瓷之间结合不良所致。崩脱的部位金属暴露，表面光滑。

归纳起来，瓷裂瓷崩的主要原因如下。

（一）金属方面的问题

1. 金属与瓷不相匹配；

2. 金属底层强度不够及厚度不均匀；

3. 金属基底冠外形设计不当；

4. 金属支架上存在锐角；

5. 金属支架表面过于粗糙且不规则。

（二）瓷层方面问题

1. 瓷层过厚；

2. 瓷层过薄；

3. 瓷层厚度不均匀等。

（三）金瓷结合的问题

1. 金属表面粗化处理不当；

2. 金属表面受污染；

3. 省略了除气处理或除气处理不当；

4. 预氧化处理不当等。

（四）上瓷烧烤操作的问题

1. 瓷浆振荡不足，瓷粒缩聚不够；

2. 入炉及烧烤时升温速度过快；

3. 出炉后冷却过快，瓷表面出现张应力；

4. 多次烧烤，使瓷内白榴石晶体析出量增多，提高了热膨胀系数，出现张应力；

5. 未能及时发现并改正上瓷过程中的裂纹，就会留下隐患。

（五）咬合问题

金瓷修复体如咬合的设计与调整不当，也是导致瓷裂的重要原因。

1. 𬌗干扰；

2. 异常咬合关系等。

咬合问题中，𬌗干扰主要是指紧咬合及磨牙症的患者。异常咬合关系则主要指深覆𬌗深覆盖及单侧咬合等异常咬合关系。不管何种咬合，一旦𬌗力集中于金属烤瓷牙的锐角处，就容易引起瓷裂，如正中𬌗时对颌牙咬在金瓷结合界面上，或在金瓷结合界面上咬硬物，都容易导致瓷裂。

四、美观问题

（一）颜色方面问题

颜色过于显白或显黄，不合乎患者天然牙颜色及未能表现患者个性，其原因如下。

1. 医师选色不够准确或与技师沟通不够。

2. 技师对色瓷应用技术不够熟练或掌握程度达不到要求。

3. 体瓷不足 0.75mm 厚,遮色瓷显露,致烤瓷牙缺乏生动的层次感,其原因是:①牙体预备不足,使金属烤瓷的应有空间不够基本制作工艺需要;②遮色层过厚;③基底冠(支架)过厚。

4. 烧结温度不准。

5. 瓷层厚度不一致,造成同色瓷效果的差异。

6. 制作时未考虑或设计出烤瓷牙的个性(年龄、性别、气质)特征,未采取"仿生"艺

术原理或应用水平不够标准。

(二)形态方面问题

形态过大或过小,不合乎患者面型与殆型,或没有"个性"特征,一看就是假牙,其主要原因如下。

1. 未掌握好患者的牙形特征,一律按常规制作,形成牙外形的"千人一面"状态。

2. 未合理设计"缺隙",对"缺隙"的考虑功能性大于美观性,未应用"个性修复"的排牙技巧,或过于强调整齐划一,使修复体的造型过于死板。

3. 未作仿生艺术处理,未雕刻出磨蚀、咬痕等牙体特征,使烤瓷牙与周围天然牙区别太大,一眼便能识别为假牙。

第二节　金属烤瓷固定修复后出现问题的处理

金属烤瓷固定修复出现问题以后,首先应进行认真细致的检查,仔细分析造成固定桥失败的原因,并针对问题,制定解决问题的具体方案。其治疗原则是:"去除原因,积极治疗,具体情况,分别对待"。现将常用方法介绍如下。

一、金属烤瓷固定修复体的拆除

对已无法行使咀嚼功能或不能在口腔内修复的固定桥应予拆除。

(一)破坏性拆除

1. 用退冠器拆除　用退冠器末端钩,钩住固位体的边缘或桥体底部,并以左手指辅助固定好,循相反方向,用右手以振荡力使固位体内的粘固剂层碎裂,并使固定桥变松动后即可取出。应该注意的是,在使用退冠器时,一定要让末端钩钩住固位体边缘后再循牙齿长轴方向滑动冲击力,用力要准确干脆,切不可左右晃动,以免损伤病人口腔软组织。退冠时要不断更换位置,以使固定桥的两端及唇(颊)舌(腭)侧都能受到均衡的振荡冲击力,一般应以舌(腭)侧的固位体边缘为主,在

两端的固定桥都松动后,即可钳出桥体。用此法亦可以使部分修复体不被破坏。

2. 用直凿取桥　用小直凿的刃口放在固位体与桥体的近、远中连接体的龈方或固位体的颊侧边缘上,使凿柄与固定桥取出的方向保持一致,在助手对患者的口颊软组织做好保护措施后,用小锤轻轻敲击凿柄顶端,使粘固剂破碎后,桥即可被顺利取出。用此法取铸造 3/4 冠固位体的前桥,更为适用。

3. 割裂固位体取桥　采用退冠器及直凿都不便取出的固定桥或固位体已无法完整取出者,则可以割裂方式拆除。其方法为先用刃状石在全冠颊面锯口,其深度只应达水门汀层,不要过深以免伤及牙体;其长度要将龈缘切开,但不可伤及牙龈组织;可越过边缘达到颊面,再用锐凿放在切口处,将切口两侧的冠缘向两侧分开、撬松,然后顺就位方向用锐凿取下或用退冠器将固定桥取出。割裂拆除法是医生劳动量最大的一种拆除方法,由于金属烤瓷体的基底冠为铸造完成,所以拆除方法经常是综合性的,即切割、凿取、退冠器振荡等交替反复使用。此外,割裂取桥均

用锋利器械,故应加强对患者的保护。

(二)采用超声技术的非破坏性拆除

超声波是指频率高于 $16\sim20kHz$ 的机械振动波,可用于对金瓷修复体的非破坏性拆除。金属烤瓷冠如有一端固位体松动、连接体断裂、基牙继发龋或瓷裂瓷崩等原因而需拆下来修理或治疗基牙时,如使用常规退冠与切割方法,都会对修复体产生不同程度的损伤或使修复体变形。但使用超声波洁牙机,并依靠其所产生的振动能量,就能有效地破坏粘固剂层,从而大大降低金属烤瓷桥的固位力,有助于修复体的非破坏性拆除。

使用方法是取两个超声波洁牙机的刮治器尖改装为一个直凿和一个弯凿备用。操作时,将超声波洁牙机功率开到最大,先用直凿在固位体切缘和基牙交界处向龈方挖沟,再用弯凿于固位体颈缘沿基牙舌面向切方挖沟,弯凿在挖沟的同时还起杠杆作用。拆除一个固位体平均需要 9.5 分钟,若仅用直凿或弯凿工作,拆除时间将延长。拆除的固位体不会受到任何破坏,只需清洁干燥并重新烤瓷后即可使用;超声波还可以用于铸造全冠及桩和核的拆除,利用超声工具拆除桩、核,既能保护余留牙组织,避免根管侧壁穿孔,又能节省患者再治疗的时间。其方法是直接用超声波刮治器尖端,接触暴露在髓室和根管口的桩核,让超声振动,使根管和桩、核之间的粘固剂层破碎,从而取出桩、核。若取出困难,可用止血钳夹住桩、核的暴露部分,向冠方面牵拉,同时刮治器尖和桩、核或止血钳接触,传递到桩、核的超声振动能量往往足以破碎粘固剂层。对断于根管深处的桩、核,因不能和刮治器尖直接接触,需借助手锉来传递超声振动能量。应先清理根管口周围,露出清晰的视野,再设法沿桩、核的旁边插入根管锉,当25号的根管锉能插进 $2\sim3mm$ 时,换用同尺寸的 H 形锉并向下用力旋转,然后提拉锉,同时使刮治器尖和锉接触,如此反复,直到桩、核被取出。如果断桩、

核靠近根尖 1/3 而锉难以从其旁边插入时,可联合运用超声技术和环钻技术来将其取出。

利用超声波去除桩、核的技术要点是:①超声波振动必须传递到桩或核。②断桩、核低于髓室底时,为扩大器械与桩、核的接触面积,须紧挨着桩、核顶部制备间隙。③若根管太狭窄,可用手锉传递来自超声工具的振动能量。④被借助的锉向根方移动时,不需用太大的力。⑤持续的超声振动产热,为避免热对牙周组织的损害,需喷水冷却。⑥与桩、核直接接触的刮治器尖或锉在操作时应平行于桩、核的长轴。

总之,利用超声技术来对金瓷固定修复体和桩、核进行非破坏性拆除,具有安全性能好,医师劳动强度低,修复体取出后经相应修理还可以再利用的显著优点,不失为一个可以推广应用的好方法。

二、金属烤瓷固定修复体的修理

根据失败的修复体的原因,须制定相应的修复方案。一般来说,修理方案制定以后可以采取两种修理办法,一种是用非破坏性方法取出修复体后,到技工室予以修理;一种是在口腔内直接修理。

(一)技工室修理

需要到技工室修理的金瓷修复体有以下几种。

1. 形态与颜色不符合患者要求者。

2. 瓷裂瓷崩口内无法修补者。

3. 咬合过高或过低,无法在口内调殆者。

4. 存在着烤瓷缺陷需要返工者。

(二)口腔内直接修理

口内直接修理的主要内容是修补脱瓷,现常用以下几种方法。

1. 瓷片粘贴技术。将脱瓷牙的残存部分去除干净,用硅橡胶印模材取模,以人造石灌注模型后在脱瓷代型上制作烤瓷贴面,最

后以美国 Kerr 公司粘结系列,按要求对金属基底面进行粘结前处理,吹干,将瓷面粘结面就位,光照 40 秒粘固。

2. 以 Porcelain Liner M 和 Super-Bond C & B 粘结剂,直接修复崩落的瓷面。

3. 对较小面积的脱瓷还可以用光固化复合树脂予以修补,但一定要做好局部处理。

4. 目前已有专用的瓷粘结剂用于瓷层折裂的修补,如 Silistor 套装材料,其口内操作简单方便,粘接效果亦较稳定,还可以调配颜色,使烤瓷冠恢复原有色泽。该材料的创意新颖,又迎合了临床上的迫切需要,对金属烤瓷修复技术是一个可贵的完善和贡献。

5. 胶体电解液处理后树脂修补。据周延民等报道,他们通过胶体蚀刻液在口腔内建立微电解池,用电化学方法将金属底层表面粗化,提高金属与粘结材料的粘结强度,用 HF 胶体酸蚀剂处理瓷的粘结面,从而提高粘结材料与瓷面的结合强度,在不破坏金属底层的前提下直接将脱掉的瓷面原位粘固或利用光敏固化复合树脂直接修补缺损的瓷体。以上方法经作者临床应用 2 年,取得了较好的效果。

6. 块状切割修补法。据丁丙等报道,他们采用嵌体制作技术原理,将脱瓷部位金属基底冠以金刚砂车针切割并形成固位形,再取模完成相应缺损部位的铸造金属基底块,按常规处理后进行烤瓷,然后粘结于脱瓷之基牙上面。该法效果良好,但制作工艺复杂,操作难度也较大。

综上所述,口腔内直接修补脱瓷的方法较多,或易或难,但都能达到保留金瓷修复体的目的。临床上,对脱瓷冠桥的处理是一件十分棘手的问题,如保留在口腔内,但美观问题又无法让患者接受;如拆除重做又实非易事,常常会造成金属冠桥的破坏,而且在拆除过程中还可能造成牙髓、牙周及牙根与邻牙

的损伤,从而给患者增加新的痛苦。同时患者还要多次就诊,经济上亦会有不少损失。因此,如有理想的修补脱瓷的办法来解决这一难题,实在是患者与医师共同的愿望。随着材料科学的飞速发展,这一问题可望在近年内得到圆满地解决。

三、金属烤瓷修复后其他问题的处理

1. 继发性牙髓炎的处理 对因备牙或继发龋引起的修复后并发牙髓炎者,应经各种检查确诊后,在无痛处理下行𬌗面磨去瓷层,钻开钢冠(对某些容易发生牙髓炎的基牙,作者常在基底冠设计时有意预制一𬌗面中央薄弱区,该区直径为 3mm,厚度为基底冠𬌗面厚度的 1/2)及开髓处理,然后再进行根管治疗后,分层封闭烤瓷冠开口处。

2. 基牙病变的处理 对基牙存在着牙体、牙髓或牙周病变者,应在拆除固定桥后,针对病因予以相应治疗,必要时还应拔除不符合要求的基牙,然后再酌情重新设计与制作合适的修复体。对不再适应金属烤瓷固定修复的患者,应建议其改换活动修复或固定-活动联合修复体,以避免再次修复后又造成失败。

金属烤瓷修复后所出现的各种问题,涉及面较广,症状也比较复杂。尤其是多基牙长桥的病变,常很难找到病变牙。因而,检查时要认真排除,以免误伤健康牙而酿成大错。此外,以上所述的许多并发症均源于医师不讲究修复原则,而一切按病人要求制作所致,对这种失败应引以为戒,以防止同样事件的发生。如果能严格遵守金属烤瓷修复的各项原则,一切制作程序均按标准进行,就会极大地减少修复后并发症的发生,使金属烤瓷修复体真正成为终身性修复体。

(白　洁　张本良御　刘　彦)

第三篇　口腔全瓷修复技术

第 *13* 章

口腔全瓷应用材料

第一节　概　　述

牙科陶瓷（dental ceramics，DC）具有优良的光传播和光反射特性，可以再现天然牙的半透明深度和色深度（color depth），有良好的生物相容性，在口腔环境中不降解，抛光和上釉的瓷面光洁等显著优点，而备受临床医生欢迎。

自从 1886 年 Land 制作出第一个瓷甲冠以来，由于其具有上述优点而一直是牙科冠桥修复的重要材料；但由于在使用过程中逐渐发现它同时存在着许多缺点，如抗弯强度低，烧结收缩大，与预备牙的边缘适合性较差等，而又限制了对它的应用。此后，人们一直试图寻找一种既美观，强度又高，又便于临床制作的金瓷修复材料。100 多年来，提高牙科陶瓷的强度一直是众多的临床牙科医师和陶瓷学家所追求的目标。

1903 年美国密执安州牙医 Charles Land 采用铂箔技术用长石瓷（feldspathic porcelain）在耐火模上烧制出第一个色泽与自然牙近似的瓷甲冠（porcelain jacket crown，PJC）。由于该瓷挠曲强度低，仅为 60～70MPa，瓷冠易于碎裂，应用效果欠佳。1965 年 McLean 报道了铝瓷冠，其内核冠由含 50％Al$_2$O$_3$ 的高铝瓷制成，强度较瓷甲冠提高了近 50％，从而推出了铝瓷甲冠技术。1973 年 Southan 等发明了一种名为 Hi-Ce-ram 的瓷甲冠，第一次采用了在耐火代型上直接烧烤铝瓷技术，克服了在铂箔上烧烤时的困难，且提高了瓷甲冠的强度和适合性。1983 年 Sozio 等发明了 Cerestore 铝瓷冠，采用一种收缩极小的铝瓷材料（含 85％ Al$_2$O$_3$），用失蜡法形成铸腔，将铝瓷坯料软化，注塑形成内冠。经高温烧烤，体积膨胀，补偿收缩，然后表面常规上瓷而成。1984 年 Corning 和 Dentsply 公司推出的 Dicor 铸造陶瓷，通过微晶化处理后具有较好的机械性能，但其通过表面着色和粘固剂颜色调整修饰出的色泽仍不够理想，且较费时复杂。1986 年由义获嘉（Ivoclar）公司与苏黎士大学冠桥系共同研制的 IPS Empress 可铸玻璃陶瓷问世，该全瓷冠采用失蜡注塑法，在高温高压条件下将白榴石增强的玻璃陶瓷软化注入型腔，形成雏冠（reduced crown），表面上再上釉着色而成。IPS Empress 铸瓷具有美观、良好的半透明性，与牙釉质近似的折光性，良好的边缘密合性及抗折断性能，其抗挠曲强度可达 160～182MPa，此外，还有与牙釉质相似的耐磨性能。1988 年 9 月在巴黎召开的第七届国际烤瓷学术会议上，法国的 Sadoun 提出了一种名为粉浆涂塑（Slip-Casting）的全瓷冠桥修复技术，后由德国 Vita 公司改进，以商品名 In-Ceram 推出。其基本原理是在复制的专用代型上用氧化铝粉浆涂塑形成核冠雏型,置专用炉内烧结后,再涂上玻璃料烧烤,玻璃熔化后渗入氧化铝微粒间,几乎全部消除了微粒间的孔隙,从而限制了裂纹弥散,增强了材料的抗弯强度。内核冠形成后,再以常规堆塑面瓷,完成修复体。粉浆涂塑铝瓷冠的抗弯强度高,较全瓷修复系统的有些铸造陶瓷几乎要高3~4倍,不仅可用于前后牙单冠的制作,也可以制作前牙3单位桥,还具有边缘适合性好,透光性好等优点。

总之,铸造玻璃陶瓷在口腔修复中的应用前景极为广泛,由于现代科学水平的飞速发展,各学科的相互渗透与交叉,必将在不久的未来产生各个方面都十分理想的铸造陶瓷。国内对同类产品的研究也已经取得了很大的成就,如第四军医大学研制出 Liko 可铸玻璃陶瓷,华西医科大学研制开发出用氧化锆增韧的玻璃陶瓷等。本章仅就临床应用较多的铸造陶瓷 IPS-Empress 与 In-Ceram 粉浆涂塑全瓷及切削成型全瓷材料分别专题介绍。

第二节　热压铸造陶瓷与修复

一、概念及分类

热压铸(heat-pressed)全瓷材料又称为注射成型玻璃陶瓷(injection-molded glass-ceramic),简称铸瓷。它是采用注射成型方法将玻璃陶瓷在高温、高压下注入型腔并烧结、制作全瓷修复体的陶瓷。热压铸方法有助于避免瓷体中形成大孔隙,提高致密度和强度,并可促使玻璃基质中晶相很好地分散排列,而且瓷的密度高,晶体粒子小,故强度较高。由于瓷修复体的收缩可通过包埋料的热膨胀加以补偿,故其边缘适合性好。

热压铸全瓷修复体通过失蜡法铸造成型,形态准确,玻璃成分较多,具有半透明性、美观,边缘适合性好,氢氟酸可蚀刻,粘接性能好。主要缺点是设备的初次投资大,以及与其他全瓷材料比,强度相对较低,与饰瓷的结合不够强,不适用于桥体。

根据热压铸全瓷材料中增强晶相的种类可分为白榴石增强热压铸全瓷和二硅酸锂(lithium disilicate)增强热压铸全瓷。

二、工作原理及操作程序

IPS-Empress 可铸玻璃陶瓷是由苏黎士大学冠桥系的总技师 Wohlwend 提出,并与义获嘉(Ivoclar)公司共同研制成功后,于1986年推出并应用于临床。它是一种新型的无收缩的热压铸入型玻璃陶瓷。

IPS-Empress 陶瓷采用的工作原理与金属铸造相似,也是采用"失蜡法"原理。其大致操作程序为:先用蜡制作并完成蜡型,然后用磷酸盐包埋料包埋,在电熔炉中除蜡,与 Empress 瓷锭一同升温至 850℃,然后将瓷锭放入型腔浇铸口,再放入铸瓷机中,升温至1 075℃或 1180℃(前者为染色烤瓷锭,后者为堆瓷烤瓷锭)。在自动压力炉预热20分钟,经 Al_2O_3 棒压铸(约 0.5MPa 压力)成型后,取出铸件,切割铸道,表面粗打磨,再进行染色烤瓷或涂瓷烤瓷等技术操作后,完成修复体。

Empress 陶瓷内合成核剂,在压铸及焙烧过程后,即可完成微晶化,因而比较节省操作时间,由于其收缩可通过包埋材料的热膨胀加以控制,故其边缘适应性较好。

三、研究概况

自 Empress 陶瓷投放市场以来,许多临床医生和学者对其进行了多方面的研究与应用,以下仅就有关研究情况作一简介。

（一）色泽

1. 显色原理 成品 Empress 瓷锭内含颜色，并提供标准选牙色板。使用时，选择与牙本质颜色接近的瓷锭，热压铸成底层瓷（核心瓷）后，于其上再熔附色瓷、釉料（前牙）或添瓷，恢复正确解剖外形和咬合关系（后牙）。由于底层瓷类似牙本质色，其透射光抵达牙本质后的散射光与表层色、釉瓷的反射光相混合，故与天然牙的显色情况相似，可以产生高度的美学效果。

2. 显色特性 陶瓷冠的颜色（色调、彩度、亮度）显示情况决定于两个重要参数，即底层瓷的颜色显示能力和半透明性。不同陶瓷材料的颜色各不相同，但大都可以通过色瓷或面瓷加以控制，因而半透明性成为决定陶瓷冠显色的重要因素。在临床操作时，应尽可能选择与自然牙半透明性和灰度相似的核心瓷，以期其透射光能产生与真牙相似的光学效应。

（二）强度

其组成特点为采用白榴石（leucite，$K_2O \cdot Al_2O_3 \cdot 4SiO_2$）作为增强剂，其含量 23.6%～41.3%，低于另一种高强度长石瓷（Optec，50.6%），高于传统的金瓷系统，如 Vita VMK（19.3%）和 Ceramco（21.5%），晶粒直径约 $1.5\mu m$，结晶中 K^+，Al^{3+}，Si^{4+} 比例为 1∶1.02∶2.07。白榴石增强 Empress 强度主要通过：①经焙烧、压铸后，白榴石晶粒均匀分散于长石形成的玻璃相中，当陶瓷表面或内部出现裂缝时，白榴石晶体可以阻止裂缝的进一步扩展或使裂缝折向而不易扩散。②分散在玻璃基质中的白榴石结晶 CTE 值较高，冷却时可以使玻璃处于压缩状态，因而增强了其潜在强度。

Dong 认为，热压铸入及上色和涂层时的焙烧过程可以增强 Empress 陶瓷的抗折强度，其原因在于陶瓷内白榴石结晶的含量增加，且分散更加均匀。Richards 在完整和预制刻痕两种状态下的检测结果也表明，压铸后的 Empress 抗折强度比未压铸前要大。

四、适应证

1. Empress 陶瓷材料铸瓷烤瓷技术适用于前牙全冠修复。

2. Empress 陶瓷材料铸瓷染色技术适用于后牙嵌体、高嵌体、前牙贴面及后牙单冠的修复。

3. Empress 陶瓷材料因强度和制作工艺问题，目前还不能用于制作固定桥，但可试用于前牙的铸瓷桩核。

五、临床应用

（一）基牙预备

铸瓷基牙预备要求与烤瓷基牙预备基本相同。其注意事项如下。

1. 肩台的位置与形态 铸瓷冠的基牙肩台可以在龈下，也可以在龈上，这应根据牙齿的具体情况而定。如果牙齿颜色正常，修复体肩台可以在龈上，这样便于备牙、采印，也便于调磨和粘接。但如设计为：牙颈部宽度为 1.0mm，位于龈下 1mm 左右的直角肩台，临床效果也很理想。另外应予重视的是，基牙周围边缘都应制备肩台，且无论前牙或后牙，肩台均应尽量清楚规范。肩台应尽量采用直台或钝角肩台，不要使肩台边缘过锐或过薄。

2. 基牙制备时的形态与磨除厚度 铸瓷冠基牙制备的形态要求亦同金属烤瓷基牙制备的形态要求。但因目前铸瓷尚只限于制作单冠，故不存在共同就位道的问题，因而形态应以恢复基牙原有形态为原则。但由于材料强度的原因，前牙牙冠预备时各轴面至少应预备 1.5mm 间隙，牙颈部制备宽度不能少于 1.0mm。后牙嵌体窝洞的预备，按照传统盒形洞的制备原则进行，但因铸瓷的材料强度低于合金，故窝洞一般需备成盒形，边缘不可有斜角（Bevel），洞深度最低标准应为 1.5～2.0mm。

3. 制备前牙桩核冠的要求 制备前牙桩核冠时,应按常规要求预备根管后,按下列几种方式进行。

(1)直接法取蜡型包埋,失蜡后铸造成镍铬合金。桩核由于铸造冠的半透明性会显露下层金属核的颜色,需要在金属核表面遮色处理;遮色处理的方法可采用光固化技术,或桩核表面涂基底遮色瓷粉,置于烤瓷炉内烤结的方法解决。

(2)以黄金色系金属制作桩核冠,可避免半透明的铸瓷冠下,显露出灰黑色金属色的缺点。

(3)以烧瓷用合金制作桩核后,再以瓷粉堆筑烧附方式,制作桩核冠。

4. 印模与灌模 用硅橡胶或优质藻酸盐类印模材料制取印模,用超硬石膏灌制工作模型,硬石膏灌注对颌模型。

5. 基牙处理 制备后的前牙基牙或后牙嵌体,应制作临时修复体(暂时冠或软质光固化材料),以保护基牙组织面及维护患者形象。

(二)铸瓷修复前准备

1. 选牙色 Empress 铸瓷修复可采用本系统 IPS chromascope 20 色系选牙色和 VITA16 色系选牙色两种选牙色方式,这两种选牙色都是牙釉质主体选牙色体系。另外,在 Empress 系统中,还有牙本质选牙色系统的 9 种颜色系列,这在全瓷选牙色中十分重要。在金属烤瓷修复中,只需考虑以遮色瓷阻挡基底冠的颜色,而全冠修复因具有半透明效果,基牙的牙本质色会透出来,因此,铸瓷全冠需要进行牙釉质选牙色和牙本质选牙色的两种层次选牙色,方能取得理想的颜色效果。

2. 设备与材料

(1)主要设备:①烤瓷炉;②电熔炉;③真空搅拌机;④喷砂机;⑤振荡机;⑥蒸汽清洗机;⑦铸瓷机(Empress Ep500)。

(2)主要材料:①铸瓷块;②选牙色板;③烤瓷瓷粉;④染色糊剂;⑤上釉糊剂;⑥代型材料;⑦包埋材料;⑧临床粘合剂。

(三)铸造陶瓷可能出现的问题

1. 就戴困难 主要原因为代型分离剂涂布过薄或不均匀所致。由于铸造陶瓷修复体十分精密,故分离间隙剂一定要按要求厚度涂布。可适当调磨试纸检查显示有障碍处。

2. 铸瓷冠折断 一般折断部位是在边缘较薄处或有裂痕处,故制作过程及试戴过程都禁忌用硬物敲打,以免产生裂纹,于临床粘固前,也不可在口内做调𬌗打磨。

3. 颜色太浅白 检查铸瓷机的真空系统是否有漏气,漏气会造成瓷体变成白色。

4. 铸圈在铸瓷机内破裂 有可能是因为铸圈在电烘炉内加热过快,或是包埋操作不当,造成铸圈上、下底面不平行,而致加压不均。另外 Al_2O_3 加压棒上残存的瓷屑如未清洁干净,加压时也可能会造成破裂。

(四)粘固

铸瓷修复体临床调试合格后,即可粘固。粘固材料可选用 IPS Empress Cemkit 树脂粘结系统和 3M 公司生产的粉液剂型光固化玻璃离子水门汀(GIC)2 种粘结剂进行粘固。使用时,请严格按产品使用说明操作,并注意产品有效日期及注意事项。

粘固时要注意清洗基牙,洗净临时粘固剂和临时冠覆盖处在基牙上的残屑和污垢。

另外,还应注意的是,IPS Empress 修复体不宜使用磷酸锌或羧酸锌水门汀粘固,以免产生不透明的白垩色,影响铸瓷冠的颜色效果,或水门汀释放的游离酸造成对制备后的活髓基牙的刺激。

临床效果表明,IPS Empress 铸瓷冠较之金属烤瓷冠有 2 个明显的优点,其一为铸瓷冠本身不会产生"颈部黑线",其良好的透明性及折光性,能使牙颈部也具有理想的美观效果;其次为铸瓷冠的硬度与牙釉质近似,其与对𬌗牙可达到同步磨损,以上两点是金属烤瓷冠所无法在近期具备的条件。

第三节　In-Ceram 粉浆涂塑全瓷与修复

一、概念及分类

粉浆涂塑(slip-casting)全瓷材料亦称玻璃渗透全瓷,是通过粉浆堆涂成型方法将耐高温微晶体颗粒在耐火模型上成型,耐火模型吸收堆涂的粉浆中的水分,干燥后进行高温半烧结,烧制成由微粒骨架组成的、具有多孔结构的瓷修复体,随后将镧系玻璃粉熔融后通过毛细管作用渗透入瓷的孔隙内,最后用线胀系数匹配的饰面瓷对修复体进行饰面。玻璃渗透全瓷材料的骨架是相互烧结在一起的晶体(相)微粒,约占 75%,通常具有较高的强度。渗透玻璃位于晶体(相)微粒的间隙中,两者形成一种相互贯穿、互渗的结构,极大地提高了瓷的力学性能,能代替金属基底冠核,制作无金属基底的全瓷修复体,修复体美观性能好。

根据玻璃渗透全瓷中的晶体骨架的种类,可将此类材料分为氧化铝基、尖晶石基及氧化锆增韧氧化铝玻璃渗透瓷。

二、In-Ceram 材料特性

粉浆涂塑(slip-casting)的全瓷冠桥修复技术,是由法国的 Sadoun 于 1988 年首先报道,以后又有许多学者从不同角度对它进行了全方位的研究和临床应用。以至从 1990 年至今,世界各国学者对它的研究报告不断见诸各学术期刊,几乎一致认为它是一种很有前途的全瓷修复材料。

In-Ceram 材料包括代型材料,铝瓷粉、液,渗透用玻璃料等。

(一)代型材料

主要成分为 $CaSO_4 \cdot 2H_2O$,烧烤时失水收缩,收缩率为 16.03%。由于其收缩率远大于氧化铝底层的收缩率(0.21% ～

0.28%),因而经过烧结烧烤(sintering firing)后,氧化铝底层很容易从代型上取下,而不需喷砂处理等。

(二)铝瓷粉

为含 99.99% 高纯度的氧化铝微粒,粒度大小为 $2～5\mu m$,热膨胀系数为 $7.95 \times 10^{-6}(600℃)$,烧烤线收缩率为 0.21% ～ 0.28%。它与专用液调拌,经过烧结烧烤后,氧化铝微粒同界面初步熔接,形成一个稳定的多孔的铝瓷底层。

(三)玻璃料

主要由 La_2O_3,SiO_2,Al_2O_3 和 CaO 组成,粒度大小 $20～300\mu m$,热膨胀系数为 $7.59 \times 10^{-6}(600℃)$,有数种颜色,与蒸馏水调拌成糊状后,涂布于铝瓷底层外表面,经过渗透烧烤(infiltration firing),于 1100℃ 熔融,通过毛细管作用渗入氧化铝底层微孔中,形成均匀的网状交联结构,可将氧化铝底层的抗弯强度提高约 13 倍,此为该系统的最大特点,In-Ceram 亦因此得名。

(四)Vitadur-Ⅳ

为常规陶瓷,该瓷粉还用于 Vita-Ceram 及 Vita-Pt 等修复技术中。新近推出的 Vitadur-ALPHA 为 Vitadur-Ⅳ 的改进型,前者专门与 In-Ceram 底层瓷配套使用,其可使修复体色泽更加逼真自然。

三、In-Ceram 技术的优缺点

(一)优点

1. 修复体底层的强度高　比较常规的其他几种全瓷系统,如 Dicor,Cerestore 等要高 3～4 倍,基本上解决了以往全瓷系统强度低,至多用于制作单冠的问题。据 Probster 报告,他使用该系统制作 4 单位、5 单位桥,进行了两年左右的临床观察,仍有良好效果,

未见有破损者。另据 Levy 等报道，In-Ceram 单冠 5 年失败率为 0.01%，桥为 1%，远较其他几种全冠系统的失败率为低。

In-Ceram 强度高的原因可能有：①高度缩聚的微粒氧化铝限制了裂纹的产生；②玻璃料渗入氧化铝颗粒间的孔隙中，形成均匀的立体交联结构；③玻璃料的热膨胀系数（7.59×10^{-6}）略小于氧化铝的热膨胀系数（7.95×10^{-6}），可在其表面产生压应力；④两次烧烤使氧化铝微粒缩聚更好。

2. 边缘适合性好　由于该技术采用带模烧烤，加上特定的升温时速，又采用高纯度的微粒氧化铝做底层，烧烤时铝瓷颗粒间仅初步融接，烧成后几乎没有收缩，因而边缘适合性好。

3. 透光性好，色泽逼真自然　由于无金属底层，可酌情选用不同颜色的玻璃料，使底层具有不同的色泽，同时又具有透光性，因而可以很好地再现天然牙色泽。结合使用 Vitadur-ALPHA 于其表面，更使其色泽逼真自然，尤其是 In-Ceram Spinell 新型材料在透光性上又有所提高。

4. 对 X 线部分阻射　在 X 线片上可以清楚地观察到冠的边缘，同时又可以观察冠下牙体影像，把树脂、汞合金等图像区别出来。

5. 磨耗性与天然牙近似　In-Ceram 的磨耗性与天然牙近似，此点极为重要。这可能与该材料在烧结中形成分别以氧化铝、玻璃为组成的两个连续交联的三维网络结构复合物有关。

(二)缺点

该技术的缺点是，由于需经烧结烧烤和渗透烧烤两个较长时间的烧烤才能制成其关键的底层，且又需特殊设备，费时、费用亦较高等，其为不利推广应用的因素。

四、适应证与禁忌证

(一)适应证

1. 适合于前牙或后牙单冠及上、下前牙 3 单位桥的制作。

2. 后牙嵌体、全瓷粘接桥等。

3. 以下几种情况尤为适合。

（1）下切牙：当用金瓷冠修复显得太大或太反光时；

（2）美观要求较高，不允许有金属外露者；

（3）外伤折断牙；

（4）根管治疗牙或严重变色牙；

（5）错位牙的矫正；

（6）变异牙（小牙畸形）；

（7）前牙牙间间隙；

（8）单个种植体或前牙区的 3 单位种植固定桥；

（9）对金属过敏的病例；

（10）釉质发育不全牙。

(二)禁忌证

1. 髓角较高的年轻患者；

2. 不能预备出明显的近远中向台阶的下前牙；

3. 拥挤和牙弓外的异位牙；

4. 牙颈部严重缩窄者；

5. 有进行性牙周病者；

6. 深覆𬌗患者；

7. 有夜磨牙等不良习惯者；

8. 𬌗间不能磨除 1.2mm 间隙者。

五、临床应用与技术操作要点

(一)临床应用

1. 牙体预备　该技术的牙体预备要求与其他全瓷系统基本相同，即牙冠表面至少预备出 1.2～1.5mm 厚度，颈缘预备成圆肩形（circular shoulder）或深凹形（deep chanfer），点线角圆钝。

2. 模型处理　用硅橡胶或优质藻酸盐类印模材料制取印模，以人造石灌制工作模型，制作代型前注意填塞模型上的气泡及倒凹，并在其表面涂一层约 $45\mu m$ 厚的隙料（台肩处不涂）。

（二）技术操作要点

1. **复制专用代型**　单冠直接复制，复制桥的代型时，先在主模牙缺失处的牙槽嵴上用蜡堆塑一桥体支靠（pontic prop）。桥的代型复制后，还应将其底部磨平，用氰基丙烯酸盐粘贴于一铝瓷基板上，以固定基牙和桥体代型的位置；用锯分开各桥基牙代型，以补偿代型材料烧结时的收缩。标记颈缘线，代型表面涂一层封闭剂。

2. **涂塑粉浆及烧结烧烤**　利用振荡器与超声装置，将氧化铝微粒与专用液调拌成均质的粉浆（powder slip），用毛笔将其快速涂于代型上，通过毛细管作用代型很快吸收了粉浆中的液体，而使氧化铝颗粒缩合并形成冠桥底层，此即粉浆涂塑技术。用刀修刮形成烧结前底层雏型，再于其表面涂稳定剂，将其置于专用炉中进行第一次烧烤，即烧结烧烤：$40℃ \xrightarrow{6小时} 120℃ \xrightarrow{2小时} 1120℃$ 保持 2 小时。冷却后，取下冠桥氧化铝底层，调磨外形，使腭侧、唇颊侧至少 0.5mm 厚，咬合面至少 0.7mm 厚，并检查有无裂纹。

3. **渗透烧烤**　于冠桥氧化铝底层外表面涂一层以专用玻璃料与蒸馏水调制成的糊剂，将其置于 0.1mm 厚的铂箔（铂 95，金 5），上进行第二次烧烤，即玻璃料的渗透烧烤。先在 600℃ 预热数分钟，然后用 0.5 小时升温至 1100℃，维持 4 小时（桥则需 6 小时）。烧烤后喷砂去除表面残余玻璃料，再置于 960℃ 普通烤瓷炉内烧烤 10 分钟，以检查是否仍有多余的玻璃。这时便完成了 In-Ceram 底层的制作。

4. **堆塑面瓷**　于 In-Ceram 底层表面常规堆塑 Viadur-IV 瓷，完成修复体。

六、试戴与粘固

In-Ceram 不能采用一般的粘合方法，因为它不会被熔酸腐蚀。而因使用 Rocatec 系列涂层，其可使表面氧化硅含量增加，提高与树脂的结合力。同时还有封闭瓷内表面裂沟，把修复体与基牙结合为一体的作用。

修复体粘固前的试戴调磨同铸瓷修复体。

不容置疑，随着科学的发展，新型铸瓷、高强度核瓷的研究，瓷桩核、瓷基台等全瓷修复形式都会应运而生，全瓷修复的兴起势必造成对金瓷修复的冲击。但目前全瓷修复的研究水准还尚未与金瓷研究同步，其应用范围也有很大的限制，短期内尚不能取代金属烤瓷修复体。

第四节　切削成型全瓷材料

一、概念和分类

切削成型陶瓷（machined ceramic）是指通过机械切削工艺（数控铣床或靠模铣）制作口腔科修复体的整块（monolithic）陶瓷材料。目前主要有：长石基切削瓷、二硅酸锂基切削瓷、玻璃渗透切削瓷和预烧结切削瓷。

二、长石基切削瓷

（一）组成

长石基切削瓷（millable feldspar-based porcelain）是以长石为增强晶相的全烧结瓷，长石晶粒约占体积 30%，晶粒较传统烧瓷小得多，为 2~6μm，均匀分散于玻璃基质中，细小的晶粒及致密的结构赋予瓷良好的切削性能、半透明性和抛光性能，代表产品为 Vitablocs Mark II。这种瓷切削后可直接上饰面瓷，不需要进一步烧结。

（二）性能

长石基切削瓷块是在工厂中加工制作而成，结构均匀，质地致密，缺陷很少，其物理性能及力学性能与牙釉质相近，压缩强度为 345MPa，弯曲强度为 120~150MPa，断裂韧度为 1.7~2.0MPa·m$^{1/2}$，弹性模量为 45~

55GPa，维氏硬度 6400MPa，线胀系数为 $9.4×10^{-6}·K^{-1}$。这种瓷的强度及韧性相对较差，但是对天然牙的磨损很小，因此一般用于制作前牙贴面、嵌体、高嵌体及前牙冠等修复体，不能用于制作全瓷桥体。

市售的长石基切削瓷块有单色（monochromatic）整块材料和多层色（multichromatic）整块材料，切削成型后可以通过表面上饰瓷（veneering porcelain）后可制作出半透明性和美观性极佳的牙修复体。

三、二硅酸锂基切削瓷

二硅酸锂基切削瓷是在其压铸瓷的基础上发展起来的。切削前的瓷块是通过压铸方法制成，含有 40%（体积分数）的粒径在 $0.1～0.2μm$ 的层片状偏硅酸锂（Li_2SiO_3）微晶，这种微晶赋予瓷块良好的切削性能，由于瓷块中的着色剂未经历充分的高温反应，使瓷块呈不透明淡蓝紫色，弯曲强度为 $100～130MPa$。切削成型后对修复体进行晶化热处理（$840～850℃$），热处理过程中 Li_2SiO_3 微晶与周围的玻璃基质反应，生成相互交错的高强度棒状二硅酸锂（$Li_2Si_2O_5$）微晶，晶体含量可达 70%，使瓷的力学性能显著提高，弯曲强度为 $330～380MPa$，断裂韧度为 $2～2.5MPa·m^{1/2}$，维氏硬度为 5.8GPa，弹性模量为 95GPa，晶化热处理后瓷的透明度显著提高，颜色也变成牙齿样颜色。

二硅酸锂基切削瓷制成的修复体的强度略低于相应的铸瓷，可能是切削过程中在瓷的表面形成的微裂纹所致。这种瓷主要用于制作贴面、嵌体、部分冠、前后牙的冠和前牙三单位桥体。

四、玻璃渗透切削瓷

玻璃渗透切削瓷组成上与粉浆堆涂玻璃渗透瓷相似，不同的是临床上用于切削加工的瓷块是将原料粉末通过热等静压方法压制成的具有微小孔隙的坯块，并进行过预烧结。预烧结的温度低，仅仅将粉粒通过接触点烧结在一起，因此瓷坯块强度较低，易于切削加工。切削加工后在表面涂覆镧系玻璃粉，加热至高温进行玻璃渗透，最终形成玻璃渗透瓷。玻璃渗透切削瓷的瓷块致密度高于粉浆堆涂玻璃渗透瓷，因此力学性能优于后者。

根据原料粉末的种类分为尖晶石基玻璃渗透切削瓷、氧化铝基玻璃渗透切削瓷和氧化锆基玻璃渗透切削瓷，它们的组成与相应的粉浆堆涂玻璃渗透瓷相似。

（一）尖晶石基玻璃渗透切削瓷

切削的坯块由尖晶石粉末压制而成，并经过预烧结。切削成型后进行玻璃渗透，玻璃渗透后的弯曲强度为 330MPa，断裂韧度为 $2.48MPa·m^{1/2}$，修复体的半透明性较大，接近牙本质。适用于前牙牙冠修复。在玻璃渗透烧结，切削支架获得最终强度和个性化颜色之后，可以用饰瓷制作饰面。

（二）氧化铝基玻璃渗透切削瓷

切削的坯块由氧化铝粉末压制而成，并经过预烧结。切削成型后进行玻璃渗透，玻璃渗透后的弯曲强度可达 530MPa，断裂韧度为 $3.5MPa·m^{1/2}$。氧化铝基玻璃渗透切削陶瓷可用于制作前牙和后牙冠、前牙三单位桥。

（三）氧化锆基玻璃渗透切削瓷

切削的坯块由氧化锆粉末压制而成，并经过预烧结。该全瓷材料是在氧化铝基玻璃渗透全瓷粉末中加入 33%氧化铈稳定的四方晶型氧化锆而形成。烧结后的材料中含有均匀分散的四方晶型氧化锆，四方晶型的氧化锆具有应力诱导相变增韧效应，因此弯曲强度可高达 650MPa，是玻璃渗透全瓷中强度最高的。但是这种瓷的半透明性较差，一般用于对美观性要求不高的后牙修复体的制作。

五、预烧结切削瓷

预烧结（pre-sintered）切削瓷在切削成型时，瓷坯块只是部分烧结，因而具有良好的可切削性，切削成型后进行终烧结，获得最终的修复体。

（一）氧化钇稳定的四方晶型氧化锆多晶瓷

1. 组成 氧化钇稳定的四方晶型氧化锆多晶（yttria-stabilized tetragonal zirconia polycrystals，Y-YZP）瓷的主要成分是氧化锆，含量达94%，氧化钇含量为3%～5%，还添加有少量的氧化铝。添加氧化铝能提高瓷的强度，增强耐久性。

通过热等静压方法将氧化锆等粉末压制成颗粒间有微小孔隙的坯块，并进行预烧结。预烧结的温度（1000℃）远低于氧化锆的致密烧结温度，预烧结后的瓷坯块氧化锆颗粒轻度烧结在一起，强度较低，容易进行切削加工。切削成型后进行最终的致密化烧结，终烧结温度为1480～1500℃，烧结后成为致密的氧化锆四方晶型多晶体结构，晶粒直径平均为0.3～0.8μm，基本上没有玻璃相。最后可以在表面涂布饰面瓷并进行烧结，完成修复体的制作。致密化烧结过程中伴随较大的体积收缩，通常通过切削时对修复体进行尺寸放大，例如放大20%～25%，以补偿烧结过程中的体积收缩。代表性的产品有Cercon、Lava、Cerec。

2. 应用 透明性差的Y-TZP瓷主要用于制作单个基底冠、多单位桥的基底、嵌体桥、前牙粘接桥及种植体基台等。外着色的及内着色的Y-TZP瓷可用于后牙全外形冠桥修复体（full-contour crowns and bridges restorations）的制作，所谓全外形冠桥修复体又称为全锆冠桥修复体，是指用整块Y-TZP瓷坯块通过切削成型及终烧结制备的具有最终使用外形的冠桥修复体，不需要上饰瓷，从而免除了饰瓷带来的问题。

（二）氧化铝预烧结切削瓷

将平均粒径为2～4μm的纯氧化铝粉末通过等静压成型方法制备坯块，之后在较低温度下进行预烧结，预烧结仅将颗粒轻度烧结在一起，形成具有多孔结构的瓷坯块。切削成型后进行进一步高温（1550℃）致密化烧结，烧结后成为致密的氧化铝结构陶瓷，最后在其表面上饰瓷并进行烧结，完成修复体制作。氧化铝烧结切削陶瓷弯曲强度为600～700MPa，断裂韧度为5.0MPa·m$^{1/2}$，弹性模量为380GPa，远大于牙釉质，弹性形变率很小，不能缓冲应力。致密化烧结过程中的线收缩率为15%～20%，切削时需要对修复体进行尺寸放大，以补偿烧结过程中的体积收缩。氧化铝烧结切削陶瓷仍只用于前牙单个基底冠和多单位桥的基底层，主要是因为透光性的原因，其表面再堆塑修饰瓷来完成修复体。

临床常用全瓷修复材料性能比较见表13-4-1。

表13-4-1　临床常用全瓷修复材料性能比较

商品名	Markll	Ceramco	Dicor MGC	Empress	Empress2	In-Ceram	In-Ceram Spinell	In-Ceram Zirconia	Procera Allceram	Cercon
厂商	Vident	登士柏	登士柏	义获嘉	义获嘉	Vident	Vident	Vident	Nobel Biocare	德固萨
主晶相	长石	白榴石	氟云母	白榴石	硅酸锂	氧化铝	氧化铝 尖晶石	氧化锆 氧化铝	氧化铝	氧化锆
晶粒大小(μm)				3~10	0.5~4	0.5~5	1~5	1~5	4	0.5
烧结温度(℃)				900~1165	920	1120	1120	1120	1550	1350
厂商推荐适应证	(高)嵌体 冠	(高)嵌体 贴面	(高)嵌体	(高)嵌体 贴面 冠	三单位桥 冠	冠 贴面	冠 贴面	三单位桥	冠	四单位桥 冠
制作方法	CAD/CAM	烧结	CAD/CAM	热压铸	热压铸	粉浆涂塑 玻璃渗透	粉浆涂塑 玻璃渗透	粉浆涂塑 玻璃渗透	CAD/CAM	CAD/CAM
强度	中	低	高	中	高	高	高	非常高	非常高	非常高
断裂韧性	中	中	中高	中	高	高	高	非常高	非常高	非常高
透光性	中	中	中	中	中	差	中	差	差	差
其他特征	磨耗性中度·边缘适合性良好	磨耗性中度·边缘适合性良好	硬度接近牙釉质,易酸蚀	表面需着色或饰瓷,易酸蚀	表面需着色或饰瓷,易酸蚀	表面需饰瓷·且不易酸蚀	表面需饰瓷·且不易酸蚀	表面需饰瓷·且不易酸蚀	磨耗性中度·边缘适合性良好	磨耗性中度·边缘适合性良好

第五节　全瓷材料的现状和发展

全瓷修复体是指修复体全部由瓷制作而成,事实上最早在口腔修复领域应用的陶瓷修复体均属于全瓷修复体,只是初期的全瓷修复体无论在物理强度、生物相容性能及美观性能等方面都无法达到临床应用标准,加上工艺制作上也比较落后与随性,尚未形成规范的制作标准,以致加工成本也无法让医患双方认同与接受。因此很长一段时间都是处于摸索试验阶段,如1774年法国人Duchateau制作了第一副陶瓷义齿,1800年Wedgwood开始研制、加工与提供口腔陶瓷材料,1806年Fonzi首次将陶瓷熔附于金属表面,1816年De chemant用陶瓷制作固定桥,1886年应用较为精细的陶瓷制作瓷嵌体和瓷甲冠。再进而于1923年用电烤瓷炉铸造口腔科陶瓷,1956年推出烤瓷熔附金合金系统到1970年推出烤瓷熔附非贵金属系统,1989年Vita公司推出In-Ceram渗透陶瓷材料乃至2002年泽康氯化锆陶瓷的隆重推出,都逐一验证了口腔陶瓷发展的艰难过程,几乎所有的研究都是集中在如何提高全瓷材料的强度上,而烤瓷熔附金属(PFM)的成功原理提示人们只有两条研究路径可供选择:①利用与全瓷修复体相似的原理采用两种陶瓷材料来制作全瓷修复体,即底层为强度高的核瓷作为结构,表面则用美观性能好但强度稍低的陶瓷覆盖;②利用既有理想强度又有自然美观的全瓷材料来一次性制作全瓷修复体。许多学者都寄希望于"切削成型全瓷材料"或"预烧结切削瓷"的临床效果与工艺制作能日趋成熟,并能有效的解决上述问题。使全瓷修复体既有理想的物理性能,又有仿真的美学效果。

（白天玺　张本良御　白雪　潘晨　袁昌文）

第 *14* 章

全瓷修复技术的临床应用

第一节 概　　述

　　全瓷修复材料是 21 世纪最为热门的口腔固定义齿的修复材料,它具有良好的生物相容性及色泽的自然、稳定与美观等诸多独特优点,因而广受社会爱美人士的欢迎。其次,它本身具备的各种自然属性,如导热低、不导电、耐磨损及无需金属加强结构而有良好的抗断裂强度,不产生 CT 和 MT 伪影及较好的 X 射线透射等,均可有效地消除许多患者的健康隐忧,从而扩大了对它的选择性(图 14-1-1)。以至越来越受到广大患者与口腔修复医师的欢迎。

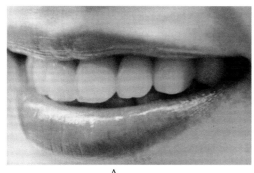
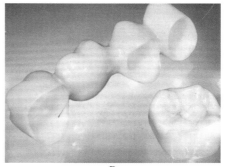

A   B

图 14-1-1
A. 全瓷冠戴入后的自然色泽与美观;B. 全瓷(锆)固定冠桥及单冠形态与色泽。

一、全瓷修复体的性能特点

　　随着全瓷修复体中氧化锆陶瓷材料的性能及制作工艺的深入研究,以及逐渐增多的临床应用观察结果,都提示该材料具有很好的临床应用前景。从口腔修复临床应用的角度分析,仍需进一步对材料机械性能以及更佳的美学效果进行深入研究。目前氧化锆材料弯曲和断裂韧性与全瓷修复体的基底冠金属材料相比,氧化锆陶瓷的断裂韧性明显低于金属,因此在临床上牙体预备量比全瓷修复体有所增加,同时牙列缺损后磨牙缺失的固定桥修复中桥体跨度也不宜过大。所以在临床上需注意全瓷修复体的适用范围,在修复体制作时需注意连接体的截面积。将来氧化锆材料的断裂韧性从材料角度仍有较大研究空间。氧化锆陶瓷作为修复体的基底冠材料有其独特优势,从审美角度看比金属材料更有其特点,同时减少遮色层的操作步骤,与饰面瓷烧结后,修复体色泽更接近天然牙,并具有透光性。但人类的牙齿色泽非常复杂,如何能使修复体色泽更接近患者的天然牙个性色泽,仍是氧化锆陶瓷的重点研究方向。

随着全瓷加工工艺的发展,不断涌现的热压铸瓷技术、粉浆涂塑渗透技术、CAD/CAM机加工技术、电离沉积技术等的日益先进,必将为全瓷冠、全瓷固定桥、瓷嵌体、瓷桩核及瓷贴面等系列全瓷修复体的制作提供更好的质量保障(图14-1-1)。

二、全瓷修复体的适应证与禁忌证

(一)全瓷修复体的适应证(图14-1-2)

1. 前牙切角、切缘缺损,不宜用充填治疗或不宜金属冠及金属烤瓷冠修复者。

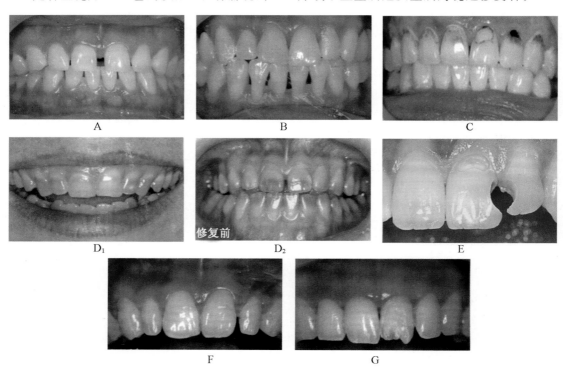

图14-1-2　A. 上前牙间隙过大;B. 下前牙黑三角;C. 上前牙色斑牙;D₁、D₂. 四环素牙与变色牙;E. 前牙切角、切缘、边缘缺损;F. 上侧切牙发育不良;G. 上门齿切缘折损

2. 牙体大面积缺损经充填治疗后需要美观修复者。

3. 前牙因氟斑牙、四环素染色牙及牙髓失活或无髓牙变色等影响美观者。

4. 错位、扭转牙或先天缺失而不宜进行正畸治疗者。

5. 因发育畸形或发育不良而影响美观的前牙,承受咬𬌗力不大的前磨牙、磨牙。

6. 对金属或者造牙树脂过敏的患者。

7. 对美观有特殊要求的特定人群,如演员等。

8. 因重度磨耗或牙列缺损需行𬌗重建修复的患者。

(二)全瓷修复体的禁忌证

1. 乳牙或发育未完成的青少年活髓牙。

2. 牙冠过短、过小，或缺损严重，无法取得足够的固位或抗力需求者。

3. 深覆𬌗、牙咬合紧或夜磨牙患者。

4. 心理、生理、神经精神疾病不宜承受或不能配合完成治疗的患者。

第二节　全瓷冠桥的设计和牙体预备特点

一、全瓷冠桥的设计

全瓷冠桥的设计与金属烤瓷固定桥的设计、组成、分类及牙体预备原理基本相同(详见本书第 8 章第四节"金属烤瓷全冠的牙体预备"，第 9 章"牙列缺损的金属烤瓷固定桥修复")。

二、全瓷冠桥的牙体预备

(一)全瓷牙牙体制备特点

临床上应值得特别注意的是，为了保证其牙髓的健康与安全，全瓷牙的基牙预备应尽量减少切割牙体组织，并在预备之后立即予以脱敏护髓和制作临时冠有效修复。因此，为了保护牙髓所形成的全瓷冠往往体积上就会略大于金属烤瓷冠。这样会造成口腔软组织的不适与舌、颊运动及视觉感官障碍，处理不当还会造成修复体失败。有鉴于此，临床医师在预备活髓牙时一定要认真分析该牙的局部位置及牙体条件(如倾斜度、龋齿、残缺程度及邻面牙与对颌牙咬𬌗关系)之后，再设计出预备牙体的详细方案，这样就会较好地克服全瓷牙体积过大的缺憾。当然全瓷修复中如果基牙是经过完善根管治疗的死髓牙就不存在以上顾虑了。其次，对于 55 岁以上老年人也会因根管内神经组织退化、钙化致其敏感度降低，也可适度减小基牙形体，让修复后的全瓷牙更加标准和美观。总之，只要临床医生经验丰富，对以上问题都会找到合理的治疗与修复办法。

(二)牙体预备的基本原则和要求

1. 预备体的邻面咬合向聚合角度的理想范围是 3°～5°，在此聚合度的范围内，切牙和前磨牙的切龈距离或𬌗龈距离应该≥3mm，磨牙的𬌗龈距离应≥4mm。同时，对所有牙齿来说，预备体切龈距离或𬌗龈距离与颊舌距离的比例至少是 4mm 或者更高。

2. 牙体预备的任何时候预备体的邻面转角均应该被保留，从而保持周边形态的变化，以此提高预备体的固定形。如牙体预备后没有自然的周边形态或牙齿缺少足够的固定形时，应该采用轴沟或箱洞来增加固定力。

3. 牙体预备后保留的牙体组织，应确保预备体有足够的强度支持修复体在咀嚼运动中承受的咬合力，如预备体的抗力不足，应采用高强度纤维桩、树脂核材料进行加强。

4. 在牙齿条件和美观需求允许的情况下，修复体肩台的终止线可位于牙龈下，但不应被延伸至上皮附着处。

5. 牙体预备量的多少取决于牙齿的自身条件(包括牙齿颜色、大小、外形等)，修复体所用材料的强度和光学性能。牙科医师应尽可能保留最多的牙体组织，选用最合适的修复材料来满足患者美学修复的需要。

6. 临床讨论及分析

(1)口腔修复学方面：去尽腐质，去除倒凹，制备共同就位道，形成良好的抗力形和固位形，设计好冠边缘的位置和形态。

(2)材料学方面：为修复材料提供必要的空间。

(3)全瓷冠的牙体预备步骤和方法与金瓷冠是一致的，但必须根据不同的全瓷材料确定牙体预备量。全瓷冠预备：①确保全瓷冠每个部位的厚度均匀一致,切端为 1.5～2.0mm,唇面、舌面及邻面为 1.0mm。②修复体边缘肩台的形态和修复体边缘厚度的设计,直接影响修复体自身的边缘强度,同时还影响颌力作用下边缘区的应力分布。全瓷冠牙体预备为有角肩台或浅凹形肩台,宽 1.0mm,内线角圆钝。玻璃基全瓷冠受到材料强度限制,冠边缘应设计为直角形或浅凹形;氧化铝基全瓷冠或氧化锆基全瓷冠边缘可设计为 90°、120°肩台或浅凹形。③咬合接触区应该设计在远离冠边缘和有基牙牙体硬组织支持的部位。④预备后基牙的𬌗面应在正中𬌗,前伸𬌗,侧方𬌗均有足够的修复体空间,特别是功能尖,避免修复后可能形成前伸或者侧方𬌗的干扰,尽量设计为多牙接触或形成组牙功能𬌗。

(三)全瓷牙体预备基本步骤

1. 切缘、𬌗面预备　选择粗细、长短合适的金刚砂车针,在切缘或𬌗面做深度为 1.5mm 的指示沟,确保牙尖交错位(ICP)以及前伸𬌗、侧方𬌗运动时与对颌牙有足够的间隙。通常氧化铝或氧化锆基全瓷厚度 1.5～2.0mm,玻璃基全瓷冠切端厚 2.0mm。

2. 唇(颊)面预备　根据牙的长短和唇(颊)面形态,选择合适的金刚砂车针,制备唇(颊)面的深度指示沟,沟深 1.0mm,唇颊面磨除量为 1.0～1.5mm,此时颈部边缘先止于龈上或平龈,并形成 0.8～1.0mm 宽肩台(图 14-2-1)。

3. 邻面预备　先用针状金刚砂车针将邻面切开,避免损伤邻牙,再用圆头锥形金刚砂针修整。邻面磨除量≥1.0mm,使得颈部边缘与唇颊面颈部边缘连续,位于龈上或平龈,肩台宽度为 0.8～1.0mm。

4. 舌面预备(图 14-2-2)

(1)舌面窝:上前牙舌面窝用火焰状或轮状金刚砂车针按正常外形磨除 0.5～1.5mm 即可。磨除量与选择的材料及结构设计相关,避免形成斜面外形。

在制备冠或桥体时,共同就位道的取得

和倒凹的消除非常重要。各个基牙选取一个共同的牙体长轴,制备每颗牙以共同长轴为基准,在各个轴面内收 8°～10°(图 14-2-3)。

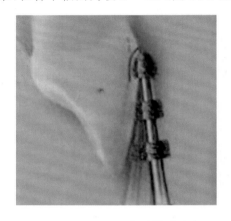

图 14-2-1　唇面预备时的引导沟

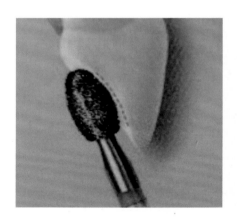

图 14-2-2　舌面预备常用火焰状车针

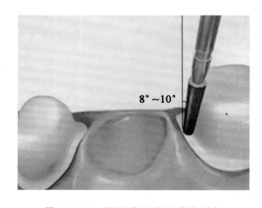

8°～10°

图 14-2-3　冠桥共同就位道的制备

（2）舌侧轴壁：选择柱状金刚砂车针，磨切舌隆突下轴壁，使其与唇面颈部1/3平行，磨除量为1.0mm。颈部边缘与邻面颈部边缘连续，位于龈上或平龈，肩台宽度为0.8～1.0mm。后牙舌面磨除同颊面、邻面。

5. 颈部边缘预备　全瓷冠牙体预备边缘形态为有角肩台或浅凹形肩台，宽度通常为1.0mm或者稍大，位置在龈上或龈沟内均可。龈上肩台适用于后牙、前牙邻面及舌侧；龈沟内肩台适用于前牙唇侧，以及牙颈部有缺损、牙隐裂、颈部（根部）过敏的患牙。在完成初步的牙体外形预备后，应对预备体的各个轴面角、边缘嵴处的线脚进行修整，并用与肩台外形设计相对应的精细车针在低速下磨光预备体表面，特别是颈部肩台处应预备成360°的流线型边缘。在技术条件许可的情况下，操作者应使用5～10倍的手术放大镜，选用表面金刚石颗粒为25μm的车针，对预备体肩台的边缘终止线部位进行精细修整。对全瓷冠修复来说，牙体预备的线角圆钝可以避免修复体受力时在瓷内部产生应力集中的现象，光滑而均匀一致的肩台有助于边缘封闭。

第三节　全瓷牙的比色、排龈与制取印模

一、全瓷牙的比色

1. 选择相配套的比色板，常用维他（VITA）公司选牙色板（图14-3-1）。

2. 在自然光源下，于窗户两边无颜色窗帘悬挂的窗口进行为最佳。

3. 对颜色的选择应由医生、患者与椅旁技师三人共同确定，并由技师拍照或摄像存档。颜色的选择应参考患者的肤色、年龄、性别与职业，客观真实选取，在患者倾向求"白"的情况下要耐心解释与说明。

4. 对牙体颜色特殊复杂，而真实要求又极高的患者，还可以采用"九宫格＋油画"颜料个性比色法（请参考本书第6章"牙齿的色彩与配色"及第7章"口腔个性修复与仿真修复艺术"）。对没有椅旁技师参加比色的上述患者，加工单上一定要强调，在颜料上要采用金属氧化物颜料而不用有机颜料，性能稳定的金属氯化物颜料不易褪色，可保证其"特殊全瓷冠"的色泽稳定性。须知牙齿颜色的误差明显重于牙齿形态的误差，这也是高端个性与仿真修复必须掌握的知识。

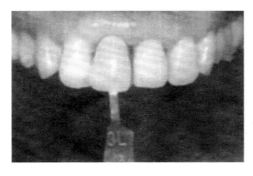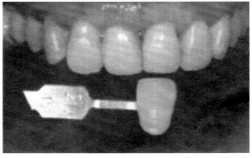

图 14-3-1　比色

二、排龈（牙龈组织处理）

1. 排龈方法　一般有单线排龈法与双线排龈法，要根据牙龈组织健康状况及龈缘厚度、龈沟深浅来决定。一般游离龈较浅及紧张度正常者选用单线；牙龈健康状态不佳、龈沟较深及游离龈较厚且较为松弛者，使用单线排龈法无法获得充分的侧向空间，则应选择双线排龈法。在牙龈因慢性炎症龈沟内有较多渗出物，可先用细棉条压迫止血后再使用双线排龈法，原则上是让渗出停止，以免影响印模材料的亲和性（图14-3-2）。

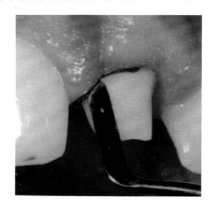

图 14-3-2　排龈

2. 排龈线的种类　排龈线的使用属于使用机械性的压力使牙龈组织产生移位，从而在保证不造成组织创伤的前提下，使印模材料能顺利进入龈沟内，并在凝固后能确保取出时不会因撕裂而变形，这样才能保证模型的标准与完好。排龈线的种类市场上越来越多，但一般有三种基本形式，即：①捻搓线；②针织线；③编织线。有研究认为因针织线膨松度适合、吸药效果较好故最受临床医师欢迎。

3. 排龈剂　排龈线多经过排龈剂的浸泡处理（如硫酸铝等）。排龈剂作用于牙龈组织能起到收敛、止血及有限收缩牙龈组织的效果，从而使修复体龈边缘的形态更加清晰和标准，有利于工厂代型的制作及全瓷冠的颈部周围边缘密合。常用的排龈剂化学药物有肾上腺素溶液、硫酸铝溶液、硫酸铁溶液、硫酸铝钾溶液（明矾）及氯化铝溶液与氯化锌溶液。

目前 Pascal 公司等还将以上化学药物制成凝胶状的注射针剂型，使用时注于牙龈缘周围，再结合使用排龈线。它因比较一般溶液易于留存牙龈内，稳定性及润滑作用使压排作用效果更好。

4. 排龈时机　牙龈组织处理（排龈）是目前临床上最常用的方法，可以在制备牙体手术前排龈，也可以在牙体预备完成后排龈。一般排龈线置放固定后保持 5～6 分钟，即可在湿润状态下取出。切勿时间过久使排龈线干燥并与牙龈结合上皮粘连，这样取出时容易造成牙龈软组织撕裂出血。

三、制取印模

1. 托盘　托盘分成品托盘和个别托盘两大类。成品托盘一般有金属铝制托盘、塑料托盘（图14-3-3）以及不锈钢网状托盘与合成树脂板托盘等。个别托盘为使用成品托盘无法进入口腔并达到制取印模要求时，为患者特殊制作的一种"异型"托盘。个别托盘可用硅橡胶（或自凝树脂）先直接于患者口腔中拿捏制作初模，然后再于石膏模型上进行调整而完成。其设计标准以不妨碍唇、颊、舌的生理功能为前提，要让受压和软、硬组织都受力均匀舒展，这样就可以使形状复杂的特殊区域（余留牙与牙槽嵴及延伸区）也能获得精准的印模。

2. 印模材料　临床上常用的印模材料有以下三类。

（1）藻酸盐类（图14-3-4）：操作简便，价格合理，如能熟练操作也不失为一种较为理想的印模材料。采用经验做法也可完美用于固定义齿的一次印模（牙颈部及牙体预先处理）及全口义齿的二次印模（将初模组织面以雕刀均匀去除一层后再切割、划痕及形成固位倒凹来避免分层）。

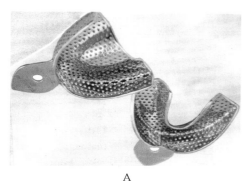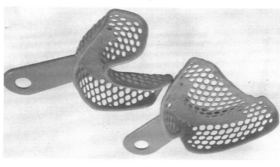

A   B

图 14-3-3 **托盘**

A. 金属铝制托盘；B. 塑料托盘。

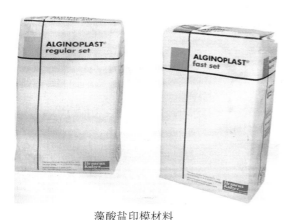

藻酸盐印模材料

图 14-3-4 **藻酸盐印模材料**

（2）硅橡胶（图 14-3-5）：具有良好的亲水性、流动性及触变性能好，其有两种稠度可供使用。重体（heavy）材料揉合好后置入选定托盘内的印取初模（如使用单线排龈，排龈线可不用取出），而在注射轻体（light）硅橡胶时取出。一般打开的龈沟可在 3～5 分钟内自动闭合，取线过早会影响轻体流入到龈沟内，导致印模时无法取得预备牙体龈下边缘。初模完成后行常规修整，去除进入软硬组织和牙间间隙等影响印模复位的硅橡胶，然后取出排龈线。再次清洗口腔和牙面后，分别在

预备牙颈缘及硅橡胶初模内注入轻体，行第二次印模。待轻体固化后取出印模，清洗消毒后直接交付加工厂或自行灌制超硬石膏模型（图 14-3-6，图 14-3-7）。

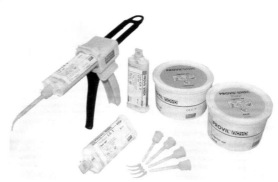

硅橡胶精细印模材料（A 类）

图 14-3-5 **硅橡胶印模材料**

（3）聚醚橡胶：临床上已不常用，其具有较好的亲水性，流动性及触变性均好，而且因线收缩率较低，其形态稳定性也符合要求。其还具有进行多次倒模及模型储存时间较长等优点。其缺点为龈下边缘不够清晰，以及硬化后因弹性消失而导致石膏模型脱模困难，质量较次的聚醚橡胶还因常有异味而不受医技人士欢迎。

1. 二次调拌，一次成型法，或"三明治"取模法

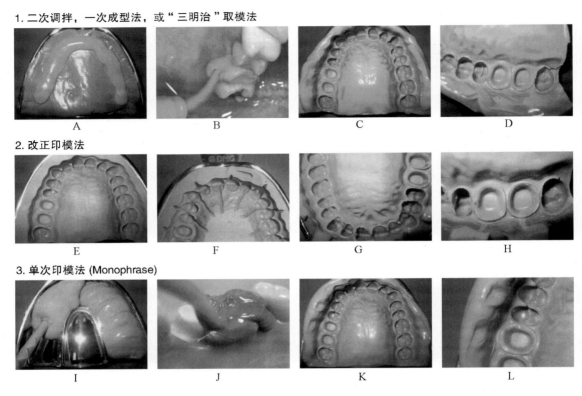

图 14-3-6

A. 将揉捏或搅拌均匀的初印模和二印模材放入托盘。B. 将二次印模材挤些在备好的基牙处。C. 从口中取出后的最终效果。D. 备牙处取模的精细图。E. 用初印模取模。F. 在初印模上修溢出道。G. 将二次印模材注入基牙处和初印模上进行二次印模。H. 备牙处取模的精细图。I. 将单次印模材注入托盘内。J. 将单次印模材在基牙处注入一些材料。K. 将托盘放入口内就位取模，固化后，从口中取出。L. 备牙处取模的精细图。

硅橡胶印模的要求

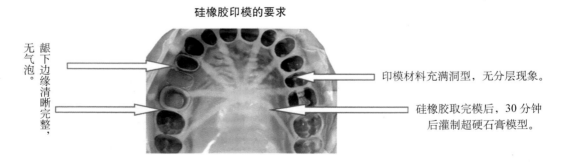

龈下边缘清晰完整，无气泡。

印模材料充满洞型，无分层现象。

硅橡胶取完模后，30 分钟后灌制超硬石膏模型。

图 14-3-7　硅橡胶印模方法及要求

3. 口腔印模技术　是指采集口腔有关组织的印模后再灌注模型材料于预备的印模内,以还原并得到口腔内面形态完全一致的模型。然后由技师在模型上分阶段与工种制作完成所需修复体。印模和模型是否真实反映口腔内的组织情况与制作修复体的精确度紧密相关,因此印模及模型质量的优劣是制作优良修复体的首要前提。印模采集技术的所有环节,如选择合适托盘(或制作个别托盘),选用合适印模材料乃至操作过程中牙体颈部处理及托盘的稳定与摘取时机,无一不与一个修复体的完美制作紧密相关。有人曾统计,从一个患者确认修复方案后,开始备牙,一直到技工所完成,检验、消毒、包装并送达门诊为止,大小工序环节多达98个,其中有关质量的直接因素为66个,其余32个为间接因素。从中可见医患与医技的和谐与合作才是一件优良修复体完成的可靠保障。

第四节　临时修复体(暂时冠、桥)

临时修复体是用于固定修复的牙体预备后至最后固定修复体完成前,患者不能自行取戴的临时修复体。主要是为了预防预备牙出现敏感或激素性疼痛,以及为了作为美观及修复部分缺失牙的咀嚼功能所起替代作用的临时修复体。其中包括临时冠、临时桥、临时贴面及临时嵌体等。临床上以暂时冠和双端固定暂时桥为多见。

一、临时修复体的功能和作用

(一)保护作用

活髓牙牙体预备后牙本质暴露,易引起过敏症状或牙髓炎症,暂时修复体可覆盖牙体预备后的牙本质或牙冠,防止或减轻牙髓受到的机械、温度和化学刺激,如食物、菌斑集聚及呼吸时气流的刺激。

(二)恢复部分咀嚼功能

暂时修复体可以恢复部分咀嚼功能,满足患者对饮食与营养的需求。同时也是对最后完成修复的一次功能训练,可以从中获取患者对形态、位置及咀嚼功能与美学效果的信息和诉求。

(三)临时冠可保持𬌗面稳定性

防止患牙和对颌牙伸长而减小或丧失牙𬌗面修复时所制备的咬合空间,还可正确恢复邻接关系和牙冠轴面,防止患牙或邻牙移位,从而维护轴面修复间隙。多个暂时修复体还可以保持正常咬合关系及垂直距离的稳定性。

(四)恢复发音与颜面美观功能

暂时冠有助于发音功能恢复,尤其是对教师群体更为重要。同时还可以满足患者对颜面美观的要求,以暂时冠来恢复完成牙列,从而让患者颜面恢复对称和协调。

二、临时修复体的种类与制作

根据是否在口腔内直接制作,临时修复体可分为直接法和间接法两种制作类型。

(一)直接法

1. 口腔内塑形法　即直接在口腔内已预备的牙体上进行修复体的制作,该法简便快捷而且吻合度及咬𬌗也十分准确。但医生必须具有雕塑形态的基本能力,在自凝塑料于面团前期时置入已预备的牙体上,用戴有一次性手套的拇、示指从唇、颊侧由近中向远中方向拿捏塑形后,再用调拌刀去除多余胶体,然后再嘱患者正常咬𬌗至发热期后,上下抽提防胶体进入根端倒凹区域。调试好后则可以从中取出,调磨抛光后即可临时粘固。

2. 成品预成冠成形法　在牙体预备完成后,选择大小、形态、颜色合适的成品预成冠,修改至基本合适后用自凝树脂在口内直接进行重衬,待其初步硬固后取出。最后予以调殆、调磨抛光完成。前牙和前磨牙一般选择牙色的聚碳酸酯(polycarbonale)预成冠,后牙可选择软质合金预成冠。此法优点为快速、方便,缺点是牙色聚碳酸酯成品冠或软质合金预成冠均较口内自凝树脂直接塑形成本为高,加之使用时间仅有5天左右,会给自费低薪阶层增加负担。

3. 印模成形法(图14-4-1) 可在牙体预备前先取印模,若基牙有缺损者可用蜡恢复牙冠形状后再取模,或在取模后修整雕刻缺损区印磨材料。在牙体预备完成后,选择相近款色的自凝树脂置入印模中待修复牙位,用蘸有单体的小号棉签或棉球均匀点压树脂至已备牙体周围,排除因树脂疏松形成的气泡与空腔,清洗与吹干已预备牙体,再将印模重新准确复位。并于近、远中、颊方向轻微施力以保证临牙修复体内冠致密并有微小

间隙,3分钟左右施力过程中的手感即可得知树脂已基本硬化。此时即可取出印模并从印模中取出暂时修复体,常规调磨修整、试戴、调殆、抛光后临时粘固。

4. 真空薄膜印模直接成形法 此法适用于时间比较宽松且配备有"真空压缩成形机"的口腔医疗单位,前阶段与印模成形法相同,需在牙体预备前先制取研究模型,并修整模型后用自凝树脂在缺牙间隙恢复牙的形态。然后将一片厚0.2mm复制成品树脂薄膜固定在真空压缩成形机的机架上,逐渐加热烘软,将研究模型放在成形机圆盘中,再将烘软的薄膜移至模型上,抽真空压缩成形,即完成薄膜印模。待牙体预备完成后,将薄膜戴入口腔内,检查并修整至合适状态,再将调制好的自凝树脂放入已备模型牙位内,置入口内就位,待树脂固化后取出,最后调整、调殆、抛光、暂时粘固。

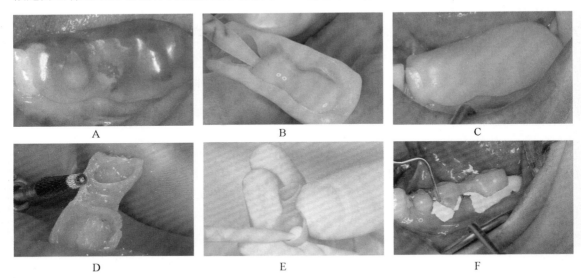

图14-4-1 印模成形法制作临时修复体

A. 将LuxaForm热塑印模片放入约70℃的热水中,直至其变软呈透明状态,放入口内对应的牙位取模。B. 待热塑印模片重新变为不透明的蓝色时取出,常规备牙后将Luxatemp临时冠桥材料注入此印模内的相应牙位。C. 将注有临时冠桥材料的热塑印模片放入口内复位。D. 从口内取出临时冠材料的3分钟后,使用低速磨头进行打磨。E.1分钟内将TempoCemNE泰姆临时粘接剂注入临时修复体的组织面中。F. 用扁刻度探针去除多余材料。

（二）间接法

暂时修复体在已印制好的模型上制作完成,该方法操作方便,制作质量可达到同类材料制作的成品标准,尤其是对于多个需要制作暂时修复体,或因为工作与习惯要求(不能容忍自己处于无牙或明显假牙状态)的特殊人群。其缺点是比较费工费时且成本较高。

1. 前述直接法均可用于间接法制作暂时修复体,其区别在于直接法是在牙体预备后的口腔内直接制作并完成,而间接法是在牙体预备后的模型上进行制作,其质量等同于同类材料的正式修复体。

2. 热凝树脂制作法适用于多个暂时修复体的同时制作,尤其适用于𬌗重建暂时性修复体的制作。制作方法为在完成整体牙体制备并取模后,可一次灌注两副超硬石膏工作模型,亦可在工作模型制作完成后以琼酯复制一副同样模型,再按临床医师设计方案(如单冠、双端固定桥、后置游离端固定桥等),依序在模型上雕塑修复体蜡型形态,常规装盒、冲蜡、装胶、热处理、开盒、打磨抛光。送临床试戴并暂时粘固。

间接法较为费时,不适合制备牙后马上戴入暂时修复体即可离开诊所的患者。但其特别适用于全口因重度磨耗症所致的𬌗重建患者系列治疗与修复,因为一个情况复杂的𬌗重建患者在保证质量理想完成的周期(如其中有拔牙及修复前颌骨与牙周手术者)往往得2~4个月时间或更长。因此,能有一个与之相匹配的暂时修复体是十分必要的。

第五节 全瓷桥冠的试戴与粘固

全瓷冠桥在义齿加工厂制作与完成的工期应在1周左右,完成送达后应由专人进行医院与工厂、医生与患者及加工件质量保证书的逐一核对后收件,并转交经治临床医生复查与安排复诊时间。全瓷冠桥的口腔试戴与粘固是一项非常重要的环节,其过程中的任一细节稍有不慎就会前功尽弃,严重者还需重新取模与制作。

一、试戴

（一）代型试戴

先在代型上检查冠的就位或冠桥的共同就位情况,再检查冠或冠桥的咬合与邻接关系、冠与制备牙的密合情况及桥体中缺失牙的形态、颜色及基底部接触情况等。待确认一切正常后则消毒备用。

（二）口内试戴

1. 先将患者口内暂时性修复体取下,彻底清除残留在牙体上及固位沟、颈部、缺隙牙床上所有粘固剂。

2. 试戴时动作要轻柔,按照设计次序与就位方向将全瓷冠或桥安放于预备牙体上,轻压使其就位后再检查其与牙颈部的密合情况及修复体之间的邻接关系、桥体缺失牙基底部与牙龈的接触情况是否合乎设计标准。

3. 在全瓷冠及桥修复体的就位状态完全达到标准后,再用咬合纸或专用试戴膏(tryin paste)进行检查,对全瓷修复体中发现的邻接面、咬合面与组织面上的早接触点,均可用精修金刚车针在中速状态下予以调磨与抛光,直至完全标准就位为止。在全瓷冠桥就位操作中有两点值得特别注意:①切勿在全瓷修复体还没有完成标准就位时就让患者做咬合动作,这样极易发生全瓷修复体因局部的应力集中而产生折裂现象;②全瓷冠桥在试戴时应尽量避免在口外进行调𬌗,如实在必须也应将全瓷冠临时粘固于代型之上后进行调𬌗。全瓷冠桥在粘接前脆性很大,口外调𬌗容易导致修复体隐裂或折裂。因此全瓷修复体均应在试戴合格并粘结完成后再进行调𬌗为宜，因粘结后的全瓷冠桥的物理强度与韧性都会大大提高。

4.试戴中全瓷冠的遮色性能检测，可使用成品试戴糊剂。试戴糊剂是一种水溶性的甘油糊剂，具有各种不同深浅颜色的型号类别，可根据患者牙本质的颜色选择一种合适的型号来试戴使用。先将糊剂置入全瓷冠内，再固定在预备牙上，充溢于全瓷冠内的粘结间隙，模拟出树脂粘结剂的遮色性能，可逼真地表现出最终的修复效果，为最后选择树脂粘结剂的颜色型号提供可靠依据。

通过对全瓷冠桥修复体的以上试戴，对其形态、颜色、咬合的各方检查与调整至完全符合标准后，即可粘固或将修复体再进行磨光、抛光或上釉处理后再择期粘固。

二、粘固

粘固是指两个同种或异种物质，与介于两者表面的物质作用，产生牢固结合的现象。将一种或数种固体粘结起来的物质称为粘结材料，粘结是粘结材料结合后产生的一个复杂的物理、化学作用的过程。粘结材料与被粘结物体的材质、表面形态、结构及粘结过程中的技术工艺等条件决定了粘结力的大小。对全瓷修复体而言，陶瓷和牙体组织都是被粘结物体，而树脂类粘结材料则是全瓷修复体目前最常用的粘结剂。

(一)全瓷粘结剂的选择

1.树脂基类粘固剂　习惯称之为复合树脂水门汀（resin composite-Cement）。复合树脂水门汀根据固化形式分为光固化型（light cure）树脂水门汀、化学固化型（chemical cure）树脂水门汀和双重固化型（dual cure）树脂水门汀。

光固化型树脂水门汀可提供更多的颜色选择，并且有足够的操作时间，树脂固化后颜色的稳定性好，但由于陶瓷材料的厚度、透光

性及颜色等都会影响入射光源的强度，所以对透光性较差的氧化锆陶瓷、氧化铝陶瓷则不适用，只能在较薄的硅酸锂基陶瓷修复体中应用。双固化型树脂水门汀是目前临床应用最为广泛的陶瓷修复体粘固剂，它含有化学聚合系统中所包括的过氧化物及胺组分，同时还含有光聚合系统的光敏剂。它具有光固化型的快速固化及颜色的多样性选择，同时在光强度减弱的情况下也会通过化学固化来减少未聚合双键的量，从而达到最大单体转化率和粘结性能。因此双固化型树脂基水门汀很受临床医生的欢迎。总之，大量的临床实践和研究表明：树脂基粘固剂是迄今为止全瓷粘结的最佳选择。

2.水基类水门汀

(1)磷酸锌水门汀：其粘结作用是因为其所含的磷酸能溶解部分牙面，使牙面表层粗糙而产生机械嵌合力，但其本身并无粘结力。而且其固化时所释放的游离酸还对牙髓有较明显的刺激性，有学者的试验还证明，用磷酸锌粘固的全瓷边缘可被游离酸破坏溶解而形成明显缺损。

(2)聚羧酸水门汀：除了与牙体组织具有机械性嵌合力外，未反应的羧基还能与牙表面的羧基形成氢键，并能与牙体组织中的钙离子发生一定程度的结合反应，其粘结强度明显优于磷酸锌水门汀。

(3)玻璃离子水门汀：为聚羧酸盐类水门汀的改良产品，其粘结原理与聚羧酸锌相似。它的优点是粘结性能好，能释放氟离子，对牙髓刺激性小，色泽还比较美观。其缺点为其粘固初期易发生水解，会导致粘结剂内部产生促进裂隙生成和扩展的微裂纹。

以上三种常用于临床固定修复体粘固之用的水基类水门汀，由于其自身的机械强度较低，支持作用有限，加上还有承载压力后易破裂，导致边缘微渗漏、着色、牙髓激惹及继发龋、冠脱落等并发症，因而在全瓷冠桥修复体的粘结中的使用已逐渐变少。统计结果表

明,磷酸锌水门汀已基本不用,聚羧酸与玻璃离子水门汀还在有限制地使用之中,有临床学者实验认为,聚羧酸与玻璃离子在调拌时间与水、粉浓度比例的变化可使其对全瓷修复体的粘结质量起到明显的变化。

(二)全瓷冠桥粘结步骤(图 14-5-1)

1. 粘结前的准备工作

(1)去除暂时修复体并初步清洁牙体表面。

(2)牙体表面消毒、排龈、隔湿。

(3)选择相应的全瓷粘结材料,按比例调合后均匀涂布于全瓷修复体冠内。

(4)按设计好的就位程序予以就位,一般单冠为置中就位,多单位固定桥中则按其共同就位道,由远端向近端循序就位。完全就位后须于殆面放置纱卷或棉球,嘱患者缓慢咬紧,初凝后即可用探针去除被挤出的多余粘结材料。

(5)若选用光固化型树脂水门汀材料,则需在全瓷冠桥依序就位后,先由舌侧光照10～20秒,再由唇面切 1/2 处进一步光照10～20 秒,再用探针去除龈缘及邻间区多余的水门汀材料,重复在颊舌面再光照10～20 秒,以保证完成光固化树脂的全部聚合过程。

(6)粘结过程完成后,应再次请患者对镜检查,并确认其对牙齿形态、颜色、咬合的肯定后即告完成。

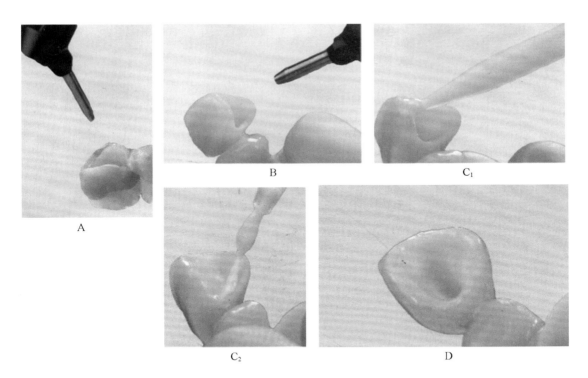

图 14-5-1 全瓷冠桥的粘结步骤

A. 试戴完,取下全瓷冠桥并清洁牙冠的内表面,然后用三氧化二铝对内表面进行喷砂。B. 使用异丙酸超声清洗液清洗 2～3 分钟,然后充分晾干。C. 用含有磷酸盐单体(MDP)的瓷表面处理剂涂抹到牙冠或牙桥的内表面上。D. 用混合树脂粘接剂,将其均匀涂抹到牙冠或牙桥的内表面。然后安放全瓷冠桥于基牙上,使之完全就位,并用手指压紧,并去除多余的材料和光固化树脂。

第六节　全瓷（锆）冠桥修复体的仿生艺术与临床应用

一、前牙全瓷冠桥修复体的临床应用

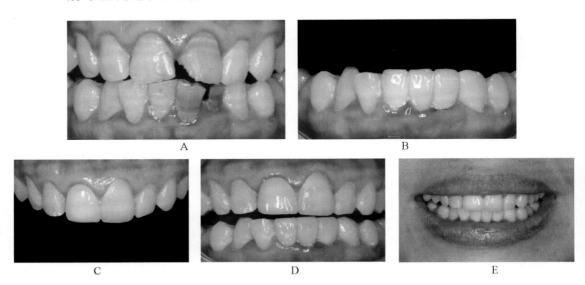

图 14-6-1　病例 1　患者女性，36 岁，因 $\frac{1}{21}|\frac{1}{1}$ 龋坏严重，在 $\frac{1}{1}|\frac{1}{1}$ 行完善的根管治疗后行 $\frac{1}{1}|1$ 全瓷单冠及

$\overline{321}|1$ 全瓷固定桥修复

A. 修复前正面观；B. 修复后正面观；C. 修复后上前牙正面观；D. 修复后下前牙正面观；E. 修复后启唇照。

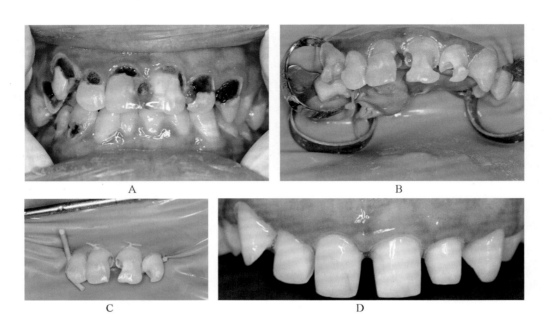

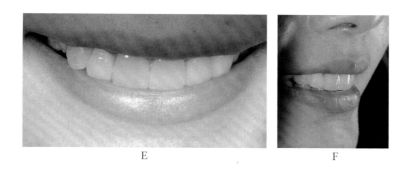

E　　　　　　　　F

图 14-6-2　病例 2　患者女性 17 岁，$\frac{4321|123}{43|}$前牙多发性猛性龋

　　A. 修复前正面观；B、C. 牙体治疗开始；D. 预备牙体完成；E、F. 全瓷单冠连续戴入后正、侧面观。

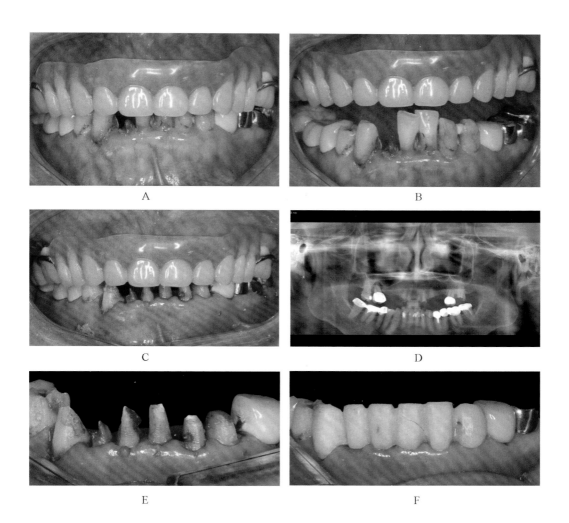

A　　　　　　　　　　　　　　　　B

C　　　　　　　　　　　　　　　　D

E　　　　　　　　　　　　　　　　F

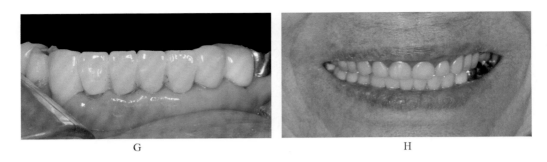

G　　　　　　　　　　　　　　　　　H

图 14-6-3　病例 3　患者女性 88 岁，因 $\dfrac{321\ |\ 123}$ 龋坏及根尖周炎求治并要求修复

A. 治疗前咬合照；B. 治疗前下颌前牙状况；C. 治疗进行时状况；D. 全景观；E. 根管及牙体治疗；F. 制备后临时牙桥修复；G. 全瓷桥试戴状况；H. $\dfrac{321\ |\ 123}$ 全瓷桥栓结后启口照。

二、后牙全瓷(锆)冠桥修复体的临床应用

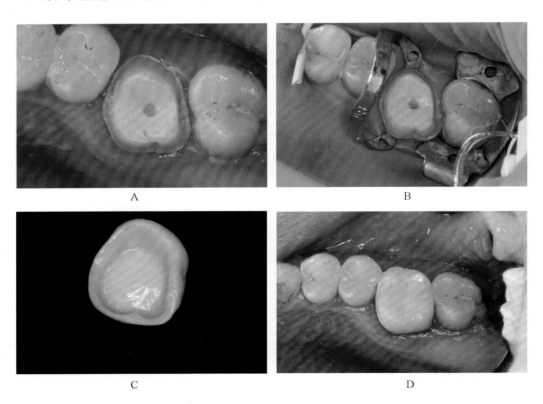

A　　　　　　　　　　　　　　　　　B

C　　　　　　　　　　　　　　　　　D

图 14-6-4　病例 4　患者女性，21 岁，因牙髓炎行根管治疗，后行玻璃纤维桩树脂修复，全瓷单冠修复。

A. 全瓷冠牙体预备后；B. 全瓷冠橡皮障下粘接前；C. 全瓷冠组织面图片；D. 全瓷冠戴牙后。

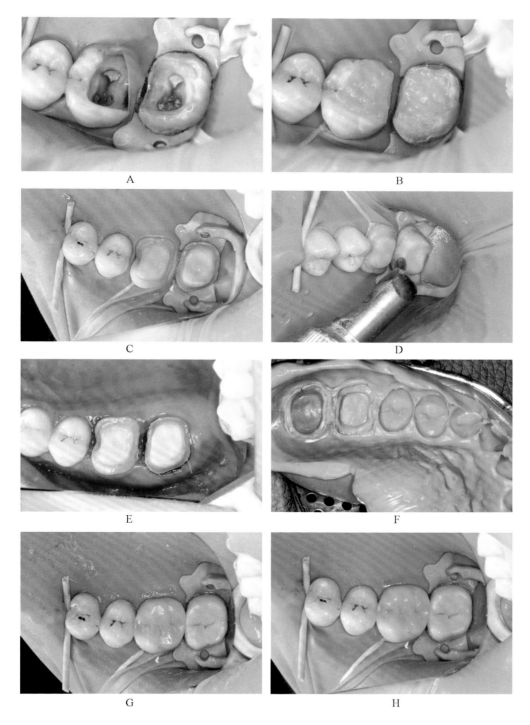

图 14-6-5 病例 5 患者女性,35 岁,<u>76</u> 因龋坏导致牙髓感染,经根管治疗后行连续单冠修复

A. 橡皮障下行 RCT 治疗中;B. 橡皮障下树脂初步充填;C. 橡皮障下初步牙体预备;D. 牙体预备精修抛光;E. 牙体预备后面观;F. 硅橡胶制取印模;G、H. 戴牙后。

三、全瓷(锆)冠桥在口腔𬌗重建修复中的临床应用

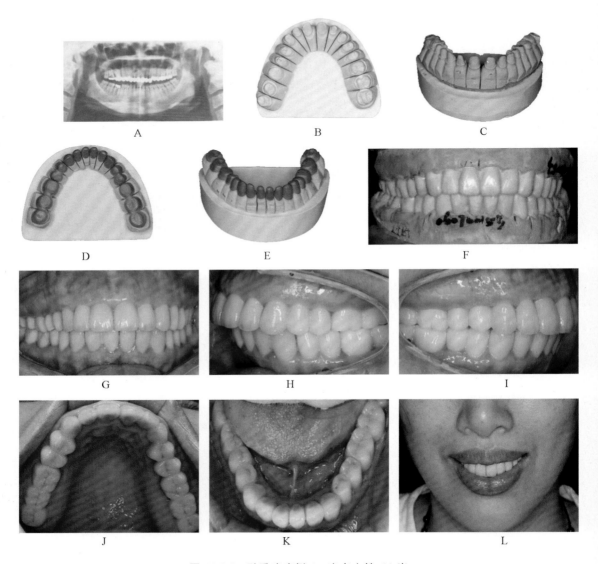

图 14-6-6　𬌗重建病例 1　患者女性,26 岁

　　A. 在外院进行的口腔修复全景片;B. C. 拆除并经重新治疗与制备后模型;D. E. 制备全口牙后完成的诊断模型;F. 诊断模型认同后完成的全口临时修复;G~K. 全瓷(锆)完成后的正、侧位及腭、舌面修复体口内照;L. 患者微笑启口照。

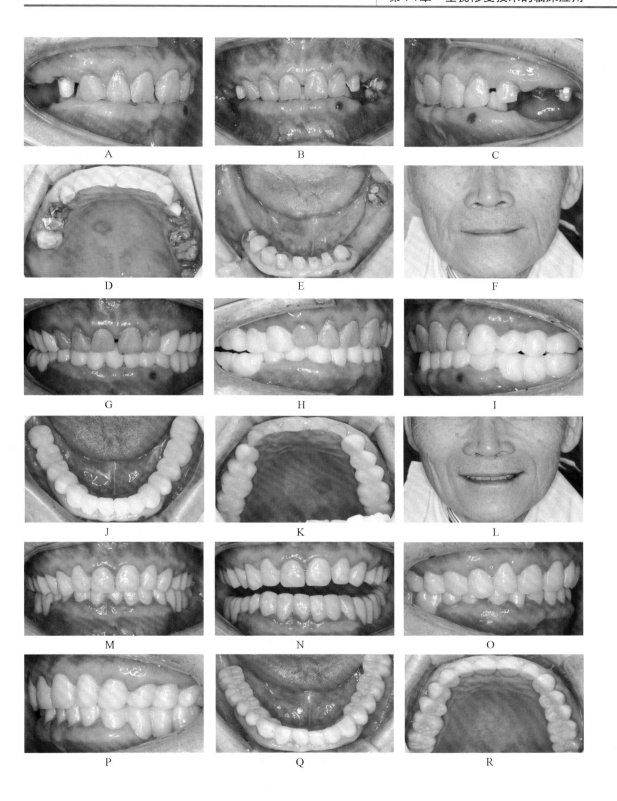

A

B

C

D

E

F

G

H

I

J

K

L

M

N

O

P

Q

R

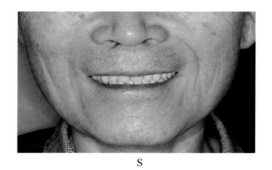

S

图 14-6-7 殆重建病例 2 患者男性,76 岁,因口腔内上下余牙长期咬伤牙龈无法咀嚼求治,经综合性完善
对余留牙行牙体、牙周治疗后,行全瓷(锆)全口殆重建修复,完成后现一切恢复正常、十分满意

A~C. 修复前口腔内咬合状态;D、E. 口腔内余留牙状态;F. 患者修复前闭口照;G~K. 诊断性模型
与临时性义齿修复后咬合状态;L. 临时义齿全口修复后面部状态;M~P. 全瓷(锆)冠桥修复后咬合正、侧
位状况;Q、R. 全瓷(锆)全口修复后舌、腭面状况;S. 全瓷(锆)全口修复完成后正面启口照。

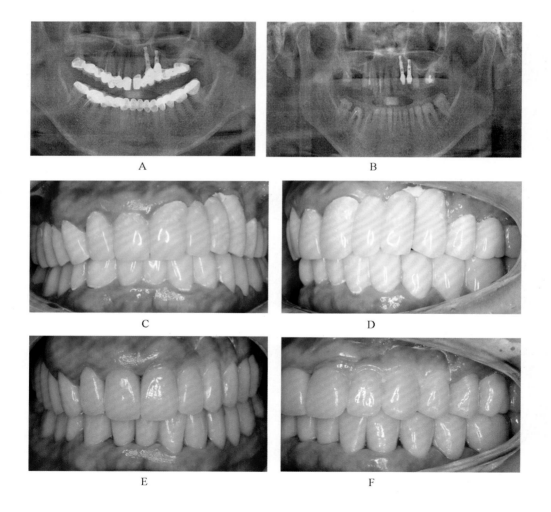

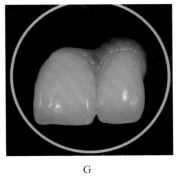
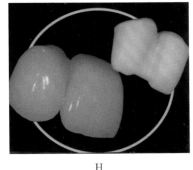

G　　　　　　　　　　　　　　H

图 14-6-8　殆重建病例 3　患者女性,现年 51 岁,19 年前因口内多发性龋齿及牙周病,同时患颞下颌
　　　　　　关节功能紊乱综合征而致关节疼痛、启口受限与习惯性脱位等症状,而在本门诊行牙体牙
　　　　　　周及种植等治疗后,以全口金属烤瓷固定桥行殆重建修复,修复后效果较好。现因全瓷冠
　　　　　　桥修复已逾 19 年之久,部分牙冠颈缘出现间隙而要求重新以全瓷冠桥予以全口修复,现
　　　　　　按其要求予以完成,临床效果良好,对于牙龈萎缩部位予以套叠冠形式处理,患者也很
　　　　　　满意
　　　　　　A.19 年前以金属烤瓷固定冠、桥完成的殆重建全景片;B. 拆除后全景片;C、D.19 年后拆除金属
　　　　　烤瓷固定桥后完成的全瓷(锆)殆重建修复正面及左侧面观;E、F. 全瓷(锆)修复后正面及左侧面观;
　　　　　G. 全瓷套叠冠(红龈套叠);H. 牙冠延长套叠冠。

附　全瓷(锆)完成口腔殆重建的临床总结

　　笔者总结近 30 余年来所进行的大量全口殆重建临床修复案例发现,若以美观、舒适及咀嚼功能完好而言,以全瓷(锆)冠桥(或连体修单冠)来进行的殆重建无疑是医患双方都能认可的最佳方案。它可以完全恢复或达到患者期望的自然或心理美观要求,也可以因殆重建而解决患者的咀嚼痛苦或困难的难堪状况,而且还有因二氧化锆优良的生物相容属性,使口腔内生态环境得到良好的改善,以至让患者感到口腔内十分清新与舒适。临床案例证明,其对牙周炎、口腔溃疡及口腔扁平苔藓等,都有十分良好的安抚与治疗作用。现仅对本节所介绍的三位有代表性的殆重建患者的病史介绍如下:

　　病例　患者女性,26 岁,因全口牙龋坏严重,加之罹患夜磨牙症多年,致使口腔咀嚼困难及口腔软组织溃疡反复发作。患者感到十分痛苦,来本院治疗时,上颌已在外院进行了 14 枚全瓷牙修复(见图 14-6-6 殆重建病例 1～A 图)且因设计错误,原治疗医生想仅以修复上颌来提升颌间距离,以致造成上颌牙体过度增高,并因咬殆关系而形成台阶状三段直线结构,同时下颌牙体磨耗过度造成的食物撞击牙龈,食物嵌塞及牙本质过敏症状愈发严重。患者来本院求治后,特重新制定治疗方案如下。

　　1. 拆除原在外院完成的上颌全部固定全瓷桥。

　　2. 对口内所有龋坏或根充不全牙均进行重新治疗及根管充填。

　　3. 全口精细牙周洁治及对增生牙龈组织对症治疗。

　　4. 变单颌修复改为全口修复,上下颌平分颌间距离来提高与恢复牙体正常生理高度及生理曲线。

　　5. 为美观设计,除 $\dfrac{76}{65}$ ——,为全锆固定桥

外,其余28颗前后牙全部设计为连续单冠修复。

6. 口腔内牙体及根管牙周整体治疗完成后,即采集印模及拍摄全景片与CT片。再确立正中关系位,并按照合适的垂直距离将正中关系位模型转移至解剖式𬌗架后,分析与计算牙体升高高度及咬合接触与功能状态。

7. 在以上分析与治疗结果的基础上再设计全口牙制备标准及完成诊断性蜡型,并在诊断蜡型检验认可后再完成全口树脂临时冠、桥予以试戴使用,应注意对咀嚼功能及颜面美观的动、静状态观察,并以咀嚼功能与颜面美观的最佳标准与要求予以调𬌗到医患双方均认可后,再依此标准完成全瓷(锆)的全口制作。

8. 原则上全口𬌗重建修复都应该尽可能的以连续单冠的形式完成,这样才能最大程度的从功能与美观上都达到浑然天成的自然状况,对恢复患者的生理及心理健康极为重要。本例患者在完成以上修复后心情十分愉悦,其家人与同事形容其本人外貌及精神状态上完全换了一个人。其余两例𬌗重建患者的重建过程均已在图文介绍中表明,故不赘述。

总之,对于多数牙齿缺失、或者牙齿重度磨耗者,颌位关系不稳定,需要首先确定正常的颌位关系,在稳定的颌位关系下进行咬合重建,恢复正常的咀嚼功能;如果同时存在因为咬合及其他原因引起的口颌系统功能紊乱疾病,则需要在治疗颞下颌关节紊乱病的基础上进行咬合重建,而重建本身,也是对颞下颌关节病的一种治疗。全瓷(锆)冠、桥的𬌗重建的修复是一项十分复杂而细致的修复工程,全口修复完成往往需要1~3个月时间,但完成后不但可以在形态与颜色上给予患者一个回归自然及超越过去的改善,也给予了我们医务人员满满的成就感和自豪感。

第七节 全瓷修复常见并发症的预防与处理

一、疼痛

(一)过敏性疼痛

1. 全瓷修复体粘固后过敏性疼痛 患牙多为活髓牙,在经过牙体制备后,因磨切而使牙本质暴露,以致遇冷、热刺激就会出现牙本质过敏现象。若牙体预备时切磨较多,术后又未采取有效的保护措施,使牙髓充血并处于激惹状态之中,在粘固时,消毒药物的刺激、全瓷修复体的机械摩擦、温度(冷、热)刺激,加上粘固剂用游离酸刺激,都会引起基牙的过敏性疼痛,待粘结剂充分结固后疼痛应可自行消失。所以对活髓基牙原则上不应使用磷酸锌粘结材料,甚至对牙体消毒剂的选择也不要使用酒精,可用干棉球擦拭后,选择树脂基类粘固剂粘固,以预防引起"激惹性牙髓炎"。

2. 全瓷修复体使用一段时间后出现过敏性疼痛 此类情况的主要原因有:①预备基牙时对牙体磨切过多,以致与牙髓组织十分接近,当时未及时进行护髓治疗,或因备牙完成后未戴暂时修复体;或暂时修复体与制备牙之间未行护髓性暂时粘固,引起机械磨损刺激所致。②由于全瓷修复体颈缘封闭不良形成的继发龋所致慢性牙髓炎,也可由修复前根管治疗不完善,引起根尖炎或牙周炎所致。总之,以上症状均可由相应的临床检查及辅助性检查明确病因,进行治疗后使症状消失。

(二)自发性疼痛

修复体粘固后出现自发性疼痛,其常见原因多为牙髓炎、根尖周炎或牙周炎所致。使用一段时间后出现的自发性疼痛则多见于继发龋引起的牙髓炎;或基牙原根管治疗不完善产生的症状。应行X线检查后酌情做根尖切除或根尖周刮治术,尽量保留患牙。

（三）咬合痛

1. 修复体粘固后短期间出现咬合痛多由创伤所引起，可通过调𬌗来消除症状。

2. 修复体戴用一段时间出现咬合痛，则应结合触诊、叩诊及 X 线牙片检查，确定是否有创伤性牙周炎、根尖周炎、根管侧穿、外伤性或病理性根折等，然后再做针对病因的治疗，如调𬌗、牙周治疗或拆除重做乃至拔除患牙等。

二、继发龋病因与预防处理

继发龋是口腔固定修复体长期使用之后最常见的并发症之一，口腔全瓷修复体也不例外。

（一）病因

1. 全瓷修复体与牙体不密合，修复体与牙龈缘有较大缺隙或悬突，其常有牙垢或结石附着。

2. 修复体固位松动，破坏了边缘封闭。

3. 食物嵌塞明显，口腔卫生状况差。

4. 高患龋指数患者，且不太注重口腔卫生保健。

（二）预防处理

1. 原发龋应彻底治疗，并嘱患者定期随访，以便早期发现处理，以中止继发龋。

2. 如修复体出现松动现象，则须及时拆除，一者便利及时治疗龋病并中止继发龋；二者可防止修复体在无意中脱落而造成误吞。若修复体拆除（或退出）时未受过大阻力及损坏，牙体也无明显龋坏，则证明可能是粘固方法与材料的使用不当所致。此时应认真找出原因，必要时修改设计或重新制备牙体及制作修复体。

三、牙髓损伤原因与预防处理

（一）牙髓损伤原因

1. 切割牙体过多，或术中未进行有效的冷却降温等护髓措施。

2. 感染牙本质未去净，或去净后未及时进行护髓措施。

3. 操作医师未能掌握髓腔形态造成穿髓。

4. 制作暂时冠自凝塑胶产热损伤牙髓，或粘结暂时冠时使用消毒剂、粘结剂又加重损伤牙髓。

（二）预防处理

1. 要熟练掌握牙体和牙髓的解剖特点与相互关系，以利制备牙体时能尽可能地保存牙体组织，以减小操作过程中牙髓的损伤。

2. 选择小而锐利的磨具（车针），让车针对牙齿适当施压（20～60g），采用间歇性切割，喷射水雾冲走牙本质碎屑，同时预防牙本质脱水并有效降低磨削温度。

3. 修复体边缘位于自洁区，并与牙体组织密合，牙体预备应有一定的固位形和抗力形，以避免继发龋造成的牙髓损害。

4. 若牙体制备时发生意外局部小穿髓，可立即用氢氧化钙行直接盖髓术，以期能产生继发性牙本质后保留牙髓。

5. 如全瓷修复体粘固后，确诊出现了牙髓炎症状，可经修复体钻孔开髓、机扩并完成根管治疗后，再用复合树脂材料予以充填。这样可以避免拆除或延长全瓷修复体的使用寿命。否则，只能拆除后再重新制作修复体。

四、牙龈损伤原因与预防处理

（一）牙龈损伤原因

修复体的设计或牙体预备操作不太合理，均可造成牙龈的机械性损伤，其主要原因如下。

1. 修复体轴面外形不良，如短冠修复体轴面突度不足，以致咀嚼时食物冲击牙龈，尤其是喜爱咀嚼硬食（如坚果或硬饼）者，常可造成牙龈创伤与分离撕裂；反之如轴面突度过大，食物向牙龈方向滑动时因无法与牙龈组织接触，又会使龈组织失去正常的生理按摩作用，也可造成局部性龈缘炎。

2. 牙冠边缘过长或边缘抛光不良，造成边缘粗糙，有悬突或台阶。

3.倾斜牙、异位牙修复体未能恢复正常排列和外形。

4.食物嵌塞、自洁不良,修复体邻牙之间存在间隙或粗糙所致。

5.试冠、戴冠时操作不慎,造成对牙龈组织的损伤。

(二)预防处理

1.修复者应具备口腔牙列与咀嚼习惯的整体观念,必要时采集患者全口模型固定在解剖式合架上进行观察与试验后再行修复设计。

2.正确设计后再行基牙预备,预备前先行洁牙清洗及排龈工作,然后使用专用龈缘预备车针预备龈缘与形成合乎要求的基牙肩台。

3.修复体应正确恢复牙冠的正常生理突度,以保证口腔咀嚼时的自洁与食物生理按摩作用。

4.以调殆、充填或修复等方式有效解决食物嵌塞问题。

5.全瓷修复体的缺失牙组织面也应根据对应牙嵴状态酌情对待,原则上是便于保持清洁并无存积空间的"盖嵴式"接触方式比较合理。

6.对经以上方式予以调整仍无效者,建议果断拆除重新设计与相应治疗后,再予制作功能完美的全瓷修复体。

五、崩瓷原因与预防处理

全瓷修复体是目前口腔固定修复中的"黄金标准",其完美的视觉效应与生物相容性、咀嚼功效性及口内舒适性都是其他固定修复体所难以达到的标准。但全瓷崩瓷的现象也随着全瓷修复的普及而逐渐增多,已经到了必须高度重视与认真预防的阶段。

(一)崩瓷原因

1.全瓷修复的成功完全取决于基牙的备牙质量及其设计殆力,若达不到理想状态,迟早都会以"崩瓷"来暴露矛盾。

2.全瓷冠颈部边缘与预备牙体的接触应吻合良好,以传导与分散由咀嚼产生的殆力。但若预备基牙后其最大的周径不在龈端,就位时修复体边缘就位产生张力,以致出现垂直向崩瓷。

3.肩台设计不正确,若颈部边缘采取刃状或浅凹状肩台,则会使全瓷修复体冠边缘抗力下降,易导致全瓷冠纵向折裂。

4.牙体预备不足,殆面与周边瓷层厚度太薄,达不到应有强度,则会出现在瓷层最薄处崩瓷或折裂。

5.游离端全瓷冠与基牙连接端处也最易发生受力性折裂。

6.经预备后某些上颌过小牙切龈向距离过短,切端瓷层过厚,使力臂加长。如作用在切端的力使修复体唇(颊)侧移位可能性增大,从而导致唇颊侧颈部崩瓷,其特点多呈半圆形。

7.牙体预备时未能消除锐利的转角和边缘,容易形成应力集中而发生纵折,常见于轴面线角或切嵴等处。

8.有夜磨牙症患者或者有嗜硬物习惯者常会有非典型性崩瓷。

(二)预防处理

对全瓷冠桥崩瓷后的预防与处理,主要措施如下。

1.从整体思维出发,牙体预备时要首先为全瓷修复体预备出足够空间,前牙切端在下颌前伸及侧向运动时与对颌牙应有 $1.5\sim2.0mm$ 的空间,以确保全瓷的基本强度。后牙所有牙尖与对颌牙均应有 $2.0mm$ 的空间。牙体预备形态应符合设计标准要求。

2.颈部应采用肩台边缘设计,保证肩台瓷层厚度,一般应设计为 $90°$ 肩台。

3.对紧咬合及夜磨牙症患者若坚持使用全瓷修复者,应建议其修复后使用"磨牙保护套"。

4.牙预备体切龈长度应为全瓷修复体长度的 $2/3\sim3/4$。

5. 对全瓷复合固定桥的设计（见本书第9章图9-2-8相邻两个基牙的全瓷游离端固定桥），可采用综合调磨法予以设计与修复，即减少游离端全瓷牙体积；减轻游离端对颌咬合力及降低远端相邻基牙的高度来增加拾面瓷层厚度。如患者同意以种植牙方式来解除游离端瓷修复体的方案则最为理想。

6. 牙体预备后应将基牙边缘线角等磨圆钝，特别是CAD/CAM制作全瓷修复体时切缘应保证有一定厚度，绝对不能成为"飞边状"。

7. 对拾重建的整体（28-32牙）全瓷修复，最好全部采用单冠修复，必须对所有健康修复牙都有完好的护髓方案，对死髓牙有完好的根管与牙体治疗方案；对个别牙缺失者最好行种植修复，这样才能达到最为理想的全口全瓷拾重建的美学修复。对无法或坚持不以种植牙解决缺失牙问题的患者，也可以最小单位的全瓷固定桥（如本书第9章图9-2-1，图9-2-2，图9-2-6，图9-2-11），原则上应尽量保证以双端固定桥为主。

8. 全瓷修复体崩瓷之后目前尚无简便经济的修复方法予以解决。由于其价格高昂，对患者在保质期内的崩瓷应无条件予以拆除重做，并在找出原因后比第一次的全瓷修复质量更加可靠。而对保质期过后的崩瓷也应分析其原因后，与患者协商以准成本价方案解决，也许这个方案会让医患双方减少矛盾双双受益。

（白天玺　黄俊新　张伟彬　潘　晨
白桂平　管春生　李金水　钟玉祥）

第八节　瓷贴面修复技术

一、概述

瓷贴面（porcelain veneer）是应用粘接材料将薄层人工瓷牙修复体固定于患牙唇面，以遮盖影响美观的形态缺损及颜色异常的一种修复方法（图14-8-1）。

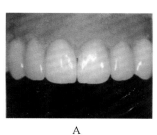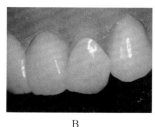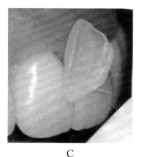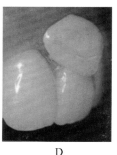

A　　　　　　　B　　　　　　　C　　　　　　　D

图14-8-1　瓷贴面
A、B. 瓷贴面；C、D. 瓷贴面厚度0.2mm。

瓷贴面是20世纪30年代Dr. Charles Pincus首先提出"烤瓷贴面"修复概念。他在加利福尼亚牙医协会的演讲中生动地讲到："我们对治疗的思考往往只注重于恢复发音和咀嚼功能，而忽略了一个能改变患者整体形象的重要器官——牙齿的美观。我们要知道，一个迷人的微笑所呈现的自然整齐、洁白无瑕的牙齿是展现一个人个性和魅力的重要因素。"

当时Pincus将空气烧结的（air-fired）陶瓷制成很薄的饰面，用于为需要暂时改变笑容的好莱坞演员的美容道具，演员们在表演前由医生使用自凝树脂将这种瓷饰面暂时为他们固定在牙齿上面,演出结束即马上取下。因受到当时粘接与修复材料及口腔修复技术的多方限制,尚不具备有效固定于被修复牙体的技术手段。

瓷贴面工艺经历了40余年的发展已经有了长足的进步,尤其在发明了酸蚀与粘接技术之后,伴随着树脂粘接剂化学与物理性能的不断进步,各种修复材料也不断更新,瓷贴面近年来已广泛用于临床,而且10年成功率已高达94%。作为一种对牙体损伤小而美学效应极高的保存性修复治疗手段,瓷贴面真可谓老少皆宜,尤其适用于对年轻恒牙、髓腔较大的前牙进行牙齿美容修复。

二、瓷贴面的种类及材料特点

按全瓷贴面的材料及制作工艺,可将其分为烤瓷贴面、热压铸造陶瓷贴面、铝瓷贴面、CAD/CAM瓷贴面等。

(一)烤瓷贴面

即在耐火代型上用瓷粉堆塑成不同贴面的形态,并在烤瓷炉中烧结制成的瓷贴面。所制作的瓷贴面最低厚度可达0.3mm左右,因此能尽量保存牙体组织。用不同成分瓷材料组成的贴面整体美观,仿真效果好,且有一定的遮色能力,但缺点是烤瓷贴面质地较脆,其抗弯强度较低(60~80MPa),受力后较易破裂,故操作时要特别小心。

(二)热压、铸造陶瓷贴面

即在预备体代型上制作成不同形态的贴面蜡型,随后将蜡型包埋,烘烤后诸如瓷材铸造成瓷贴面毛胚,取出后再修整与染色。目前铸瓷贴面多采用更加美观的Empress Esthetic美学陶瓷制作,其具有良好的抗折断性能,其表面上釉着色呈半透明性,折光性近似于牙釉质。此外,也具有良好的边缘密合性及与牙釉质近似的耐磨性能。

(三)铝瓷贴面

Sadoam 1988年采用氧化铝烧结融合成骨架后,再掺入镧料玻璃渗透氧化铝瓷。由氧化铝晶互相连接成网,陶瓷强度由之增高。但透明度也因氧化铝晶体较多而变差,故而表面烧结成后也必须上饰瓷来解决美观问题。铝瓷贴面因操作相对复杂而成本较高,目前临床应用已相对减少。

(四)CAD/CAM瓷贴面

20世纪70年代初期,法国口腔医师Francois Daret教授将计算机辅助设计(computer aided design,CAD)和计算机辅助制作(computer-aided manufacturel,CAM)技术(简称CAD/CAM),引入口腔固定修复的设计和制作过程。CAD/CAM瓷贴面修复可分为直接瓷贴面和间接瓷贴面修复。前者即椅旁CAD/CAM瓷贴面修复,完成贴面的牙体预备后,采集牙体表面图像数据,用计算机做修复体外形设计,并进行修复体的精密机械加工及抛光表面层,由临床试戴、粘结冰完成贴面修复。此法的优点为制作简单、省时,由于使用了高强度材料,故瓷贴面强度高,不易碎裂。而且因其贴面较厚而使遮色与仿真效果较为理想。但缺点是需要磨除较多牙体组织,其费用也较高昂。

三、瓷贴面的适应证与禁忌证

(一)适应证

参见本章全瓷修复体的适应证(见图14-1-2)。

瓷贴面适应证如下。

(1)轻度变色牙,如四环素牙,氟斑牙,死髓牙和增龄性变色牙。

(2)牙釉质缺损,如釉质发育不全,牙釉质钙化不全,畸形牙。

(3)由于磨损和磨耗引起的牙釉质折裂或缺损的牙齿。

(4)关闭牙间隙:不愿意接受正畸治疗或无法用正畸关闭的牙尖间隙。

(5)错位牙:轻度扭转而不愿意接受正畸治疗的牙。

（6）需要改变外形的牙齿，如锥形牙。

（二）禁忌证

1. 牙体大部分缺损的牙齿。

2. 三类错颌畸形的牙齿。

3. 短小而又咬合紧的下颌牙齿。

4. 夜磨牙患者。

5. 口腔卫生极差的患者。

6. 口腔不良习惯，咬合关系混乱的患者。

四、瓷贴面的优、缺点

瓷贴面是全瓷修复的一种形式，是采用酸蚀-复合树脂粘接技术固定于牙体表面的美学修复体。因此，它既具备全瓷修复的共同优点，又有其本身的显著特征。

（一）优点

1. 颜色美观逼真，具有良好的色泽稳定性。

2. 备牙量小，瓷贴面仅需磨除患牙的唇面及部分邻面、切端及舌面，切角全冠预备量明显减少。

3. 生物相容性好，不易刺激相邻软组织，也不易着色与附着菌斑。

4. 机械性能好，强度高而抗磨损、抗磨耗能力强。

5. 粘接牢固可靠，因采用氢氟酸酸蚀，结合应用偶联剂的瓷贴面用树脂牢固粘接，

边缘密合性紧密不易脱落，又可将树脂、汞合金影像进行区别。

（二）缺点

1. 瓷贴面以薄为宜，但形态特征却因此难以再现。

2. 瓷贴面一旦粘固后就无法修复颜色，因而患者若要求过高就难以让其满意。

3. 瓷贴面对高度染色牙遮色效果不够理想。

4. 制作与粘接过程比较复杂，费用较高。

五、瓷贴面制备的原则与步骤

瓷贴面的主要优点是减少备牙，但适当的牙体预备也不能免除。设计完好的牙体预备可以为瓷贴面预留空间，使修复体的立体形象更加完美，同时还有助于瓷贴面的正确就位与粘固。

（一）瓷贴面修复牙体预备方法

1. 开窗型（图 14-8-2A）　开窗型牙体预备用于无需修改冠长者，多用于上前牙。

2. 对接型（图 14-8-2B）　对接型牙体预备常用于下前牙及牙冠切端较薄者。

3. 钩状型（图 14-8-2C）　包绕型牙体预备多用于牙冠切端有一定厚度者，如尖牙的修复预备。

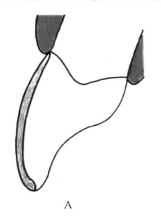 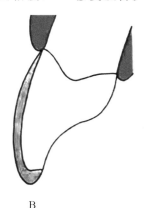 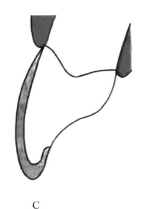

A　　　　　　　　B　　　　　　　　C

图 14-8-2　瓷贴面的切端预备形式

A. 唇侧开窗式预备；B. 唇侧对接式预备；C. 唇侧钩状形预备。

(二)瓷贴面修复牙体预备原则

1. 在牙体与邻牙关系综合分析后设计患牙预备方案。

2. 牙体预备要均匀、适量,在保证改善美观状态的前提下,来完成 0.5～0.8mm 贴面厚度的有效分配。

3. 要尽量减少磨牙量,边界以釉质层为度。

4. 内线角要圆钝。

5. 消除倒凹,以免影响瓷贴面就位与粘接固定。

(三)瓷贴面修复牙体预备步骤

1. 唇面制备(图 14-8-3) 按瓷贴面设计要求开始唇面制备,先将唇面釉质磨除深 0.5mm 的指示沟,再更换转针依序磨除唇面剩余釉质 0.5～0.8mm,唇面磨除量依患者实际情况灵活掌握。但原则上应保证预备面位于牙釉质层内,而牙颈部边缘应位于牙龈之上(有楔状缺损者应先行排龈后,再按全瓷冠颈部要求予以制备)。

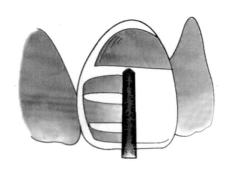

图 14-8-3 唇面预备

2. 邻面制备 一般应制备至邻接区唇侧,在接触区前方磨除约 0.5mm 的凹形斜面,但不应损伤邻接关系。若存在牙间隙者,邻面边缘最好应包括整个邻面,制备应达到邻面的舌腭缘,以便瓷贴面能恢复邻接关系(图 14-8-4)。

3. 切端预备 三种瓷贴面牙体预备的区别就是切端预备形态不同。开窗型是保持切

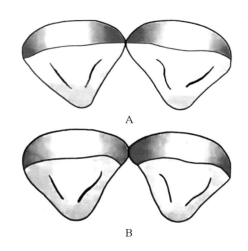

图 14-8-4 瓷贴面的邻接面关系

A. 贴面邻接置于牙齿邻接点唇侧;

B. 用贴面修复邻接关系。

端完整,沿切端上缘制备出边缘;对接型则是将患牙切端均匀去除 0.5～1mm;钩状型是在对接型的基础上再于切端舌腭侧制备并形成 0.5～1.0mm 深的无角肩台。但有研究表明,当牙齿切端磨除 2mm 时,用切端对接瓷贴面修复,贴面的抗折裂强度无显著性差异。

4. 龈缘预备 使用直径为 1mm 的球钻,沿着龈端边缘,预备约 0.3mm 的浅凹形沟。边缘应位于龈上 0.5mm 或与牙龈平齐,应光滑流畅地表现出牙龈曲线呈连续状。如果牙颈部釉质着色严重或有缺损状,则应先置入排龈线,再用圆头锥形钻磨除牙体至所设计的边缘位置(图 14-8-5)。

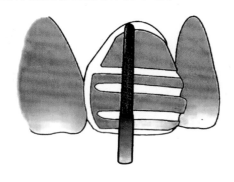

图 14-8-5 龈缘预备

5. 舌侧预备　上前牙切缘形成舌侧做斜45°的切斜面,下前牙则备成唇面斜面的切斜面,应使上下前牙咬𬌗时力的方向接近垂直(图14-8-6)。

6. 精修与完成(图14-8-7)　牙体预备成型后,应对各边缘仔细检查,去除预备处所有锐线角及飞边毛刺,再用细粒度金刚砂车针修整预备体,圆钝线角,消除倒凹,最后用抛光针抛光。

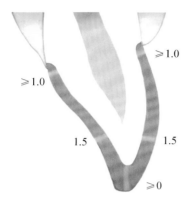

图 14-8-6　龈缘排龈后制备龈下

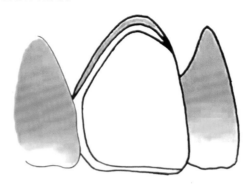

图 14-8-7　最后完成(精细调磨石)

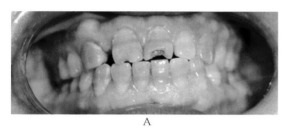
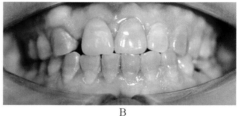

A　　　　　　　　　　　　　　　　　　B

图 14-8-8　病例 1　患者女性,46 岁

A. 门齿缺损贴面前;B. 贴面修复后。

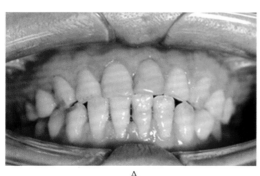
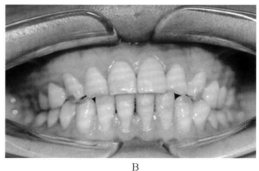

A　　　　　　　　　　　　　　　　　　B

图 14-8-9　病例 2　患者女性,45 岁

A. 门齿不对称;B. 贴面后。

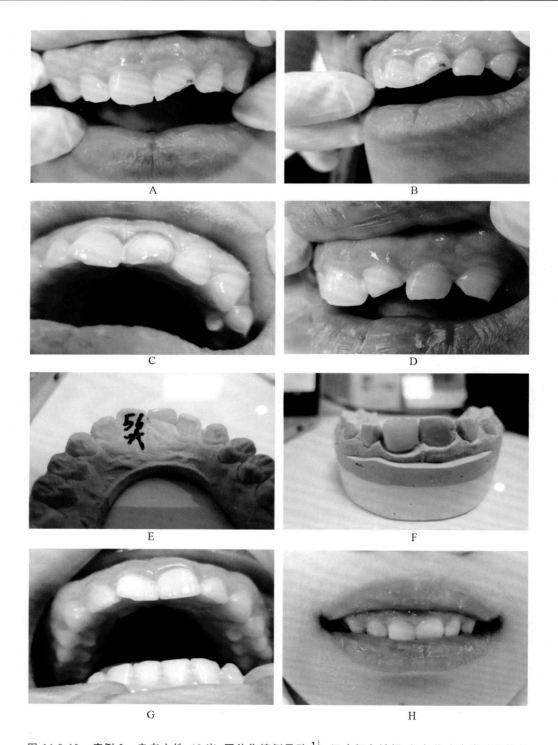

图 14-8-10　病例 3　患者女性,18 岁,因外伤摔倒导致 $\frac{1|}{}$ 远中切角缺损,行包绕式全瓷贴面修复

　　A. 上前牙牙体缺损;B. 上前牙牙体缺损;C. 贴面牙体预备后;D. 贴面牙体预备后;E. 贴面咬合面观 ;F. 贴面唇面观;G. 贴面戴牙后口内观;H. 贴面戴牙后唇面观。

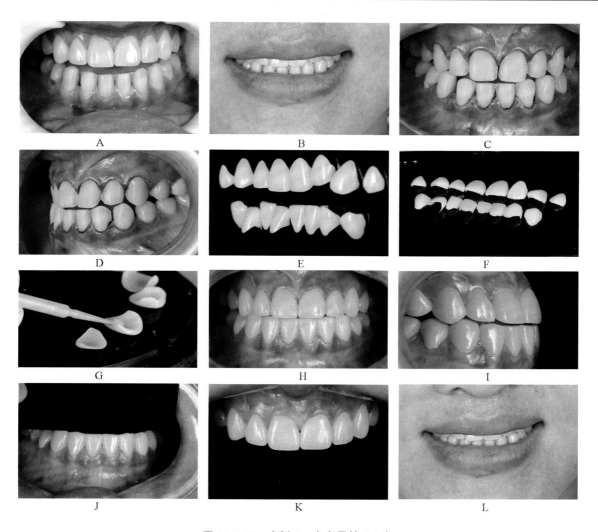

图 14-8-11　病例 4　患者男性，56 岁

A、B. 修复前上下门牙咬合状态；C、D. 美容院不良修复后状态；E、F. 拆除不良修复后重新备牙后上下前牙全瓷贴面形态；G. 消毒准备粘固；H. 粘固后咬合正面照；I. 粘固后咬合侧面照；J～L. 上、下牙正面照及启口照。

（四）瓷贴面印模的制取方法

1. 常规使用硅橡胶材料制取印模。

2. 印模前如有牙颈部缺陷往龈下制备的患牙也应该再次补龈。

3. 如利用 CAD/CAM 系统制作瓷贴面时，可采用光学印模，依据 CAD/CAM 系统的不同，一般可采用口腔内直接印模；有些系统则在口腔外间接扫描印模或模型来获取数字印模。

4. 常规比色、灌模型。

5. 必要时制作临时修复体以保护患牙。

（五）瓷贴面的粘接

1. 口内试戴及微调，瓷贴面由护士完成并送达后，应仔细拆包检查修复体有无在运输过程中的损坏，并重新消毒处理。

2. 去除患者暂时修复体，认真清洗与消毒患牙。

3. 轻轻试戴，检查瓷贴面边缘是否完整，与患者贴合是否密切，有无翘动与支点，与邻牙接触松紧是否恰当等，如有以上问题，则要以调改至再次试戴达到要求。

4. 粘接前常规缩龈，放置橡皮障，邻牙以牙线固定。

5. 酸蚀处理，三用气枪冲洗与干燥。

6. 粘接、固化。

7. 微调及去除多余粘接材料。

8. 抛光、完成并拍照留存。

（黄俊新　潘　晨　张伟彬　陈自力）

第九节　瓷嵌体修复技术

一、概述

嵌体(inlay)是一种嵌入牙体内部，用于恢复牙体的缺损形态和功能的修复体。其由伦敦的牙医师 John Murphy 开始制作，并由他于 1835 年开始创作瓷嵌体。其中部分嵌入牙冠内，部分高于牙面的修复体称为高嵌体(onlay)。与直接填充不同，嵌体是一种在模型上制作完成后，再用粘固剂或粘接剂固定在牙体缺损区的间接修复体。

传统的牙体缺损修复是以银汞充填和树脂直接法充填的方式进行修复，其分别具有污染和聚合收缩导致继发龋的缺点，采用瓷嵌体、金属嵌体或树脂嵌体修复牙体缺损是良好的解决办法，既无污染，又可消除收缩引起的微间隙，还可具有足够的耐磨性和美观性，因而嵌体化将是牙体缺损修复的趋势。

嵌体的种类

1. 根据嵌体覆盖牙面不同位置与数目分类（图 14-9-1）

（1）单面嵌体：如𬌗面嵌体、颊面嵌体、邻嵌体系。

（2）双面嵌体：如近中𬌗嵌体（简称 MO 嵌体）、远中𬌗嵌体（简称 OD）、颊𬌗嵌体（简称 BO 嵌体）、舌𬌗嵌体（LO 嵌体）等。

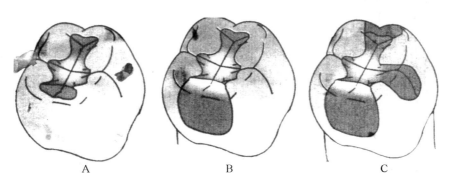

图 14-9-1　单面、双面与多面嵌体
A. 单面嵌体；B. 双面嵌体；C. 多面嵌体。

（3）多面嵌体：如邻𬌗嵌体（简称 MOD 嵌体）、颊𬌗舌嵌体（简称 BOL 嵌体）等。

2. 根据嵌体材料分类（图 14-9-2）

（1）合金嵌体：有贵金属及非贵金属合金嵌体。全合金化学性能稳定，有良好的延展性能和机械性能，是临床上应用历史最久与效果最为理想的高端后牙牙体修复体材料。此外，

还有镍铬合金、钴铬合金、钛合金等金属材料，也有较好临床效果及较为经济的价位。

（2）树脂嵌体：采用高强度复合树脂材料在模型上加工成形或 CAD/CAM 成形，调磨抛光后用树脂粘接材料粘接于牙体组织上。树脂嵌体为具有牙色的修复体，具有易修补，对对颌牙磨耗小、美观性较好及价位较低的优点。

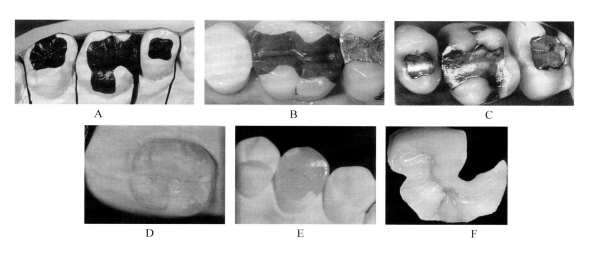

图 14-9-2　A. 树脂嵌体(单面、双面、多面)蜡型图;B、C. 金属嵌体制作与完成;D、E. 瓷嵌体(单面与多面);
F. 瓷嵌体完成(待粘固)。

（3）瓷嵌体:采用陶瓷材料在模型上加工成形或 CAD/CAM 成形,用树脂粘接材料粘接于牙体组织上。不同陶瓷材料有不同的加工工艺,如直接在耐火材料或代型上制作的烤瓷嵌体;CAD/CAM 磨削处的瓷嵌体;在模型上做熔模色埋后热压,铸造成形的铸瓷嵌体;采用全沉积法制作组织面衬底后做的烤瓷嵌体等。总之,瓷嵌体是目前牙体修复中最具卓越美学性能及嚼咀功能的修复体。其与全冠相比较,瓷嵌体能保留更多的牙体组织,其与传统的充填体比较,瓷嵌体能更精确地恢复正确的解剖形态、咬合及邻接关系。其与树脂嵌体相比,瓷嵌体又具有质硬、美观的特点,而且在加热、加压、光照的情况下不会收缩变形,在体外聚合收缩量较小,粘接剂较薄,微渗漏小,国内外研究均证实其远期疗效甚至还好于牙体的单冠修复。据徐军教授介绍,他曾于 1983 年,亲自见到过朱希涛教授于 1937 年给一位男性患者制作的左上 6 远中嵌体(OD 嵌体),在使用了 45 年之后还一切正常。笔者也在长期的口腔临床工作中,反复学习与应用过朱老于 1953 年出版的《冠桥学》专著,并深为朱老早年严谨、深邃及精湛的专业知识水平所折服。

3. 全瓷高嵌体及其他　在嵌体的种类中,高嵌体(MOD)是向半冠及 3/4 冠的过渡,即其牙冠的咬𬌗面完全由修复体来覆盖(图 14-9-3)。高嵌体的固位依然由牙冠内的箱洞状固位形来取得。其中 3/4 冠分别为:①上颌后牙 3/4 冠;②下颌后牙 3/4 冠;③前牙 3/4 冠;④钉固位改良 3/4 冠;⑤后牙 7/8 冠及近中半冠,它是 3/4 冠的变种或又一变异形式,近中半冠等于将 3/4 冠旋转 90°放置,多用于近中倾斜的下磨牙,当远中无龋坏,又需要修复近中缺失牙时可用此冠作为固位体(图 14-9-4~图 14-9-6)。

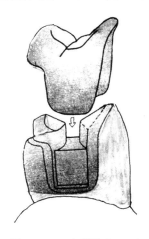

图 14-9-3　高嵌体(MOD)

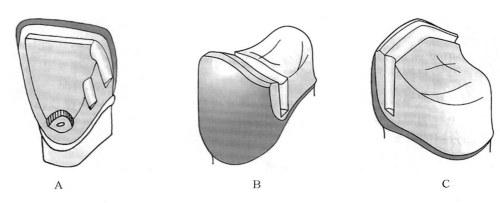

图 14-9-4　3/4 冠

A. 前牙钉固位改良型 3/4 冠；B、C. 后牙 3/4 冠预备体外形。

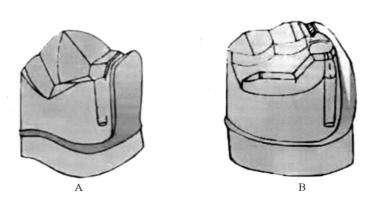

图 14-9-5　后牙预备体外形

A. 后牙 7/8 冠预备体外形；B. 后牙近中半冠预备体外形。

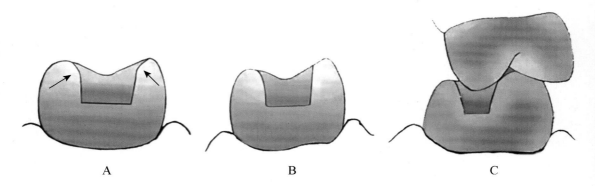

图 14-9-6　瓷嵌体的牙体预备要点

A. 制备洞型应无倒凹；B. 𬌗面洞缘处的正确洞缘斜面；C. 嵌体承受咬合的理想位置。

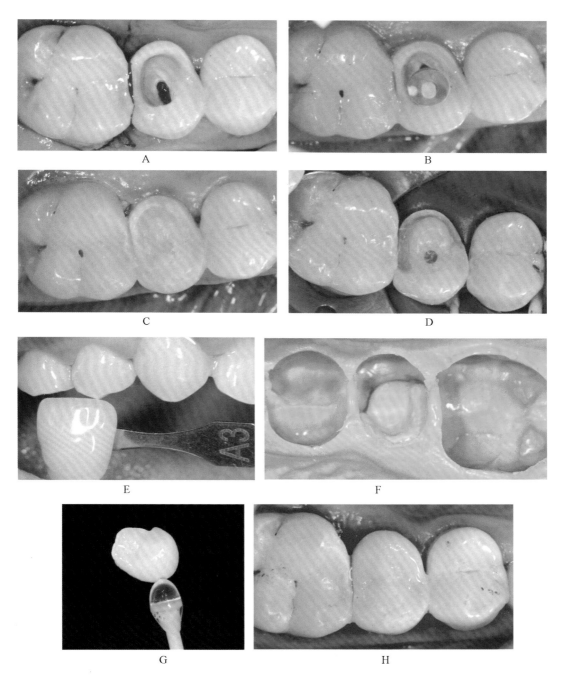

图 14-9-7 病例：患者女性，39 岁，因龋源性牙髓炎至 25 缺损严重，经根管治疗后行嵌体修复

A. 根管治疗；B. 根管治疗后行纤维桩修复；C. 树脂充填；D. 嵌体预备；E. 比色；F. 硅橡胶制取印模；G. 嵌体点粘接；H. 戴入嵌体。

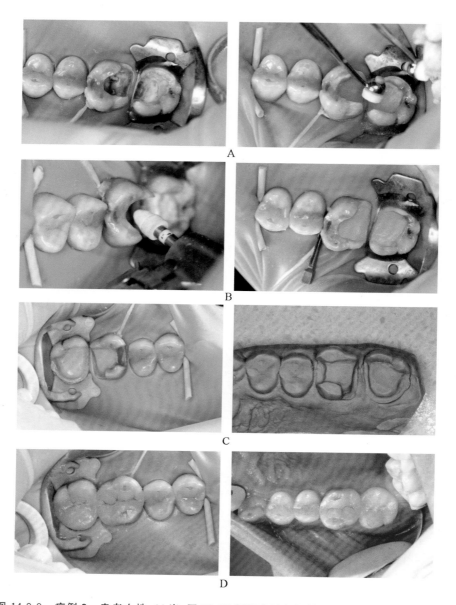

图 14-9-8 病例 2 患者女性,44 岁,因 26、27 龋坏穿髓行根管治疗,要求行全瓷嵌修复。
A. 橡皮障下 RCT 治疗加树脂充填;B. 橡皮障下牙体预备,精修;C. 预备完成图片及石膏模型;D. 修复体戴牙殆面观。

二、瓷嵌体的适应证与临床注意事项

(一)瓷嵌体的适应证

在常规情况下能用充填方法修复的牙体缺损都是嵌体的适应证,但是嵌体只能修复缺损的部位的牙体,不能保护剩余部分的牙体。剩余部分的牙体不仅要给嵌体提供足够的支持与固位,其自身部分的抗力也只能由自身提供。因此,如果牙体预备后,剩余部分的牙体应可以耐受功能状态的各个方向𬌗力而不折裂,并能为嵌体提供足够的固位。与填充体比较,嵌体有以下显著特征。

1. 嵌体可以更好地恢复咬合接触关系。

2. 嵌体可以更好地恢复邻面接触关系。

3. 嵌体具有更好的机械性能。与银汞及树脂充填体相比较,全合金嵌体在强度、耐久性上更加具有耐腐蚀性能,可长期维持准确的形态与完整的边缘。而与树脂及玻璃离子等充填体相比,瓷嵌体和树脂嵌体则更具优势,尤其是瓷嵌体边缘收缩性更小、耐腐蚀性强、抗压强度及耐磨性都具有优越性。

(二)临床注意事项

1. 牙体预备量较充填体大而规则,嵌体是间接修复体,除了去净腐蚀牙质外,还要制备扩展去除倒凹,以保证顺利就位与良好粘接固位。

2. 瓷嵌体的边缘线长易发生继发龋,故要叮嘱患者认真刷牙,注意保养。

3. 瓷嵌体或贵金属嵌体均价格昂贵,一般患者较难接受。

三、瓷嵌体的牙体预备

(一)修复前准备

牙体预备之前应检查患牙的牙体缺损情况,宏观了解口腔健康的整体情况,确定嵌体修复计划后,再进行牙体预备。

(二)制备洞型

依据患牙缺损的情况去除腐质和无基釉,颊舌侧向外扩展时要尽量保守以保证颊舌壁抗力形。各点线角预备圆钝,如果缺损至邻面,则需要预备成 MO 或 OD 洞型。因嵌体是口外制作好后戴入患牙的,因此嵌体箱状洞形要求各轴壁之间彼此平行,不能有倒凹,否则嵌体将无法就位。全瓷嵌体的洞形要在洞缘做宽度 1.5mm 的 45°洞缘斜面,龈阶处也要制备 45°洞缘斜面,有时为了避免预备时伤及邻牙,可与邻牙凸度平行。𬌗面的牙体磨除量应满足材料强度所要求的厚度(2.0～2.5mm)。全瓷嵌体的固位主要靠粘接而不靠固位形,所以各轴壁应外展至 15°～20°,以方便嵌体就位(图14-9-6)。

(三)制取印模

用硅橡胶材料制取印模,然后用超硬石膏灌制工作模,送加工厂制作完成瓷嵌体。

四、瓷嵌体的制作与试戴粘固

(一)瓷嵌体的制作

全瓷嵌体多通过间接法制作而成,常用热压铸瓷技术或 CAD/CAM 切削技术完成。

(二)瓷嵌体的试戴粘固

全瓷嵌体因体积小巧,试戴时不易操作,尤应注意调整椅位及光线,以防患者误咽或操作时丢失。

这类修复体依靠树脂粘接获得固位力和抗力,粘固步骤对于粘接的成功十分重要,操作的疏忽将导致使用寿命降低。粘固步骤如下。

1. 使用氢氟酸酸腐全瓷嵌体的粘接面,并涂布硅烷偶联剂。

2. 去除洞型内暂封物并清洗干净。

3. 检查嵌体组织表面有无毛刺及瘤状结节。

4. 用试戴喷剂喷在组织面上,在预备体上轻轻试戴,并用较细车针逐步磨除已标记出的障碍,直至完全就位,达到边缘密合及没有翘动的标准;将树脂粘接剂涂布于被酸蚀的釉质面和修复体粘接面后进行就位并粘接,再用探针去除多余粘接材料。

5. 调𬌗,认真调整正中𬌗和非正中咬𬌗接触至标准状态后,瓷嵌体修复过程则完美完成。

（张伟彬　白　洁　艾　菁　李金水）

第 **15** 章

超瓷复合纤维桥与釉质瓷修复

第一节 超瓷复合纤维桥修复

超瓷复合纤维桥(Targis/Veatris)是由义获嘉公司与苏黎士大学及另两所德国大学的牙科研究所共同研究开发,并于 1996 年向世界各国推广使用的一种新型的修复材料。

一、材料与技术特点

(一)材料特点

1. 瓷聚合体(Targis) Targis 瓷聚合体是牙科材料中的一种独特类型,它与普通树脂和瓷材都有显著区别,但它却融汇了树脂和瓷两者的优良性能。它是一种重量比占 75%～85%的无机充填料的高粒子内容物,微细的瓷粒构成致密的充填;是将一种有机基质充填于一种强化的均匀的立体的无机粒子之间;它是一种化学方式的结合,其聚合反应完成之后,其硬度可接近于牙釉质,而且质地坚韧,不易破折与崩裂。

Targis 超瓷材料的物理特性数据

抗折力	ISD	10477	150MPa
抗折力	ISD	6872	145MPa
弹模	ISD	10477	12 000MPa
弹模	ISD	6872	11 500MPa
韦氏硬度			775MPa
体积收缩			1.8%
阻射率			250%AL

2. 纤维冠桥(Vectris) Vectris 复合纤维冠桥材料是一种新的强化纤维复合材料,该材料早已应用于航空与造船工业,是义获嘉公司首先将其应用于牙科修复学领域。其由几层纤维薄片和单轴向的纤维束组成,具有相当程度的弹性和张力的良好分配,因而非常适合用在那些需要长期负载而又只能使用较轻材料的地方,或者是对金属产生过敏的患者。因属半透明的材料,可用于无金属冠和前后牙牙桥支架的制作,并可取得较为理想的临床效果。

Vectris 复合纤维材料的物理特性数据

抗折力	ISD	6872	1000MPa
弹模	ISD	6872	27 000MPa

应力(4mm×4mm,桥)

Targis＋Vectris 桥 1976＋467N

Targis ＋ Vectris 桥,临床粘接后 2348＋210N

(二)Targis/Vectris 技术特点

1. 制作工序快捷,无须包埋,加热,铸造,或切割。制作单冠、贴面、嵌体可不超过 1 小时,制作冠桥不超过 3 小时。

2. 色泽稳定、自然,可近似或达到铸瓷或烤瓷牙效果。

3. 材料性能稳定,采用预制件制作,方便实用,抗折裂能力强,韧性效果好。

4. 边缘密合度高,收缩率仅为 1.8%

左右。

5. 与牙体组织具有协调一致的物理性质。

6. 成本较金属烤瓷技术为低。

二、材料与设备

(一)材料

1. Vectris 复合纤维材料 现有 3 种(图

15-1-1):一种用于桥体的纤维棒,一种用于后牙单冠的 8 层纤维膜,一种是用于牙桥的 4 层纤维膜。根据不同的病例,可选用不同的纤维材料。

2. Targis 基本套装 含有 IVOCLAR Chromascop20 色阶的牙本质色(dentin)、牙釉质色(incisal)、基底色(base),不透明色(opague)及染色材料(stain)。

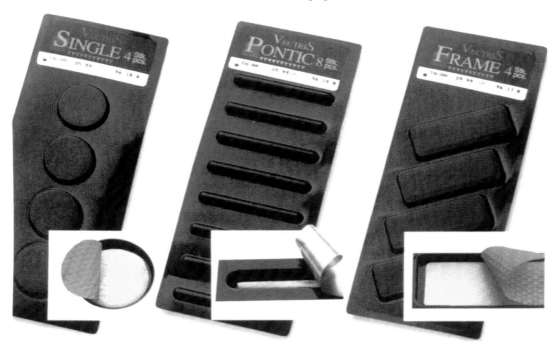

图 15-1-1 Vectris 复合纤维材料

3. Targis Impulse 仿真材料 可模拟个性化特征,用于追求逼真自然效果,其使用快捷,方便。

4. Targis Giugiva 牙龈色材料 图 15-1-2。

可用于牙龈严重萎缩的缺牙区(Pontic),或用于可摘式局部义齿(RPO)的牙龈部分。

(二)设备

1. Targis power 聚合机 该机是一种高效能固化机,它把光和热结合在一个控制程

序之中。其具有 8 个高能量冷光源灯,因而固化效果完全(图 15-1-3)。

2. VSI 支架成形机 该机是根据高科技的真空加压原理和光固化的特性研制而成,其具有两个标准程序,主要用于复合纤维冠桥的成形(图 15-1-4)。

3. Targis Quick 初始光固化机 该机是一种新式便利的初始化光固化机,无须接触,而以感应式控制,它可以狭窄的高效能光束、足够的固化深度来用于快速预固化(图 15-1-5)。

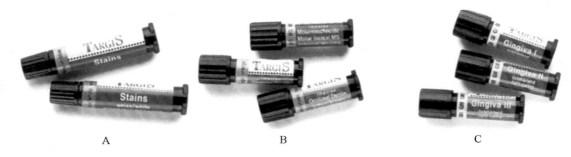

图 15-1-2　Targis 染色、仿真、牙龈色材料

A. Targis 染色材料；B. Targis 仿真材料；C. Targis 牙龈色材料。

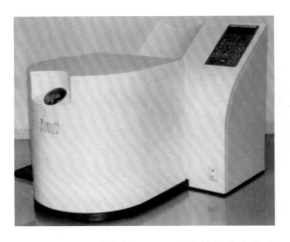

图 15-1-3　Targis 聚合机（用于超瓷材料的聚合反应）

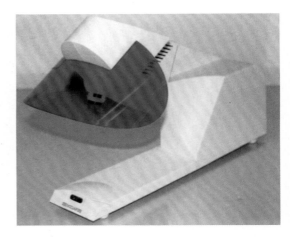

图 15-1-5　Targis 初始光固化机（用于快速预固化）

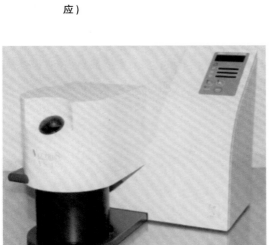

图 15-1-4　VSI 支架成形机（用于复合纤维桥的成形）

三、临床应用

临床应用如基牙预备、制取印模与灌模等操作均与铸瓷技术基本相同，只是在基牙预备时要求冠边缘应有 0.3mm 的厚度。因此，在基牙预备时，基牙边缘应有 0.3mm 厚度的肩台，肩台可在龈上或龈下。如果作金属 Targis 冠桥修复，基牙预备则与烤瓷基牙预备相同。

四、超瓷复合纤维桥修复技术

（一）选牙色

采用 IVOCLAR chromascope 20 色通用选牙色系统。Targis 超瓷各种材料与 IPS

烤瓷,Empress 铸瓷颜色编号完全相同。

（二）Vectris 复合纤维桥操作过程

1. 模型分割与桥体塑型　完成代型并涂分离剂,在石膏模型上用直径 3mm 蜡条,塑成一杆状桥体置于两侧基牙间,此时应注意与对颌牙的咬合关系。然后堆上硅橡胶,充填倒凹及封闭蜡条以外部分（图 15-1-6～图 15-1-9）。

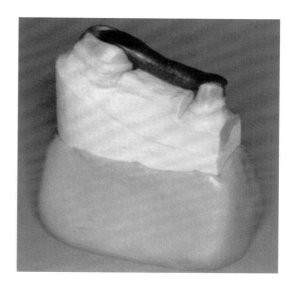

图 15-1-8　在两基牙间用蜡条形成杆状桥体

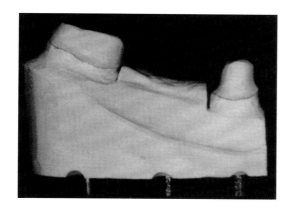

图 15-1-6　模型分割与代型完成

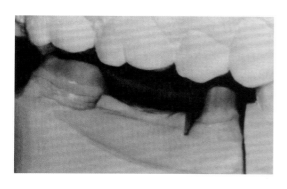

图 15-1-7　代型涂分离剂

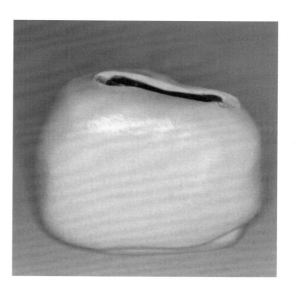

图 15-1-9　硅橡胶封闭蜡条以外部分

2. 桥体制造　除蜡后,放置一个 Vectris 的桥体材料于硅橡胶的咬合面开口处。然后,把模型放入 VSI 支架成形机中采用抽真空,加压和光固化程式,全部反应成型过程约为 10 分钟（图 15-1-10,图 15-1-11）。

3. 桥体修整与支架压接　取出 Vectris 桥体进行打磨修整,打磨后的桥体直径至少

应有 2mm 厚,形成纤维内冠桥形态后,放回模型上,再用 Vectris Frame 来予加强。同时采用全自动的 VSI 支架成形机,使之达到最佳的接合和硬化成型效果（图 14-1-12～图 14-1-14）。

4. 桥架完成　由 Vectris 桥体材料和 Vectis 支架材料所做成的支架经打磨成形

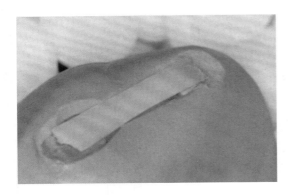

图 15-1-10　放置 Vectris 桥体材料

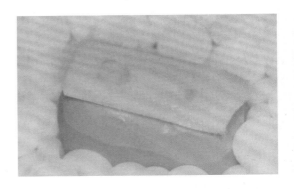

图 15-1-13　加强纤维内冠桥

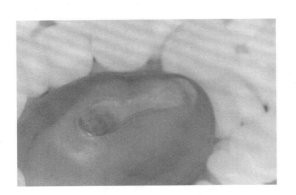

图 15-1-11　把模型放入 VSI 支架成形机中

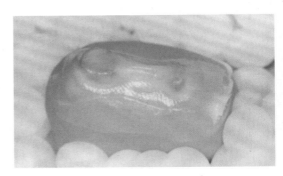

图 15-1-14　再次放入 VSI 支架成形机

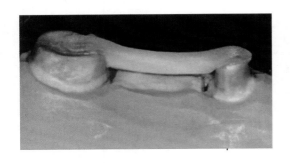

图 15-1-12　形成纤维内冠桥

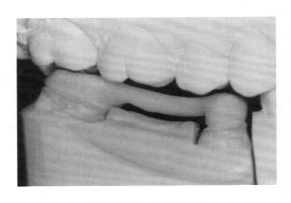

图 15-1-15　桥架完成

后,其支架厚度至少为 0.5mm,而冠缘(margin)全周削短 0.5～1.0mm,最终再涂上美观的 Targis Base 修复材料(图 15-1-15)。

5. 涂布 Targis Base　在 Vectris 桥架上涂布半透明的 Targis Base,可增进与牙冠塑型材料的化学结合。另外,还可以此封闭

冠缘(Margin),使之发生有效的化学粘接。故有人称之为"瓷聚合体"(图 15-1-16)。

6. 牙冠塑型和个性化着色　用已经制备好的具有合适稠度的 Targis 材料一层层堆成冠桥。再用轻便的 Targis Quick 初始

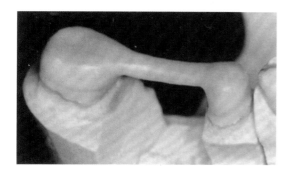

图 15-1-16　涂布 Targis Base 后

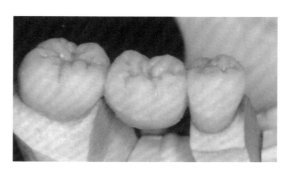

图 15-1-19　桥体完成前检查与调改

光固化机对堆叠的材料一层层作预固化,使牙冠外形的雕塑更具个性化特征,并表现出天然牙齿颜色的鲜明层次感(图 15-1-17～图 15-1-19)。

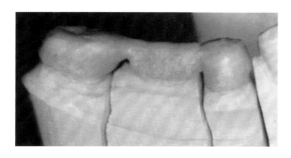

图 15-1-17　牙冠塑形

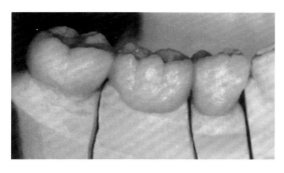

图 15-1-18　个性化着色

另外,如以 Targis Stains 染色剂做内染及 Impulse 仿真材料加之润色,就会使之更加逼真自然。

7. 桥体完成　堆筑雕塑完成后的冠桥体,表面涂上一层隔氧胶(Gel)后,放入 Targis Power 光固聚合机中,以预设之程式,约 25 分钟即可获得完全的聚合硬化效果,而隔氧胶于光固聚合过程中,可隔绝与氧的接触反应,从而可避免产生表面的未硬化层。此外,打磨抛光时,由于 Targis 超瓷含瓷量高,质地坚硬,因此应用专门的瓷类抛光膏才能达到临床需要的效果(图 15-1-20,图 15-1-21)。因这种抛光膏含有一些金刚砂,所以打磨抛光时的使用方法与顺序较为重要,现介绍如下。

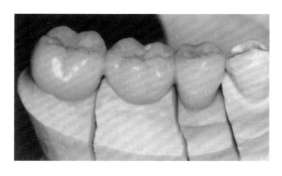

图 15-1-20　桥体完成,以专用工具及抛光膏处理

先用钨钢车针慢速打磨,再以金刚砂石慢慢打磨,并注意相互交替,先粗后细打磨至符合要求为止;然后再用橡皮轮快速打磨,并换毛轮用瓷类(Dialux,Bredent)抛光膏快速抛光至理想程度。

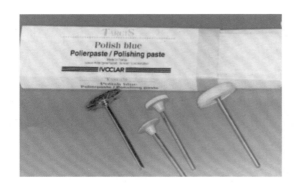

图 15-1-21 瓷类专用打磨抛光工具及抛光膏

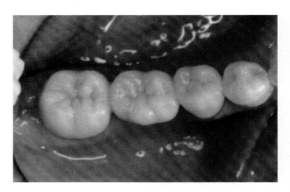

图 15-1-23 口内粘固后𬌗面观

(三)临床粘接

临床粘接技术与 Empress 铸瓷临床粘接技术完全相同,例如用 Vivadent 的 Viriol-ink System 的粘接剂也可达满意效果(图 15-1-22,图 15-1-23)。

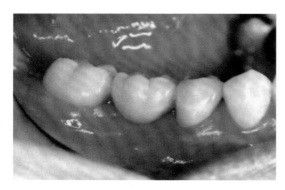

图 15-1-22 口内粘固后侧面观

(四)超瓷复合纤维桥可能出现的问题

1. Targis 冠边缘的强度问题 Targis 冠边缘都是 Base 材料,这种材料粘合性强,

但较脆,因此,Targis 冠粘结前,打磨时要倍加小心,以免损伤边缘,Targis 冠粘接基牙后,其边缘会更坚固。

2. Targis 冠崩瓷问题 Targis 崩瓷情况较少见,即使发生崩裂,一般也不会崩落。如有部分崩落情况,可以使用 Tetric Ceram 瓷化树脂修补,效果会好一些。

3. 牙桥体的缺牙数目问题

(1)超瓷复合纤维桥适用于后牙 1～2 个牙的缺失,但如为间隔缺失者,只要邻缺隙侧的余留牙条件较好,亦可以选择此种修复方式。

(2)前牙缺失数目可以在 2 个以上,但因注意加强设计方案,对前牙咬合过紧者,可以纤维网加固舌侧面。

(3)如在金属内冠桥上制作 Targis 超瓷修复,可以按照固定义齿的设计原则,为牙列前后有多个牙间隔缺失者,设计 Vectris 制作的金属内冠固定桥。

第二节 釉质瓷修复

釉质瓷(belle HP)是一种新的修复材料,由于其具有牙釉质的透明度、强度和硬度,以及良好的生物相容性,尤其是在制作全冠和固定桥时,可以不需要先行制作金属基底冠,直接在代型上采用涂层雕塑的方法,即可快速完成牙体解剖形态;再经过加热加压处理后,修复体即告完成。完成后的修复体,颜色自然美观,逼真,强度高,耐磨损。不少学者认为,这种修复方法融合了陶瓷和粘接修复的优点,使修复技术得到了新的发展。近年来,在北美、欧洲等地的牙科修复领域,尤其是在美容修复方面,釉质瓷材料的应用日益广泛。国内外许多学者都对材料的物理性能、金属基底层代替物的选择、操作工艺、临床应用效果等分别进行了比较深入的研究,认为这是一个极有前途的新型修复材料,本节将简述如次。

一、釉质瓷物理性能测试

国外学者 Cox,Suzuki,Leinfelder 等对材料的物理性能进行了测试,结果综合如下(表 15-2-1)。

从表 15-2-1 看出,釉质瓷的物理性能明显优于其他同类型材料。

二、釉质瓷转化率与处理时间的关系

从表 15-2-2 可以看出,釉质瓷的硬度、抗张强度、转化率均随着加热加压处理时间的延长而增长,当时间达到 20 分钟时,转化率高达 98.5%,这一结果不仅产生了高的抗压强度和抗磨损能力(图 15-2-1),而且也提供了修复体能以高度抛光的可能性。

从图 15-2-1 可以看出,釉质瓷和其他 4 种同类型材料相比较,年均磨损率仅为 1.2μm,类似于天然牙釉质的磨损情况。

三、釉质瓷修复体的基底层

采用釉质瓷材料制作全冠或固定桥时,取代金属基底(又称金属帽状冠)的是一种经过特殊处理交叉编织而成的增强带,称为 CONNECT 增强带,由于编织方法、处理方法及材料选择的不同,增强的效果亦有明显差别(表 15-2-3)。

表 15-2-1 釉质瓷和 4 种同类型材料物理性能的比较

	抗张强度(psi)	抗压强度(psi)	挠曲强度(psi)	弹性模量(×10^6 psi)	硬度(15T Hard)	阻射(XA1)	填料(wt %)
belle HP							
体部	9.200	59.900	20.600	1.9	87	3×	78
釉质	8.300	64.100	21.400	1.4	88	1×	74
基底层	8.600	55.000	24.300	1.8	87	6×	83.6
Concept(cc)							
体部	9.100	65.400	13.100	1	78		71.2
釉质	7.000	62.000	11.600	0.9	76	1×	70
Conguest(cq)							
体部	8.100	58.900	18.500	1.4	86	3×	70.8
釉质	9.200	58.000	20.700	1.4	84.5	3×	69.8
Maxxim(M)							
体部	7.900	55.100	18.900	1.6	84	4×	74.8
釉质	9.000	59.000	18.100	1.6	83	8×	74.7
Artglass(A)							
体部	9.600	50.900	14.200	0.97	80	5×	69
釉质	9.600	51.800	15.900	1.1	79	5×	67

表 15-2-2 不同的处理时间对釉质瓷转化率的影响(分钟)

	5	10	15	20
硬 度	69.5(6.8)	79.7(4.4)	81.6(4.4)	90.7(2.4)
抗张强度(MPa)	34.7(7.3)	53.9(19.9)	62.5(11.2)	65.8(4.9)
转化率(%)	86.5	92.8	96.2	98.5

实验条件:温度 137℃,压力 80psi(氮气),热压固化处理器

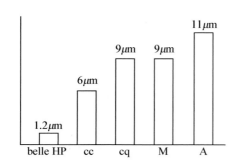

图 15-2-1 釉质瓷年均磨损率

表 15-2-3 不同增强带挠曲强度的比较(psi)

CONNECT 3mm	51.700
RIBBOND 3mm	30.800
GLASSPAN 3mm	33.500
XRVA3 Enamel	20.000

从表 14-2-3 看出,CONNECT 增强带具有良好的抗折能力。通过 SEM 观察发现,CONNECT 在编织方法上,均匀交错,连续一致,这种协调一致的编织,容易被树脂液全部浸透,达到每个部位的完全固化,这也是 CONNECT 强度高的重要原因之一。

另外,CONNECT 被树脂液浸透后,在宽度上具有一定的延伸性(图 15-2-2),这就在操作上提供了很大的方便,可以用延伸来弥补少量的不足,无须重新取新带。

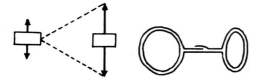

图 15-2-2 CONNECT 延伸示图

四、釉质瓷修复体的制作工艺

(一)主要材料

釉质瓷,不透明本质瓷,透明本质瓷,染色剂,CONNECT 增强带等(KERR Co Inc,美国)。

(二)主要仪器

热压固化处理仪,TEKLITE 光照固化仪(KERR Co Inc,美国)。

(三)基本操作程序

1. 牙体预备 边缘制备成凹槽型,宽度 1.0mm,轴面预备 1.5~2.0mm 的间隙,殆(切)缘预备的间隙为 1.5~2.0mm。

2. 模型与代型 用硅橡胶制取印模,人造石灌注模型,制备可卸代型,上殆架,涂代型隙料,厚度应小于 50μm,记录 Vita TM 选牙色色型。

3. 雕塑牙体外形 按照选牙色色型,取适量不透明牙本质瓷,置于玻板上,用不锈钢手用器械,将材料轻轻拍击成约 0.2mm 厚之片状块,取小片放置于代型颈缘,以越向殆(切)端越薄的方式塑型,塑型完成后,如系全冠,此时应将已浸透树脂液之 CONNECT 增强带压入不透明本质内,光照固化 40 秒(图 15-2-3)。如系贴面或嵌体,则不需要制作增强带。

以上述同样方法,取适量透明本质材料,形成约 0.5mm 厚之片状块,取小片覆盖于已固化之不透明本质上,以越向殆(切)端越厚的方式塑型,形成套色效果。注意留出足够的釉质层间隙,光照固化 40 秒,如需与相邻天然牙相协调,此时还可取少量颜色

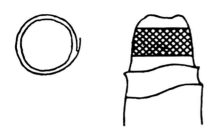

图 15-2-3　全冠 CONNECT 制作方法

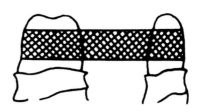

图 15-2-4　固定桥 CONNECT 制作方法

适宜之染色剂，置于相应部位后，再行光照固化，最后取适量釉质材料，形成约 0.5mm 厚之片状，覆盖于透明本质上，并完成解剖外形雕塑。由于釉质瓷材料收缩率极微小，故牙体塑型大小宜尽可能准确，以减少打磨时间。

釉质层覆盖完成之后，直接将代型（或模型）放入热压固化处理仪内，进行热压自动循环处理。循环结束后，取出修复体，待自然冷却。

4. 打磨抛光　打磨速度宜慢而轻，打磨器械包括金刚车针、金刚石、打磨石、橡皮轮等，抛光材料包括各种抛光膏（瓷抛光膏为最佳），均应按说明顺序使用，待修复体抛光至满意后，再以超声清洗。

5. 修补完善　修复体完成后，如需要进行局部修改或加色者，可先对该部位轻轻喷砂处理，清洁，干燥后，涂薄层硅处理液及单体，覆盖釉质层，再行热压固化处理。

6. 固定桥 CONNECT 增强带的制作方法　见图 15-2-4。取一段 CONNECT，从一端桥体间隙开始，围绕桥基牙代型 1 周后，回复至间隙内侧向前延伸至另一端桥基牙，以同样方式围绕 1 周，再行回复至间隙内和起点相汇合，浸透树脂液，压入不透明本质内。注意将间隙内 2 层重叠之增强带并紧，形成增力杠架，光照固化每面 40 秒，然后，在杠架上缠绕粗圈增强带，以增大桥体强度，再行光照固化。

7. 釉质瓷和金属基底联合制作修复体

的方法　先将金属基底喷砂处理，清洗，干燥后，用 Kerr™ 喷镀笔，将喷镀液涂布于金属基底表面，清洗，干燥，再涂薄层金属处理液，待处理液干燥后，按照 Vita™ 选牙色色型，取适量遮色剂，反复涂布 2～3 次，光照固化，遮色剂厚度不超过 0.2mm，其他操作程序同前。

五、临床观察

有学者通过对 24 件釉质瓷修复体进行了连续 5 年的追踪观察，结果如下：

1. 颜色　均无变色现象；

2. 继发龋　均未发现继发龋；

3. 磨损　均呈现出与相邻牙釉质一致的轻度功能性磨损；

4. 表面结构　均保持透明光滑；

5. 边缘着色　有 3 件修复体边缘呈现出轻度着色；

6. 边缘适合性　有 14 件修复体边缘呈现出轻度微漏。主要原因：系由所使用的粘固剂类型所致。

以上 6 项检查标准为 USPHS DMIE-RYGE。

牙龈指数：均属于 0 级（Loe Silness 标准）

菌斑指数：均属于 0 度（Loe Silness 标准）

术后敏感：均无敏感症状（Tronstad 试验）

邻面接触：均保持良好接触关系（McGillrat

试验）

咬合：均保持良好接触

以上 24 件修复体中，有一件在第 4 年折断一块，主要原因是由患者长期不良咀嚼习惯所造成。

釉质瓷修复以其独特的优越性，成为 20 世纪 90 年代口腔修复突起的一种新技术，而且由于该材料的性能类似于牙釉质，因而用这种材料制成的人工修复体，无论是嵌体、贴面、全冠、固定桥及种植义齿等，在生理功能上更接近于人体。在制作工艺方面，釉质瓷是一种在光固化高温、高压下聚合成的最新牙体修复技术，它不是烤瓷，也不是复合树脂，但却兼具有两者的材料优点，既具有烤瓷的美观、坚固、高强纤维的坚韧，同时又具有复合树脂的柔韧与自然（图 15-2-5）。是目前美国科尔公司（KERR）研制与推广的新型固定义齿修复技术。由于其操作方法极为简便，只要设计合理，制作精细，就会获得满意的修复效果。同时，由于其高强度增固带的应用，提示了金属基底有被取代的可能性，拓展了釉质瓷的临床应用范围，更证明了它是一个极有前途的新型材料和技术。

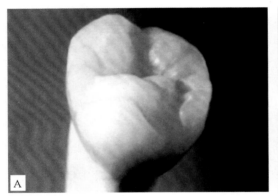
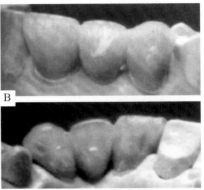

图 15-2-5　釉质瓷修复体
A. 形态与颜色；B. 前牙固定桥，唇、舌面观。

（张本良御　管春生　吴以军　白天玺）

第 *16* 章

铸造支架式义齿的临床应用

铸造支架式可摘局部义齿是以铸造支架为主要结构的一种修复形式,其属于可摘局部义齿(removable partial denture)范畴,是牙列缺损活动修复的主要方法之一。它是利用天然牙和基托覆盖的黏膜、骨组织作支持,靠义齿的固位体和基托固位,患者能自行取戴的一种修复体。

随着修复材料、设备及制作工艺的发展与进步,在各种精密铸造支架和精密附着体的联合作用下,铸造支架式义齿几乎可以修复牙列和牙槽嵴任何部位的缺损,并由之产生了各种新的修复形式,如活动-固定联合修复体;栓道式可摘义齿与种植义齿联合修复体;或种植体-根上附着体固定-活动(覆盖义齿)联合修复体,等等。上述各种修复形式都具有构思新颖、制作精良、效果良好的临床效果,是口腔修复学领域的一个重大发展与进步。

第一节 铸造支架式义齿的适应证与支持类型

一、适应证

铸造支架式义齿的适应范围较广,凡适宜选用固定义齿修复的患者,都可采用铸造支架式义齿修复,凡不适宜用固定义齿修复者,也可采用铸造支架式义齿修复。归纳起来,有以下几种。

1. 适用于各种牙列缺损、游离端缺损或无法以固定义齿修复者。

2. 缺牙处空隙较大,基牙条件较差者。

3. 缺牙伴有牙槽骨、颌骨、软组织缺损者。

4. 需升高颌间距(殆垫式义齿)以恢复垂直距离者。

5. 患者不愿意调磨牙齿,无法做固定义齿修复;或主动要求做可摘局部义齿修复者。

6. 腭裂患者需以基托封闭裂隙者。

7. 拔牙后的即刻义齿或过渡性义齿。

二、铸造支架式义齿的支持类型

按义齿支持组织的不同,可分为以下 3 种类型。

(一)牙支持式义齿

义齿的殆力主要由天然牙承担。适用于少数牙缺失,或缺牙间隙小,缺隙两端均有基牙,且基牙稳固者。可在两侧的基牙上设置卡环和殆支托。

(二)黏膜支持式义齿

义齿戴入口腔后,基牙上不设计殆支托,咀嚼压力完全由黏膜和牙槽嵴承担。适用于多数牙缺失,余留牙松动,或因咬合过紧无法设计殆支托者。

(三)混合支持式义齿

基牙上设计有殆支托和卡环,基托有足够

的伸展,由天然牙和黏膜共同承担殆力。适用于各类牙列缺损,尤其是游离端缺失者。

第二节　铸造支架式义齿的组成及其作用

可摘局部义齿主要由人工牙、基托、固位体和连接体等部件组成。按照部件所起的作用,可分为 3 部分,即修复缺损部分、固位稳定部分和连接传力部分(图 16-2-1)。

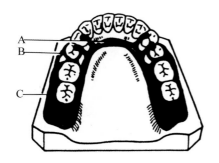

图 16-2-1　铸造支架式义齿的组成
A. 连接传力部分;B. 固位稳定部分;C. 修复缺损部分。

一、人工牙

人工牙(artificial teeth)是义齿代替缺失牙建立咬合关系,恢复咀嚼功能和外形的部分。

(一)人工牙的种类

1. 按制作材料可分为瓷牙、塑料牙和金属殆(舌)面牙 3 种。

(1)瓷牙(porcelain tooth):是借盖嵴面上的钉或孔固定在基托上的成品牙。瓷牙硬度大,不易磨损,咀嚼效率高,光泽自然稳定,不易污染变色,但脆性大,易折断,不能过多地磨改,一旦表面釉质被磨去,则失去光泽,不易抛光。瓷牙重于塑料牙,适用于缺失间隙的近、远中距及殆龈距正常及多个后牙连续缺失,牙槽嵴丰满,对颌牙健康或对美观要求比较高的患者。

(2)塑料牙(resin tooth):与基托为化学性连接,多为成品牙,也可特制。塑料牙美观

体轻,尤以复色塑料牙更为理想,抗冲击力强,可按需要挑选颜色,形态与大小不同的塑料牙,经调磨后仍可抛光,可磨改以适合不同缺牙间隙。其缺点是硬度差,易磨损,咀嚼效能稍差,易污染变色。近年已有多层次色高硬度塑料牙投放市场,临床效果良好。

(3)金属殆(舌)面牙:人工牙的殆面与舌面采用不同的金属铸造或锤造制成,利用金属固位装置与塑料部分相连接。由于金属硬度大,能承担较大的殆力,不易磨损和折裂,但是难以磨改调殆。适用于对殆牙伸长或因邻牙向缺牙区倾斜、移位,使缺隙殆龈距,近远中距减小者。

2. 按殆面形态不同,可分为 3 种(图 16-2-2)。

(1)解剖式牙(anatomic tooth):牙尖斜度为 33°或 30°,又称有尖牙,与初萌出的天然牙殆面相似。正中殆时,上、下颌牙齿的尖凹锁结关系很好,功能性强,但侧向殆力大。

(2)非解剖式牙(non-anatomic tooth):牙尖斜度为 0°,又称无尖牙,颊、舌轴面与解

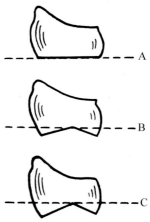

图 16-2-2　人工牙的 3 种殆面形态
A. 非解剖式牙;B. 半解剖式牙;C. 解剖式牙。

剖式牙类似。殆面有溢出沟,咀嚼效能较差,侧向殆力小,对牙槽骨的损害小。

（3）半解剖式牙（semianatomic tooth）:牙尖斜度约为 20°,上、下颌牙间有一定的锁结关系。

(二)人工牙的选择

1. 选择人工前牙的原则　前牙除唇面外,可分为颈部、嵴盖部、固位部和切部。前牙偏重于美观和功能,其形态、大小和颜色,都应与邻牙自然谐调。

2. 选择人工后牙的原则　后牙除颊、舌、殆面外,可分颈部、嵴盖部和固位部,设计后牙多偏重于恢复咀嚼功能,但应注意减小后牙的颊舌侧宽度(减径),以减小支持组织的负荷。

二、基托

(一)基托(base plate)的功能

1. 覆盖在缺牙的牙槽嵴上,将义齿的各个部分连接成一整体,具有支持与固位作用。

2. 借助基托承担义齿的殆力,传递和分散到上下颌的软硬组织上。

3. 修复牙槽骨、颌骨及软组织的缺损。

4. 基托与黏膜间的吸附力和基托与基牙、余留牙间的摩擦力,可使义齿产生固位与稳定作用。

(二)材料

按材料基托可分为塑料、金属,或塑料金属联合基托。

1. 塑料基托　美观、体轻、操作简便,便于修补和重衬;但坚韧度差,受力大时基托易折断,温度传导作用差,且不易自洁,菌斑容易附着及软垢堆积。只适用于铸造支架式义齿的某些局部。

2. 金属基托　可以锤造和铸造法完成,现多以铸造法制作,为本章之重点介绍内容。铸造金属基托所用合金材料有金合金、钴铬合金、不锈钢等。硬度高,不易折断,制作后,可高度磨光,导热性能好,且易自洁。前牙深覆殆患者尤其适用;此外,还有体积小而薄,异物感小,与组织面接触关系适中,患者戴用舒适,温度传导作用好,造型美观流畅等一系列优点,是可摘局部义齿的一种高层次修复。其缺点是,制作需有专门设备,操作比较复杂,如牙槽嵴有吸收现象,不能重衬处理,且价格比较昂贵。

3. 塑料金属联合基托　兼有塑料、金属基托的优点,在基托应力集中区放置金属网状物,增加塑料基托的坚固性。亦是目前通常使用的修复形式。

(三)基托的设计原则

确定基托的伸展、大小、厚薄时,应从以下几方面综合考虑。

1. 基托的伸展范围　根据口腔内的具体条件,在保证义齿固位及稳定,不影响唇、颊、舌及软组织活动的原则下,尽量缩小基托范围,使患者感到舒适、美观。

2. 基托厚度　应有一定的厚度以保持其抗挠曲强度,以免受力时折断。塑料基托一般厚 2～3mm,腭侧基托可稍薄,必要时做出腭皱形状。铸造基托厚约 0.5mm。基托边缘厚约 2mm,并呈圆钝状。

3. 基托与天然牙的关系　缺牙区基托不应进入基牙邻面倒凹区,腭(舌)侧基托边缘应与天然牙轴面的非倒凹区接触,前牙区基托边缘应在舌隆凸上,并与之密合,但应对牙齿无压力。近龈缘区基托要做缓冲,以免压迫龈组织,并有利于取戴(图 16-2-3)。

4. 基托与黏膜的关系　应密合而无压

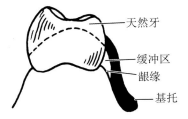

图 16-2-3　基托与基牙舌面的接触关系

痛,与上颌结节颊侧、上颌硬区、下颌隆凸、内斜嵴及骨尖等部位相应的基托组织面应做缓冲处理,以免基托压迫组织产生疼痛。

5. 基托磨光面外形 下颌舌侧基托在双尖牙和磨牙处应形成一凹面,避免咬舌及有利于舌的活动与发音,且舌在自然位置时还可辅助义齿固位。基托接触上下前牙的部位,其边缘应按天然牙的外形形成,并在牙根的部位形成隐约可见的牙根突度,再采用微血管树脂制成仿真形象,如制作得法,可达真假难辨程度。

此外,基托后部的颊、腭和舌侧由牙至基托边缘应形成一凹面,有利于义齿的固位。

三、固位体

固位体(retainer)是一种机械装置,用来固定义齿,是可摘局部义齿的重要组成部件之一。

(一)固位体的功能

有支持、固位和稳定 3 种作用,可限制义齿垂直向和水平向的动度,使义齿固定于牙槽嵴上。

(二)固位体必须具备的条件

1. 有固位作用,保证义齿不致脱位。
2. 对基牙和牙周组织无损伤。
3. 摘戴义齿时,对基牙应无侧方压力。
4. 不损伤口内软硬组织。
5. 显露金属要少,不影响美观。
6. 各固位体间和固位体的颊舌向卡臂间,应有交互对抗作用。

(三)固位体的种类

按其作用不同可分为直接固位体和间接固位体两种。

1. 直接固位体(direct retainer) 按固位形式不同分为冠外固位体和冠内固位体两类。

(1)冠外固位体(extra-coronal retainer):包括卡环(clasp)型固位体、套筒冠固位体(telescopic crown retainer)和冠外附着体

(extra-coronal attachment)。卡环型固位体是将卡环置于基牙的倒凹区,利用卡环的弹性起固位作用,是目前应用最为广泛的固位体。套筒冠固位体是先在基牙上粘固金属全冠或桩核冠,冠的轴面应平行,无倒凹。在此冠外制作金属冠,此外层金属冠连接于可摘局部义齿相应的部位。义齿就位时,义齿上的外层冠与基牙上的内层冠相套合,故称为套筒冠固位体,利用内外两冠间的摩擦力,增加义齿的固位。

(2)冠内固位体(intra-coronal retainer):主要是冠内附着体(intra-coronal attachment),属于精密附着体(precision attachments),最常见的是栓体栓道形式。如栓体栓道是先在基牙上制备有栓道的嵌体或冠,并粘固在基牙上。然后在可摘局部义齿相应的部位做栓体,义齿就位时,将栓体插入栓道内,利用义齿上的栓体与基牙上的栓道间的摩擦力,增强义齿的固位。其优点是固位作用好,不影响美观;其缺点是对基牙所施加的力量大,并且磨除牙体组织多,操作技术复杂。冠内固位体精度要求高,栓体、栓道间必须按就位道准确无误地处于平行状态,才能达到密切就位而起到固位作用。栓体、栓道的品类颇多(详见本书第 10 章第二节),可酌情选用,但对基牙牙冠短、髓腔大者不宜选用。

2. 间接固位体(indirect retainer) 辅助直接固位体,保持义齿稳定和平衡的装置。可以防止义齿翘动、摆动、旋转、下沉等。常用的间接固位体有尖牙舌隆凸上的指状支托、连续卡环、前腭杆、舌板及延长的基托等。而且以上各种间接固位体,有时可以结合使用,效果更好。

(四)卡环

卡环是临床上使用最为广泛的直接固位体,是直接卡抱在主要基牙上的金属部件。

1. 卡环的结构和作用 卡环由卡环臂、卡环体、𬌗支托 3 部分组成(图 16-2-4)。

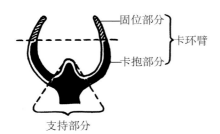

图 16-2-4　卡环各部分的平面观

（1）卡环臂（clasp arm）：为卡环的游离部分，弹性较高，环绕基牙，卡环臂尖位于牙齿颊舌向的倒凹区，可产生固位作用，防止义齿殆向脱位。卡环臂的起始部分较坚硬，放置在观测线上或非倒凹区，可起稳定作用，防止义齿侧向移位。

（2）卡环体（clasp body）：为连接卡环臂、殆支托及小连接体的坚硬部分，位于基牙轴面角的非倒凹区，有支持和稳定义齿的作用，可防止义齿的侧向和龈向移动。

（3）殆支托（occlusal rest）：是卡环伸向基牙殆面而产生支持作用的部分，可防止义齿龈向移位及保持卡环在基牙上的位置。如果余留牙间有间隙，铸造殆支托安放其间，可以防止食物嵌塞。如果基牙倾斜移位，与对颌牙接触不良或无殆接触，还可以加大殆支托以恢复咬合关系（图 16-2-5）。

图 16-2-5　以殆支托恢复咬合关系

鉴于殆支托的重要作用，在设计和使用时应做如下要求。

①殆支托的位置：殆支托应在基牙的近远中边缘嵴上、近远中舌侧轴角、上尖牙舌隆凸、下前牙切缘的支托窝内。如咬合过紧或因牙齿移位致上下颌牙齿边缘交错时，可在上牙颊沟或下牙舌沟内放置殆支托，使义齿所承担的殆力与基牙长轴近于一致，有利于保护基牙的支持组织。

②殆支托与基牙的关系：基牙上的殆支托凹底，应与基牙长轴垂直（且＜90°）。但目前有许多学者主张殆支托凹底应与基牙长轴约呈 20°斜面，认为这样才便于殆支托所承受的作用力能顺基牙长轴方向传递，不致使基牙倾斜移位（图 16-2-6）。同时，殆支托还可保持卡环和卡环臂在基牙上的正确位置，防止义齿龈向移位。

③殆支托的大小、形状：应根据殆支托所使用的材料决定。铸造殆支托应薄而宽，呈匙形，颊舌宽度约为磨牙颊舌径的 1/3 或前磨牙颊舌尖的 1/2。其长度约为磨牙近远中径的 1/4 或前磨牙近远中径的 1/3，厚度为1～1.5mm。若以锤扁的 18 号不锈钢丝作支托，应宽 1.5mm，厚 1mm，长 2mm。

铸造支托应呈圆三角形，近殆缘较宽，向殆面中心变窄，底面与支持窝呈球凹接触关系；侧面观近边缘嵴处最厚，向殆面中心渐薄；殆轴线角应圆钝，以防止支托在该区折断。

④殆支托应不影响就位和咬合，并应具有一定的厚度，太薄会影响支托强度，故应预备足够的支托凹间隙以容纳支托。支托连接体不能进入基牙倒凹区，以免影响义齿就位，而且与黏膜间要有一定的距离，使有足够的塑料包绕连接体。如以铸造方法完成则不存在此类问题。

2. 观测线（导线）（surveying line；guide line）

（1）模型观测器（surveyor）是一种用来确定义齿就位道的仪器。由分析杆、支架和观测台 3 部分组成（图 16-2-6）。分析杆能垂直升降，通过横臂与支柱相连，且能向各方转动，用以测量模型上基牙、余留牙的轴面和牙槽嵴组织的倒凹。观测台用以固定模型，并能做不同方向的倾斜。

（2）观测线（survey line）：将模型固定在

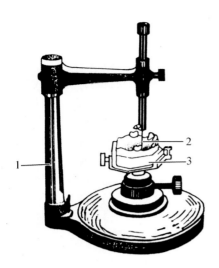

图 16-2-6 观测器
1. 支架；2. 分析杆；3. 观测台。

观测台上，选好就位道后，用带有直边的铅芯沿牙冠轴面最突点所画出的连线，称为观测线，又称导线。当基牙牙冠有不同程度的倾斜时，观测线的位置也随之改变。观测线以上𬌗向部分为基牙的非倒凹区（non-undercut area），观测线以下龈向部分为基牙的倒凹区（undercut area）（图 16-2-7）。这样所测得的观测线，并非基牙的解剖外形最高点的连线，而是随观测方向改变而改变的连线。模型观测器的分析杆代表义齿的就位方向。

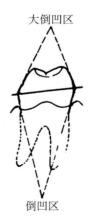

图 16-2-7 基牙的倒凹区和非倒凹区

（3）观测线的类型：解剖的外形高点线，是每个牙所固有的，而观测线则是随着牙齿倾斜的方向和程度不同而改变的。因此，倒凹区和非倒凹区之间，是随着观测线的改变而有所不同的的。观测线有 3 种类型。

一型观测线：为基牙向缺隙相反方向倾斜时，所画出的观测线。在基牙的近缺隙侧距𬌗面远，倒凹区小；远缺隙侧距𬌗面近，倒凹区大。

二型观测线：为基牙向缺隙方向倾斜时所画出的观测线。近缺隙侧距𬌗面近，倒凹区大；远缺隙区距𬌗面远，倒凹区小。

三型观测线：为基牙向舌侧或颊侧倾斜时，所画出的观测线，基牙的近、远缺隙侧均有明显的倒凹，且均距𬌗面近，非倒凹区小。

3. 观测线类型与卡环的选择 根据不同类型观测线选择相应的卡环，能充分发挥卡环的固位作用（图 16-2-8）。

一型观测线适用于一型铸造或锻丝卡环，亦名Ⅰ型卡环，该卡环固位、稳定和支持

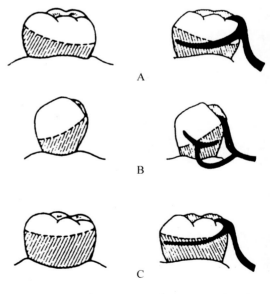

图 16-2-8 3 种类型观测线与相应的 3 种类型卡环
A. 一型观测线与Ⅰ型卡环；B. 二型观测线与Ⅱ型卡环；C. 三型观测线与Ⅲ型卡环。

作用好。

二型观测线适用于二型卡环,亦名Ⅱ型卡环,即铸造分臂卡环。分臂卡环的近缺牙区卡臂尖端在倒凹区,另一端在非倒凹区,起对抗平衡作用。铸造的 U、C、I、L 等杆形卡臂亦适用于二型观测线,该卡环的固位和支持作用好,但稳定作用稍差。

三型观测线适用于三型卡环,亦名Ⅲ型卡环。卡臂须用弹性大的合金丝或不锈钢丝弯制成下返卡环。此类卡环具有一定的固位和环抱作用,但不如Ⅰ型卡环理想。要求卡环臂能通过基牙较高的突点(即基牙导线)进入倒凹区,但不能进入过深,否则会造成取戴困难,且超过金属弹性限度,使卡环臂产生永久性变形,失去固位、稳定作用。卡环体部应位于基牙导线处,既不能太低而进入倒凹区,也不能太高而影响咬合。三型卡环也可以用弹性铸钢铸造,只要设计合理,其固位、支持作用亦较好,但稳定作用较差。

4. 卡环的固位原理与设计原则

(1)固位原理:卡环之所以能发挥固位作用,主要是靠卡环臂的弹性部分。卡环就位后,当受到外力时,卡环臂由基牙滑向非倒凹区时需张开,在卡环臂张开时,其可产生张力,张力在基牙上产生摩擦力。这是一种对抗卡环臂滑脱的阻力,这种阻力使卡环产生固位作用。

(2)设计原则

①卡环的卡环臂和𬌗支托,应保持在有关部位,和基牙紧密贴合,且不变形。在摘戴义齿时,两个卡环臂的张力,力求近于相等。

②孤立基牙上卡环臂的长度,应绕过基牙周径的 2/3,即围绕周径必须超过 180°以防止基牙的移位。

③卡环的固位力不应过大,如过大,卡环在摘戴时,都要产生较大的张力,太大的张力容易损伤基牙的牙周组织。应要求义齿容易摘戴,在行使咀嚼和发音等功能时,不会脱位即可。

④义齿就位后,卡环对基牙应再无张力,即基牙不应有外力作用的感觉,这才是正常状态。只有在义齿有脱位倾向时,卡环才应产生张力,张力再转变为摩擦力,从而对抗卡环臂滑脱,这种对抗滑脱的阻力使卡环发挥固位作用。

5. 铸造卡环的分类 按制作方法可将卡环分为铸造卡环(casting clasp)和锻丝卡环(wrought wire clasp)。铸造卡环包括圆环形卡环和杆形卡环。现仅就铸造卡环的几种基本类型介绍如下。

(1)铸造卡环的基本类型:有 3 种基本类型,即Ⅰ、Ⅱ、Ⅲ型卡环。是根据 3 种基本类型观测线而设计。

①Ⅰ型卡环:由颊舌侧两个卡环臂和𬌗支托相连组成。铸造卡环的卡环臂硬度较大,卡抱作用好。卡环臂游离部分有较小的弹性,固位作用也较好,Ⅰ型卡环是支持、卡抱和固位作用最好的卡环。

②Ⅱ型卡环:有颊舌侧卡环臂,呈“T、U、I、L”等杆形卡环臂,因卡环臂较长,固位和支持作用较好,但稳抱作用较差。

③Ⅲ型卡环:卡环臂须用弹力大的金属丝,即锻丝卡环,形状与Ⅰ型卡环相似,𬌗支托和卡环体采用铸造法完成。其特点是卡环体、卡环臂细长,弹性较大,支持和固位作用好,但稳定作用较差(图 16-2-9)。

当基牙的颊舌侧是一型观测线时,应设计为Ⅰ型卡环。这样,卡环臂的坚硬部分,恰好置于非倒凹区,可发挥较好的稳定作用。

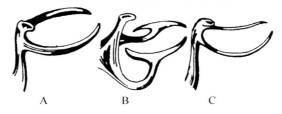

图 16-2-9 卡环类型
A.Ⅰ型卡环;B.Ⅱ型卡环;C.Ⅲ型卡环。

卡环臂的弹性部分，落在倒凹区内，可发挥固位作用。

当基牙的颊舌侧是二型观测线时，应设计为Ⅱ型卡环为宜。这样，T型卡环臂的一端落在倒凹区内，发挥固位作用，另一端置于非倒凹区内，起到平衡固位作用，防止基牙向后移位。

当基牙的颊舌侧是三型观测线时，设计Ⅲ型卡环为宜。Ⅲ型卡环的体积小，卡环臂坚硬部分也短，这种观测线用锻丝卡环最合适，由于卡环臂的弹性较大，固位作用较强，但稳定作用较差。

（2）圆环形卡环：包括以下几种常见类型。

①圈形卡环（ring clasp）：主要用于远中孤立的磨牙上，上颌磨牙向近中颊侧倾斜，下颌磨牙向近中舌侧倾斜者。卡环臂的尖端在上颌磨牙的颊侧或下颌磨牙的舌侧。铸造的圈形卡环有近、远中两个拾托，在两拾托之间放置非卡环臂尖的一侧有辅助卡环臂。远中拾支托又称第二拾支托，有防止基牙继续倾倒的作用。两个拾支托之间的坚硬部分，有很好的稳定作用，由第二拾支托到卡环臂尖端的弹性部分有较好的固位作用（图16-2-10）。

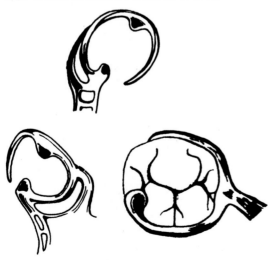

图 16-2-10　圈形卡环

②回力卡环（back action clasp）：通常在牙冠短和锥形的前磨牙或尖牙上使用。回力卡环的连接部分，为卡环的颊侧或舌侧面。如连接部分在舌侧就连接在腭杆或舌杆上，如在颊侧，就和金属托相连，因连接部分都是坚硬整体，因此，它的稳定作用较强。另一端卡环臂的游离部分细、长，因而弹力很好，即使基牙的远中有倒凹卡环也容易就位（图16-2-11）。卡环臂尖端位于基牙舌侧倒凹区时，与远中支托相连，转向近中颊侧通过连接体与基托相连者称为反回力卡环。二者均为铸造卡环，由于远中支托不与基托相连接，拾力则通过人工牙和基托传到黏膜和颌骨上，减轻基牙的负荷，起应力中断的作用（图16-2-12）。

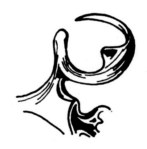

图 16-2-11　回力卡环

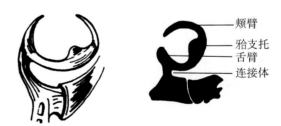

颊臂
拾支托
舌臂
连接体

图 16-2-12　反回力卡环（应力中断卡环）

③对半卡环（half and half clasp）：常用于基牙前后均有缺隙的孤立前磨牙或磨牙上。对半卡环颊舌侧，由两个相对卡环臂和近远中两个拾支托组成，其支持和固位作用较好（图16-2-13）。临床上常用舌侧基托代替舌侧卡环臂，起对抗臂作用。

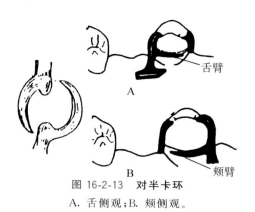

图 16-2-13　**对半卡环**
A. 舌侧观；B. 颊侧观。

④联合卡环（combined clasp）：由两个卡环通过共同的卡环体连接而成。卡环体位于相邻两基牙的殆外展隙，并与伸向殆面的殆支托相连接。适用于单侧缺牙、基牙牙冠短而稳固，或相邻两牙之间有间隙者，联合卡环还可用于防止食物嵌塞（图 16-2-14）。

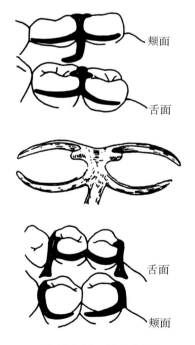

图 16-2-14　**联合卡环**

⑤延伸卡环（extension clasp）：也称长臂卡环。常用于基牙松动或牙体外形较差者。把卡环臂延伸到两个基牙上，起夹板固位作用。卡环臂在第 1 个牙的非倒凹区，在第 2个牙上才落在倒凹区内。在两个牙之间应避免压迫龈组织。

⑥连续卡环（continuous clasp）：多用于牙周夹板，放置在两个以上的余留牙上。此卡环无游离臂端，借卡环臂的中间部分弹性较大处进入基牙倒凹区，其余部分与观测线平齐，卡环体通过殆外展隙延伸至舌侧基托内，多由锻丝制作。

⑦倒钩卡环（reverse hook clasp）：常用于倒凹区在支托的同侧下方的基牙。当有组织倒凹区无法使用杆形卡环时，常用此类卡环（图 16-2-15）。

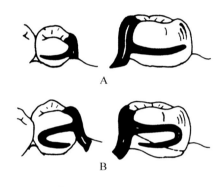

图 16-2-15　**倒钩卡环**
A. 舌面；B. 颊面。

⑧尖牙卡环：常用在尖牙上，卡环由近中的切支托顺尖牙舌面近中边缘嵴向下，到尖牙的舌隆凸，再向上经尖牙舌面远中边缘嵴到尖牙的远中切角，继续下降到唇面，卡环臂在唇面进入倒凹区。此种卡环的支持、固位作用均好，为临床所常采用（图 16-2-16），但缺点是可见到铸钢卡环臂，故设计时尽可能隐蔽。

⑨圆环形卡环：（circumferential clasp）：因圆环形卡环常包绕基牙的 3 个面和 4 个轴面角，即包绕基牙牙冠的 3/4 以上，状如圆圈，故谓之圆环形卡环。这种卡环为 Aker（1936）首先应用，故又称 Aker 卡环（图 16-2-17）。此类卡环的应用最受欢迎，因为其固位、支持和稳定的作用均属最佳。但只适用于健康与牙冠外形较好的基牙上。

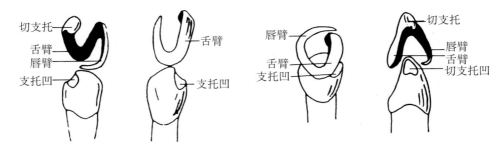

图 16-2-16　尖牙卡环

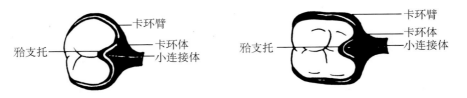

图 16-2-17　圆环形卡环

（3）杆形卡环（bar clasp）：杆形卡环多系铸造，其常见的有以下 5 种变异（图 16-2-18）。

①U 型卡环：与基牙的颊侧倒凹区为点状接触。适用于牙冠长的基牙，其观测线低，在其近中或远中线角处有适当倒凹者；亦可用于观测线低的孤立磨牙。

②T 型卡环：为杆形卡环中最常用的一种。其弹性好，常用于远中游离端可摘局部义齿，就位极为方便。但其主要缺点是容易存积食物及显露金属。

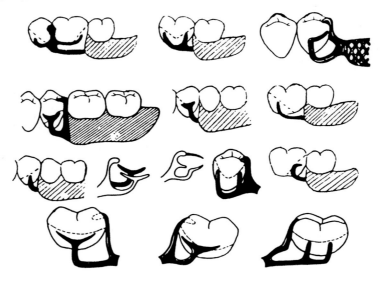

图 16-2-18　杆形卡环及其变体

③I型卡环：与基牙呈点状接触，富有弹性，显露金属亦少，外观很容易为患者接受，尤其是做金属烤瓷固定-活动联合修复体时更为美观，但舌侧须有对抗臂。

④L型卡环：与基牙也呈点状接触，弹性好，易于清洁，亦需有舌侧对抗臂。

⑤C型卡环：显露金属少，舌侧亦需对抗臂。

杆形卡环的形状和种类很多，应用范围广。其主要优点是：弹性好，与基牙的接触面积小，固位作用强，对基牙的损伤小，美观，基牙可保持生理运动。主要缺点是稳定作用不如圆环形卡环，容易存积食物，杆形卡环损坏后不易修理等。

（4）根据卡环臂的数目分类：按卡环臂的多少常分为单臂卡环、双臂卡环、三臂卡环（图16-2-19）。

6.卡环的组合作用　为了满足临床上各种复杂病例的设计要求，各种卡环还可以组合应用。组合的形式很多，最常使用者有以下两种。

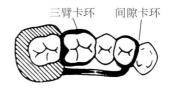

图 16-2-19　三臂卡环和间隙卡环

（1）混合型卡环：是指Ⅰ、Ⅱ型，Ⅰ、Ⅲ型，Ⅱ、Ⅲ型混合型卡环；铸造卡环臂和锻丝卡环臂合用。临床上，有些患者基牙的颊面和舌面观测线不一定是同一类型的，如颊面是一型观测线，舌面是三型观测线，可用Ⅰ、Ⅲ型混合卡环；颊面用铸造卡环臂，舌面是锻造丝卡环臂（图16-2-20）。

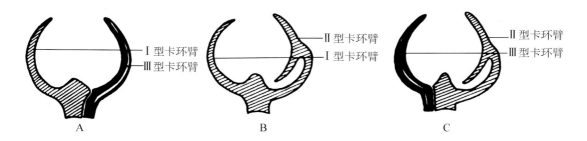

图 16-2-20　混合型卡环

A.Ⅰ、Ⅲ混合型卡环；B.Ⅰ、Ⅱ混合型卡环；C.Ⅱ、Ⅲ混合型卡环。

（2）RPI（rest guiding plate I bar）卡环组：是由近中𬌗支托、邻面板、I杆3部分组成，主要用于远中游离端缺牙的修复。

①近中𬌗支托：游离端缺失。如使用远中𬌗支托，当鞍基下沉时，卡环向上而脱离倒凹区，其扭力可损伤基牙；而使用近中𬌗支托，在义齿受力后，便可得到前方邻牙的支持，鞍基和卡环同时下沉，卡环和基牙不接触，基牙所受的扭力小，同时，近中支托的小连接体，有对抗义齿向后脱位的作用。

②邻面板：基牙的远中面预备导平面，使与义齿的就位道平行。制作的邻面板与导平面接触。导平面的作用是防止义齿脱位，当义齿下沉时，邻面板也随之下沉，但与基牙不脱离接触。导平面的面积越大，固位力越好。用邻面板固位对组织的损害小，在水平方向的支持力较强，可使倒凹减至最小，防止食物积存。邻面板常用于下颌牙的邻面与舌面，因上颌牙多向颊侧倾斜，不宜预备导平面，故不宜使用邻面板。

③I杆:I杆和基牙接触少,较美观,对基牙的扭力和损伤小,固位作用较好(图16-2-21)。

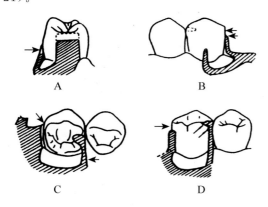

图 16-2-21 RPI卡环在基牙上的各面观
A. 远中面观;B. 颊面观;C. 殆面观;D. 舌面观。

选用 RPI 卡环组应注意的是,近中支托虽然可以减少基牙所受的扭力,但加大了牙槽嵴的负担。因此,在选择近中支托或远中支托时,应根据口腔的具体条件而定。如基牙条件好,牙槽嵴条件差时,宜选远中支托;若基牙条件差,牙槽嵴条件好时,则选近中支托。

(3) RPA (rest guiding plate Aker clasp)卡环组:RPA 卡环组是 Eliason(1983)在 RPI 卡环组的基础上提出来的。它与 RPI 卡环组不同点是以圆环形卡环的固位臂代替 I 杆,目的是为了克服 RPI 卡环组的某些不足之处。如患者口腔前庭较浅,基牙下面存在软组织倒凹者,不宜使用 RPI 卡环组,可应用 RPA 组。RPA 中的 A 为 Aker 的字首。

RPA 卡环组是由近中殆支托、邻面板、固位卡环臂组成的,其要求基牙排列正常,观测线位于牙冠的中部,以便获得颊面近、远中两个倒凹区。设计时,如果固位臂高出观测线且横过牙冠中部,最后进入倒凹区,则支点后移,当基托受力时,殆支托抬高,基牙向远中旋转。因此,卡环臂的坚硬部分应仅在牙

面的观测线上缘。此种卡环也适用于远中游离端缺牙的修复。

(4)悬锁式卡环(swing lock clasp)为Simmon(1960)提出,首先在欧洲应用,逐渐受到重视。其组成部分包括以下部分(图16-2-22)。

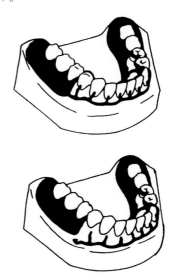

图 16-2-22 悬锁式卡环

①铸造唇杆或颊杆:杆的一端连接在义齿支架的铰链处,另一端以插销式锁与义齿相连。此杆有固位作用,故称之为固位杆。

②固位指:唇杆上附有若干个固位指伸出,一般是 I 型卡环的形状,位于余留牙唇面的倒凹区。

③卡环的其他部分,如舌托应与外形高点处相接触,余则根据牙列缺损的具体情况和设计需要而定。

悬锁式卡环义齿的特点是从舌侧就位,由全部余留牙保证义齿的固位和稳定。悬锁式卡环义齿设计除遵循可摘局部义齿的设计原则外,还应注意以下因素。

①力的分布:要使压力分布到全部余留牙和牙槽嵴上,压力的分布范围要大。

②控制旋转力:应注意以下三个因素:a.

唇杆和固位指的挠曲度由其长度所决定,当关键的基牙缺失或基牙的牙周情况较差时,唇杆和固位指的挠曲度应大;当余留的后牙较多时,其挠曲度可以稍小。b.铰链和锁扣应放在最后基牙远中的牙上,使最后的基牙和其他基牙受力相近,均匀分布压力在多数基牙上,有助于控制旋转力。c.应取功能性印模,有助于对抗旋转力。

③远中游离铰链的应用:应用远中游离铰链,可以控制旋转力,有应力中断器的作用。

④𬌗支托的应用:在悬锁式卡环义齿上是否使用𬌗支托尚存争议。有学者认为,如设置𬌗支托,基牙负担会过重;也有学者认为,只有设置𬌗支托,才可以防止义齿下沉。笔者的临床体会是:基牙条件较好者可设置𬌗支托;牙槽嵴条件较好者不必设置𬌗支托;基牙和牙槽嵴条件均较差者,不应设置𬌗支托。

⑤适应证:a.可作为牙周病患牙的固定夹板;b.为牙周病治疗过程中,暂时性或连续性的治疗修复;c.牙周手术后,根外露多时,在唇杆上可附着塑料托,以代替丧失的龈组织;d.在固定患牙过程中,又有牙缺失时,可在原义齿上加牙;e.末端基牙不宜用常规卡环固位或关键基牙缺失时,可以利用余留牙的倒凹获得固位;f.远中游离缺失伴有前部牙齿缺失,缺隙两侧余牙扭转或倾斜,用悬锁式义齿就位较为容易者。

⑥禁忌证:a.口腔卫生状况不佳和对菌斑控制不良者;b.深覆𬌗与浅覆盖时,在上颌修复体不能放舌托者;c.唇短或口腔前庭过浅,使支架外露过多者;d.唇系带附着点过高,对放唇杆有妨碍者;e.唇侧无倒凹而骨突较明显,无处放唇杆者。

(五)套筒冠

详见第10章第二节。

(六)附着体

详见第10章第二节。

(七)间接固位体

间接固位体具有辅助直接固位体固位和增强义齿稳定的作用。它可以有效地防止义齿翘动、摆动、旋转、下沉等。常用的间接固位体有尖牙舌隆凸上的指状支托、连续卡环、前腭杆、金属舌、腭板及基托等。上述各种间接固位体,必要时还可以结合使用,其效果更佳(图16-2-23)。

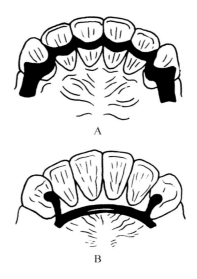

图 16-2-23 间接固位体
A.连续卡环;B.上颌𬌗支托。

1. 间接固位体的功能

(1)主要是防止游离端义齿后端的翘起。

(2)防止以义齿𬌗支托连线为轴发生转动,减少因义齿转动所造成的对基牙的损害。

(3)对抗侧向力,防止义齿的水平摆动。

(4)分散𬌗力,减轻基牙及支持组织的负荷,避免口腔黏膜组织的损伤。

(5)起到夹板的固定作用,将基托延伸到天然牙的舌隆凸处,既可起到间接固位作用,还可起到松牙固定作用。

2. 间接固位体应具备的条件

(1)卡环必须固位良好,𬌗支托贴附于支托凹内,才能发挥间接固位体的作用。

(2)间接固位体与𬌗支托连线保持一定

的距离。

（3）间接固位体应放置在天然牙的外形高点处。

（4）间接固位体应有足够的坚韧度。

3. 间接固位体的设计原则

（1）当牙列为游离缺失的时候，间接固位体连接杆或基托应伸展至余留的健康牙列上。

（2）若前后牙均有缺失，可以用基托相连后设计间接固位体。

（3）间接固位体的顶端与卡环连线距离的长度，最好与由游离端至卡环连线的长度近乎相等，以取得较好的平衡，使基牙不致受到扭力。间接固位体距支点线的垂直距离愈远，对抗转动的力愈强。因为力×力臂＝力矩。力臂越长，产生的力矩越大，所起的平衡作用也越好（图 16-2-24）。

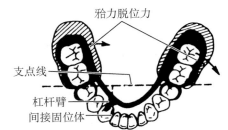
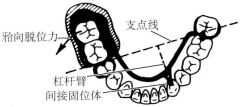

图 16-2-24　间接固位体与支点线的关系

（4）间接固位体不宜放在切牙上，以免将切牙推向唇侧。

（5）下颌远中游离端义齿的间接固位体应设置于前牙的舌隆凸上，游离缺失多时，可用前牙区多基牙联合支持，或在尖牙及健康前磨牙上增加间接固位体。

四、连接体

连接体是可摘局部义齿的组成部分之一，可将义齿的各部分连接在一起，同时还有传递和分散𬌗力的作用。连接体有大连接体和小连接体之分（图 16-2-25）。

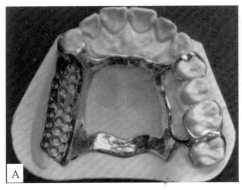
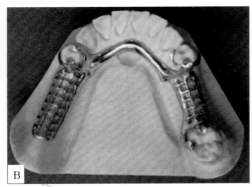

图 16-2-25　大连接体和小连接体的接触关系

A. 腭部大、小连接体的位置关系；B. 舌杆和基托内支架的连接。

（一）大连接体

大连接体（major connector）亦称连接杆，主要有腭杆、舌杆、腭板、舌板、唇杆等。

1. 大连接体的作用

（1）连接义齿各个组成部分成一整体，传递和分散𬌗力至其他牙齿与邻近的组织，以减少基牙所承受的扭力和负荷。

（2）如使用大连接体，可有效地减少基托面积并增加义齿的强度。

2. 对大连接体的要求

（1）要有足够的强度，质地坚韧、不变形、不断裂。

（2）不能妨碍唇、颊、舌的运动。

（3）应根据不同的位置、受力情况和周围组织情况，设计相应的大小、形态和厚度适宜的连接体，一般呈扁平形或板条形。

（4）不能进入软组织倒凹，以免影响义齿就位或压伤软组织。不能压迫上颌腭隆凸、下颌舌隆凸及其他骨性突起。

3. 大连接体的种类

（1）腭杆（palatal bar）有前腭杆、后腭杆和侧腭杆3种（图16-2-26）。

①前腭杆：位于上腭硬区之前，腭皱襞之后，薄而宽，厚约1mm，宽约8mm，与黏膜组织密合，但无压力，应离开龈缘至少6mm（图16-2-26）。为了不妨碍舌的功能和发音，应该尽量避免覆盖腭前区组织。前部边缘设计于腭皱襞之间（图16-2-27）。以铸造法完成为最佳。

②后腭杆：位于上腭硬区之后，颤动线之前，两端微弯向前至第一、二磨牙之间。一般厚度为1.5～2mm，中间较两端稍厚。宽度约为3.5mm。也可根据患者的敏感情况，做适当的位置与腭杆形态与体积的调整。杆与黏膜之间应呈轻轻接触关系或留有一定空隙，以免压迫黏膜造成疼痛或损伤。

③侧腭杆：位于上腭硬区的两侧，离开龈缘应有4～6mm，并且与牙弓平行，用于连接前、后腭杆，一侧或两侧（双杆）均可。宽3～

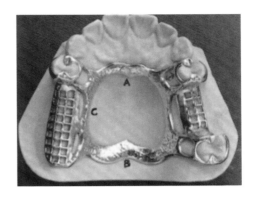

图 16-2-26　腭杆
A. 前腭杆；B. 后腭杆；C. 侧腭杆。

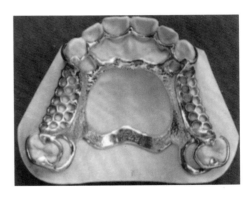

图 16-2-27　前腭杆前缘应在腭皱襞的位置

3.5mm，厚1～1.5mm。其强度好，不易变形，戴用舒适。

（2）腭板：前腭杆向前延伸至前牙舌隆凸上而形成腭板。再向左右两侧延伸形成马蹄形腭板。如再与后腭杆连接，则成关闭型马蹄形腭板。如覆盖全腭区，则成全腭板。腭板前缘应离开龈缘4～6mm，其厚薄须均匀一致。被覆盖面约为上腭正中线至牙槽嵴顶线间的2/3，其设计种类颇多（图16-2-28）。

（3）舌杆（lingual bar）：位于下颌舌侧龈缘与舌系带或黏膜皱襞之间。舌杆纵剖面应呈半梨形，宽约5mm，厚约2mm。边缘薄而圆滑，距牙龈缘3～4mm（图16-2-29）。舌杆除口底浅、前牙向舌侧倾斜，或有明显舌隆凸

（外科手术不能去除或不愿手术者）者外，均可应用。但其与黏膜的接触关系，根据下颌舌侧牙槽骨的形态而定，基本上可分三型（图16-2-30）。①垂直型：此型者其舌杆可与黏膜平行接触；②斜坡型：此型之舌杆应与黏膜离开0.3～0.4mm，与牙槽嵴平行；③倒凹型：倒凹型者舌杆应在倒凹区之上，或在倒凹区，但要留出空隙。

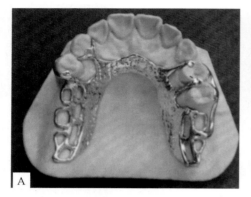
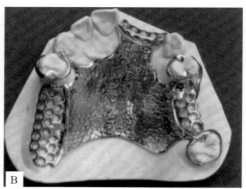
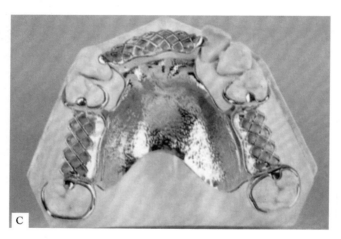

图 16-2-28 腭板

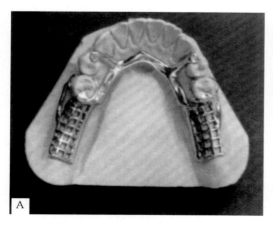
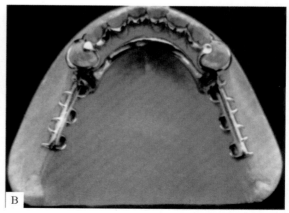

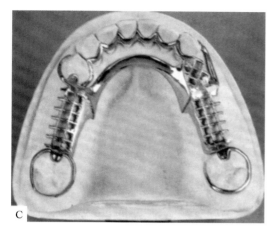
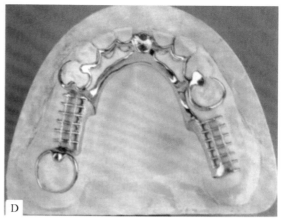

图 16-2-29　舌杆及其连续杆

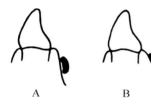
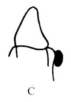

图 16-2-30　舌杆位置与牙槽嵴形态的关系
A. 垂直型；B. 斜坡型；C. 倒凹型。

总之，舌杆的位置要适宜，既不能影响舌的运动，也不能妨碍口底的功能活动。如在舌杆上加放于前牙舌隆凸上的连续舌支托，则可称为连续卡环或连续杆（图 16-2-29B、C、D），其对前牙可起支持作用，亦有增加游离端基托稳定的作用。

（4）舌板：舌板是金属铸成的舌基板，覆盖在下前牙的舌隆凸区，上缘呈扇形，波浪状，进入两牙间的邻接区。舌板常用于口底浅，舌侧软组织附着高（口底到龈缘的距离在 7mm 以下），舌隆凸明显者。尤其适用于：①前牙松动需用夹板固定者；②舌系带附着过高或舌面间隙不能容纳舌杆者；③舌侧倒凹过大不宜用舌杆者（图 16-2-31）。

（5）颊杆：不能使用其他大连接体的病例可设计颊杆，使用颊杆是不得已而为之。其多用于余留牙向舌侧严重倾斜者。这种情况

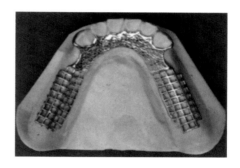

图 16-2-31　舌板

多半是由先天性的或是由于外伤所引起。有条件者多采取修理牙冠形态、正畸治疗和牙冠修复等方法解决。实在不能采取以上办法者，方可用颊杆解决（图 16-2-32）。颊杆的上缘最低处应在龈缘下 3～4mm。

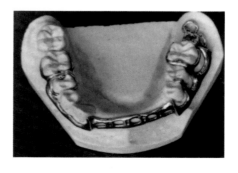

图 16-2-32　用颊杆的下颌可摘局部义齿支架

(二)小连接体

小连接体的作用是把金属支架上的各部件,如卡环、支托等与大连接体相连接。它与大连接体应呈垂直相连,需离开牙龈少许。经过牙齿表面时,应较细,以免影响舌的运动。应放在非倒凹区,否则影响义齿就位。需放在牙齿的邻间隙内并呈光滑表面,无锐角,无间隙,要有足够的强度和硬度,以便分散𬌗力。现多采用激光焊接办法或整体铸造法完成。

第三节 牙列缺损的分类

由于牙列缺损的部位和缺牙数目不同,余留牙与对𬌗牙的情况亦各不一样。因而,如进行统计,可出现数以万计的缺牙形式及各种式样的可摘局部义齿。所以,有必要按一定规律进行科学归类,使之简单化、条理化,以便记录及书写病例,同时,也便于科研、讨论、修复设计和进行统计分析。

一、牙列缺损的 Kennedy 分类

Kennedy(1925)根据缺隙所在部位,结合可摘局部义齿鞍基(saddle)与基牙之间的关系分类,共分四类(图 16-3-1)。

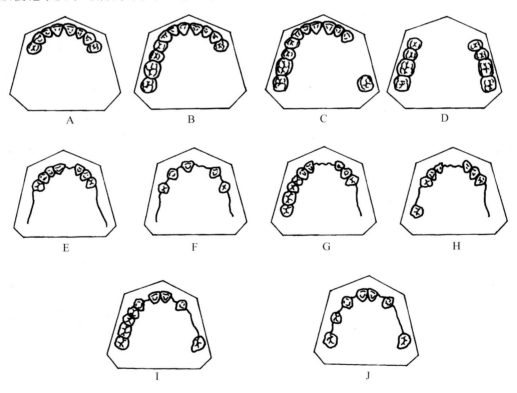

图 16-3-1 Kennedy 分类法

A. 第一类;B. 第二类;C. 第三类;D. 第四类;E. 第一类第一亚类;F. 第一类第四亚类;G. 第二类第一亚类;H. 第二类第二亚类;I. 第三类第二亚类;J. 第三类第四亚类。

第一类:义齿鞍基在两侧基牙的远中,远中为游离端,即双侧游离端缺牙。

第二类:义齿鞍基在一侧基牙的远中,远中为游离端,即单侧游离端缺牙。

第三类:义齿鞍基在一侧或两侧,鞍基前后都有基牙。

第四类:义齿鞍基位于基牙的前面,即前部缺牙,基牙在缺隙的远中。

除第四类外,其他三类都有亚类,即除主要缺隙外,尚有一个缺隙则为第一亚类,有两个缺隙则为第二亚类,依此类推。若前后有缺牙,分类有矛盾时以最后的缺隙为准。

二、牙列缺损的 Cummer 分类

Cummer(1942)根据可摘局部义齿直接固位体的连线与牙弓的位置关系,分为四类(图 16-3-2)。固位体的连线称为支点线(fulcrum line)或卡环线。

第一类:支点线斜割牙弓,即斜线式。

第二类:支点线横割牙弓,即横线式。

第三类:支点线位于牙弓的一侧而成前后方向者,即纵线式。

第四类:支点线构成多边形,即平面式。

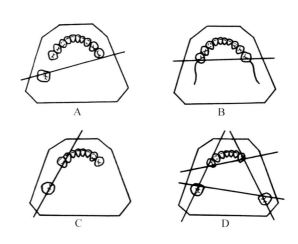

图 16-3-2　Cummer 分类

A. 第一类斜线式;B. 第二类横线式;C. 第三类纵线式;D. 第四类平面式。

三、王征寿分类

王征寿(1959)根据义齿形式分为六类,并依缺隙数和卡环数目,以号码命名(图 16-3-3)。

第一类:缺牙在一侧,其前后都有基牙,与对侧不相连者。

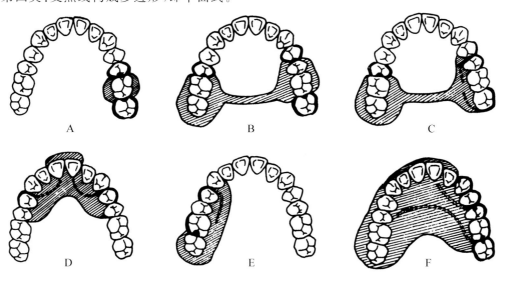

图 16-3-3　王征寿分类法

A. 第一类;B. 第二类;C. 第三类;D. 第四类;E. 第五类;F. 第六类。

第二类：两侧后牙缺失，不论义齿末端是否为游离端，但需两侧相连成一整体者。

第三类：一侧后牙缺失，不论义齿末端是否游离端，但需连到对侧者。

第四类：缺牙在两侧基牙的前面。

第五类：一侧后牙缺失，基牙在缺隙的一端（前或后），不与对侧相连者。

第六类：缺牙超过牙弓的一侧，基牙全部在另一侧（该侧可缺牙亦可不缺牙）。

制成的义齿按上述分类，再加上卡环或缺隙的代表数码构成三位数表示义齿的分

类。即百位数代表类别，十位数代表卡环数，个位数代表主要缺牙区以外的缺隙数。若前后均有缺牙，分类发生矛盾时，以后缺隙为主。连续的前后牙缺失，基牙均在缺牙的远中，仍属第四类。

这个分类法的优点是：以号码命名可摘局部义齿，便于临床应用，在记录、归档、教学等方面都有实用价值。

有学者为了体现从简到繁的顺序，常将王征寿分类法的第二类与第五类进行对换。

第四节　铸造支架式义齿的设计

一个理想的可摘局部义齿，既要有美观的外形，又要有良好的功能。要达到这些要求，义齿的设计最为关键。由于患者的口腔情况各不相同，缺牙的部位和数目，余留牙的情况，使用的修复材料等也不相同，使义齿的设计十分复杂。因此，修复设计时要遵循一定的原则，做出切合患者实际情况的设计方案。

一、铸造支架式义齿修复的要求

1. 恢复和重建咬合功能　增进咀嚼效能，恢复语音、吞咽等生理功能。

2. 保护口腔软硬组织的健康　对基牙与余留牙、缺牙部位的黏膜、牙槽嵴与颌骨等都有一种良性的保护作用。在治疗过程中，应尽量少磨或不磨牙体组织，应尽量利用牙齿之间的自然间隙设计固位体，以利于𬌗力的生理性再分配。

3. 恢复生理功能和颜面外观　前牙的修复应注重美观、发音和切割食物的功能，后牙的修复应注重咀嚼功能，并恢复面下 1/3 高度。功能的恢复程度与缺牙的部位和数目、基牙情况、黏膜和牙槽骨情况、余留牙的咬合状况及医生对上述情况的综合分析、合理利用及正确设计有极为密切的关系。

4. 坚固耐用，美观舒适　义齿的选用材料及设计方案应力求合适与合理，义齿的形态与基托边缘的外形、基托组织的仿生处理应力求逼真、舒适和美观。作为人工器官，义齿每天要承受百次以上的大于 10kg 的咀嚼压力；作为美容工具，义齿应成为患者社交、礼仪及家庭生活中不可缺少的具有人格价值的"佩件"，因而，义齿的制作应该精致与美观，应成为患者极为喜欢的栩栩如生的艺术珍品。

5. 固位良好、取戴方便　可摘局部义齿是利用天然牙和基托覆盖的黏膜和骨组织作为支持，借固位体在口腔中固位，患者能自行取戴的修复体。因而，其应具备：①戴入口腔中时，有良好的固位和稳定作用，能很好地发挥各种功能；②自行取戴时十分轻松自如，没有任何阻碍、疼痛及不舒适现象。这样就有利于患者使用义齿及保持口腔卫生。

二、义齿的固位和稳定

（一）义齿的固位

可摘局部义齿的固位，是指义齿戴入口腔之后，不因口腔生理运动的外力作用而向𬌗向或就位道相反方向脱位。义齿的固位力主要来自义齿的部件与天然牙之间形成的摩

擦力、基托与黏膜之间的吸附力和大气压力。为使义齿达到适当的固位程度,应注意以下问题。

1. 基牙倒凹的深度与坡度

(1)倒凹深度:基牙倒凹的深度是指导线观测器的分析杆至倒凹区牙面之间的垂直距离(图 16-4-1A)。在卡环臂弹性限度内,倒凹的深度越大,作用于基牙的正压力亦越大。

(2)倒凹坡度:是指倒凹区牙面与长轴之间构成的角度,该角度的大小称为坡度的大小(图 16-4-1B)。倒凹深度相同时,坡度越大固位越好。这是由于在同等脱位力的作用下,坡度越大,对牙面的正压力也越大。在相同的𬌗向移动距离内,坡度大者卡环臂向外位移亦多,产生的弹力就大。同理,坡度小者,在相当一段距离内形成的压力很小,义齿只要受到较小的脱位力就可以向𬌗向移动。故坡度小者固位效果不如坡度大者。

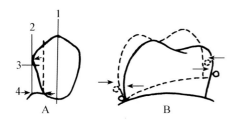

图 16-4-1 倒凹深度和倒凹坡度随模型倾斜程度改变

1. 牙长轴;2. 分析杆;3. 倒凹坡度;4. 倒凹深度。

A. 示倒凹深度和倒凹坡度;B. 模型内外倾斜,基牙颊、舌面观测线改变,卡环臂的位置也相应改变。

2. 各种固位力及其相关因素

(1)摩擦力:义齿的部件和天然牙摩擦而产生的力称为摩擦力。义齿的摩擦力有三种。

一是卡环的卡抱作用所产生的摩擦力:这种摩擦力的大小和以下因素有关。①脱位力的大小和方向;②卡环的形态、长短和粗细;③卡环材料的弹簧钢度和弹性限度;④基牙倒凹的深度和坡度。

二是义齿制锁状态所产生的摩擦力:即利用义齿就位方向和脱位方向不一致而产生的制锁作用。义齿受邻牙约束的部分称制锁区,就位道与脱位道的方向之间所形成的角度,称之为制锁角。进入制锁角内的义齿部件与阻止其脱位的牙体间产生摩擦力(图16-4-2)。

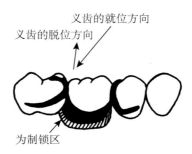

图 16-4-2 义齿的制锁作用

三是各固位体相互制约产生的摩擦力:当义齿有多个固位体或多个缺牙间隙时,在行使功能中的脱位力不同,表现出相互牵制的作用,因而产生摩擦力。

(2)吸附力和大气压力:吸附力是两个物体分子之间的吸引力,包括附着力和粘着力。大气压力则是指:基托与其覆盖的黏膜在大气压力的作用下,二者之间形成的负压,其与基托的边缘封闭及组织面密合程度有关。

(3)固位力的调节:义齿的固位力过大,容易损伤基牙,取戴困难;固位力过小,义齿又容易脱位。因此,应对固位力做适当的调节以使义齿符合生理要求和功能需要。常用以下调节措施。

①增减直接固位体的数目:固位力的大小与固位体的数目成正比。但由于固位力不是越大越好,故在正常情况下,2~4 个固位体即足以达到固位要求。

②选择和修复基牙的固位形:基牙应选用牙冠有一定倒凹者,但倒凹的深度应在卡环臂的弹性限度之内,而且坡度较大。若基牙的倒凹深度过小、过大,倒凹的坡度过小,

都不利于义齿的固位。遇此情况即可磨改基牙和调节就位道使之达到要求。一般倒凹的深度应小于1mm,倒凹的坡度应大于20°。

③调整基牙间的分散程度:基牙越分散,各固位体间的相互制约作用越强,所以各固位体合理的分散,即可达到增减固位作用的目的。

④调整就位道:选择义齿就位道的方向,使基牙倒凹的深度、坡度与制锁角的大小改变处于最佳状态,即可达到增减固位作用的目的。

此外,还可采取调节卡环臂进入倒凹区的深度和部位,选用适宜材料及相应方法制作卡环及合理利用不同类型的连接体等方法来较好地增强固位。

(二)义齿的稳定

义齿的稳定是指义齿在行使功能时,不翘起,不下沉,不摆动,不旋转等。换言之,即不存在明显地围绕某一支点或转动轴而转动者为稳定。一个固位好的义齿,其稳定性也应很好。

作用在局部义齿上的力主要有两种,一种是作用于支点线的力,另一种是作用于回转线的力。前者可将义齿压向牙槽嵴或使之离开牙槽嵴,后者可使义齿产生扭转或倾斜。

义齿的不稳定有两种情况,一种是义齿因无支持而均匀的下沉性不稳定,另一种是义齿在牙弓上有支点或转动轴而产生的转动性不稳定。此外,义齿存在游离端也可以造成转动性不稳定。

转动性不稳定常可引起基牙和基托下的软组织受到损伤,主要是由于杠杆作用导致作用力的方向改变,使基牙和基托下组织所承受的压力不均匀所致。

转动性不稳定的消除方法如下。

1. 增加或使用对抗平衡固位体　可以用于对抗义齿沿支点线旋转(图16-4-3)。

2. 平衡法　通常平衡力是加在支点或支点线的对侧,使义齿保持平衡,克服或减轻

义齿的不稳定(图16-4-4)。若义齿的刚性较强,则其平衡公式是:𫮃力×游离矩(作用于义齿游离端的合力至支点间的距离)=平衡力×平衡矩。如平衡矩大于𫮃力矩时,义齿便不会发生不稳定现象。

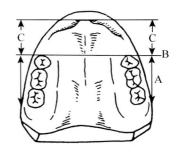

图16-4-3　对抗平衡固位体的使用
A. 对抗平衡固位体;B. 支点线;C. 力臂。

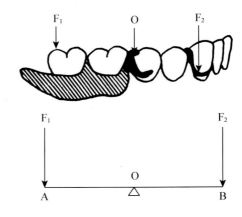

图16-4-4　消除义齿转动性不稳定的平衡法示意图
F_1. 𫮃力;F_2. 平衡力;O. 支点。

3. 消除支点　局部义齿主要有两种支点存在,一种是𫮃支托、卡环等在余留牙上形成的支点;另一种是基托与基托下的组织上形成的支点,与人工牙排列在牙槽嵴上的位置和咬合关系、黏膜厚薄、牙槽嵴的形状有关,多为基托面积大和基托下组织的支持力强者。以上支点经准确调磨后即可消除,从而使义齿获得稳定。

此外,对其他不稳定现象,如翘起、摆动、

旋转、下沉等均应认真找出原因并给予相应处理,以达到平衡咬合和稳定目的。

三、铸造支架式义齿的设计原则

(一)基牙的选择

基牙是在牙弓内为可摘局部义齿提供固位、稳定、支持而放置固位体的天然牙,因而基牙应该具备形态和位置正常,牙髓与牙周健康的条件。但有时根据口腔情况或义齿设计需要,加之铸造支架的优良性能,可以适当放宽对基牙的要求。

1. 选择基牙的原则

(1)选择健康牙作基牙。牙周健康、牙周膜面积大的牙齿为首选的基牙。切牙牙周膜面积小,又与美观有关,故一般不予考虑。

(2)虽有牙体疾病,但已经治疗完毕或已修复者(最好在选为基牙后,重新设计牙体修复方式)。

(3)虽有牙周疾病,但已经治疗并得到控制者。如牙槽突吸收到根长的1/2或松动达二度的牙齿不宜单独作基牙。经牙周治疗后,病情得到控制,可用联冠、连续卡环等方式加强后作基牙或作覆盖基牙。

(4)越紧靠缺隙的牙作基牙固位,支持效果越好。

(5)选用多个基牙时,彼此愈分散愈好,这可使每个基牙和就位道所成的交角较大,有利于固位。

2. 影响基牙受力的因素 以牙为支持的活动义齿,其承受𬌗力是借𬌗支托传递垂直向压力,借卡环的坚硬部分传导水平向压力。而以牙和黏膜共同支持的活动义齿,传到基牙上的力,则受以下因素影响。

(1)缺牙间隙的长度:缺牙数量越多,义齿的基托越长,杠杆作用越明显,传到基牙上的力就越大。

(2)黏膜的性质:基托下的软组织健康,支持力就大,基牙的负担就相应减小。黏膜移动性大的,义齿稳定性差,基牙上负荷就大。

(3)牙槽嵴丰满情况:牙槽嵴宽大丰满者,可承受较大的𬌗力,相应基牙的负荷就轻。

(4)卡环的种类、设计和结构

①卡环设计合理,可减轻基牙所负担的力。有交互力量的平衡卡环,可以消除固位卡环臂加于基牙上的扭力,铸造支架整体设计的卡环平衡作用与固位稳定作用俱佳,但比锻丝卡环施加在基牙上的力要大。

②卡环与基牙牙冠表面接触面越大,则传到基牙上的压力也越大。

③卡环臂的弹性大,传到基牙上的力虽然小,但传到牙槽嵴上的垂直和水平压力增加。

(5)咬合:有平衡𬌗的义齿才能稳定。要减小义齿的侧向力,需通过调𬌗来实现,才可以避免基牙受到扭力和牙槽嵴受到损伤。

(二)就位道的确定

就位道是指可摘局部义齿在口内戴入的方向和角度。由于可摘局部义齿一般均有2个以上的基牙,而且缺牙的部位和数目不同,各个基牙的位置、形态、倾斜度、倒凹及健康状况亦不相同,但义齿上的固位体戴入口内的就位道却必须相同。否则,就无法戴入或取戴十分困难并对基牙造成伤害。因此,确定义齿就位道的方式十分重要(图16-4-5)。

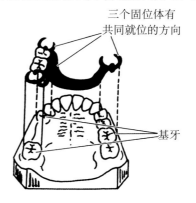

图16-4-5 义齿的就位道

1. 均凹式　即平均倒凹法,将模型固定在观测器的观测台上,根据缺牙的部位、牙齿的倾斜度、牙槽嵴的丰满度和唇(颊)侧倒凹的大小等,来确定模型前后及左右方向倾斜的程度。将模型方向调节在各基牙的近远中向和颊舌向倒凹比较平均的位置,使两端和两侧基牙都有一定程度的倒凹。然后画出基牙的观测线,并根据基牙的观测线设计和制作卡环。这样制作的义齿,其共同就位道的方向,即为两端基牙长轴交角的分角线方向。假如基牙长轴的方向是平行的,就位道的方向与基牙长轴的方向也是一致的。对缺牙间隙多、倒凹大者,常采用平均倒凹垂直向就位道。

2. 调节倒凹(调凹式)　调凹就是使缺隙两侧倒凹适当地集中在一端基牙,义齿斜向就位。此种就位道适用于基牙牙冠短,基牙长轴彼此平行者。义齿斜向就位,可以防止吃黏性食物时其从𬌗向脱位。

前牙缺失,一侧后牙非游离端缺失,前、后牙同时缺失者,常采取由前向后倾斜的就位道。后牙游离端缺失者,采取由后向前倾斜的就位道,如牙列左右两侧均有缺失者,可采用一侧倾斜就位,另一侧垂直就位或两侧均向同一方向倾斜就位的就位道方式。

(三)义齿稳定的设计原则(见图 16-4-6)

1. 应用对角线二等份原理,在支点线的二等份处,做垂直线,在该垂直线所通过的牙上加放间接固位体。

2. 应用三角形原理,按三角形放置固位体。

3. 应用四边形原理,按四边形放置固位体。

4. 尽量使义齿固位体连线的中心和整个义齿的中心一致或接近(图 16-4-7)。

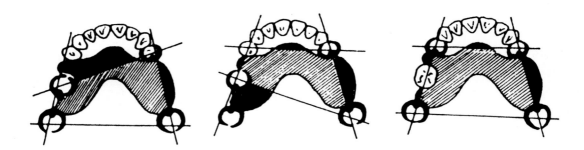

图 16-4-6　固位体连线的中心和整个义齿的中心吻合或接近

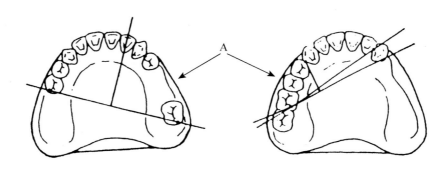

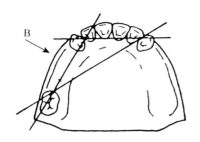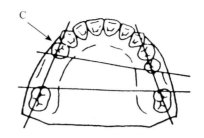

图 16-4-7　义齿稳定的设计原则
A. 对角线二等份原理的应用;B. 三角形原理的应用;C. 四边形原理的应用。

四、铸造支架式义齿的分类设计

分类设计按牙列缺损的 Kennedy 分类进行讨论。

(一)Kennedy 第一类的设计

双侧后牙游离端缺失修复常设计为天然牙和黏膜共同支持的义齿。因有两侧远中游离端鞍基,常需用大连接体或基托连接,以达到平衡和传递、分散殆力的作用。

此类义齿通常做法是在主要基牙上设置卡环,必要时也采用双基牙固位,并须在牙弓的前部设计间接固位体,以加强稳定和固位效果。间接固位体可用支托、连续卡环、舌面板、腭面托、卡环等。

两侧后牙全部缺失,余留牙牙周情况较差的,上颌基牙上可设置无殆支托的锻丝卡环,使之以黏膜支持为主;在下颌,可在尖牙上放近中切支托及卡环,以防止两侧游离鞍基向远中滑脱。

Kennedy 第一类如设计为固定-活动联合修复体,则应分二部分完成设计。其一先将前部余留牙以固定修复方式(最好为金属烤瓷固定桥)连为整体,并设计装置冠外精密附着体;第二部分为将双侧后牙缺失设计为铸造大连接体,其上的附着体栓体部分与前牙之栓道部分嵌合即成(图 16-4-8)。

此外,为了减轻牙槽嵴所承受的殆力,两侧可以少排一个前磨牙或磨牙,使牙列变短;适当减小人工牙的颊舌径、近远中径;恢复殆

面的沟、窝、嵴等食物排溢道。

亦可适当扩大基托面积,并将基托向前伸展到前牙舌隆凸上,代替连续杆,起间接固位作用。

1. 上颌设计举例

(1)固定-活动联合修复(图 16-4-8)。

(2)铸造支架设计:$\overline{876}|\overline{678}$、$\overline{87}|\overline{78}$、$\overline{876}$ $\overline{5678}$、$\overline{876}|\overline{12678}$、$\overline{87652}|\overline{25678}$ 缺失(图 16-4-9～图 16-4-13)。

2. 下颌设计举例　$\overline{8765}|\overline{5678}$、$\overline{87621}|\overline{678}$ 缺失(图 16-4-14～图 16-4-16)。

(二)Kennedy 第二类的设计

单侧后牙游离端缺失,也设计成混合支持式义齿,须用大连接体或基托来分散殆力,并获得平衡和固位。还须设计间接固位体,防止义齿翘动。

游离端侧缺牙 2 个以上者,可在游离端基牙上设置卡环,然后用大连接体连到牙弓的对侧,并在对侧牙弓上选 2 个基牙放置卡环。如对侧也有缺失,则可在修复缺隙的同时在其两侧基牙上放置卡环,形成面式卡环线,以避免游离端的摆动、旋转和翘动。游离端侧缺牙 3 个以上者,游离端基牙应设计近中殆支托的 RPI 卡环或 RPA 卡环。

1. 上颌设计举例

(1)固定-活动联合修复(图 16-4-17)。

(2)铸造支架设计:$\overline{8761}|\overline{1568}$、$\overline{87654}|$ $\overline{654}|\overline{5678}$、$\overline{8765}|\overline{56}$ 缺失(图 16-4-18～图 16-4-21)。

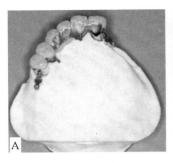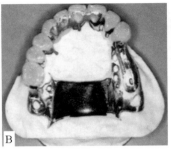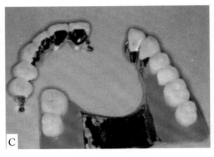

图 16-4-8　Kennedy 第一类固定-活动联合修复体

A. 876|2345678 缺失，54321|1 金属烤瓷固定桥修复，5|1 设有冠外附着体；B. 大连接体试装，6|23 为安装有冠外附着体的金属烤瓷冠固定于连接体上，7|4567 为树脂牙预留位置；C. 固定，活动联合体完成后腭面观。

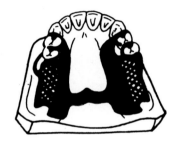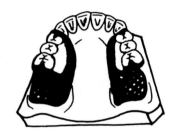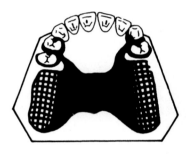

图 16-4-9　Kennedy 第一类牙列缺损的义齿设计

876|678 缺失，以腭杆连接。

图 16-4-10　Kennedy 第一类牙列缺损的义齿设计

87|78 缺失，无连接体的单侧设计。

图 16-4-11　Kennedy 第一类牙列缺损的义齿设计

876|5678 缺失，以腭板连接。

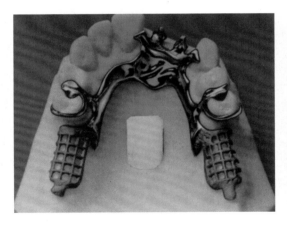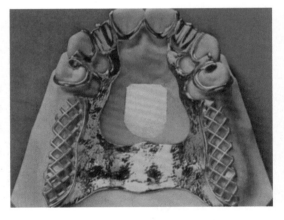

图 16-4-12　Kennedy 第一类第一亚类牙列缺损的义齿设计

876|12678 缺失，以变异前腭杆连接。

图 16-4-13　Kennedy 第一类第二亚类牙列缺损的义齿设计

87652|25678 缺失，以前腭杆和后腭板连接。

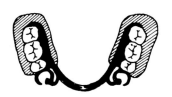

图 16-4-14　Kennedy 第一类牙列缺损的义齿设计

8765|5678 缺失,以应力缓冲连接体连接。

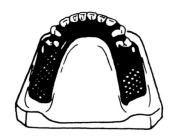

图 16-4-15　Kennedy 第一类牙列缺损的义齿设计

8765|5678 缺失,以舌板连接。

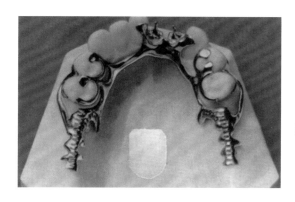

图 16-4-16　Kennedy 第一类第一亚类,牙列缺损的义齿设计

87621|678 缺失,以变异舌杆连接。

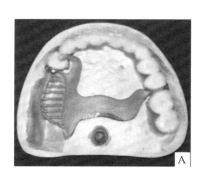

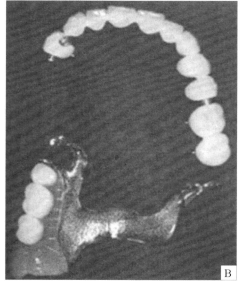

图 16-4-17　Kennedy 第二类固定-活动联合修复体

A. 8765|缺失,4321|1234567 因牙周病已做金属烤冠固定桥修复,已设冠外附着体,设计中的后腭板支架与两侧附着栓体;B. 固定、活动修复体完成后腭面观。

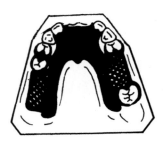

图 16-4-18　Kennedy 第二类牙列缺损的义齿设计

8761|1568 缺失,以腭板连接。

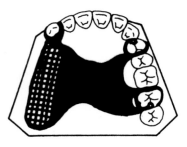

图 16-4-19　Kennedy 第二类牙列缺损的义齿设计

87654| 缺失,以大连接体连到牙弓对侧。

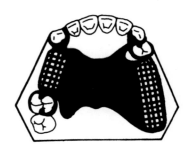

图 16-4-20　Kennedy 第二类牙列缺损的义齿设计

654|5678 缺失,以大连接体连到对侧两端基牙,形成面式卡环线。

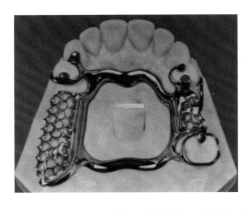

图 16-4-21　Kennedy 第二类牙列缺损义齿设计

8765|56 缺失,以前、后腭杆连接。

2. 下颌设计举例　8765|8、|5678、87621|124567、65|5678、87651|16、8765|34 缺失(图 16-4-22～图 16-4-27)。

(三)Kennedy 第三类的设计

牙弓的一侧或两侧有缺失牙,缺牙间隙两侧均有天然牙者。此类义齿的𬌗力主要由基牙负担,故缺牙间隙两侧的基牙均要放置卡环及𬌗支托,以承受垂直压力。如牙弓两侧均有缺牙,可用大连接体或连接杆,使牙弓两侧的鞍基有交互作用。使用直接固位体的数量应不要超过 4 个。如基牙的颊、舌侧观测线不同,可用混合型卡环。

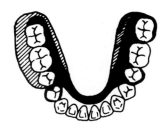

图 16-4-22　Kennedy 第二类牙列缺损的义齿设计

8765|8 缺失,以舌杆连接锻丝卡环。

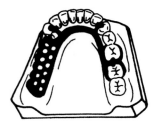

图 16-4-23　Kennedy 第二类牙列缺损的义齿设计

|5678 缺失,以舌杆连接。

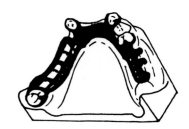

图 16-4-24　Kennedy 第二类牙列缺损的义齿设计

87621|124567 缺失,以舌板连接。

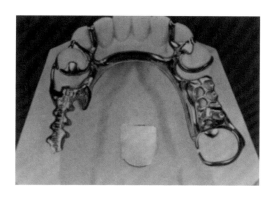

图 16-4-25 Kennedy 第二类牙列缺损的义齿设计 $\overline{65|5678}$ 缺失,以舌杆连接。

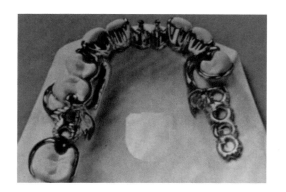

图 16-4-26 Kennedy 第二类牙列缺损的义齿设计 $\overline{87651|16}$ 缺失,以舌板连接。

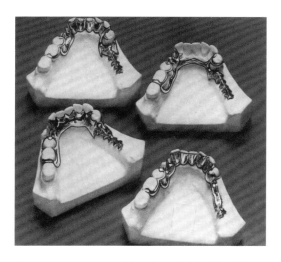

图 16-4-27 Kennedy 第二类牙列缺损的义齿设计 $\overline{8765|34}$ 缺失的四种设计方案。

如两端基牙健康,缺牙间隙较小者,可放置直接固位体。如一侧牙弓缺失 3 个以上的牙,前方基牙较弱者,可用大连接体,利用牙弓两侧支持,并在对侧使用有间接固位作用的卡环。大连接体可选用腭杆、腭板、舌杆或舌面板等。Kennedy 第三类亚类缺失如为前牙,临床上常设计为金属烤瓷牙,后牙多为塑料牙。

1. 上颌设计举例 $\overline{7654|2578}$、$\overline{76|5}$、$\overline{8541|1568}$、$\overline{86|68}$、$\overline{76|67}$、$\overline{8654|4568}$、$\overline{7654|}$、$\overline{7632|245}$(图 16-4-28~图 16-4-35)。

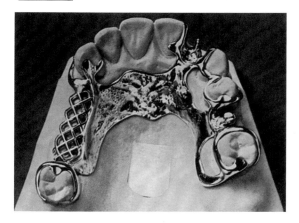

图 16-4-28 Kennedy 第三类牙列缺损的义齿设计 $\overline{7654|2578}$ 缺失,以腭板连接。

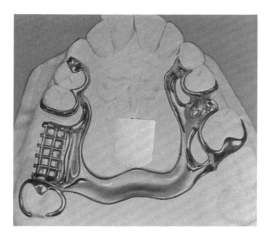

图 16-4-29 Kennedy 第三类牙列缺损的义齿设计 $\overline{76|5}$ 缺失,以后腭杆连接。

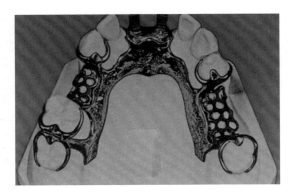

图 16-4-30　Kennedy 第三类牙列缺损的义齿设计
$\overline{8541|1568}$ 缺失,以前腭板连接牙弓两侧及 $\overline{1|1}$ 缺隙。

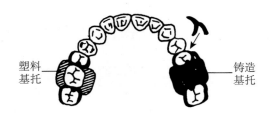

塑料基托　　　　　　　　铸造基托

图 16-4-31　Kennedy 第三类牙列缺损义齿的设计
$\overline{86|68}$ 缺失的两种修复设计。

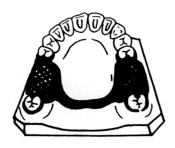

图 16-4-32　Kennedy 第三类牙列缺损的义齿设计
$\overline{76|67}$ 缺失,以腭杆连接。

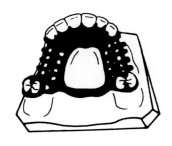

图 16-4-33　Kennedy 第三类牙列缺损的义齿设计
$\overline{8654|4568}$ 缺失,以前腭板和后腭杆连接。

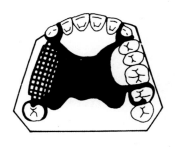

图 16-4-34　Kennedy 第三类牙列缺损的义齿设计
$\overline{7654|}$ 缺失,以腭板连接。

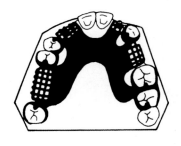

图 16-4-35　Kennedy 第三类牙列缺损的义齿设计
$\overline{7632|245}$ 缺失,以腭板连接。

2. 下颌设计举例　$\overline{8621|1268}$、$\overline{865421|124568}$、$\overline{64|67}$、$\overline{76|67}$(图 16-4-36～图 16-4-39)。

(四)Kennedy 第四类的设计

缺牙间隙在牙弓的前端,常设计为混合支持式义齿。

前牙缺失,直接固位体应设计在第一前

磨牙以后的牙齿上,以免影响美观。如近中游离端义齿只用两个卡环呈线式卡环线时,需将基托延伸到第二前磨牙与第一磨牙近中之间,并与相关余留牙的舌隆凸接触,以抵抗义齿近中端下沉或翘起,前牙为深覆𬌗时,可用金属基托,后部选用有间接固位作用的隙卡、𬌗支托,也可以放圈形卡环及联合卡环。

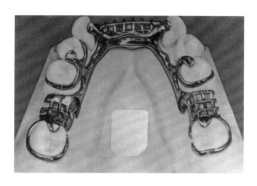

图 16-4-36 Kennedy 第三类牙列缺损的义齿设计

8621|1268 缺失,以变异舌杆连接。

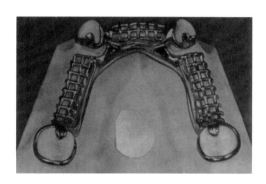

图 16-4-37 Kennedy 第三类牙列缺损的义齿设计

865421|124568 缺失,以变异舌杆连接。

Kennedy 第四类的前牙修复常选用金属烤瓷,以使外观恢复至天然状态。也常使用固定-活动联合修复体,使之功能与外观兼顾。

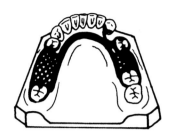

图 16-4-38 Kennedy 第三类牙列缺损的义齿设计

64|67 缺失,以舌杆连接。

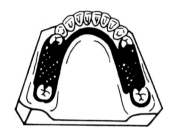

图 16-4-39 Kennedy 第三类牙列缺损的义齿设计

76|67 缺失,以舌杆连接。

1. 上颌设计举例

（1）固定-活动联合修复：见图 16-4-40。

（2）铸造支架设计：821|128、8321|1238、321|123、8321|1238（图 16-4-41～图 16-4-44）。

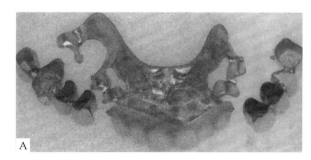

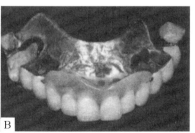

图 16-4-40 Kennedy 第三类固定-活动联合修复体

A. 321|123 缺失,6|6 缺失,7654|457 残冠治疗后保留并以金属烤瓷固定桥修复,固定桥两端均预备冠外附着体;B. 321|123 金属铸造前腭板塑料牙活动桥,其预置栓体与双侧固定桥栓道嵌合。组装后组织面观。

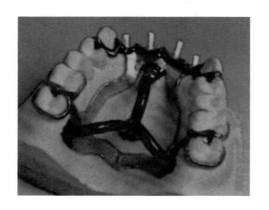

图 16-4-41　Kennedy 第四类牙列缺损的义齿设计

821|128 缺失(铸造完成后图)。

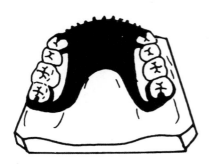

图 16-4-42　Kennedy 第四类牙列缺
损的义齿设计

8321|1238 缺失,以腭板连接。

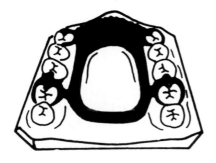

图 16-4-43　Kennedy 第四类牙列缺
损的义齿设计

321|123 缺失,以腭杆和腭板
连接。

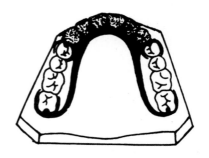

图 16-4-44　Kennedy 第四类牙列
缺损的义齿设计

8321|1238 缺失。

2. 下颌设计举例　821|128、821|12348
(图 16-4-45,图 16-4-46)。

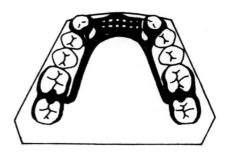

图 16-4-45　Kennedy 第四类牙列缺损
的义齿设计

821|128 缺失。

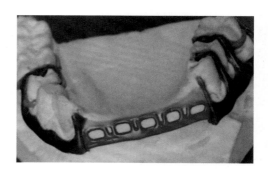

图 16-4-46　Kennedy 第四类牙列缺损的义齿
设计

821|12348 缺失(颊杆式局部义齿修复)。

第五节　铸造支架式义齿修复前的口腔检查和准备

一、口腔检查

对要求进行口腔修复治疗的患者,在治疗前,除了对患者的全身健康情况有所了解外,还应对口腔局部情况进行详细检查和作好修复前的准备工作。口腔检查主要包括以下方面。

1. 了解患者的主诉和要求,对患者的缺牙原因和时间,接受过的修复经历与效果,以及现在对修复治疗的要求,都应有详细的了解与记录。

2. 详细检查患者缺牙部位和数目,了解拔牙的时间及伤口愈合情况,并对缺牙间隙的近远中和𬌗龈距离大小,缺牙区牙槽嵴的形状和丰满度,牙槽嵴有无骨尖、骨嵴、倒凹、有无压痛等均应进行相应的认真检查。

3. 对余留牙的数目和部位,牙体和牙周健康状况,排列位置和咬合情况,以及对拟作基牙的牙齿的牙冠形态、稳固程度和根周情况等均应认真检查,详细记录。

4. 必要时应对某些部位拍 X 线照片检查,以查明病变情况。

5. 对检查中发现的牙体、牙周病变,如龋齿、龈炎、牙周炎、托牙性口炎、创伤性溃疡及其他口腔黏膜疾患等,均应建议患者进行积极的相应治疗,以便尽早接受修复治疗。

6. 检查口腔黏膜,尤其是缺牙间隙及基托或支架覆盖区域的黏膜的厚薄和移动性,黏膜较厚弹性较好的,有利于义齿的支持和稳定;不然,则应行修复前外科手术予以纠正。

7. 患者如患有颞下颌关节病,如关节弹响、张口受限、疼痛、头晕、耳鸣等症状,需进一步进行专科检查和治疗。根据需要也可在修复治疗的同时采用𬌗板治疗。

8. 对口腔情况比较复杂的患者,应先取研究模型并上𬌗架,了解上下颌牙齿的𬌗关系,牙齿的磨损、倾斜、移位和伸长情况;了解咬合接触情况是否过紧,有无安放𬌗支托和卡环的间隙,上下牙槽嵴的相互关系,颌间距离的大小,覆𬌗和覆盖程度等。

二、修复前准备

经过口腔检查之后,医生和患者都基本上能根据检查结果对所作出的治疗计划初步达成共识,然后进行修复前的口腔处理,为义齿的修复创造必备条件。

(一)口腔余留牙的准备

1. 可以保留的余留牙　可以保留的余留牙包括:①有利于活动义齿修复的牙(如拟选作基牙的牙或有利固位的牙);②经过治疗后,不妨碍义齿固位的牙(如残冠、残根,可经过相应治疗后予以保留或作人造冠修复及覆盖义齿的根基等)。

2. 无法保留的余留牙　无法保留的余留牙主要有:滞留乳牙,妨碍义齿设计的畸形牙、错位牙,根尖有严重病变的残根、残冠、牙周病变严重超过Ⅱ度以上松动的患牙,被疑为心、肾疾病病灶的残根、残冠等。对上述患牙应尽快拔除,以免影响修复。

3. 余留牙的调磨

(1)磨除牙齿的锐利边缘,如上颌的颊尖,下颌的舌尖,前牙的切缘等。

(2)调磨伸长的牙齿,使牙列的𬌗平面有较均匀的曲度。对严重伸长的牙齿,可在局麻或药物失活下拔髓截冠,并经过改形修复术后保留,经过调磨的牙齿应做相应的脱敏治疗。

(3)调𬌗,通过调𬌗除去早接触点和障碍点,并使之在①正中𬌗位时,所有的牙齿均匀接触;②前伸𬌗位时,上下前牙切缘相对,后牙应有较多的牙齿同时接触,不应有早接触;

③侧方殆位时,工作侧牙颊尖舌斜面,应有多个牙接触,平衡侧不应有早接触。总之,由正中殆滑向前伸殆,或滑向侧方殆工作侧的过程中,都不应存在障碍尖的干扰,否则都应除去。对余留牙的调殆是可摘局部义齿修复中不可缺少的重要步骤,它可以起到事半功倍的积极作用。

(二)缺牙间隙的准备

1. 缺隙两端牙齿倾斜移位,邻面倒凹过大,应减小其倒凹,以利义齿就位和避免修复后义齿与天然牙出现间隙,导致食物嵌塞。

2. 唇、颊、舌系带附着不利于基托或支架边缘伸展而无法调改者,应做手术矫正。

(三)颌骨的准备

牙槽嵴有骨尖、骨突形成组织倒凹,骨嵴、上颌结节较大、颊侧有骨突、倒凹明显及下垂、下颌隆凸形成明显倒凹者,可做牙槽骨整形术。如牙槽嵴呈刃状或吸收变平者,可做牙槽嵴加高术。

(四)口腔黏膜及牙周的准备

1. 口腔如有炎症、糜烂、溃疡、白斑、增生物、肿瘤或其他黏膜病变,应经过专门检查与治疗后再考虑行局部可摘义齿修复。

2. 牙周如有炎症、溃烂、牙周袋溢脓或萎缩与吸收性病变,亦应经过相应的专门治疗,使病变好转和稳定后,再考虑可摘义齿的设计方式,或采用夹板固定等。

对牙周的准备还包括常规洁牙,以去除牙石与软垢,便于义齿修复。

三、基牙的预备

(一)基牙的倾斜度

当牙齿缺失后,邻牙会向缺隙侧倾斜,对殆牙也会向缺隙方伸长。因而,应对倾斜的基牙作适度调磨,以减小倒凹,使基牙牙冠间能建立平行关系,便于义齿的戴入和避免修复后义齿与基牙间的空隙过大;同时还可以改善殆支托与基牙的关系,使殆支托的位置更接近殆面的中央,并与基牙的长轴更趋于垂直。

(二)基牙的形态

基牙的轴面形态,要求倒凹区分明,大小适中,使卡环就位后,颊舌侧卡环臂对基牙无压力。若倒凹大小不等,戴牙时,颊舌侧卡环臂张力不平衡,使压力加在基牙上,有扭动现象,而危及基牙的健康。如基牙形态和发育异常,为过小牙或锥形牙,则应以全冠修复改善形态;如不能改善者,可以在无痛下截冠,治疗后保留牙根作覆盖义齿。

(三)基牙的健康情况

基牙的健康情况包括其自身的健康及其牙周组织的健康。

1. 基牙有楔状缺损、龋坏等,经治疗后,如有较大的两面洞充填物时,应做嵌体或冠类修复体,以保护牙尖,防止折断,修复体应坚固,并能设计承放殆支托或附着体。

2. 基牙牙周组织的健康关系着可摘义齿修复的成功,如根短、单根、锥形根或根周组织有吸收及不同程度的松动、孤立的单尖牙和前磨牙等,都不是理想的基牙,可采用冠类恢复外形;或将相邻牙以固定桥形式相连接,以增强其耐受力。

四、殆支托凹的预备

为了使殆支托不妨碍上下颌牙的咬合,一般需要在基牙殆面,舌隆凸或切缘的某一部位,形成一个凹面,以容纳殆支托,使之发挥支持作用。此凹面即称为殆支托凹(窝)。

(一)预备原则

1. 支托凹一般预备在缺隙两侧基牙殆面的近、远中边缘嵴处。

2. 支托凹应预备在牙釉质上,也可以在基牙的冠上修复体上预先设计。

3. 若上下殆牙齿咬合过紧,或对颌牙伸长,或牙齿殆面磨损而牙本质过敏时,则不应勉强磨出殆支托凹。

4. 支托凹的位置应尽量利用上下牙咬合状态的天然间隙,或在不妨碍咬合接触处,如上颌的颊沟区,下颌的舌沟区。

5. 支托凹底应与基牙长轴接近于垂直,以使𬌗力能传至牙长轴区域。

6. 必要时可调磨对颌牙,但不应磨除过多牙体组织。

7. 前牙𬌗支托凹的预备。前牙的𬌗支托凹一般放置在上尖牙的舌隆凸上和下尖牙的近中切嵴上,应与牙长轴垂直,不要放在斜面上,以防基牙倾斜或移位。

8. 后牙𬌗支托凹的预备。应预备在基牙𬌗面的近中或远中边缘嵴上,也可以放在无接触关系的自然间隙处。基牙有邻牙存在时,可放在近中舌侧,或下颌磨牙𬌗面的舌沟上。

9. 铸造𬌗支托凹应呈匙形,由基部向𬌗面中部逐渐变窄。在磨牙近远中径的长度为1/4~1/3。前磨牙处约为近远中径的1/3或稍长,宽度在边缘嵴处最宽,约为颊舌径的1/3~1/2,深度为1~1.5mm。铸造𬌗支托凹传递垂直向力应与基牙长轴一致,以减少对基牙的损伤。所以,支托凹底应与基牙长轴垂直或呈20°斜面。

10. 𬌗支托凹邻接面的点、线角等边缘处应磨圆钝,以防𬌗支托在锐角处折断。在正中𬌗与侧方𬌗位检查时,应有足够的间隙,可用蜡片检查其间隙,不应妨碍上下颌牙齿的咬合接触。

(二)预备方法

1. 用刃状小石轮在牙釉质上磨出所需要的外形与深度。

2. 用口镜和探针检查与探测,也可用蜡片记录法检查𬌗支托凹是否合乎要求。

3. 用橡皮轮或砂纸片,将𬌗支托凹及其他调磨处磨光,清洗干净,吹干,用防龋窝沟封闭剂涂擦并光敏固化,临床应用效果甚佳。

五、隙卡沟的预备

隙卡沟是指通过基牙与其相邻牙𬌗面间的𬌗外展隙区,隙卡通过𬌗外展隙时应不妨碍𬌗接触。因而,其预备的原则如下。

(一)预备原则

1. 隙卡沟的深度和宽度,应以隙卡所需要的标准为度。如为铸造隙卡沟应预备宽些和深些,并在两相邻牙的𬌗面作𬌗支托凹,以加强支持。

2. 隙卡沟的沟底应呈圆形或扁形,在接触点之上无楔入作用,以免使相邻牙受侧向压力而移位。

3. 在前伸𬌗与侧方𬌗时,要有足够的空隙。要注意侧方𬌗时,隙卡沟是否足够,一般为0.9~1mm为宜。

4. 颊舌外展隙的转角处应调磨圆钝,以利卡环的铸造或弯制。

5. 如上下牙咬合时有天然间隙,仍应将相邻牙间的沟底磨平。如咬合过紧,可调磨对𬌗牙尖,以获得足够间隙。

6. 如以不锈钢丝制作隙卡,应根据不同的基牙选择不同粗细的钢丝。在前磨牙处选用20号钢丝(直径1mm),磨牙处选用19号钢丝(直径1mm);如相邻牙无接触点时,应在基牙上加放𬌗支托。

(二)预备方法

1. 用较锐的刃状石轮沿相邻两牙颊、舌龈方向和远近中方向滑动磨切两牙的牙釉质;但注意不要破坏两个相邻牙的接触点,以免形成楔力,使基牙移动。

2. 如与对𬌗牙之间有天然间隙,必须修整沟底,使与卡环丝外形一致。

3. 最后,用刃状橡皮轮或砂纸轮磨光卡环沟和对颌牙尖(图16-5-1)。然后,将调磨处洗净、吹干,以防龋窝沟封闭涂料反复涂擦2~3次后光敏固化。

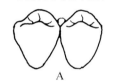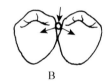

图 16-5-1　预备隙卡沟
A. 正确;B. 不正确。

第六节　印模和模型设计

一、印模

印模是口腔的阴型记录,由印模形成的模型,是制作修复体的基础和依据。因此,首先要取得准确反映口腔软硬组织的印模,才可能制成准确的模型。

(一)印模的种类

1. 解剖式印模　此种印模是在承托义齿的软硬组织处于静止状态下所取得的印模,是一种不施加压力的印模,它可以准确地印记牙齿和牙槽嵴的解剖形状,据此所做的义齿对牙和支持组织均不产生压力。对牙支持式和黏膜支持式义齿都可采用这种印模,前者𬌗力主要由基牙负担,因而基托面积可以减小,故印模边缘的伸展可以略小;而后者的𬌗力主要由黏膜和牙槽骨承担,故基托部分伸展较多,但又不应妨碍附近组织的正常生理活动。故取此种印模时要做肌功能性修整,使义齿基托周边不影响附近组织的正常生理功能。肌功能修整,即是在取印模时,整塑有关肌肉组织的一种操作方法,当印模材料尚未硬固前,模仿附近软组织的正常生理活动,使印模既能伸展到黏膜皱襞区,又不至伸展过多妨碍肌功能活动。常嘱患者自己来完成各种动作,如大张口,吞咽,将舌向前伸出并向左右摇摆等动作。此外,术者还可用手指轻拉患者唇颊部,在上颌应向前向下拉动,在下颌应向前向上拉动。肌功能修整过程中,应嘱患者肌肉放松并与术者密切合作。

2. 功能性印模　此种印模是在压力下所取得的印模,适用于基牙和黏膜混合支持式义齿,如远中游离端的 Kennedy 第一、二类义齿。这种义齿在功能状态时,鞍基远端下沉的程度比基牙端多,此不同程度的鞍基下沉也使基牙受到向远中牵拉的扭力。因此,取压力印模,可以弥补基托远端下沉过多的问题。但目前尚无一种材料在取印模时一次就能同时取得牙列的解剖外形和缺牙区黏膜在功能作用下的外形。因此,对缺牙区牙槽骨有明显吸收,黏膜和黏膜下组织较松软且动度又大的游离端缺失的患者,最好能取压力印模,以弥补鞍基远端下沉过多的问题。

(二)托盘的选择

托盘是用以放置印模材料,直接进入患者口腔内采取印模的工具。用弹性印模材料取印模,要用有孔托盘,使材料由孔中穿出而得到固位,使印模不至于脱落。用印模膏和石膏取印模,则需用无孔托盘,使材料与托盘易于分离。如欲取得一个准确的印模,必须选用大小合适的托盘,尽可能与所需取得的组织面的大小、形状相符合,并且与组织面间有足够的空隙,以容纳印模材料。用作牙列缺损的成品托盘与全牙列缺失的托盘不一样,前者的托盘底为一平面,边缘伸展较长而深,而后者托盘底为椭圆形,边缘伸展较短,以符合无牙颌外形。

1. 牙列缺损的成品托盘使用要求

(1)宽度:托盘的唇颊侧翼,应宽于牙弓3～4mm。

(2)长度:应包括整个牙弓,非游离端者,托盘盖过最后 1 个基牙;游离端者,上颌应包括上颌结节区和颤动线,下颌应包括磨牙后垫。

(3)高度:唇颊侧翼的高度,以伸达黏膜皱襞区为宜,在唇翼和颊间隙较高的患者,须用蜡片将边缘加高,使印模边缘有托盘支持。

如果成品托盘某个部位与口腔情况不太适合,可以用技工钳调改,或用蜡片、印模膏加添托盘边缘长度,使托盘的后缘与唇颊翼边缘都符合临床要求。如经以上调改仍不合适,则应制作个别托盘。

2. 牙列缺损的个别托盘的制作

(1)先取一个初步印模,灌注石膏模型后,对模型进行适当的修整,尤其是初模中无法反映的唇颊翼边缘高度及后缘长度等,都可用雕刻刀予以修整并以印模膏加长后缘并以蜡片封闭边缘。

(2)在处理后的初印模型上涂分离剂,放置预成托盘柄,用自凝塑胶在粘丝后期时塑糊而成个别托盘,稍加打磨,边缘与接触软组织处应予适度抛光,个别托盘即告完成。

由于个别托盘是按患者的口腔情况特制的,所以其外形、长度、高度和宽度都非常合适,因而,用其制取的印模都具有厚度均匀、边缘伸展合适(最宜于肌功能修整)、清晰准确等特点,很适合对口颌形态特别或要求较高的患者使用。

(三)印模材料的选择

印模材料有弹性印模材料、硅橡胶印模材料、藻酸盐印模材料等。

目前临床上最常使用的印模材料是藻酸盐印模材料。其有粉剂和糊剂两种,粉剂需与水调和,糊剂需用胶结剂调合。藻酸盐印模材料的优点是操作简便,清晰度较高,有弹性,由倒凹区取出时不变形;但其缺点是失水收缩,吸水膨胀,体积不太稳定,故在印模从口中取出后,应及时冲洗干净后灌注模型。

(四)取印模的方法

取工作和对𬌗印模,以藻酸盐弹性印模材料为例。

1. 调整椅位 取印模前首先要调整患者体位,要使患者较为舒适自然地坐在治疗椅上。取上颌印模时,头位稍向后仰,取下颌印模时,头稍向前倾。

2. 取上颌印模 将调好的印模材料放入已选好的有孔托盘内,术者右手持托盘,左手用口镜将患者口角拉开,将托盘从右侧口角斜行旋转进入口内,托盘柄对准面部中线,前后位置适当时,向上后旋以压力使之就位,

进行肌功能调整,过多的印模材料可由前部排出。如果托盘是由前向后加压就位时,过多之印模材料会由后部软腭处排出,应以镊子及时将多余的印模材料取出口外,以防患者呕吐。

对有些解剖标志比较特殊的患者,取上颌印模时,可先在患者口内倒凹区、较高的颊间隙处、上颌结节区、高穹窿的硬腭上放置适量的印模材料,然后迅速以旋转方式将托盘放入口内就位,待印模材料凝固后取下。

3. 取下颌印模 取模前应嘱患者,托盘进入口内后,将舌适度抬起,并先练习此动作。将放有印模材料的托盘放入口内,对准牙弓压下,让患者将舌抬起并向前伸和左右摆动,使周围肌肉放松,将腮向外上拉动,肌功能调整时,动作要轻,舌勿抬得过高或过分向前及侧方运动,以确保舌侧口底部印模边缘的准确。

取印模时,要注意以下几点。

(1)当托盘就位后,应用手指固定,防止移动,直至印模材料完全凝固时为止。

(2)调制印模材料的量要适当。如印模材料的量不够,则许多区域(唇颊翼缘和腭穹窿)等处会出现空白;如量过多,可妨碍皱襞区的活动,使软组织移位与变形。只有材料的量适当,才能使口内的位置准确及印模边缘伸展完整。

(3)安放托盘时,一定要使托盘柄对准面部中线,否则会使印模出现薄厚不一及不够完整等问题。如托盘金属露出印模面,则说明该处有压迫现象,游离端侧更易发生,根据该印模制作出来的义齿,戴入口内时,常会出现有压迫的部位产生疼痛。

(4)掌握好取出印模的时间。要熟悉印模材料的凝结过程与时间,过早取出则为废模,过晚取出,会增加患者不适。取印模时,应先脱后部,再沿前牙长轴方向取下,动作宜轻宜快,以免撕裂倒凹及边缘部分。

(5)由缺牙一方取得的印模为工作印模,

应以人造石灌注模型;由对颌牙弓取得的印模,为对殆印模,用以取得正确的咬合关系,可用人造石灌模,亦可以普通石膏灌模。

4. 制取功能性印模方法

(1)制作义齿鞍基区个别托盘:用印模膏制作初模托盘,初模托盘边缘应离开余留牙,组织面刮除 1~1.5mm,然后调氧化锌丁香油糊剂印模材料,置于初模托盘组织面上,嘱患者咬合后形成缺牙区咬合时印模,即个别托盘。修去托盘边缘和伸展到余留牙上的多余印模材料,使印模留在原位不动。

(2)再选一合适的成品托盘,内盛调拌好的弹性印模材料,制取整个牙弓及相关组织的印模,此最后印模即为游离鞍基,是在咬合压力下所取得的功能性压力印模;而余留牙列区则是解剖式印模。用此种印模所做的义齿,基托在承受殆力时,即不再有下沉或很少下沉,基牙所受扭力亦相应减少,因此是合乎生理功能的修复形式。

5. 合格印模的标准　制取印模是口腔修复中的关键步骤,印模的准确程度则是修复体成败的重要依据。

(1)工作印模

①基牙及余留牙形态与龈缘组织面的印迹清晰,殆支托凹、隙卡沟与倒凹区组织面应完整、清晰,无撕脱与划痕现象。

②游离端缺失时,上颌后缘中部腭小凹,两侧上颌结节及翼上颌切迹,下颌磨牙后垫,印迹应完整清晰。

③经肌功能修整后的印模,唇、颊、舌系带及边缘应圆滑、完整、清楚。

④印模无气泡、无缺损及不与托盘分离。

(2)对殆印模

①牙列殆面及牙冠形态印迹完整、清楚。

②印模不与托盘分离,或分离后能准确复原,无撕裂与缺损情况。

(五)灌注模型

取得符合标准的印模之后,应及时用人造石或石膏等模型材料灌注模型。

1. 灌注模型的方法与要求

(1)灌注模型前,应仔细检查印模,认为符合或基本符合标准者方有灌模价值。

(2)将印模用流水冲去唾液与血迹,甩去水分(或用吸水纸吸去水分或以气枪吹干水分)。

(3)工作模应灌注人造石,对殆模可灌注普通石膏,水粉之比要合适,以模型材料的粉末刚好被适量的水浸透为度,使之有足够的强度和一定的流动性,搅拌应均匀且迅速。

(4)灌模型时,应先取少量调好的石膏或人造石,放在印模最高处,用手持托盘柄,轻轻振动底部,使石膏或人造石缓缓流至印模各处,同时将气泡排出,逐渐灌满整个印模并形成一定的厚度。为了使模型底面平整,应将印模翻置于玻璃板上(或先以少许石膏堆放于玻璃板上),修去多余的石膏。注意切勿施压,以免印模变形,影响模型的准确性。

(5)模型应具备一定的厚度,上颌模型不应少于 1.5cm,下颌模型不应少于 1.0cm,下颌模型应灌出口底部位,使两侧连成整体,切忌形成马蹄铁形,以防模型折断。

(6)如有孤立牙,灌模型时可在印模中插一根火柴棍或细竹签,以增强石膏牙的坚固性,以免在脱模时折断。

2. 分离模型　待石膏或人造石完全硬固后,用手紧握托盘柄,顺模型上石膏牙的长轴方向,轻用力将印模松动后取下,仔细检查模型有无破损、气泡、残角及石膏牙折断等,并及时处理模型缺陷。

3. 修整模型　将模型用石膏刀或石膏打磨机予以修整成标准工作形态,上下模型按正确的殆关系对合在一起,按医生修复单或加工单编号登记(图 16-6-1)。

4. 标准模型的要求

(1)模型完整无缺,组织面清晰无小丘及划痕等。

(2)模型无气泡,余留牙和缺隙部位的牙槽嵴清楚,殆支托凹、隙卡沟形态完整。

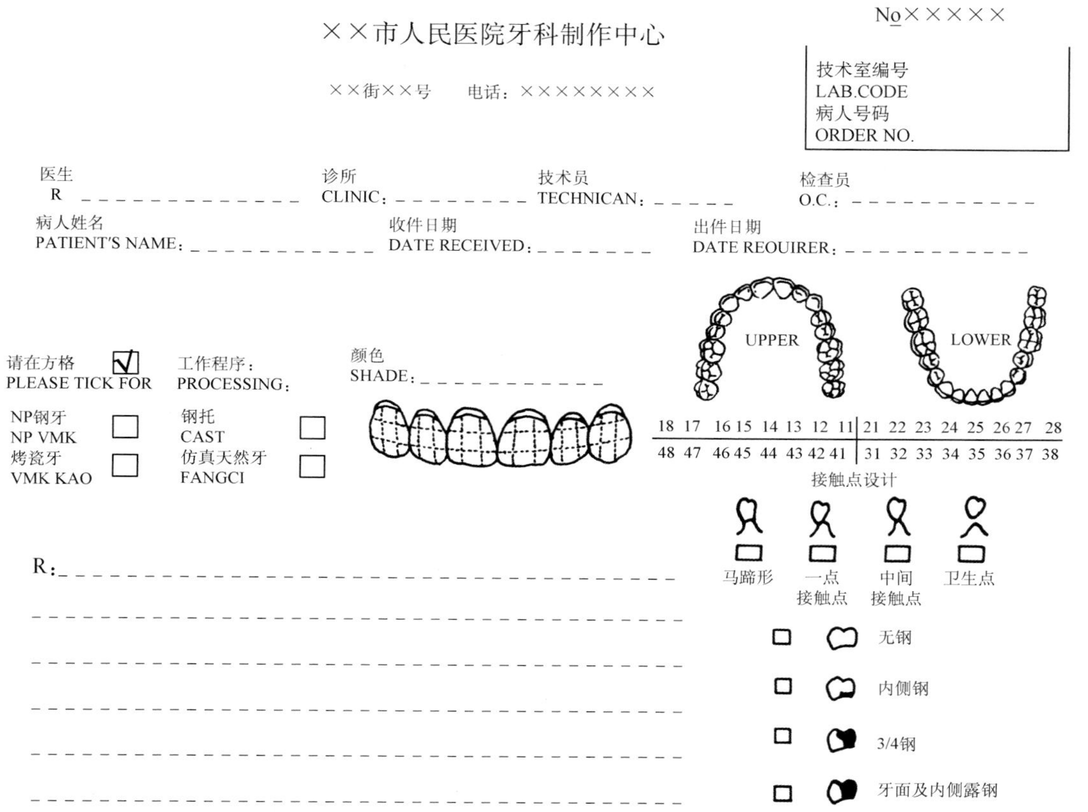

××市人民医院牙科制作中心

No ×××××

技术室编号
LAB.CODE
病人号码
ORDER NO.

医生
R ＿＿＿＿＿＿＿＿

诊所
CLINIC：＿＿＿＿＿

技术员
TECHNICAN：＿＿＿＿

检查员
O.C.：＿＿＿＿＿＿

病人姓名
PATIENT'S NAME：＿＿＿＿＿＿＿

收件日期
DATE RECEIVED：＿＿＿＿＿

出件日期
DATE REQUIRER：＿＿＿＿＿

请在方格 ☑
PLEASE TICK FOR

工作程序：
PROCESSING：

颜色
SHADE：＿＿＿＿＿＿＿

UPPER　　LOWER

NP钢牙
NP VMK ☐
烤瓷牙
VMK KAO ☐

钢托
CAST ☐
仿真天然牙
FANGCI ☐

| 18 | 17 | 16 | 15 | 14 | 13 | 12 | 11 | 21 | 22 | 23 | 24 | 25 | 26 | 27 | 28 |
| 48 | 47 | 46 | 45 | 44 | 43 | 42 | 41 | 31 | 32 | 33 | 34 | 35 | 36 | 37 | 38 |

接触点设计

马蹄形　　一点　　中间　　卫生点
　　　　接触点　接触点

R：＿＿＿＿＿＿＿＿＿＿＿＿＿＿＿＿＿＿

＿＿＿＿＿＿＿＿＿＿＿＿＿＿＿＿＿＿＿＿＿＿

＿＿＿＿＿＿＿＿＿＿＿＿＿＿＿＿＿＿＿＿＿＿

＿＿＿＿＿＿＿＿＿＿＿＿＿＿＿＿＿＿＿＿＿＿

＿＿＿＿＿＿＿＿＿＿＿＿＿＿＿＿＿＿＿＿＿＿

☐ 无钢

☐ 内侧钢

☐ 3/4钢

☐ 牙面及内侧露钢

图 16-6-1　医院牙科制作中心加工单

（3）唇、颊、舌系带完整清楚。

（4）模型应有足够的厚度，上颌腭穹窿最高处至模型底平面的石膏厚度亦不应少于0.6mm；下颌模型之口底与两侧相连部分石膏平面厚度亦不应少于0.6mm。

（5）石膏模型外观应整齐、美观、清洁与清晰。

二、确定颌位关系和上殆架

因缺牙的部位与数量不同，确定颌位关系的难易程度和操作方法也不一样，但最终都必须能在模型和殆架上，准确地反映出上下颌牙齿间的殆关系。

（一）确定正中咬合关系的方法

1. 利用余留牙确定上下颌牙齿的殆关系　适用于缺牙数量不多，余留牙的殆关系正常或基本正常者。只要将上下殆模型根据殆面形态相互对合，即能准确地反映上下颌牙的正确位置关系。此类情况不需要作殆记录，只需用有色铅笔在模型的颊面画出对位线，便于制作过程中反复对合即可。

2. 用蜡殆记录确定上下颌关系　在患者口中仍有可以保持上下颌垂直关系的后牙，但在模型上却难以准确地确定咬合关系者，可采用蜡殆记录法来确定。

（1）根据缺隙大小裁取适当大小之蜡片，在酒精灯火焰上烤软，卷成蜡条。

（2）将烤软之蜡条置于患者的缺隙部位，应注意对准牙弓或牙槽嵴的正中。

（3）嘱患者上下颌两侧牙齿同时闭合在正中殆位。

（4）殆蜡硬固后取出，冲洗干净后放在模

型上,对好上下颌模型,即可获得正确的颌位关系。

3. 用殆堤记录上下颌关系　单侧或双侧游离端缺失,每侧连续缺失在 2 个牙以上者,或上下牙列所缺牙齿无对殆牙咬合者,可在模型上制作暂时基托和殆堤,放入患者口腔内确定正中殆位。取出殆堤记录,清洗干净后,放回到模型上,依殆堤的咬合印迹,对准上下颌模型,即得到正确的殆关系。

若口腔内一颌为无牙颌,另一颌为牙列缺损;或后牙缺失,前牙咬合不稳定形成深覆殆,垂直距离变低等,则应在口内重新确定垂直距离和正中关系。

(二)上殆架

将上下颌模型与蜡殆记录固定在一起,用水浸泡模型。调拌石膏将模型固定在殆架上,先固定下颌,后固定上颌。中线对准切导针,殆平面对准下刻线,前后正对殆架的架环,固定好有关螺丝,上殆架即告完成。

三、模型设计

(一)观测模型

观测模型是制作可摘局部义齿的重要步骤之一,经过观测器对模型观测后,可确定模型上的基牙或其他黏膜组织与分析杆的位置关系,检查各基牙与黏膜组织的倒凹情况,从而确定可摘局部义齿的就位道,并画出各基牙的观测线,以便在模型上确定基托与基牙的倒凹或黏膜组织倒凹区的界限,以确定基托的伸展范围、大连接体或连接杆的位置,卡环的设计形式等。

(二)确定义齿的就位道

可摘局部义齿在口内就位和摘取必须顺着一定的方向和角度。就位和摘取的方向相反,但角度相同。其戴入时的方向称为就位道,摘取时的方向称为摘出道。可摘局部义齿至少有两个或两个以上的基牙,各个基牙上的卡环必须沿同一方向戴入,义齿才能就位。但是基牙的位置、形态、倾斜度、倒凹大

小、缺牙部位、组织凹大小都不相同,所以必须用观测仪观察基牙和组织倒凹的大小,并在基牙上画出观测线,以确定义齿各部件的共同就位道。

1. 确定就位道的方法　有均凹法与调凹法,详见本章第四节等。

2. 义齿的就位方向与模型倾斜的关系

(1)前牙缺失:若牙槽嵴丰满,唇侧有较大的倒凹时,应将模型向后倾斜,可减少唇侧牙槽嵴的倒凹,义齿则由前向后斜向就位。若唇侧倒凹不大,不影响义齿就位,模型则向前倾斜,使倒凹集中在基牙的近中侧,固位较前者好,义齿则为由前斜向后就位。

(2)后牙缺失:若缺隙前后均有基牙,应根据基牙的健康情况来决定模型的倾斜方向。如基牙的牙体和牙周情况较好,牙根稳固,则将模型向后倾斜,将固位作用好的 I 型卡环放在缺隙后端的基牙上。这样,义齿是由前向后就位的。如缺隙后端基牙不健康,而前端基牙较好时,模型可向前倾斜,使 I 型卡环放在缺隙前的健康基牙上,义齿则是由后向前就位的。如缺隙前后的基牙都有显著的倒凹时,则将模型向前或向后倾斜,使倒凹平均,义齿和基牙间,不至有过大的间隙,则义齿可向前或向后就位。

(3)后牙游离端缺失:不论单侧或双侧游离缺失,均应将模型向后倾斜,以增加基牙的远中倒凹,再利用 II 型卡环或 T 型卡环固位,防止义齿翘动和减轻基牙的负担。义齿则由前向后就位。

(4)前、后牙缺失

①前、后牙均有缺失时,模型可向后倾斜,使前部倒凹减小,则前牙与人工牙间的缝隙减小,义齿由前向后就位。

②如前牙倒凹较小,则将模型平放,不做任何倾斜,义齿的就位方向与殆力方向一致。

③前牙全部缺失兼后牙缺失时,应根据倒凹情况、基牙位置而定,一般是向固位差的一方倾斜,如后部基托易脱位,模型就应向后

倾斜,利用Ⅱ型卡环固位。

(5)一侧牙缺失,另一侧牙舌侧倒凹明显者:模型应向有牙侧倾斜,以减小舌侧的倒凹,义齿则由缺牙侧向有牙侧就位。

3．选择就位道的要求

(1)便于可摘局部义齿的摘戴。

(2)有利于义齿的固位。

(3)外观效果较好。

(4)选择与拾力方向一致的就位道时,应加强卡环的固位力,以防止义齿脱位。

(5)义齿选择由前向后就位,或由后向前就位,角度不宜过大。

4．确定最后设计　模型经用观测器分析,并画出各基牙的观测线,再依观测线的类型,用有色铅笔在模型上画出直接固位体与间接固位体的类别与位置,组织倒凹的位置,基托或鞍基的伸展范围等。

5．填倒凹　模型设计完成后,即可明确基牙和组织倒凹的位置和大小。为了保证共同就位道的形成,使基托、基牙及黏膜倒凹间保持正确的关系,保证卡环的坚硬部分和基托不至进入倒凹区,而影响义齿的就位和摘取,避免基托与基牙间形成过大间隙,需要在制作

卡环和基托前,在模型上将基牙、余留牙和黏膜的不利倒凹,用人造石加以填补。在填补时,用带刃的分析杆将多余的人造石顺就位道方向修除,这样能使填补的人造石不会过多或不足。这种方法能较准确地保证就位道的形成,但应注意掌握填凹材料的量。如填补过多,虽然义齿就位容易,但却使基托与基牙间存在间隙,造成食物嵌塞;若填补不足,倒凹仍然很大,义齿的戴入和摘取依然会很困难。

常用填补倒凹的材料有:人造石、磷酸锌粘固剂、石膏和蜡等。

附　铸造支架式义齿的设计与制作过程

(一)印模和模型设计

见图16-附-1～图16-附-24。

(二)工作模型的准备

见图16-附-25～图16-附-27。

(三)琼脂复制

见图16-附-28,图16-附-29。

(四)硅橡胶复制

见图16-附-30～图16-附-34。

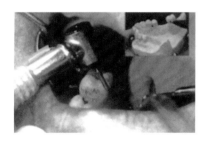

图16-附-1　基牙预备

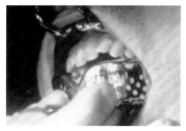

图16-附-2　印模

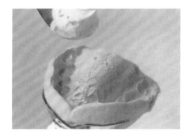

图16-附-3　灌注模型

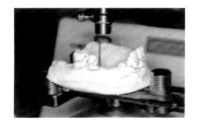

图16-附-4　观测模型

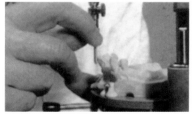

图16-附-5　观测模型

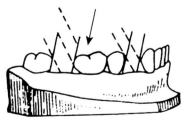

图16-附-6　确定共同就位道

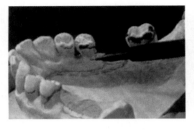

图 16-附-7　初步设计并测量倒凹

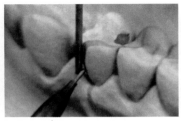

图 16-附-8　卡环末端与垂直线

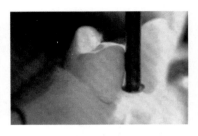

图 16-附-9　在垂直线上限制倒凹

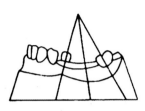

图 16-附-10　平均倒凹

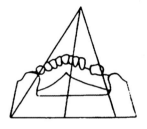

图 16-附-11　平均倒凹

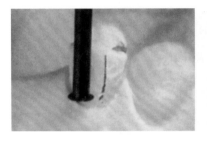

图 16-附-12　标志倒凹

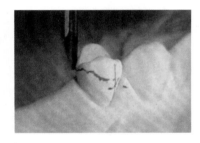

图 16-附-13　设计卡环线和中轴
　　　　　　　线

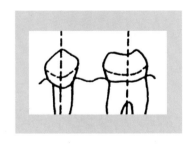

图 16-附-14　调节倒凹（基牙长
　　　　　　　轴彼此平行）

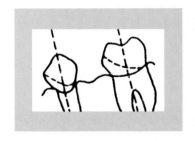

图 16-附-15　调节倒凹（模型向
　　　　　　　近中倾斜）

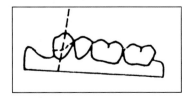

图 16-附-16　前牙缺失，模型向
　　　　　　　后倾斜

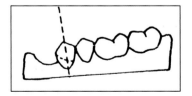

图 16-附-17　前牙缺失，模型向
　　　　　　　前倾斜

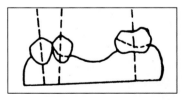

图 16-附-18　后牙缺失，模型向
　　　　　　　前倾斜

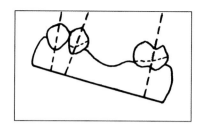

图 16-附-19　后牙缺失、模型向后倾斜

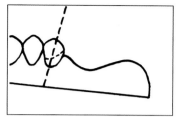

图 16-附-20　后牙游离缺失,模型向后倾斜

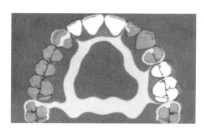

图 16-附-21　带有完全修复的上间隙

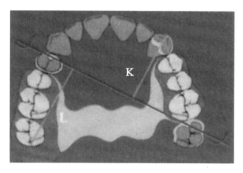

图 16-附-22　游离鞍基状态。旋转轴,阻力臂(L),受力臂(K)

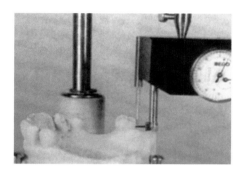

图 16-附-23　倒凹深度测量

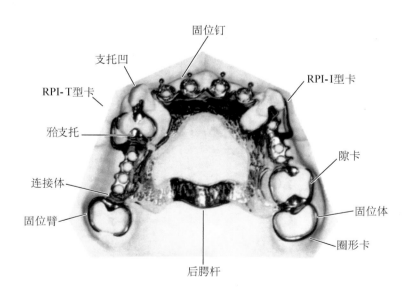

图 16-附-24　铸造支架各部位的名称

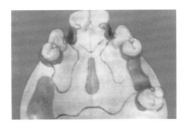

图 16-附-25 按设计对缓冲区以红色预备蜡0.5mm作覆盖

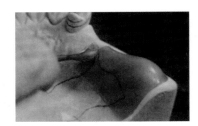

图 16-附-26 用蜡刀按正确角度切割多余的蜡片

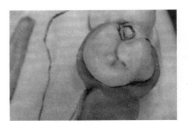

图 16-附-27 制作蜡卡环肩（该肩将转为包埋材模型）

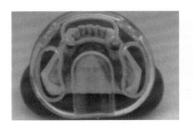

图 16-附-28 将琼脂倒入复模盒

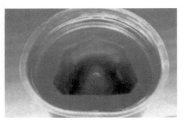

图 16-附-29 主模从琼脂复模盒中取出

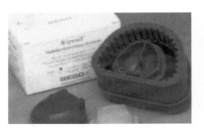

图 16-附-30 硅橡胶复制牙盒

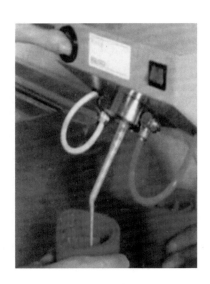

图 16-附-31 硅橡胶搅拌器

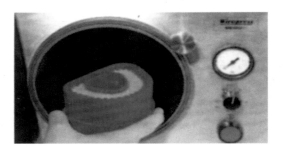

图 16-附-32 置于空气压力机中

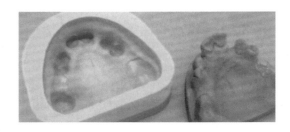

图 16-附-33 主模从硅橡胶复制模中取出

（五）制作复制模型

见图16-附-35～图16-附-38。

（六）带模铸造的蜡型制作

1. 上颌　见图16-附-39～图16-附-50。

2. 下颌　见图16-附-51～图16-附-55。

3. 各种蜡型形态　见图16-附56～图16-附67。

（七）铸道设置与包埋预热

1. 铸道设置　见图16-附-68～图16-附-74。

2. 包埋预热　见图16-附-75，图16-附-76。

（八）熔化和铸造

见图16-附-77～图16-附-80。

（九）打磨与抛光

1. 喷砂与打磨　见图16-附-81。铸造完成后，在空气中自然冷却铸模，然后利用小的开盒工具（凿和小铁锤）进行开盒，开盒后取出铸件，即可进行以下处理。

（1）喷砂处理：用喷砂的方法清除铸件表面氧化层及粘在铸件上的包埋料。

（2）打磨处理：用各种砂片、砂轮、钨钢车

针等修整铸造支架的外形，为最后的电解抛光作准备（图16-附-82，图16-附-83）。

2. 抛光与精加工　见图16-附82～图16-附87。

（1）电解抛光机处理；

（2）橡皮轮抛光；

（3）抛光毛刷抛光（抛光混合物）；

（4）蒸汽清洗机处理（可对抛光后义齿支架进行迅速彻底的清洁）。

（十）焊接技术

1. 激光焊接　见图16-附-88～图16-附-94。

激光焊接工艺由于具有良好的焊接力和生物相容性，现已普遍应用于口腔技术室，作为对支架或过长桥体的焊接，其属于熔化焊类型。

2. 点焊焊接　见图16-附-95～图16-附-97。

（十一）各种铸造支架式义齿

见图16-附-98～图16-附-139。

（十二）各种铸道设计简图

见图16-附-140～图16-附-165。

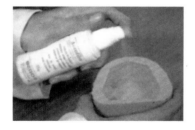

图16-附-34　用表面去泡剂喷射硅橡胶模型

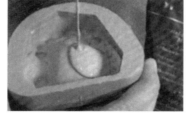

图16-附-35　注入磷酸盐包埋材料

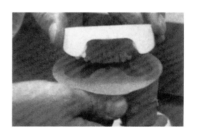

图16-附-36　取出复制模型

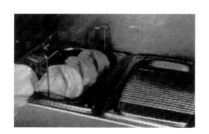

图16-附-37　低温干燥箱烘干

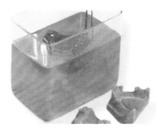

图16-附-38　放入120℃蜂蜡中浸泡半分钟

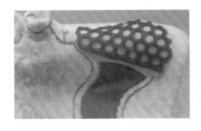

图 16-附-39 上颌蜡型制作后腭杆与牙嵴网蜡位置

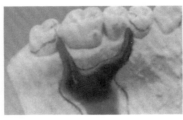

图 16-附-40 上颌蜡型制作连接体的边缘应距龈缘6mm以上

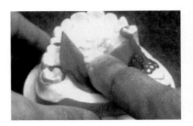

图 16-附-41 上颌蜡型制作卡环与腭杆蜡片塑形

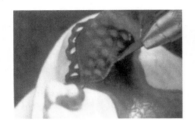

图 16-附-42 上颌蜡型制作蜡型修整

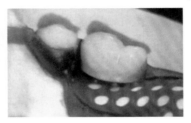

图 16-附-43 上颌蜡型制作硅橡胶预制模内试牙

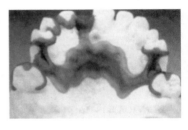

图 16-附-44 上颌蜡型制作卡环与连接体形态

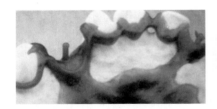

图 16-附-45 上颌蜡型制作义齿固位钉形态

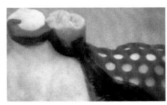

图 16-附-46 上颌蜡型制作远中𬌗支托的设计

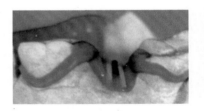

图 16-附-47 上颌蜡型制作三臂铸造卡环形态

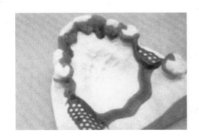

图 16-附-48 上颌蜡型制作形态

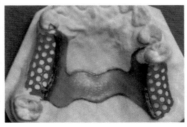

图 16-附-49 上颌蜡型制作形态

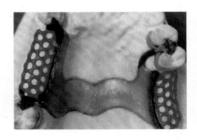

图 16-附-50 上颌蜡型制作形态

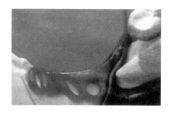

图 16-附-51　下颌蜡型制作连接体塑形

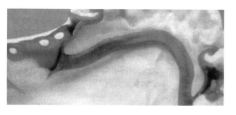

图 16-附-52　下颌蜡型制作舌杆形态

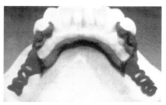

图 16-附-53　下颌蜡型制作支架完成后舌面观

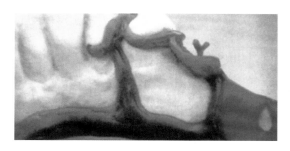

图 16-附-54　下颌蜡型制作卡环舌侧的设计

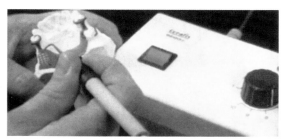

图 16-附-55　用电蜡刀制作熔附蜡型

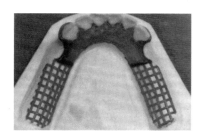

图 16-附-56　下颌蜡型形态

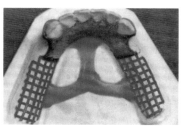

图 16-附-57　下颌蜡型形态

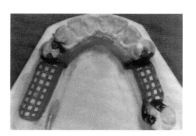

图 16-附-58　下颌蜡型形态

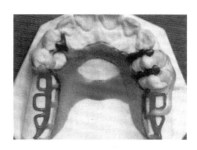

图 16-附-59　上颌蜡型形态

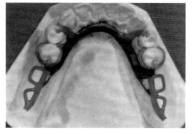

图 16-附-60　下颌蜡型形态

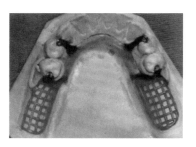

图 16-附-61　下颌蜡型形态

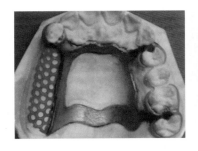

图 16-附-62　上颌蜡型形态

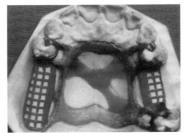

图 16-附-63　上颌蜡型形态

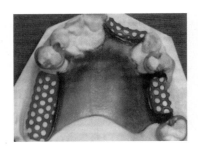

图 16-附-64　上颌蜡型形态

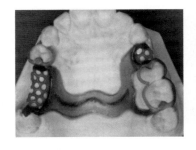

图 16-附-65　上颌蜡型形态

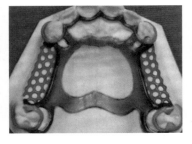

图 16-附-66　上颌蜡型形态

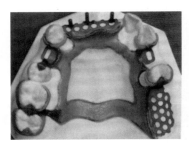

图 16-附-67　上颌蜡型形态

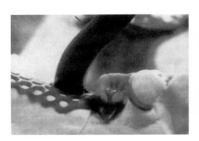

图 16-附-68　铸道设置

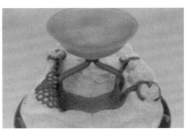

图 16-附-69　铸道设置

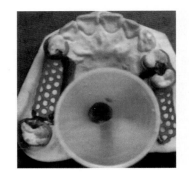

图 16-附-70　铸道设置

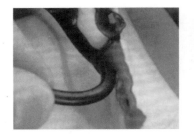

图 16-附-71　铸道设置

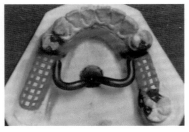

图 16-附-72　铸道设置

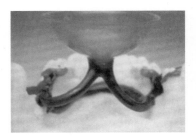

图 16-附-73　铸道设置

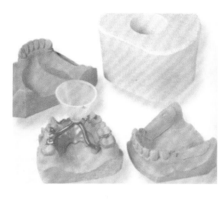

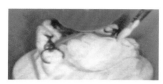

图 16-附-75 铸模包埋

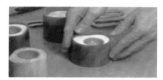

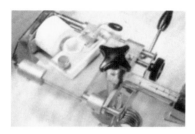

图 16-附-74 铸道包埋过程　　图 16-附-76 铸模包埋　　图 16-附-77 熔化与铸造

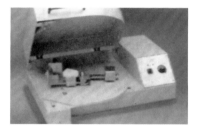

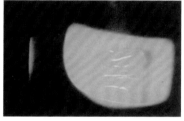

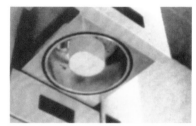

图 16-附-78 熔化与铸造　　图 16-附-79 熔化与铸造　　图 16-附-80 熔化与铸造

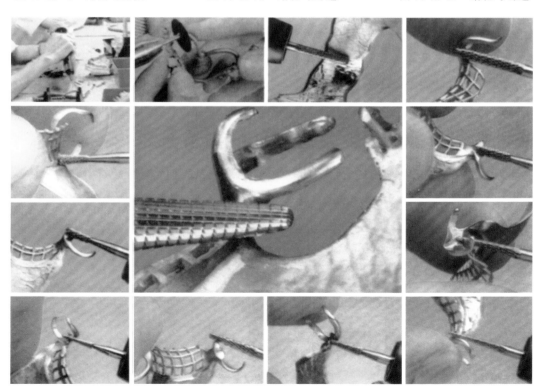

图 16-附-81 支架打磨图(其顺序为先切割,再粗磨,然后逐渐细磨)

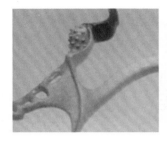

图 16-附-82 对固位体等重要部位用 Seculac 掩盖漆进行保护

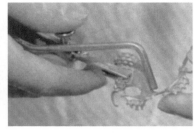

图 16-附-83 抛光机增加附加阴极能保证隐凹区域的抛光

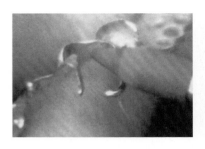

图 16-附-84 橡皮抛光轮抛光

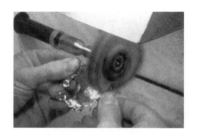

图 16-附-85 抛光毛刷和 Diapol 抛光混合物抛光

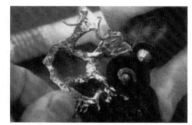

图 16-附-86 抛光毛刷和 Diapol 钻石抛光混合物抛光

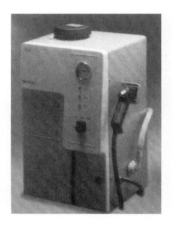

图 16-附-87 Triton SLA 蒸汽清洗机

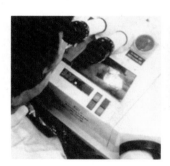

图 16-附-88 激光焊接操作

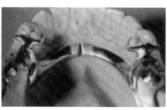

图 16-附-89 舌杆断裂

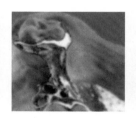

图 16-附-90 卡环的横截面小,应使用充填金属焊接

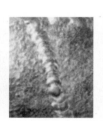

图 16-附-91 应保证焊接深度

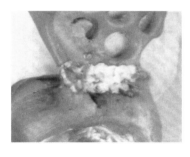

图 16-附-92 激光可用于活动架（RPD）之焊接调整

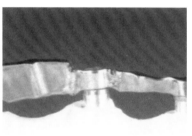

图 16-附-93 利用激光焊接，以符合植牙假牙架精密的要求

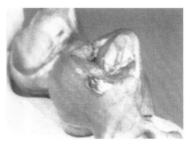

图 16-附-94 铸造不良时（铸巢、空洞）可用激光修补

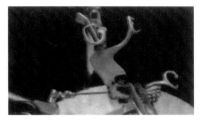

图 16-附-95 焊接桌固定焊件

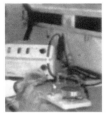

图 16-附-96 焊接操作

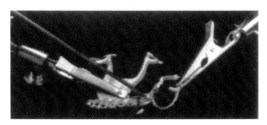

图 16-附-97 用点焊机焊金卡环

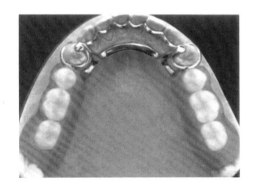

图 16-附-98 765|567 铸造支架式义齿

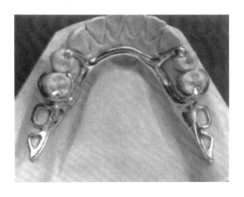

图 16-附-99 876|678 缺失的铸造支架设计

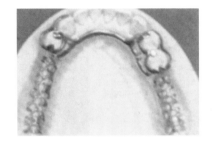

图 16-附-100 876|5678 缺失的铸造支架设计

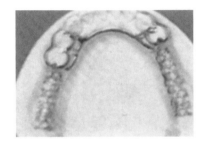

图 16-附-101 8765|678 缺失的铸造支架设计

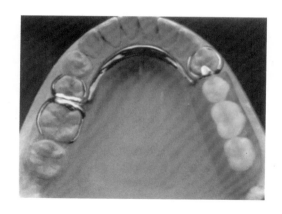

图 16-附-102　$\overline{765|}$ 铸造支架式义齿

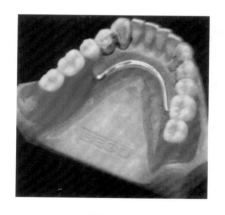

图 16-附-103　$\overline{765|567}$ 铸造支架式义齿

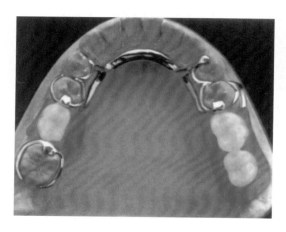

图 16-附-104　$\overline{76|6}$ 铸造支架式义齿

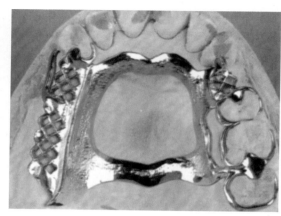

图 16-附-105　$\underline{87654|48}$ 缺失的铸造支架设计

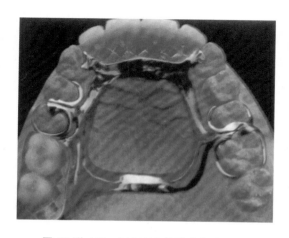

图 16-附-106　$\underline{7621|12}$ 铸造支架式义齿

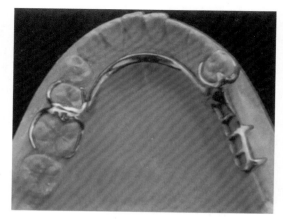

图 16-附-107　$\overline{8765|}$ 缺失的铸造支架设计

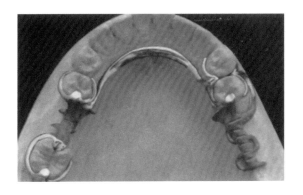

图 16-附-108 $\overline{876}|68$ 缺失的铸造支架设计

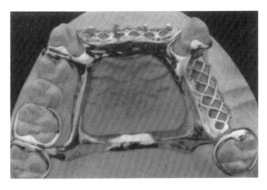

图 16-附-109 $\underline{821}|124568$ 缺失的铸造支架设计

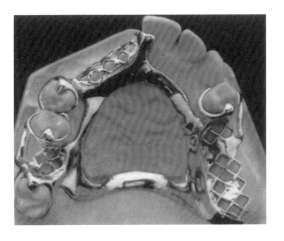

图 16-附-110 $86321|5678$ 缺失的铸造支架设计

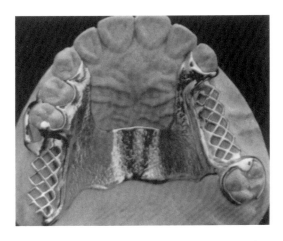

图 16-附-111 $\underline{876}|4568$ 缺失的铸造支架设计

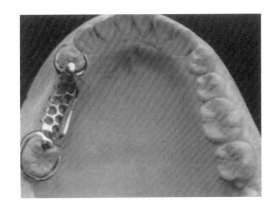

图 16-附-112 $8|568$ 缺失的铸造支架设计

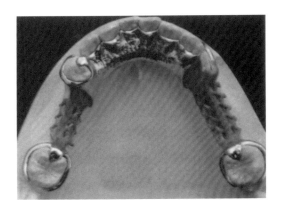

图 16-附-113 $\overline{865}|568$ 缺失的铸造支架设计

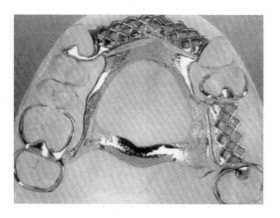

图 16-附-114　<u>821｜12568</u> 缺失的铸造支架设计

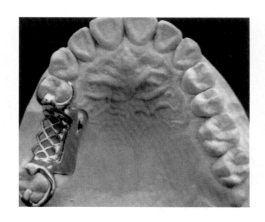

图 16-附-115　<u>865｜8</u> 缺失的铸造支架设计

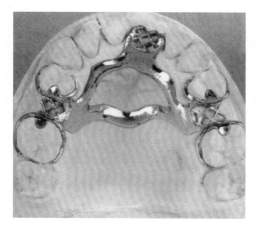

图 16-附-116　<u>85｜158</u> 缺失的铸造支架设计

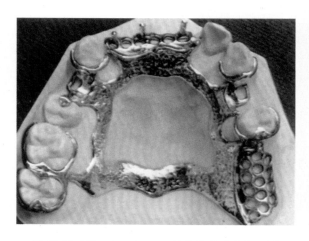

图 16-附-117　<u>8421｜14678</u> 缺失的铸造支架设计

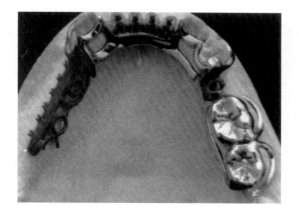

图 16-附-118　<u>8521｜1245678</u> 缺失的铸造支架设计

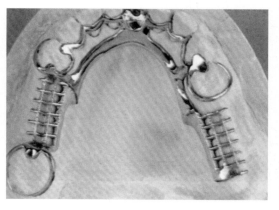

图 16-附-119　<u>8761｜568</u> 缺失的铸造支架设计

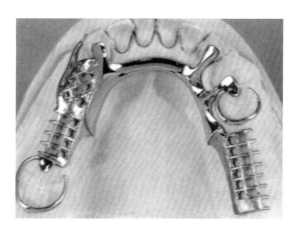

图 16-附-120 876|4568 缺失的铸造支架设计

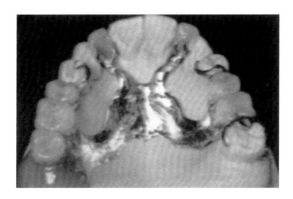

图 16-附-121 7652|256 铸造支架式义齿

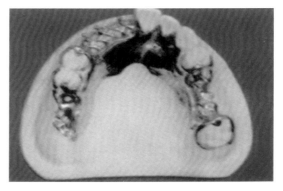

图 16-附-122 876321|568 缺失的铸造支架设计

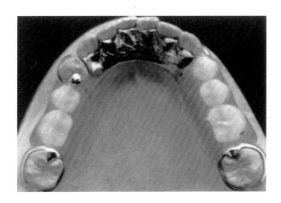

图 16-附-123 654|56 铸造支架式义齿

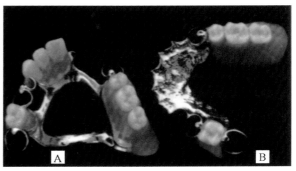

图 16-附-124
A. 6321|567 铸造支架式义齿；B. 6|567 铸造支架式义齿

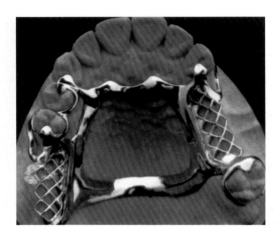

图 16-附-125　876|4568 缺失的铸造支架设计

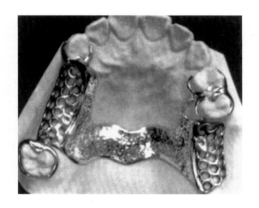

图 16-附-126　8654|678 缺失的铸造支架设计

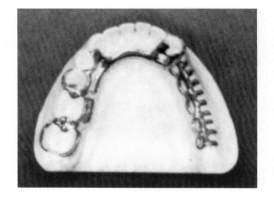

图 16-附-127　87654|8 缺失的铸造支架设计

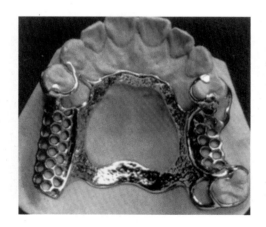

图 16-附-128　8765|568 缺失的铸造支架设计

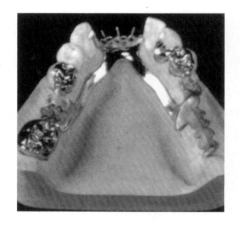

图 16-附-129　87651|1268 缺失，43|57 以金属嵌体及附有冠外附着体的全冠修复，7651|126 铸造支架式义齿设计为镶嵌式固位

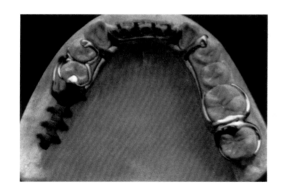

图 16-附-130　 821|12678 缺失的铸造支架设计

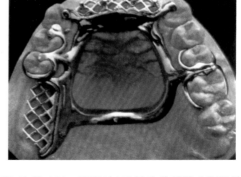

图 16-附-131　 87621|128 缺失的铸造支架设计

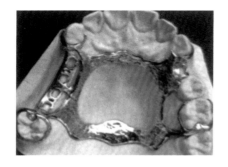

图 16-附-132　 8654|48 缺失的铸造支架设计

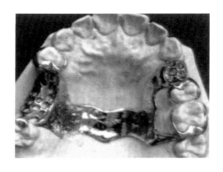

图 16-附-133　 865|48 缺失的铸造支架设计

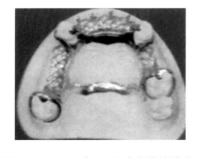

图 16-附-134　 865421|12458 缺失的铸造支架设计

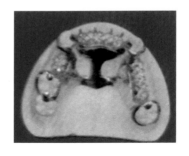

图 16-附-135　 85421|124568 缺失的铸造支架设计

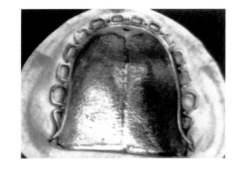

图 16-附-136　 上颌牙列缺失的全钢托设计

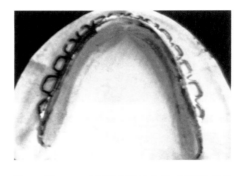

图 16-附-137　 下颌牙列缺失的全钢托设计

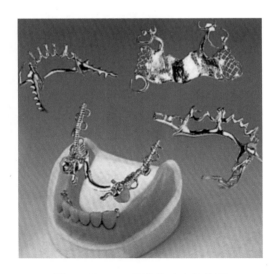

图 16-附-138 几种特殊支架设计

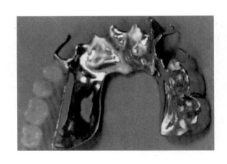

图 16-附-139 一颌骨畸形患者的铸造护板式义齿

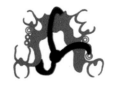

图 16-附-140

图 16-附-141

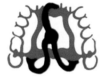

图 16-附-142

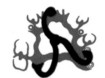

图 16-附-143

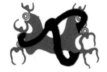

图 16-附-144

图 16-附-145

图 16-附-146

图 16-附-147

图 16-附-148

图 16-附-149

图 16-附-150

图 16-附-151

图 16-附-152

图 16-附-153

图 16-附-154

图 16-附-155

图 16-附-156

图 16-附-157

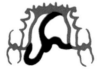

图 16-附-158

图 16-附-159

图 16-附-160

图 16-附-161

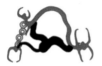

图 16-附-162

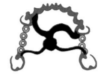

图 16-附-163

图 16-附-164

图 16-附-165

（白天玺　李金水　黄俊新　管春生　张伟彬）

第*17*章
铸造支架式可摘局部义齿的制作

第一节 概 述

一、铸造发展史简介

我国是世界上最早掌握铸造技术的文明古国之一。早在商朝和西周时期,就创造了灿烂辉煌的青铜文化,铸造出了许多令人叹为观止的不朽名作。如875kg重的司母戊方鼎,形状奇特的四羊尊、龙虎尊、莲鹤方壶及提梁铜卣等(图17-1-1)。面对我国滥觞于原始社会并曾达到极高水平的雕塑与铸造成就,我们在惊叹与骄傲之余,仔细研究和思考其中的造型艺术、制作手段与材料、设备等诸多方面的问题,真令人百思不得其解⋯⋯据古籍《周礼考工记》记载的合金配比规律,是人类最早有关合金配比的文字资料和科研论文;另据《天工开物》等书籍记载,早在公元前1世纪,铸铁中就出现了球状石墨。如1978年在河南巩县铁生沟出土的西汉铁镢,经过检验,发现其中石墨球化良好,球化率相当于机械部颁标一类A级,该项技术比欧洲早2000余年。

在西方,古罗马帝国时期,雕塑与铸造技术也达到了很高水平,留下了许多"象征主义"和"神秘主义"的传世佳作,其中"马可·奥勒留骑马像"(图17-1-2)可以视为代表之作。

我们人类的祖先当时所取得的成就,就

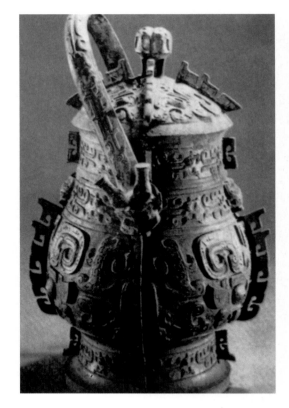

图 17-1-1 提梁铜卣(中国)

是在现代也远非一般科研机构可以企及。这既是珍贵的历史财富,也是我们致力于科研工作的重要借鉴。

作为口腔科应用铸造技术最早出现于

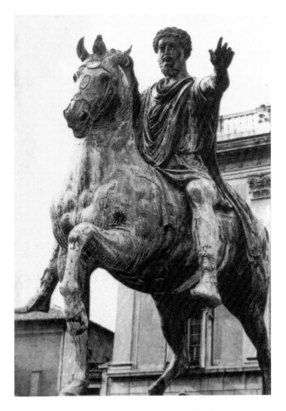

图 17-1-2　马可·奥勒留骑马像（古罗马）

1884 年，Aguilhon 将纯金熔化后制作嵌体；1887 年 J. R. K napp 用吹管熔化合金；1897 年 Philbook 将利用吹管熔化合金的这一铸造方法进行了记述。1907 年 1 月 Taggart 在纽约市的牙科医学会上作了有关铸造方面的论文报告。有关铸造体精度的研究，最早是美国国家标准局的 Coleman。

1913 年 Fenner 阐明了 α-方石英的热膨胀理论，并将其用于补偿合金铸造时的收缩。后来 Sohen 发现了将结固时的包埋料放入水中可以增大膨胀系数。随后 Hollenba CK 将真空包埋技术及低温烘烤铸圈技术应用于口腔科铸造，1930 年 Rweldle 和 C H Prange 提出了一种适合高熔合金的包埋材料和铸造方法。1943 年钴铬合金开始应用于口腔可摘义齿修复，随后各种高熔合金铸造包埋材料、熔模材料及口腔科用铸造合金相继研制

成功，与之相关的铸造设备、铸件的打磨器材也随之发展。目前口腔铸造技术的应用日渐普及，铸件水平也日趋精细，铸造技术在我国已进入了一个鼎盛的时期。

我国从 20 世纪 50 年代初开始着手高熔合金的材料、设备及铸造方法的研究工作，1957 年邱立崇教授在《中华口腔科杂志》上首次发表有关不锈钢精密铸造方法及包埋材料等文章。与此同时，在北京原中苏友谊医院由苏联牙科技师开办了为期 3 个月的高熔合金铸造技术培训班。此后，高熔合金铸造技术在我国口腔修复医学中逐渐开展起来，国家也相继组织若干工厂院校进行口腔科铸造设备、包埋材料、熔模材料的研究开发工作。其中天津医院设备厂即为指定厂家之一，现在该厂生产的 DGz-50C 高频铸造机及其他辅助设备，如喷砂机、电解抛光机等，已广泛应用于国内各级医院口腔科，取得了良好的经济效益和社会效益。

随着现代科学在各个学科的突破，铸造技术也进入了飞速发展时代。目前，以计算机作为有效的信息处理手段，在铸造技术中也得到了合理应用。如可形象地显示出铸件凝固过程中任意时刻、任意截面上的温度分布，能够绘出简单形状的液体充型过程……这一切都将为口腔铸造技术的发展起到积极的推动作用。

二、口腔精密铸造的基本概念与特点

（一）基本概念

熔模精密铸造技术，是口腔修复技术工艺学中的重要内容之一，其造型的自由度较大，金属铸件可达到较高的精密度，而铸造技术，就是将金属熔解为液态而生产制品的工艺方法。铸造的过程，则是先将金属熔化成为具有良好流动性的液体，然后在离心力、负压或其他力（如压力、重力和电磁力等）的作用下注满铸型型腔，经凝固和冷却后即成为具有铸型型腔形状的制品的过程。经过铸造

过程完成的金属制品则称为铸件。口腔科广泛应用的铸造方法是熔模铸造法,也叫熔模精密铸造法或失蜡铸造法,在铸造学中属于特种精密铸造范畴。其有别于现代工业上的熔模精密铸造技术的主要理由是,它具有生物科学性及人体适应性两大特征,并由之产生的铸件设计原理、造型设计方法、工艺制作精度与专门材料设备等自成体系的口腔修复金属铸造技术。

(二)特点

口腔精密铸造的原理是,采用可熔性材料制成熔模,并在熔模表面涂挂耐火包埋材料,制成铸型。然后将铸型加温使熔模料熔化、流出,燃烧或气化、挥发形成空腔,最后将液态金属注入铸型腔内,形成铸件。

金属在固态时具有很大的变形阻力,而在液态的时候其变形阻力则变得很小,因而给铸件的造型带来了较大的自由空间,其具有以下几个方面的特点:

1. 可以根据口腔铸件的设计原理和要求,满足各种铸件结构的自由成型,能铸出形状十分复杂、壁薄及具有细小弯曲管路的铸件。

2. 可以根据要求,提高铸件尺寸精密度及表面光洁度,以减少机械加工。

3. 在严格选用金属材料及铸模材料与工艺技巧的基础上,能提高铸件的理化与机械性能。

4. 可加工任何高硬度、高弹性、高熔点及高黏滞性(低流动性)的金属。

总之,要使铸造修复体达到良好的质量标准,操作者必须掌握设计原理、材料性能、冶金学基础知识,工艺造型技巧等多学科知识,然后再严格而又规范地应用工艺流程操作,才能获得满意的效果。

第二节　口腔铸造应用材料

一、铸造合金

口腔修复常用的铸造合金材料很多,如铜锌合金、银铜合金、金合金、铬镍 18-8 不锈钢、钴铬合金和镍络合金、钛和钛合金等。各种合金的理化性能,如熔点、色泽、机械强度、应用范围等均不相同,且各有其优缺点,故应根据其特点及修复体的设计要求与设备条件,患者的意见及经济承受能力等,来进行综合考虑后予以选择。一般来说,如铸造可摘局部义齿支架,多选用钴铬合金,铸造钛及钛合金;铸造固定修复体,则多选用镍铬合金及金合金、钛和钛合金等。

口腔修复用铸造合金的熔点,常以1100℃为界限,如熔点在该界限以下的铜合金、金合金和银合金等,称为中熔合金。熔点在该界线以上的铬镍 18-8 不锈钢、钴铬合金、镍铬合金等,称为高熔合金。若熔点在500℃以下者,称为低熔合金,但低熔点合金一般不宜直接在口腔内应用。现仅就适宜铸造支架使用的合金种类简介如下。

(一)贵金属铸造合金

贵金属铸造合金主要有金合金、银合金、金-钯合金、银-钯合金等。

1. **铸造金合金**　是口腔科临床应用最早的合金材料。其具有良好的机械性能、理化性能、生物性能和金属加工性能,适合于口腔修复体的制作,但由于价格昂贵,非一般患者所能承受。

(1)组成:根据硬度及应用不同,大致能分 4 种类型。

Ⅰ型:软质,适用于受力很小的修复体,如嵌体、前牙单冠与 3/4 冠等。

Ⅱ型:中等硬质,适用于中等受力的修复体,如 3/4 冠、固位体、后牙全冠、固定桥和末端游离鞍基等。

Ⅲ型：硬质，适用于受力较大的修复体，如薄的3/4冠、薄的铸造基托、桥体、全冠和末端游离鞍基。

Ⅳ型：超硬质，适用于受力很大的修复体和薄的截面，如末端游离鞍基、杆、卡环、冠、栓道、整体铸件和部分义齿的支架等。

根据ISO 1562-1984（E）规定，牙用铸造金合金的含金量及铂族金属的量应不少于75％（Pt、Pd、Ir、Rh、Ru、Os等元素属于铂族金属）。

含金量的表示法有两种：一是以纯金为24K（或Carat）即24/24为纯金，含金100％；而18K则为18/24，即含金75％。另一种是千分法，即以1000/1000为纯金；如750则为750/1000即含金75％。4种类型的金合金组成见表17-2-1。

表 17-2-1　铸造用金合金的组成（wt%）

种类	金	银	铜	钯	铂
Ⅰ型软质	83～92	6～11	6～11		
Ⅱ型中硬质	75～84	6～11	9～11	0～3	
Ⅲ型硬质	75～80	7～10	7～13	2～3	0～3
Ⅳ型超硬质	70～75	9～13	9～13	2～5	2～4

铸造金合金的主要组成是金、银、铜。含有铜、钯、铂者可提高强度和硬度，但含铜量过高则会降低抗腐蚀性能和增加脆性。

金是金合金的主体，金具有黄色光泽，原子量为197，面心立方格子，密度为19.21g/cm³，熔点为1063℃，热膨胀系数为14.2×10⁻⁶/℃，抗拉强度为150MPa，伸长率为45％。

银的熔点为960.5℃，它的主要作用是减少金铜合金受热处理影响，降低铜红色，使合金趋向淡黄色。银能增加金合金的延性，当有钯存在时尤为显著。

铂和钯的熔点分别为1755℃与1550℃，主要能提高金合金的机械性能。

（2）性能

一是机械性能：ISO 1562-1984（E）规定铸造金合金的机械性能见表17-2-2。

铸造金合金的良好机械性能与热处理有关。在口腔科临床常采用的热处理方法有软化热处理和硬化热处理两种，可酌情选用。

表 17-2-2　铸造金合金的机械性能

类型	状态	维氏硬度（HV5）		0.2％屈服强度（MPa）	伸长率（％）
		最小	最大	最小	最小
1	软化热处理	50	90	80	18
2	软化热处理	90	120	180	12
3	软化热处理	120	150	240	12
4	软化热处理	150	—	300	10
	硬化热处理	220	—	450	2

①软化热处理:软化热处理可使金合金的结构均匀。热处理后可提高延展性,降低强度和硬度。其方法是,将金合金铸件置于700℃左右维持10分钟后,立即投入室温冷水中,可获得均匀的固溶体结构。

②硬化热处理:硬化热处理可提高金合金的机械性能,降低金合金的延展性。

在硬化热处理之前,必须先进行软化热处理,目的在于使硬化热处理后的合金结构均匀。其处理方法有以下两种,一是在金合金的固相线下(约700℃)缓慢冷却,可使结构普遍转化;另一种是在425～250℃维持10～15分钟,使有序固体溶液CuAu超级晶格形成,再投入冷水中即可。但在这个温度区间如维持时间过长,可使超级晶格形成过多,造成晶体滑移困难,导致合金变脆。

二是化学性能:金合金化学性能稳定,抗腐蚀性优良,不易被氧化变色变质。

三是铸造性能:铸造温度为850～1000℃,易加工成型,溶金流动性良好,铸造收缩较小,铸造后线收缩率为1.24%～1.26%。在熔铸过程中,金合金的收缩可分为三个阶段。第一阶段是液相线以上的液体合金的温度收缩。第二阶段是液相线与固相线之间合金的结晶收缩。第三阶段是固相线开始的固体合金的温度降到室温的温度收缩。铸造金合金所致的铸造收缩可通过包埋料的膨胀得以补偿。

四是生物性能:生物性能良好,无毒,无刺激性。

(3)应用:由于铸造金合金的组成及热处理的方法不同,可获得不同的机械强度和硬度,临床上可根据需要选择应用。但长期的临床实践证明,金合金是最适合于口腔修复体的制作材料,只要修复体的制作符合规范,曾有患者戴用30余年仍然感到非常舒适与实用的,尤其对口腔的刺激而言,金合金无任何金属异味,自洁性能好,金合金的支架还可使人感到柔和清新的滋润感,这些方面都是其他合金所无法达到的效果。

2.铸造银合金 牙用银合金主要有银-钯-金合金、银-钯合金和无金的银合金等。

(1)组成:几种铸造银-钯-金合金及液相点见表17-2-3。

表 17-2-3 铸造银-钯-金合金的组成(wt%)及液相点

	Ag	Pd	Au	Cu	其他	液相点(℃)
A	47	20	12	18	3	930
B	49	20	12	16		950
C	50	20	12	15		975
D	55	20	12	10		980
E	58	20	12	10		990

银:纯银极软,富延展性,熔点961℃,在空气中不易氧化,易硫化,其耐电化学腐蚀能力仅次于金和铂。

钯:钯具有良好的抗腐蚀性,并能提高合金的机械强度。

金:银合金中加入金可改善银合金的抗腐蚀性。

铜:银合金中加入铜可降低合金的熔点,有利于铸造工艺,铜还能使强度进一步提高,但抗腐蚀性也相应下降。

(2)性能与应用:其性能见表17-2-4,但应注意的是银合金中的银元素具有细胞毒性,合金化后减弱。银与硫易形成黑色硫化银而影响美观。

表 17-2-4　铸造银-钯-金合金的机械性能

	硬度（HB）		抗拉强度（MPa）		延伸率（%）	
	软化热处理	硬化热处理	软化热处理	硬化热处理	软化热处理	硬化热处理
A			510	820	28	3
B	132	230	480	690	21	7
C	117	251	540	780	19	5
D	120	190	520	800	20	5
E	91	203	410	870	20	5

银合金许多性能与金合金相似，加之价格便宜，在有些情况下可作为金合金的代用品。

（二）非贵金属铸造合金

1. 铸造铬镍不锈钢　属于高熔铸造合金，苏联应用最早，我国在 20 世纪 50 年代末以其代替黄金应用于口腔医学领域。

（1）不锈钢的种类及组成：根据机械性能及耐腐蚀要求，按耐腐蚀元素的多少，它可分为三类。第一类为低铬不锈钢（马氏体不锈钢）；第二类为高铬不锈钢（铁铬体不锈钢）；第三类为铬镍不锈钢（奥氏体不锈钢），其含铬 16%～26%，含镍 6%～22%，具有优良的抗腐蚀性和富有延展性的奥氏体结构，加工后迅速硬化。含铬 17%～19%，镍 8%～12% 的不锈钢又称为 18-8 铬镍不锈钢，口腔科临床使用的铸造不锈钢多属此类，其组成见表 17-2-5。

表 17-2-5　铸造 18-8 不锈钢的组成（wt%）

碳（C）	铬（Cr）	镍（Ni）	硅（Si）	锰（Mn）	钛（Ti）	铁（Fe）	硫（S）	磷（P）
0.2～0.3	17～19	8～10	2.2～2.8	0.8	0.8	余量	≤0.02	≤0.03

碳是钢中不可缺少的重要元素之一，含碳量高低与钢的机械强度及硬度的关系很大。含碳量越高，强度和硬度越高，适用于活动义齿修复体的支架。但含碳量过高，生成的奥氏体容易形成碳化物而引起晶间腐蚀，而影响抗腐蚀性能。含碳低则奥氏体组织较好富有延展性，适用于制作单个固定体。

铬和镍都具有优良的抗腐蚀性。两者结合时，铬可增加钢的强度，镍能增加钢的韧性。

硅能提高钢的铸造性能，当钢熔化时，具有去氧化、碳化和清洁的作用，此外，还能增加钢的强度、硬度和抗腐蚀性。

钛在 18-8 不锈钢中能防止晶间腐蚀，因为钛对碳化铬具有更大的化学亲和力，它先形成 TiC，而不致使碳化铬析出。

（2）铸造 18-8 不锈钢的性能。

①物理性能：18-8 不锈钢的熔点为 1385～1415℃。热传导率约为 4.49kcal/（$cm^2 \cdot h \cdot ℃$）。密度为 7.75～8.0g/cm^3。

②机械性能：见表 17-2-6。

表 17-2-6　铸造 18-8 不锈钢的机械性能

抗拉强度 （MPa）	屈服点 （MPa）	伸长率 （%）	硬度 （HB）	弹性模量 （MPa）
525	395	29.75	131～156	196 840

③铸造收缩：18-8不锈钢铸成后线收缩率为1.80%～2.10%，较铸造金合金（1.25%）为大，需通过特殊的高熔合金包埋料的膨胀加以适当补偿。

④抗腐蚀性：18-8不锈钢具有良好的抗腐蚀性，但如铸件表面粗糙、有缺陷，则易被腐蚀。

（3）应用：铸造18-8不锈钢具有良好的抗拉强度和屈服点值，伸长率较好，不易折断，硬度适中，相当于Ⅰ型和Ⅱ型铸金，适用于固定修复。在我国也代替了铸造金合金，应用于制作活动修复体的支架、卡环、基托以及𬌗垫等。

（4）注意事项

①铸造设备以高频铸造机为好，也可用乙炔-氧火焰及电弧熔铸。

②铸造工艺中需用高温包埋料，如硅酸乙酯或磷酸盐为结合剂的包埋料。铸造完后，应迅速投入水中冷却，以保持奥氏体结构。铸件可在稀酸中进行酸洗，以去除铸件表面杂质，但必须严格掌握时间与温度，以免过度而致腐蚀。一般铸件在酸液沸腾后，应立即取出水洗。稀酸成分如下：硝酸70%（密度1.43g/cm³）50ml、盐酸36%（密度1.18g/cm³）10ml、水940ml。

③铸件磨光由粗到细，需注意选用合适的磨平和磨光材料，一般可用碳化硅、氧化铝及氧化铬之类材料，而应禁用红铁粉和碳钢钻针。

2. 铸造钴铬合金　钴铬合金早就应用于口腔修复。由于其密度较小，机械性能优良，抗腐蚀性与金合金相似，价格较金合金便宜，特别适用于作部分义齿的支架和基托。

（1）组成：在ISO 6871-1987（E）中规定这类合金的组成中，钴、铬和镍元素总量不应超过85%。如果合金中含有铍，则铍的含量不能超过2%。我国将铸造钴铬合金分成硬质、中硬质、软质3类，其组成见表17-2-7。

表 17-2-7　三种铸造钴铬合金的组成（wt%）

类　型	碳	钴	铬	镍	钼	硅	锰	铁	磷	硫
硬　质	0.38～0.42	60～65	26～28	2～3	5～6	0.5～0.8	≤0.8	≤1.0	<0.01	<0.01
中硬质	0.25～0.35	60～65	26～28	2～3	5～6	0.5～0.8	≤0.8	≤1.0	<0.01	<0.01
软　质	<0.1	3.5～4	26～28	64～68	—	1.5～2.25	≤0.8	≤1.0	<0.01	<0.01

钴铬合金中，钴是主要元素，抗腐蚀性强，可增加合金的强度和硬度。加入铬可降低合金的熔点及增加抗腐蚀性，但不应超过30%，否则铸造性能较差。镍的加入可提高塑性和降低熔点，但也使强度下降。表中其他元素的加入，均有一些改善作用；另外，也可加入少量钛，其作用与钼相同。极微量的镓（Ga）和铟（In）也可使晶粒细化。软质的钴铬合金以镍为主，实际上属镍铬合金。

（2）性能：钴铬合金的熔点都大于1200℃，为1290～1425℃，密度约8.3g/cm³，为金合金的1/2。它具有良好的抗腐蚀性能和生物性能，强度和硬度高，延伸率稍低，耐磨性好，因此研磨及加工修正较为困难，且铸造收缩较大，铸造后线收缩率在2.13%～2.24%，它的机械性能按ISO 6871-1987（E）要求（表17-2-8）。3种铸造钴铬合金的机械性能见表17-2-9。

表 17-2-8　钴铬合金机械性能

机械性能	最小值
非比例伸长的屈服强度（Rpo.2）	500MPa
断裂后百分伸长率	1.5%

表 17-2-9　3种钴铬铸造合金的机械性能

类型	抗拉强度（MPa）	伸长率（%）	硬　度
硬　质	＞630	＞3	RH30N＞57
中硬质	＞630	＞3	RH30 N50～57
软　质	＞400	＞30	HB2.5/187.5/30＜200

（3）应用：根据铸造钴铬合金组成及性能不同，在临床上可依以下类型选择应用。

①硬质：可用于铸造大支架整体和种植体。

②中硬质：可用于卡环、𬌗垫、基托和冠、桥的铸造。

③软质：可用于各类固定修复。

由于其熔点高，铸造时以高频铸造机为好。又因其铸造收缩大，须用磷酸盐等高温包埋料的膨胀加以补偿。

3. 牙用（不含镍）钴铬铸造合金　综上所述，钴铬高熔铸造合金因具有良好的理化性能，应用于牙科和骨科等医学领域已有50余年历史。但近年来，国内外均有学者的研究结果表明：镍对一部分人体有致敏、致突变等作用。国外现已开始采用不含镍的钴铬铸造合金应用于义齿支架的制作。

而我国生产的牙用钴铬铸造合金镍含量高达2.5％～3％，其生物相容性已落后于发达国家要求。

由丁丙及尤宝芸等研制的牙用不含镍成分的钴铬铸造合金，经省级科研部门组织的鉴定表明，其物理、化学及生物学测试结果均符合国际同类产品标准，经上海、天津、福建等医院使用，认为其铸造时流动性好，铸件电解容易，抛光方便，抛光后光洁度高，色泽呈银白色，铸件韧性与硬度均符合临床要求，现将其组成及测试结果介绍如下（表 17-2-10～表 17-2-13）。

目前，国际上许多国家已不用含有镍成分的钴铬高熔铸造合金制作义齿支架，特别是美、德、日等齿科材料生产较发达的国家已明确规定不再使用该材料。1990 年 ISO-6871 有关牙用非贵金属铸造合金国际标准的修改意见中写明：若合金中有镍元素0.1％以上的话，应写明注意事项或标明慎用标志。丁丙等研制的牙用不含镍钴铬铸造合金 Co、Cr、Mo 等金属元素均经真空冶炼而成，其化学组成配制合理，选料严格，产品符合沪 Q/WS2-500-74《医疗器械产品验收规则》的规定，现已投放市场。

表 17-2-10　不含镍钴铬铸造合金的组成

类型	C	Co	Cr	Mo	Si	Fe	Mn SP
硬质	0.25～0.40	60～65	27～29	4.5～5.5	0.5～0.85	1.0～2.0	微量

本合金的原材料选择非常严格，主要成分的钴要求纯度为99.93％。冶炼要求：必须在高真空状态下进行。

表 17-2-11　不含镍钴铬铸造合金的机械性能测试

类型	抗拉强度（MPa）		延伸率（%）	
	国际标准	本合金测试结果	国际标准	本合金测试结果
硬质	不低于 550N/mm²	725.33N/mm²	不小于 4	6.93

注：本测试由中国科学院上海冶金研究所提供。

表 17-2-12　不含镍钴铬铸造合金化学性能测试

类型	耐腐蚀性能测试	
硬质	国际标准	本合金测试结果
	$0.1mg/cm^2$	$0.00\,878mg/cm^2$

注:本测试由中国科学院上海冶金研究所提供。

表 17-2-13　不含镍钴铬铸造合金生物检测结果

项目	参照标准	结果
口腔黏膜刺激试验	美 ADA-1979	无刺激
细胞毒性试验	上海医用生物材料测试标准(0~5级分类)	评分为 1 级
溶血试验	ISO1984(E)要求小于 5%	0.4%
全身急性毒性试验	ASTMF750-82	无毒
致敏试验	ISO/TR 7505-1984(E)	无致敏反应
Ames 试验	ANSI/ADA N041	无致突变作用

注:本测试结果由上海医用生物材料测试中心提供。

4. 铸造钛及钛合金　纯钛及钛合金具有优良的生物安全性和抗腐蚀性,其密度低、化学性能稳定,并有适当的机械性能,加之来源丰富,价格适宜,是一种前景看好的金属材料。

Bothe 早在 20 世纪 40 年代就把钛引入医学领域。在口腔医学中,首先用于牙种植,以后又用于义齿支架、冠桥和正牙丝。用钛制作义齿支架、嵌体、冠桥,首先要解决钛的精密铸造问题。由于钛的熔点很高(1668℃),又极易氧化,故目前只有日、美、德、意、中国生产出牙科专用铸钛机。国内外不少学者预测,钛及钛合金是 21 世纪口腔修复的主要金属材料。我国是钛储量最丰富的国家(4.8 亿吨),占世界各国之首,这为我们开展钛的应用研究提供了极为有利的条件。

有学者认为,能否用钛制作义齿的部件,是衡量口腔修复是否达到 20 世纪 90 年代新水平的一个重要标志。

二、包埋材料

铸造用包埋材料亦称耐火材料或耐高温材料。在铸造工艺过程中,主要用于制作工作模型或铸模。铸模为将金属熔化后,容纳液体而成型的模具,有时也称为铸造砂型或铸圈。

(一)理想的包埋材料应具备的条件

1. 操作时间适宜,包埋后凝固时间不宜过长,且耐高温。

2. 有良好的流动性、复印性,能形成光滑细腻的糊状物,使铸件表面光滑。

3. 具有良好的透气性,当溶化的金属铸入铸型腔内时,型腔内的空气易于逸出。

4. 不与熔模材料和铸造合金发生化学反应,适应液态合金所需要的条件及要求。

5. 具有足够强度,加热后不发生开裂和分解,能承受铸造压力及冲击力。

6. 具有适宜的凝固、吸湿及加热膨胀特性,以补偿合金的铸造收缩。

7. 铸造后的包埋材料容易清除。

8. 配制方便,取材容易,价廉且无毒。

(二)铸造用包埋材料的种类

1. 中低熔合金铸造包埋材料　又称石膏类包埋材料,适用于铸造熔化温度在 1000℃ 以下的合金,如金合金、银合金、铜合金、铝镁合金和锡锑合金等。此类包埋材料一般用石膏作为结合剂,故又称石膏类包埋材料,其主要成分是石英粉和石膏,加入一定量的调节剂、还原剂和色素等。在高温下,石膏会因分解而失去结合力。因此,这类包埋材料只耐一般高温,热膨胀系数不很大,易控制,有一定强度。

2. 高熔合金铸造包埋材料　又称无石膏类包埋材料,适用于熔化温度在1000℃以上的高熔点合金,如钯合金、铬合金、钴铬合金、镍铬合金等。此类包埋材料不能用石膏作为结合剂,其包括以下两种类型。

(1)磷酸盐包埋材料:磷酸盐系包埋料是以石英粉、α-方石英为耐火材料,以磷酸二氢铵、磷酸二氢镁和氧化镁为结合剂的包埋料。由于其膨胀率接近于高熔点合金的凝固收缩率,目前被广泛用于高熔合金熔模的包埋。

(2)硅胶包埋材料:此类材料的特点是耐高温、热膨胀系数大,但不易控制,加热后的强度尚好。硅胶包埋材料分为正硅酸乙酯包埋材料和硅溶胶包埋材料两种。

3. 模型包埋材料　为先在印模上直接灌注成模型,再在模型上制备修整蜡型,然后将模型和蜡型一起包埋。因此将这种包埋方法所使用的材料称为"模型包埋材料",又称带模铸造包埋材料。采用模型包埋法,可以避免蜡型从模型上被取下和在包埋过程中发生变形。

4. 钛合金包埋材料　是以二氧化锆和结合剂为主制成的新型高温包埋材料,耐1600℃以上的高温,适用于钛合金的铸造。

三、复制材料

复制材料是在铸造工艺过程中,将石膏材料的基础模型(或称原始模型)翻制成耐火材料的工作模型。复制材料应具备的条件与特点如下。

(一)复制材料应具备的条件

1. 对人体无毒、无害,无不良气体。

2. 在一定温度内具有良好的流动性,能保证复制的模型准确、细腻。

3. 既有较好的弹性,又有一定的强度,不易变形和断裂,在一定时间内无体积变化。

4. 与模型材料不发生化学反应,容易分离脱模。

5. 操作简单,配制容易,价廉易购。

最常用的复制材料是以琼脂为基料的水胶体印模材料,是一种可逆性弹性材料。

(二)琼脂复制材料的特点

1. 琼脂复制材料的主要成分是琼脂、甘油和水。它可随着温度的高低变化,由液体凝成固体。但该材料含水量较高,故要求复制好的印模应及时灌注模型材料,以免失水变形。

2. 如不能及时灌注模型或欲保存复制好的印模,则应放置于相对湿度100%的环境中,但不能浸泡在水中,以防因吸水而膨胀。

3. 琼脂复制材料可反复使用,且应用时间较长后,用其制取的印模精确度更高,但应注意适当补充水分及添加新的材料。

4. 每次使用后应注意将材料清洗干净,放置于密闭的容器中低温保存。

(三)常用配方与配制方法

1. 琼脂:4.4%　丙三醇:25%　硼砂:0.2%　硫酸钾:2%　苯甲酸钠:1%　蒸馏水:余量　对羟基苯甲酸乙酯:0.1%。

2. 琼脂:4%～8%　甘油:20%～25%　硼砂:0.2%　蒸馏水:15%～70%　麝香香酚:适量。

3. 琼脂:3.55%　甘油:20%　硼砂:0.14%　硫酸钾:1.31%　安息香酸钠:0.1%　尼泊金、柠檬黄:适量　蒸馏水:余量。

将所选配方的各种材料准确称好备用,如使用尼泊金做防腐剂时,应先用甘油将尼泊金加热熔解。用蒸馏水将琼脂浸泡数小时,再将所有原料放入琼脂自动恒温搅拌器内溶化。或盛于有盖的容器内,置容器于水浴锅中加热蒸煮,并经常搅拌至均匀熔化,然后冷却至50～55℃时即可复制模型。

(四)性能与使用

配方中的甘油能起增加材料强度和黏度的作用,抑制凝胶材料的溶胀和离液现象,使凝胶在大气中使用时尺寸稳定性好。硼砂的作用是提高凝胶的强度和黏稠度。硫酸钾的作用是提高模型的表面强度。

该材料在加热条件下,可由凝胶变为溶胶,转化温度约为 60℃。当温度低于 43℃时,溶胶开始变为凝胶。由于配方的成分不同,转化温度也有些不同,但该材料容易脱水收缩的性质一样。因此,为了保证模型精度,要求在制取印模后,立即灌注耐火材料模型。

四、熔模材料

熔模材料是指用于制作铸件原型的材料,铸件原型是指按设计要求,采用指定材料,制作铸件的原始结构形状(亦称雏型)。该材料包括蜡料、塑料等。如欲得到优质的熔模,必须选择优质的熔模材料。

(一)熔模材料应具备的基本要求

1. 易于成型、体积稳定,对温度具有最小的体积变化。为无烧灼残渣的易熔材料,如蜡类和塑料类。

2. 在口腔可耐受的温度内,具有良好的可塑性、韧性,成型后要求稳定不变。

3. 熔点适中,在 60～100℃ 的温度范围内,软化点不低于 40℃。

4. 能准确地制作出表面光洁度高,且尺寸准确的熔模,有一定的强度和韧性。

5. 不与模型材料和包埋材料发生化学反应,并且对包埋料具有良好的涂挂性。

6. 对人体无毒、无害,价格低廉,易于较长时间存放而不影响工艺性能。

(二)熔模材料的种类

1. 铸造蜡 用于制作义齿支架、基托等。形态规格多种多样,均有预成品出售。也可使用 50% 嵌体蜡加 50% 的常用红蜡片熔化后做离模法熔模的材料。亦可用 50% 红蜡片加 50% 的黏蜡用于制作连模法熔模用的材料。

2. 嵌体蜡 主要用于制作冠、桥及嵌体等,也可用作离模法熔模部件。形态有棒状或块状两种类型。

3. 塑料蜡 此类材料是在以蜡为基本成分加入适量的 EVA 塑料。该材料具有不易变形,准确性高、收缩性小和膨胀率低等诸多优点。可用于制作各种形式的熔模。

4. 丙烯酸自凝及热凝塑料 丙烯酸自凝及热凝塑料经聚合后具有体积稳定,弹性好,不易变形和可打磨抛光等优点,可用于制作嵌体、冠、桥和义齿支架熔模。在使用丙烯酸自凝塑料制作义齿支架熔模时,应分次分层逐步加厚,防止一次涂敷过厚而产生变形。使用丙烯酸热凝塑料制作义齿支架熔模时需先用蜡料制作雏型,经装盒充填后,换成塑料。

5. 软蜡 此类蜡主要用于冠、桥基(患)牙颈部衬垫,以消除可能存在的倒凹,确保冠、桥的顺利就位。常用配方有蜂蜡 40%,石蜡(低熔点)40%,松香 10% 和达玛树脂 10%。

第三节　铸造支架熔模的制作

熔模是用蜡料或塑料等可熔性材料制作的铸件原型(亦称雏型),前者称蜡模,后者称塑料熔模,统称熔模。熔模精密铸造与其他铸造方法不同之点就在于熔模经包埋、加热后,使熔模料熔化、流出、燃烧及完全汽化。熔模质量的优劣将直接影响铸件的质量,只有制作出优质的熔模才有可能得到优质的铸件。因而,制作熔模是铸造技术中一个十分重要的步骤。

一、铸造支架熔模的要求

铸造支架各部分的制作,均要根据模型设计所确定的支架类型和位置,使其各部的粗细厚薄都符合固位、坚固的生物力学与机械力学要求,又要戴着舒适,形态美观。

(一)卡环熔模的要求

1. 卡环臂和卡环体应是内扁外圆的半梨形。内扁可使内面与基牙接触面积大而密合,加大摩擦力而有利于固位;外圆可减少卡环与口腔组织间的摩擦和异物感,增加舒适度,且易自洁而形态美观。

2. 卡环体部是卡环臂的基础,应粗壮,有利于卡环臂的固位,限制义齿的水平动度和摆动,保持稳定。由体部到臂尖应逐渐变细并进入倒凹区,其造型应舒展、缓和与自然。

3. 𬌗支托是部分义齿的支承和传导𬌗力部分,同时还具有防止义齿摆动的作用。因此𬌗支托应呈圆三角形,越靠近𬌗边缘越宽,越厚。转向后与小连接体相连。但𬌗支托的厚度不能影响咬合。

4. 卡环臂的粗细应与基牙牙冠的大小相协调,尖牙卡环应粗于前磨牙;磨牙卡环应粗于尖牙。

5. 卡环臂的形态应与基牙牙冠形态相协调(特殊类型的卡环除外),与牙体长轴相一致。进入倒凹区的深度应视卡环的类型区别对待之。

(二)连接杆和基托的熔模要求

1. 腭连接杆　应呈宽而薄,宽度与缺牙的多少成正比,游离端缺牙,且缺牙较多时应稍宽,以防止因义齿下沉而使连接杆压伤黏膜。杆的厚度、宽度与所使用的合金材料不同而应有所区别,使用高硬质合金制作时可稍薄;使用软质合金时应稍厚。一般前腭杆宽而薄,宽为4~6mm,厚为1.2mm;后腭杆较宽而厚,宽为4~5mm,厚为1.5~2mm。杆的两端应伸入缺牙区至牙槽嵴顶。

2. 金属基托　金属基托的形式很多,主要用于缺牙较多,咬合力较大或咬合过紧者,有些对塑料过敏者及使用塑料基托经常折断者也应改用金属基托。一般以金属基托的形

态与大小决定厚度,大多为0.5mm左右。下颌金属基托的上端应位于余留牙的导线以上、前牙在舌隆凸上。这样,既可封闭倒凹,防止食物积聚,又可起到间接固位的作用。

3. 舌杆　应呈窄而较厚。一般宽为3~4mm,厚为1.5~2mm。但由于较厚而使许多患者戴后不舒适。目前多采用薄形舌杆与舌侧连支合用。这样,既可消除由于杆过厚给患者带来的不适感,又可防止由于舌杆厚度减薄带来的强度下降。

4. 唇、颊连接杆　要求其边缘圆钝,有足够的强度;厚度在0.8~1mm,宽度以不妨碍唇、颊组织功能为主。

(三)网状连接体熔模的要求及类型

1. 要求　网状连接体是固位体、金属连接杆、金属基托与人造牙、塑料基托相连接的骨架。因此,其应具备:

(1)网状连接体不仅应具有连接作用,还应具有加强义齿强度的作用。因此,它应符合金属加强材料放置的位置及形式的要求。

(2)网状连接体应在塑料基托内部偏组织面侧,但又要与黏膜组织间有适当空隙(约0.5mm)以利于塑料的封闭。

(3)网状连接体要有足够的强度,特别是连接杆(或基托)与塑料部分的交界部位应加强,防止义齿从此部位折断,与塑料的衔接形式应呈镶嵌式,连接杆(或基托)在此部位应适当加宽。

2. 类型　现有市售的各种成品网与蜡网,可以根据不同需要选用或自己以薄蜡片制作。

二、铸造支架熔模的设计

(一)金属支架的结构类型

1. 全金属型　即为组织面黏膜的接触部分全部由金属铸成,而人造牙既可以是塑料的,也可以是烤瓷制作或金属整体铸造的。此类义齿的适应证是:𬌗龈距离低,对塑料过敏者,缺牙间隙小且多间隙缺牙,或对语音与

修复体质量要求高的患者。由于全金属型义齿基托的组织面均为金属材料,一旦与黏膜组织有空隙,便无法衬垫。因此,此类义齿修复应在拔牙半年后制作,要求牙槽骨骨质致密,黏膜弹性好且较厚。

2. 大部分金属型 即与黏膜组织接触的部分大部分为金属,只是在唇、颊侧有部分塑料基托。此类形式义齿的适应证与全金属型基本相同(除去对塑料过敏者);不同之处为对于牙槽嵴吸收严重的病例,在相应的唇、颊区域采用仿生塑料修复,一方面弥补了组织缺陷,另一方面增加了义齿的固位与美观。同时,在重量上也比全金属型略轻。

3. 小部分金属型 即牙槽嵴黏膜大部分与塑料接触,只是在腭侧或舌侧有部分金属与黏膜组织接触,或只是利用金属制作支架。此类型式的义齿适应证最广,基本上大部分牙列缺损时均可采用此方法。利用余留牙起固位作用,金属基托可以设计较小,对发音及异物感觉、味觉障碍等均影响较少。

(二)金属基托的表面形态

1. 皱纹型基托 为采用表面似橘皮样皱纹铸造蜡片制作出的金属基托,其表面也呈皱纹样。有学者通过对照试验证明,皱纹型基托的使用者认为,该基托具有接近口腔形态,在咀嚼、发音及舌感方面比较自然,并具有贮存部分水分、减轻口干症状的特点。其缺点是容易积聚食物及食糜。

2. 光面型基托 为采用表面光滑的薄蜡片制作出金属的基托,经打磨后呈光滑面。

综合上述优缺点,在设计时一般可采取:大面积设置金属基托时,以采取皱纹型为宜;如果是小部分金属型或连接杆式支架,以采取光面型为宜。如从技师制作工艺上而言,皱纹型基托则更容易打磨与抛光。

(三)金属支架的位置与厚度

1. 金属支架的位置 有学者通过金属支架位置对舌的异物感研究得出小球识别区

域图(图 17-3-1)。由之可以看出,在上腭前部设置支架时,舌的异物感最强;当支架设置在第一前磨牙的前部时有明显异物感;当金属支架设置在第二前磨牙后部时,异物感明显减弱。因此,在设计金属支架位置时应尽量选择异物感最小的区域,对于下颌支架来说,不论放在什么位置都会有明显的异物感,重点应放在类型的选择和厚度上。临床实践证明,托式支架比杆式支架的异物感小,戴着相对舒适。

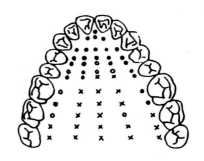

图 17-3-1 舌对上颌异物的识别
·. 明显异物感;×. 有异物感;
O. 感觉极弱。

2. 厚度 金属支架最大的优点是设计灵活,可以做得较薄,有学者曾对金属支架位置和厚度对发音的影响及异物感的强弱做过试验,得出当支架厚度大于 1mm 时,对发音的影响会很明显,而当支架厚度小于 1mm,特别是小于 0.7mm 时,发音障碍明显减少。当厚度小于 0.5mm 时,基本不影响发音。因此,在对金属熔模设计时,为了能使支架有足够的强度,其厚度需超过 0.5mm 时,应将支架的边缘与黏膜组织之间呈平缓的接触形式,不要有明显的台阶。

事实上,基托的厚度固然对发音有明显的影响,但个人的适应能力也有很大的关系。据报道,有的患者戴用很厚的修复体(0.5～0.8mm),也能发音自如,有的患者戴一个体积很小的双端活动桥($\overline{5}$),却半年讲不清楚常用生活对话。

三、铸造支架熔模的制作过程

（一）带模铸造法（简称带模法）

即先用复制材料将石膏模型翻制成耐火材料的工作模型，根据结构设计和要求，用易熔的原型材料，制成铸件原型及安置浇注系统，即熔化合金注入铸道的通道。然后，连同耐火材料工作模型，一起被耐火材料包埋在铸模成型环（即铸圈）内，进行铸造。连同铸环铸造，称有环铸造。如耐火材料质量优良，为获得铸模的充分膨胀，待耐火材料定型后，将环取下铸造，称为无环铸造。带模法主要用于大中型的复杂铸件，如卡环较多，可将卡环与支架或金属基托等连接在一起的整体铸造。由于利用了耐火模型材料比较理想的膨胀率以补偿合金的铸造收缩，同时又避免了将熔模从模型上取下包埋而引起熔模易变形的缺点，因而铸出的铸件精度很高。

1. 进行模型设计　确定观测线及卡环、连接杆等各部分的位置后，用变色笔予以详细描绘，作为制作铸件原型时的主要依据（图17-3-2）。

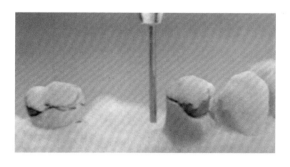

图 17-3-2　确定观测线与蜡质材料填倒凹

2. 原始模型的处理　用蜡质材料填补模型上的不利倒凹部分，包括基牙的邻缺隙侧倒凹部分，及妨碍模型复制后脱模的倒凹部分。在铸件结构中，如有需离开牙槽嵴黏膜的连接体时，应在原始模型上用0.5～1.0mm的薄蜡片，均匀地衬垫一层，使支架的连接体部分离开组织面，不可直接压于牙槽嵴的软组织上，

以利塑料包埋（图17-3-3）。

3. 翻制耐火材料工作模型　耐火材料的工作模型，是铸件原型的基础，其质量好坏，直接影响铸件的精确度。

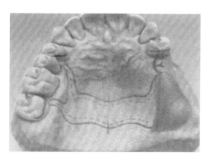

图 17-3-3　模型设计与在牙槽嵴上衬垫蜡片

翻制时，先将填蜡处理后的石膏原始模型水浴5～10分钟，当空气气泡停止上升后，取出放入专用的复制模型盆内；再将熔化好的琼脂冷却到55℃左右，仍有流动性时，灌注至模型盆内。此时，应掌握好复制材料的温度，如温度过低，流动性差，易造成灌注不全，而形成模型变形和失真；温度过高，则使衬垫蜡片软化翘起变形，影响工作模型的精确度。

约1小时后，待琼脂完全凝固成型时，将型盒倒置，去掉底盖，将原始模型取出，即成一清晰的琼脂印模。应认真检查印模有无裂缝、气泡或其他不足之处，因为这些缺陷会影响耐火材料模型的准确性。认为符合要求后，应立即灌注耐火材料，以免琼脂阴模收缩变形，造成铸件失败。

选用磷酸盐类耐火材料灌注工作模型，常用100g该材料粉，加13ml左右的专用调合液；或按商品厂家的说明配比，调合材料时，最好在真空条件下调拌，以免发生气泡。1小时后，待耐火材料完全凝固时方可取出。然后再放入120℃蜂蜡中浸泡约半分钟，或表面涂以熔蜡，使蜡渗入模型内以提高模型的强度和光滑度，利于蜡型的制作。

翻制耐火材料模型的目的为：①在耐火材料模型上制作蜡型并做带模铸造，模型可耐高温而不至被烧坏；②利用耐火材料在凝固和焙烧时的膨胀性能，能补偿钴铬合金熔化后的冷却收缩。

4. 制作铸件原型 根据设计要求，用变色笔按原始模型上的设计，移画至耐火材料模型上，原设计中的卡环、基托、连接杆及连接体等均包括在内。然后，用铸造蜡制作铸件原型。其制作方法与要点如下。

（1）铸件原型的制作方法：有以下三种，其常用器械有：酒精灯或其他可燃性气体热源，滴蜡用蜡刀、排牙蜡刀、雕刻刀、探针、吹灯等。

原型材料：则选用市售之各种不同规格、成分和性质的铸造蜡或可塑性塑料。

①熔滴法：蜡刀用酒精灯烧热后，将熔蜡滴在所需要的部分，至一定的形态和体积，再用雕刻刀按设计要求，雕刻成应有的形态和结构。最后，用吹灯火焰将表面吹熔一层，使表面光滑平整，减少铸件毛坯的加工时间。

②成品蜡件组合法：将各种类型的半成品蜡条、蜡网软化后，按设计要求，放在模型的支架相应的位置上，并用湿棉球或湿纱布轻压蜡片，使之与模型贴合成一整体，修整形态，用微火吹光表面；亦可按不同需要，对各种卡环形、杆形、网状、片状和线状半成品蜡件加以选择后，用火焰加热软化，放在所需部位，再用热蜡刀熔接成一整体，经修整后微火吹光。

③综合法：即有的部分用熔滴法，如卡环、𬌗支托、小连接杆等部分。基托、大连接杆、连接体等处，可用预成件成型，再熔接成一整体，此法为最常用。

（2）铸件原型各部分的制作要点如下。

①固位体的制作要点：制作原型时，按结构和功能的设计原理，将卡环和各种钳锁装置放在准确的位置上。

②三臂卡的制作要点：卡环外形不宜过粗和过突，卡环臂的宽窄和薄厚应视合金的机械性能而决定，通常宽度为 1.5mm 左右。过粗时弹力不够，义齿摘戴过程中，易伤害基牙；过细时强度不足，易使卡环臂变形或折断。

③𬌗支托的制作要点：𬌗支托的大小应注意根据𬌗支托凹的预备情况制作，应注意其形态或高度，有时还应使其具有恢复咬合的作用。

④金属基托的制作要点：金属基托的形式很多，应注意其形态，厚薄与大小是否符合实际需要。

⑤连接杆的制作要点：为了减小基托面积而设计成杆式，可用杆加强义齿的强度。舌杆为扁圆形，后腭杆亦为扁圆形，但稍宽。

5. 浇注系统的形成 浇注系统是指在合金熔化铸造时，保证液态状的合金充满铸模的一组装置。它包括浇注口、铸道线、贮金库和排气道等部分。铸件原型完成后，将浇注系统熔接在适当位置上，以形成铸道，通过对铸模加热焙烧，使蜡型充分熔失后，浇注系统便形成通道，再将液态状的合金，全部注入铸模腔内，冷却后，即成为铸件毛坯。

（1）铸道设置的原则

①对铸型腔能产生适宜的压力，使液态合金的充盈能力增强。

②不对铸件产生变形因素，且能接连不断地补偿合金凝固收缩时所需要补给的金属液，保证得到轮廓清晰、表面光洁、无缺陷的铸件。

③不使液态合金产生涡流、紊流及倒流现象。

④不破坏熔模的整体形态及精度，便于切除，打磨。

⑤利于熔模料熔化时外流、燃烧及挥发。

⑥应使熔模能位于铸圈的上 2/5 部位，避开热中心（即指在合金铸入铸型后，温度最高、散热最慢的区域），并使储金球处于热中心。

总之,铸件是否铸造完整,达到高质量,与铸道系统的安插正确与否关系密切。

(2)铸造支架熔模铸道的设置:铸造支架熔模由于体积大、部件多,且分散,在铸造过程中易发生缺陷。为防止因铸道设置不合理而发生缺陷,许多学者对支架熔模的铸道设置方式、类型进行了广泛的研究,形成了各种形式的铸道体系。

一是铸道的类型、方式及特点。

①按铸道的数量分类

单一铸道:即使用一根直径较粗大的铸道,直接接于熔模,液态合金从此单一铸道流至整个型腔(图 17-3-4),直径可为 6～8mm。

复数铸道:即从主铸道上分出若干分铸道(一般为 2～4 根),分别接于熔模合金需要量大的部位,液态合金可从总铸道分流至各个分铸道,最后充满整个型腔(图 17-3-5)。主铸道可由直径为 2～4mm 或 6～8mm 的圆形蜡条做成,辅助铸道或分铸道线可由 1～1.5mm 圆形蜡条做成(图 17-3-5,图 17-3-6,图 17-3-7)。

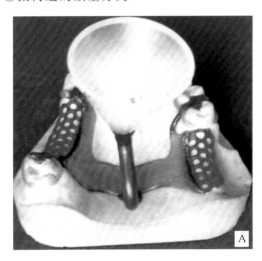
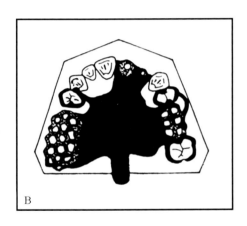

图 17-3-4　单一铸道(铸道放在铸模后缘的中间)

A. 亦称螺旋铸道;B. 示意图。

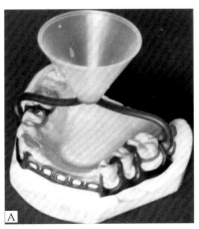
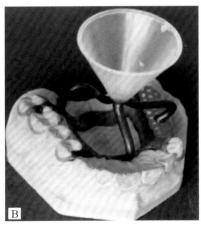
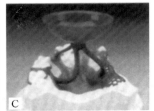

图 17-3-5　复数铸道

A. 2 支铸道;B、C. 3 支铸道。

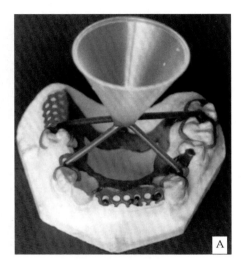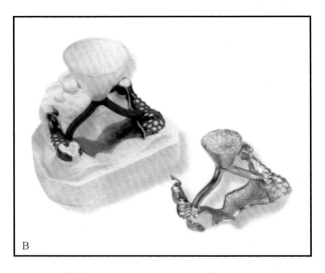

图 17-3-6 正插法

A. 4 支铸道;B. 3 支铸道及铸件。

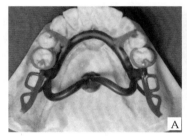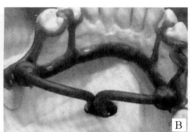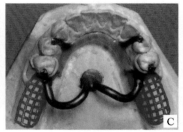

图 17-3-7 反插法

A、B、C 均为 2 支铸道。

②按铸道的形式分类

圆柱型铸道:即铸道是圆柱形直接接于熔模上(图 17-3-4)。

扇形铸道:即铸道与熔模相衔接的部位呈扇形(图 17-3-8)。

螺旋式铸道:由两根(或多根)等粗的圆柱形蜡线,烘软后拧成麻花状,然后接于熔模(图 17-3-9)。

③按铸道按插方式分类

正插法:即铸道口设置在模型的𬌗面方向,并由此分出若干铸道直接接于熔模磨光面上(图 17-3-6)。

反插法:即铸道口设置在模型的底部(即龈方,见图 17-3-7)。

垂直插法:即铸道安插在熔模的后方,与熔模呈垂直的关系(图 17-3-10)。

侧插法:即在熔模的侧方设置铸道,然后形成 S 形转弯,接于铸道口(图 17-3-11)。

二是铸道的正确选择:尽管有多种形式的铸道,但并不是所有的熔模均可使用某一种铸道系统即可得到理想的铸件。在实际工作中应根据支架熔模的大小、形状和部位分别设计主铸道、分铸道或横铸道。

①对于上颌全口义齿基托或上颌大型托

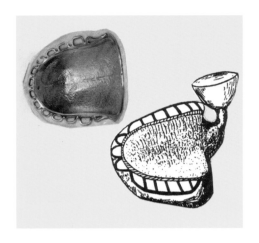

图 17-3-8　扇形铸道

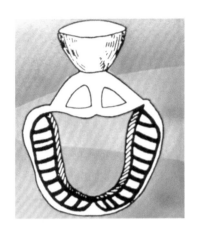

图 17-3-10　垂直插法

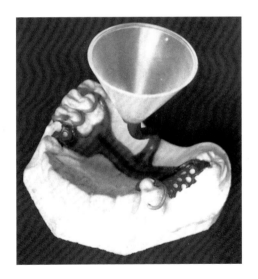

图 17-3-9　螺旋铸道

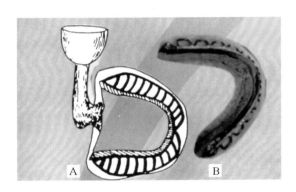

图 17-3-11　侧插法
A. 示意图；B. 下无牙颌铸件。

式熔模,可选择扇形铸道、垂直插法铸道或侧插法铸道。其优点是不破坏熔模外形,不会对铸件产生变形因素。

②离模法复杂支架及下颌连模支架可选择反插法铸道。

③杆式支架或较小型支架可采取单一铸道。

三是铸道设置时应注意的问题

①应设计熔模位于离心力作用方向最佳夹角内位置,即熔模应设置在离心力的 45°

夹角内。

②铸道的直径应大于熔模的最厚处,并安插在熔模的最厚处,不得设置在精度要求高,易使铸件产生变形的部位。

③所有铸道都应表面光洁、粗细均匀,利于液体合金分流。

④采用多根分铸道时,应等长等粗,总铸道的直径要大于各分铸道的总和。

⑤铸道应避免直角,所有需转弯处均应呈圆钝的弯曲。

⑥在保证铸件能铸造完整的前提下,铸道应尽量少。

对铸道线的各连接处,必须粘接牢固,以免在包埋过程中破损或断裂。为了防止铸件形成缺陷,可在主铸道线与其他铸道线的连接处加蜡,使形成球状储金池,以弥补熔铸合金收缩对铸件体积的影响。如铸型面积大,为防止铸件的细微末端处滞留空气造成铸造不全,还可以在蜡型四周或边缘再附加几个直径约为 0.5mm 的细小蜡线,以形成排逸空气的通道,以保证铸件的完整。

6. **铸模的制作**　铸模是铸件成型的模具,在包埋前应仔细检查铸件原型的质量,如设计形态、浇注系统各部件的架构与连接、光洁度等都符合要求时,即可用耐火包埋材料包埋后形成铸模。其步骤如下。

(1)脱脂:包埋前用毛笔蘸 75% 的酒精或肥皂水轻轻将蜡型表面涂刷一遍,以去除油脂,然后用冷水冲净,可避免在制作铸模砂型时,产生气泡和易于涂挂耐火材料,使铸件表面形成小瘤状物。

(2)耐火材料包埋:常用包埋法有两种。

一是两次包埋法:

①内层包埋,按厂家规定的精质耐火材料粉:液比例标准,量取适量的内层包埋粉和液体,用真空搅拌器调拌,使包埋料无气泡,混合均匀。如在橡皮碗内调拌,则应在调匀后,振荡橡皮碗底部或将橡皮碗置于振荡器上振荡,以排除包埋料中的气泡。用毛笔蘸少许调好的包埋料涂布于熔模的表面。涂抹方法应由点逐渐到面,要特别注意熔模的组织面不能有气泡,如有气泡应及时用气枪吹破。包埋料覆盖熔模表面的厚度为 2～3mm,然后及时在包埋料的表层撒上干包埋粉,以利吸取水分,加速结固及增加强度。

②外层包埋,将已包好内层包埋料的熔模套上选好的铸圈,调拌适量外层包埋料(多采用石英砂 3 份加石膏 1 份,用水调和),将调好后的包埋材由铸圈上端注入铸圈内,边灌注边轻轻振动铸圈(最好用振荡器加以振荡),使包埋材内气泡及时排出,包埋料流至各个细小部位,一直灌满整个铸圈;外层包埋亦可使用内层包埋料包埋。

二是一次包埋法:根据选好的铸圈大小,量取适量的内层包埋料加专用液调拌,先用毛笔在熔模表面涂布一层调拌好的包埋材料,随即罩上铸圈,将包埋料由铸圈顶端注满整个铸圈;亦可将铸圈置于橡皮布或玻璃板上,注满调拌好的包埋料,然后手持熔模底座使熔模向下,边抖动,边插入铸圈内,直至熔模座与铸圈接触为止。

包埋的目的是:①形成铸型腔,便于铸造成形;②利用包埋材料的热膨胀和调拌包埋材料在凝固时的膨胀,以补偿铸造合金的体积收缩,使铸件的体积和蜡型完全一致。

要求包埋材料既能耐高温,又有较好的强度,以便耐受熔化金属注入铸模腔时的冲击力。包埋材料也不应与铸造合金起化学变化,以保持铸件的光洁度。

高熔合金铸造:18-8 铬镍不锈钢和钴铬合金等都属高熔合金,其熔点可高达 1450℃,而其铸造温度还要高于此温度。金属除熔点外,还有不同的汽化点,即沸点。铁的沸点是 3000℃,铬的沸点是 2200℃,镍的沸点是 2900℃,钛的沸点是 3000℃以上。因此,必须用高温火焰熔化金属,并且要求包埋材料能耐高温,且有较大的膨胀性,以补偿合金的铸造收缩。常用的高温合金包埋材料有两种:①磷酸盐结合剂包埋材料,该材料有较好的凝固膨胀和温度膨胀。磷酸盐包埋材料既可用作翻制耐高温铸造模型,又可用作蜡型的内、外包埋料。②硅酸乙酯结合剂包埋材料,该材料由石英粉或刚玉粉加结合剂硅酸乙酯水解液组成。石英粉的体积膨胀与结合剂的稠度和包埋工艺有关。

7. **铸模的烘烤和焙烧**

(1)铸模烘烤和焙烧的目的:铸模在铸造前,必须经过低温烘烤后,再继续用高温焙烧至 900℃左右,其目的是:

①使铸模内的水分通过缓慢的升温烘烤过程而逐渐蒸发。

②使铸模内的模型料(蜡、塑料)全部熔

化外流或燃烧,挥发干净。

③使铸模获得最大的膨胀,以保证熔金顺利注入。

④使包埋料烧结成一整体,提高铸型的抗冲击能力。

⑤提高铸模温度,利于铸件铸造完全。

(2)铸模烘烤和焙烧的方法:一般使用电烤箱进行;亦可使用煤气炉和炭火炉。应将铸型的铸口向下,以利于铸模内模型材料的溢出。最佳方法是利用自控烤箱进行烘烤,有利于控制铸模的升温速度及了解其进度。

铸模的焙烧是在铸模经低温烘烤后进行的。此时将铸模的铸道口向上,利于熔模料的汽化和挥发。铸模置入高温烤箱内进行焙烧,一经达到规定的温度和时间,应及时铸造;若铸圈冷却后再度加热,会导致包埋料的强度和膨胀率下降,从而影响铸件质量。所以,一般不宜采取再度加热的方法,尤其是对要求高的精密铸件。

(3)铸模烘烤和焙烧的温度与时间要求

①铸模的烘烤温度应采取缓慢升温方式。若加温过快,易使包埋料中的水分在短时间内大量蒸发,内外温度不一致而使铸模爆裂。因此,铸模外包埋采用石英砂加石膏的方法者,应放置 4 小时以上,最好为 16 小时,从室温升温到 350℃的升温时间不短于 60 分钟。到 350℃后应维持 20 分钟,以利于水分蒸发和热膨胀;若铸模放置时间不足 2 小时,则需延长升温时间及维持所需时间。

②铸模的焙烧温度与时间的要求,则需根据所使用的包埋材料而定。石膏系包埋料从 350℃升温到 700℃的时间应不少于 60 分钟,磷酸盐系包埋料从 350℃升温至 800～

850℃的时间应不少于 90 分钟。硅酸乙酯系包埋料从 350℃升温至 900℃,时间应不少于 90 分钟。达到温度后仍需维持 20～30 分钟方可铸造。这样可使包埋料的膨胀率和强度均处于最佳状态,铸圈的内外温度一致,有利于铸造成功。但是,对外包埋时采用石膏加石英砂者,其对内层包埋材料的膨胀率多少有些影响,并且在高温时的强度略有下降。对此种情况,更应注意严格把握铸模烘烤与焙烧的温度与时间要求,以保证铸件应有质量。

(二)脱模铸造法(离模铸造法)

该法为在人造石模型上制作蜡型。安插铸道后将蜡型从模型上取下,然后再进行脱脂、包埋与铸造。其具体方法如下:

1. 先在人造石模型表面涂一层藻酸钠分离剂或将模型浸水使之湿润,以免模型与蜡型粘连。

2. 蜡型制作完成后,按常规脱脂,连同人造石模型浸入温水(35℃)中,待分离剂膨胀后,将模型从水中取出。

3. 铸道线采用正插法,即在模型上从殆面方向安插铸道线,并向中间聚集,汇成总铸道。根据铸件情况,可采用多根引流线。

4. 轻轻将蜡型松动取下,并固定在铸造底座上。

5. 制作铸模腔,可用毛笔蘸取适量调拌好的包埋料将支架熔模表面及冠的组织面先涂上一层,罩上铸圈,将铸圈斜置,在振荡器的振荡下,将包埋料灌入铸圈,待灌满时再将铸圈平放,直至灌满为止。其次,对铸造方法的要求与带模铸造法基本相同。

第四节　支架熔铸及铸件处理

铸造合金的熔化与铸造过程谓之熔铸,其包括熔化合金和将液态合金通过一定方法铸入铸模腔内形成铸件的两个方面。熔铸前应作好

充分的准备,如铸造合金的选择,适合的坩埚预备,铸造设备的性能检查,热源的选择等,并要熟练掌握上述熔铸设备与工艺操作技术。

一、熔铸设备

如采用中高熔点的钴铬合金和镍铬合金时，其熔点在 1100℃ 以上，可选用加热温度较高的高频离心铸造机、碳棒电弧熔铸器，或乙炔加氧气吹管火源等。

(一)高频离心铸造机

为目前国内外较常用的熔铸设备。此机装有工作线圈，可提供频率为 1.6～1.9MHz 的强大高频磁场，使被熔金属感应产生一定的涡流能量，可损耗在被熔金属内部电阻中，即可将电能转换为热能。此热能继续积累，至温度直升至被熔金属完全熔化后，即可按动电钮进行铸造。

高频离心铸造法的特点：①不会造成被熔金属渗碳而影响铸件金相结构的改变；②操作时不污染工作室环境；③铸造成功率高，容易掌握。

目前口腔修复专用熔铸设备，国外产品的类型较多且价格昂贵。国产铸造机主要采用天津医院设备厂生产的环球牌 DGZ-50C 型和 50B 型及 50 型的高频离心铸造机，以上机型均具有多熔温性能，除可铸制高熔点合金外，还可铸制中熔点合金，且效果良好。其操作规程见本书第 5 章第一节。

(二)碳棒电弧熔铸器

采用低电压、强电流、可变电源调节，通过两支碳极发生电弧而产生高温，将金属熔化。其缺点是开放性的亮度较大，使用时严重影响和污染环境，故目前较少有人应用。

(三)乙炔加氧气熔铸设备

利用可燃性气体乙炔，和在燃烧时不可缺少的氧气，通过吹火枪进行调节，使其混合燃烧，温度可达 3750℃，可用于高熔点合金的熔化。由于乙炔加氧在燃烧时产生二氧化碳，同样会对被熔解的合金渗碳，特别是铬镍不锈钢熔解后，合金的抗腐蚀性降低，脆性增大，故亦较少使用。

除上述 3 种熔铸设备外，还有电阻加热熔金、氢氧火焰及等离子弧熔金等方法，也可用于口腔铸造合金的熔解。但对比以上所有熔铸设备的优缺点，如操作性能、对环境的污染程度和劳动安全设施等，还是以天津生产的高频离心铸造机为首选。

二、铸造方法

各种铸件的铸造，均采用压力铸造法，即为将已熔化成液体状的金属合金，在一定的压力条件下，以较高的速度迅速充满铸模的空间，并凝固成型。临床上认为铸造方法及质量较为理想的有以下几种。

(一)离心压力铸造法

离心压力铸造法，是将被熔化的合金，在离心压力的作用下，使金属熔液迅速充满铸模腔内，经冷却、凝固后而获得铸件毛坯的一种方法。

使铸模旋转的设备称离心铸造机，立式离心铸造机顺垂直方向旋转，为电动力源；卧式离心铸造机顺水平方向旋转，为发条弹簧式力源。其工作原理是利用电动机的牵引和发条的弹力，通过中心轴带动水平杆(旋转臂)或垂直杆(旋转臂)的转动产生离心力，将熔化的合金铸入铸模型腔内。垂直离心式铸造机由于具有克服地心引力的优点，更利于铸件的成功。铸造机旋转臂的一端为熔金坩埚和铸圈，另一端为平衡砝(图 17-4-1)。铸造应前根据铸模的大小，调整平衡砝使旋转臂的两端处于平衡状态。根据铸模的大小确定旋转发条的圈数，旋转旋转臂，使之具有足够的旋转力。然后用固定栓固定旋转臂(电动机式则不用)，将旋转臂摆成垂直角状后即可熔金。当合金熔化达到要求后，立即去掉固定栓或按动旋转电钮，离心机旋转，借助离心力将液态合金铸入铸模腔内。

离心力铸造既可用于高熔合金铸造，也可用于中、低熔合金的铸造。由于离心铸造是依靠离心力的作用而产生力量使液态合金铸入铸模腔内，所以离心力储旋转速度与初

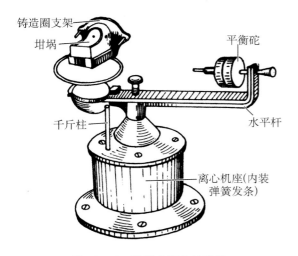

图 17-4-1　弹簧式离心铸造机

速度的快慢对铸造成功与否有着极密切的关系(特别是初速度)。因为液态合金铸入铸模腔内的时间要在很短的时间内(1/4～1/3秒)完成,初速度过慢会造成液态合金未铸入铸模腔内即发生冷却的可能,从而使铸件铸造不全。

(二)蒸气压力铸造法

蒸气压力铸造法,是一种较为简便而古老的方法。其原理是利用湿泥遇到高温而产生的蒸气压力,使液态合金被挤压入铸模腔内形成铸件。操作时,应选用大于铸模直径的蒸气压力铸造器,在其凹面内放置湿石棉纸或稀稠适宜的黄泥,将焙烧好的铸型放置于耐火砖或石棉台上,铸模的铸道口朝上,合金块直接在铸道口加热熔解。其熔解方式为用汽油吹火管的还原焰加热熔化合金,投入适量熔媒,待合金完全熔化时,立即撤离火源,迅速将铸造器对准铸道口,使其完全密合。由于石棉或黄泥与高温铸模接触后产生蒸气,把熔化的合金压入铸模腔内,从而形成铸件。

(三)真空充压铸造法

真空充压又称真空吸铸。其工作原理是利用铸炉内的真空负压作用,将熔金吸入铸模腔内,然后充气加压,使熔金受到持续压力后,充满整个铸模,形成高度致密的铸件。其优点是在真空条件下熔化金属,可减少铸金表面的氧化,消除铸件中的气孔,而使铸件致密度高,机械性能好,不需要选择铸造力的方向。主要组成部件为真空压力铸造炉、温度控制器、真空系统、充压系统、水冷系统装置及电源等。

将铸金放入铸造炉的坩埚中熔化,熔化后把焙烧好的铸模倒置在坩埚口上,固定铸模后,盖上炉盖,继续加热,倒转真空充压机炉后,启动按钮,再开充气电钮完成铸造。然后,开动水冷系统,冷却铸造炉,最后打开炉盖取出铸模。真空吸铸由于合金是在真空下熔解,充气加压后形成铸件,因此具有铸件不易发生偏析,无氧化,铸件组织致密,成功率高的优点。但由于该机售价颇高,目前国内应用尚很局限。

三、合金的熔解

(一)合金使用量

在合金的使用量计算方面,各个制作中心均有不同的方法,如估算法、比重计算法、不规则物体体积计算法,等等。其中估算法的应用较多。一个富有经验的技师,都能让其估算结果比实际应用量相差无几。一般情况下,对单个全冠多采用每单位 3g(包括铸道),如果是多个单位的连冠,则需另加铸道的使用量。金属基托及支架的估算应视其面积的直径、数量,以及形式等方面综合考虑。一般合金的投入量应略大于金属支架加铸道所需合金的量。这样既可以保证有足够的合金产生必要的压力,使铸件铸全,又不浪费合金。

(二)合金的熔解与铸造温度

合金的熔解是铸造的先决条件,合金熔解的质量则是良好铸件的基本保证。

不同的合金具有不同的熔解温度。纯金属与合金的熔解温度具有显著的差别。这是由于纯金属的熔解温度是恒定在一个水平线上，而合金的熔解温度则是在熔点的基础上有一个明显的温度差，这个温度差有时可高达250℃（不同合金有所区别）。常用铸造合金的各种特性是口腔技师所应掌握的基本知识（表17-4-1）。

表 17-4-1　常用铸造合金的特性

常用铸造合金	比重（g/cm³）	熔点（℃）	收缩率（%）
钴铬合金	8.3	1350～1410	2.1～2.3
镍铬合金	17.9～8	1200～1350	2.1
铬镍不锈钢	7～8	1350～1400	2.0±
金合金	17.5	850～930	1.25～1.7
银合金		650～700	1.5～1.7
771合金		950	1.11
人造金		700～800	
锡锑合金		250	0.42

在实际工作中，铸造时铸入铸模内的液态合金的温度应比熔解温度要高，其主要是为了增加合金的流动性，降低黏滞性。但应注意的是，过高的熔解温度会造成合金中的某些元素烧损，致使铸件的成孔性增加。有学者对熔解温度与铸件的致密性、收缩率、硬度及抗拉强度等诸因素综合分析后提出，铸造的最佳温度应是在原熔解温度上增加50～150℃为宜。

由于国内目前在观察合金的熔解温度方面尚无温度显示系统，所以主要是凭经验观察合金的颜色及流动性而定。一般认为，金合金和铜镍锌硅合金（771）熔化时成球面、淡黄色、光亮如镜，并随着火焰燃烧而转动、颤动时为最佳铸造时机；镍铬烤瓷合金（YKH-1）熔化时边缘角变圆钝，合金崩溃下陷，形成球状，但表层的氧化膜未破时为最佳铸造时机；铬镍不锈钢、钴铬合金熔化成球状，表层的氧化膜似破非破时为最佳铸造时机。

（三）合金熔解时应注意的问题

1. 合金的摆放形式应正确，特别是使用高频感应式熔金时，要求合金块之间应无间隙，接触紧密。使用块状合金时可以采用叠放法；使用柱状合金可以采用垂直紧密摆放方法。

2. 在熔解中熔合金时，应在合金表面加入少量熔媒，以促进合金熔解。

3. 熔解合金之前，应对坩埚进行预热，以免坩埚加热过快造成破裂，致使合金外溢，损坏机器。

4. 熔解不同类型合金时，坩埚不能混用，以防止合金相互污染。使用高频感应炉熔化贵金属时，应使用石墨坩埚，以防止合金烧损。

（四）合金的反复使用

1. 普通合金　使用铸件完成后的铸道合金或铸道失败的铸件合金，重新熔解后再次熔铸即为反复使用。原则上不宜提倡，因为合金在熔化过程中会发生汽化、碳化并致使低熔点元素烧损，以及液态合金吸气、氮、氢等，从而使合金发生变性。特别是使用碳棒形式的熔金时，合金会由于大量渗碳而使脆性增加。因此，反复使用的合金使铸件的质量无法保证，最好不予采用。

2. 贵金属合金　贵金属合金价昂，弃之可惜，有学者通过反复使用后的观察，亦未发现不良后果。金竹学者对14K金合金反复多次使用后，对每次剩余的铸道中的主要元素进行分析检查，其结果为主要成分无明显变化。基于上述理由,建议对贵金属合金在每次重复使用时,加入一定量(1/2～1/3)的新合金以保证质量;不然则应改作金制饰品或工艺品等。

四、铸件处理

(一)铸模的冷却

1. 快速降温冷却　即将铸造好的铸件连同包埋料一同投入冷水中迅速冷却至室温。此种冷却方式可使铸件的内应力快速释放,致使铸件产生较大的形变。如果是铬镍不锈钢铸造后采取速冷,不仅产生较大的形变,同时还会使合金的脆性增大。尤其是刚铸造好的铸件,如果尚未完全凝固而采取急速冷却,还会使铸件产生裂纹,导致铸件报废。故而,快速降温冷却法不宜使用。

2. 缓慢降温冷却　有两种常用方法:

(1)室温下自然冷却,即将铸造完成后的铸件连同包埋料置于室温内,让铸件在自然状态下缓慢冷却。此种冷却方式可使铸件的内应力释放相对缓慢并受到包埋料的阻碍。因而温度变化很小,铸件亦不会产生形变等质量问题。

(2)先在室温下冷却至300℃时,再投入冷水中,使包埋料在水中爆裂后与铸件分离。许多技师对此种方式十分肯定,但操作略有区别。如有人指出,在室温中冷却半小时或1小时后再投入冷水中,就不会使铸件产生质量问题,因为铸件的内部反应及形态已趋稳定;亦有人提出室温中冷却时间应达2小时为最佳。

(二)铸件的清理与磨平

1. 铸件的清理　在铸模冷却至室温后,即可进行清理。可先用木榔头等工具轻轻敲击铸模,使铸件从包埋材料中分离;再反复振荡铸件,使内层包埋材料大部分脱落后,再按以下步骤处理。

(1)喷砂处理:用喷砂机清除铸件毛坯表面存留的耐火材料及氧化层皮。用适当压力

的净化压缩空气,使150目左右的人造金刚砂,以50～80m/s的高速度喷射到铸件表面。在喷砂过程中,应随时改变铸件位置,使各部位均能被喷到。如有条件,亦可采用湿喷砂机类,其工艺原理相同,但没有粉尘污染(详见第5章第一节)。

(2)酸碱处理

①金合金的酸处理:将铸件均匀加热至暗红色,随即投入浓盐酸中,以去除表面的氧化物,并具有校正色泽的作用。

②钴铬合金和铬镍不锈钢的酸碱处理:在无喷砂机时,亦可采取碱煮的方法对铸件表面做化学清理。方法是,将铸件放入20%的氢氧化钠水溶液中煮沸,使氢氧化钠与铸件表面的二氧化硅发生作用,生成硅酸盐,从铸件上脱落下来。亦可采取将铸件放入45%的氢氧化钾水溶液中煮沸,亦可获同样效果。碱煮反应后应及时用热水把铸件冲洗干净。

经碱煮处理后的铸件,还可用光亮浸蚀液去除金属支架或金属修复体表面的薄层氧化膜。镍铬烤瓷合金由于要保证其与瓷的化学结合作用,故一般不宜用酸碱处理。因此,铸造支架或基托上如设计为金属烤瓷牙修复者,不采用上述酸碱处理方法。

2. 铸件的磨平　先用小型高速切割机或其他电动切割机,以各种切割片、石磨具切除无保留意义的铸道和排气道等。嵌体及单冠的铸道则在临床试戴后切除。切除铸道后的铸件即可进行磨平。

(1)磨平的方法:铸件的磨平,是利用各种电机及磨轮、砂石与磨料,在一定的压力与速度条件下,使铸件达到厚薄适宜、形态完整、边缘圆钝、技术指标符合设计要求的修复体雏型。由于砂石和磨料有粒度上的粗细之分,因此,对铸件表面的磨平效果也不一样。一般来说,铸件磨平的原则是:由粗到细,由外到内,轻压力,细磨料,快速度。其步骤如下:

①使用大砂轮、超硬磨头等工具将铸道的余留部分磨除磨平，再修整铸件边缘外形，使之圆钝，并具有设计所要求的外形协调、线条流畅的造型。

②选用各种不同规格、形状的砂石，先外后内地磨除铸件磨光面及组织面的金属小瘤及进入倒凹区的金属部分。注意组织面除金属小瘤外，不应再磨任何地方。磨平后应在模型或代型上试合、调整，使之达到完全就位。

③用金刚砂磨石或白矾石等细磨石将铸件表面磨平整，对凹凸不平及固位体等磨不到的部位，选用相应之细小砂石，轻轻磨平，但冠等邻接部位不能磨改。

④用夹轴车针执砂布卷条对铸件磨光面进一步细化磨平，对磨不到的部位可用各式金刚砂橡皮轮磨光。

⑤用布轮、毛刷等磨具加浮石粉糊剂反复对铸件表面磨擦。在磨擦过程中，要不断交替方向，从不同角度磨向被打磨的部位，使铸件达到高度平整。

（2）注意事项

①打磨过程中，应经常用冷水降温，以防铸件过度产热。

②对铸件细小重要部位（如附着体、固位体等）要注意保护，打磨时用力要适当，要在铸件及金属支架完全就位的情况下，进行表面磨平。

③对于皱纹型铸件的磨光面，只宜以小砂石仔细磨除金属瘤即可，切忌用粗、大型砂石打磨，以免破坏自然纹理，影响整体美观。

④加强劳动防护，防止金属粉末对人体及环境的污染。

（三）铸件的抛光

铸件的抛光处理是通过机械摩擦、特殊仪器及液体使各种铸造修复体和铸造支架、基托等达到表面或某一层面具有高度光亮和美观的形象，使之更加符合口腔生理功能的需要，戴着舒适、美观和兼有抗腐蚀的功能。

目前，常用的抛光处理方法是电解抛光和机械摩擦抛光。

1. 电解抛光　也称电化学抛光。即利用电解作用，将金属表面熔去一层。电解槽的负极为铅板，铸件挂在正极上，置于电解槽中。通电后铸件表面被电解熔化，熔解的金属和电解液形成一层黏性薄膜，覆盖在铸件的表面上，凸起的部位覆盖较薄。由于膜薄而电阻小，而电流密度则较大，因而对铸件的熔解也较多。反之，较薄而凹陷部位的金属熔解相应就少。这样就使铸件表面的高低不平得到调整，而逐渐平坦并形成光滑的表面。

电解的效果与电解液的成分、温度和电流大小有关。

常用电解液的成分如下：

（1）不锈钢电解液成分

甲磷酸	50ml
硫酸	35ml
次铬酸钾	3g
水	12ml

（2）钴铬合金电解液成分

1,2-丙二醇	35 份
二氧六环	32 份
2-甲基-1,3-二氧五环	12 份
硫酸	11 份
高氯酸	10 份

（3）镍铬合金电解液

甲磷酸	75 份
硫酸	11 份（体积比
铬酐饱和液	14 份

电解的方法：将电解液注入电解槽内，加温预热至 $60\sim70℃$，再把被抛光的铸件挂在正极上，正负极相距 $3\sim6cm$，电流密度调到 $150\sim400mA/cm^2$，电解时间为 4～6 分钟，并可视铸件大小等条件，酌情加以调节。电解完毕后，从槽中取出铸件，用热水清洗干净，再放入 70～80℃，10% 的氢氧化钠（NaOH）溶液中处理 10 分钟，以中和铸件上残留的电解液。

铸件经电解抛光后,其表面光洁、美观,即可放回原始模型上进行排牙及后续工作。

国内使用较为广泛的电解抛光机是天津产环球牌DP-2型和DP-2B$_2$型,以上两种机型应用效果都十分理想。

2.机械摩擦抛光

(1)原理及方法:机械摩擦抛光是利用抛光轮和精细磨料对铸件进行快速、轻微切削作用,利用磨料与铸件之间的摩擦力,使铸件表面温度升高,表面的原子重新排列,填满磨痕,并形成一层无定形的薄膜,从而使铸件光亮。常用的抛光轮有布轮、毛刷、皮革轮和毡轮等;常用的抛光膏有红、绿膏,其主要成分是氧化铁、红丹和氧化铬等。金合金和铜合金等中熔合金的铸件抛光常使用红膏(又称抛光红);钴铬合金和铬镍不锈钢及镍铬合金铸件均可使用绿膏(抛光绿膏)。两种抛光膏也可以交替使用。

抛光后的铸件应用酒精棉球进行擦洗,以去除其表面黏附的抛光膏。

(2)注意事项

①由于抛光铸件表面的抛光膏很细,故需反复认真的抛光。

②因为机械摩擦抛光,其摩擦力较大,稍不注意即可对铸件精细部位、边缘及卡环等薄弱易挂部位造成撕挂与损坏,故应对以上部位加强保护。

③抛光工具要干净,不能混入粗粒度磨料,以免影响抛光效果。

④操作时应专注,并注意个人防护措施及周围环境卫生。

五、铸件缺陷及原因分析

口腔修复熔模精密铸造技术,是较复杂的工艺过程。一个铸件的成功与否,从模型的设计之初到最后的熔铸完成所进行的几十项操作步骤,都有直接或间接的关系。铸造出的铸件毛坯,往往出现缺陷或失败情况。缺陷较轻者,可采取相应的修补后,达到临床使用要求,而缺陷严重者,则需返工重做。因此,为了保证修复体铸件的质量,医师和技师都应认真对待制作全过程中的每一步工艺操作,都应严格地按制作铸造修复体的操作规范进行。

铸件常出现的缺陷和失败原因分析如下。

(一)孔洞类缺陷

1.气孔 常发生在铸件内部或表面,为不规则形或圆形,表现为大小不等的光滑孔眼,内壁一般都较光滑,亦有呈毛刺状者。

原因分析:①金属成分与质量问题;②耐火材料质量问题,含有过多挥发性气体原料;③铸模焙烧温度未达到要求,以致排气性差;④浇注系统安置不当;⑤坩埚不干净。

2.砂孔和渣孔 砂孔是在铸件内部或表面充塞着粘砂的孔眼。渣孔的形状不规则,不光滑,有氧化物残渣充塞在孔穴内。

原因分析:①耐火材料因质量或操作问题,致使强度不够被合金液体冲坏;②铸模腔内壁有脱砂或异物进入,使砂粒留在铸件表面或内部而造成砂孔;③氧化物过多,合金质量不符合要求。

3.缩孔 为铸件内部或表面出现的形状不规则的孔洞,有时出现凹陷现象,多发生在铸件粗或厚处,转角处或安插铸道线等处。

原因分析:①铸件的合金在凝固过程中未得到足够的金属补偿;②耐火材料质量不合格;③铸件蜡型的厚薄差别较大;④浇注系统安置不当,或温度不合适。

(二)粗糙性缺陷

1.突起、毛刺、麻点和飞边 指铸件表面有较多微小突起、小凹、毛刺、麻点现象,有时还有多出的薄片金属或突起点。

原因分析:①表面粗糙可因粘砂而形成,或因蜡型光洁度不佳所致;②温度过高,铸模有开裂现象;③内包埋没有涂牢包埋料或包埋料调拌过稀,或石英粉过粗等;④外力振坏铸模。

2. 粘砂、胀砂　铸造后有部分石英砂与铸件表面牢固地结合在一起。可分化学粘砂或热力粘砂两种,使铸面表面局部胀大,形如瘤状。

原因分析:①耐火材料质量问题,石英在高温条件下与合金中的碱性氧化物(氧化铁、氧化铬等)发生作用;②合金铸造时温度过高,而包埋料的耐火度不够,在热力下烧结在铸件表面;③铸模本身未烧好或熔铸时延长时间。

(三)浇铸不全

1. 冷隔　为铸件上有未熔接在一起的流痕。

原因分析:①温度低;②压力不够。

2. 浇注不足　为铸件有不同程度的缺陷。

原因分析:①合金量不足;②金属液流失较多。

第五节　铸造支架式义齿的完成

一、选牙和排牙

(一)选牙

人工成品牙有塑料牙、瓷牙、金属骀面塑料牙,以及根据患者要求,由医师设计和制作的具有患者失牙特征的金属烤瓷牙或塑料牙。

人工成品牙有各种大小、形态和颜色,选牙时可根据缺隙的大小、宽窄,邻牙的外形和颜色、面形及对颌牙的情况进行选择,尤其是前牙的形态、大小和颜色,应特别注重美观和个性的凸显,应主动征求患者对修复体的要求和建议,应尽量满足患者的正当要求。

1. 缺牙部位和数目　根据缺牙的部位和数目,选择相应大小的人工牙,如前牙缺隙较大,覆骀正常,选择瓷牙和塑料牙较好;如后牙缺失,选择塑料牙可便于调磨骀面,使之与对颌牙自然吻合;如龈骀距小,骀力又大者,可选用金属骀面牙。如对骀牙排列不齐,无法排列成品瓷牙或塑料牙时,可自行设计和制作塑料牙;如患者具有特殊要求,对修复体的"个性特征"和"仿真"要求很高,在患者的各方面条件允许时,也可以满足其愿望,以金属烤瓷或自制塑料牙方式为患者行个性修复。

2. 人工牙的颜色　应与患者的邻牙或对颌牙颜色相协调,否则会影响美观。可用选牙色板选牙色,也可用成品牙直接选牙色。

3. 人工牙的外形　应与邻牙或对颌牙的外形一致,并与面型相协调。若为上下前牙缺失,选牙时应参考面型、颌弓型和颌间距离等情况来选择人工牙。

4. 人工牙的大小　人工牙的大小、宽窄取决于缺牙间隙的宽窄和缺牙的数目。注意,人工牙应与口内同名余留牙相一致,人工牙的长度亦需与天然牙的长度相谐调,但人工牙的骀面应小于天然牙。

人工牙的选择也可按全口义齿选牙原则进行。

(二)排列人工牙

1. 排列前牙　前牙的主要功能为切割食物、发音及保持面部丰满度和美观。

(1)个别前牙缺失:可参照邻牙或对侧同名牙及对颌牙,以排列人工牙的唇舌向、近远中向倾斜度及与骀平面的关系,以求协调和对称。

(2)前牙缺失较多或上下前牙全部缺失:排牙时应注意上中切牙之间的中线与面部中线一致,特别是上中切牙间的近中接触点,更应居中不偏,以免影响美观。但下中切牙间的近中接触点稍有偏斜时,对美观的影响较小。唇舌向及近远中向的倾斜度,应参照邻牙和对颌牙,与其排列相对称。

(3)缺隙过宽:多数情况下,是由于原天

然牙间有间隙,可选择大于对侧的人工牙后,将近远中切角调磨圆钝,产生错觉效果;或排牙后加一小牙或干脆保留原有间隙,以增加真实感。

(4)缺隙过窄:此类情况不能按正常位置和数目排牙,可将人工牙做不同程度的扭转、倾斜或与邻牙重叠,或将人工牙减数或减径与调改后排列。

(5)牙槽嵴丰满:可不设计唇侧基托,并在制作时,在石膏模型的牙槽嵴唇侧,相当于人工牙的嵴盖部,先将石膏刮去 0.5 ～1.0mm,使人工牙的嵴盖部紧贴于牙槽嵴的前缘,使义齿戴入后,显得更为自然和美观。

(6)前牙反𬌗:可将上颌人工牙稍向唇侧排列;尽可能排成正常𬌗或对刃𬌗关系;还可以调磨下颌切牙切缘,排成浅覆𬌗关系。若以上排法均很勉强,可仍然排为反𬌗则更为自然。

(7)深覆𬌗关系:仅少数前牙缺失,上前牙的排列只注意与邻牙和对颌牙谐调即可。若为重度深覆𬌗关系,则应适当磨除下前牙切缘,或做金属基托;若上前牙多数或全部缺失,可将上前牙向腭侧排,以减小覆盖而又不至于过多地影响面容。

(8)特殊需要排牙:如患者因职业、习惯而具有特殊要求者,或上前牙缺牙较多,咬合关系又不正常者,可在模型上参照患者的要求试排牙,然后在患者口内试戴,在患者对位置、颜色和形状等都表示认可时再开始制作。

以上前牙排列方式请参考第 7 章口腔个性修复与仿生修复艺术。

2. 排列后牙　排列后牙以恢复咀嚼功能为主。

(1)个别后牙缺失:如缺隙正常,𬌗龈距离较大者,宜排成品塑料牙。可将人工牙的嵴盖部及卡环体障碍处适当磨改,亦可在不破坏其外形的前提下,用裂钻在人工牙嵴盖部磨出沟、槽,使之与卡环体、𬌗支托、连接处相吻合,然后用蜡固定。再根据对𬌗牙进行调𬌗,使相对应的上下颌牙咬合状况良好。

(2)多数后牙缺失:应注意排好第二前磨牙和第一、二磨牙,使上下颌牙的尖凹交错关系形成;并在正中𬌗位时有最大面积的接触,以发挥较好的咀嚼功能。

(3)后牙游离缺失:单侧或双侧多数牙游离缺失,后牙应排在牙槽嵴上。如上颌牙槽骨吸收较多,除了在金属基托或支架设计时予以重点考虑其负荷形式外,必要时可设计为反𬌗关系或准反𬌗关系。

(4)上下颌双侧后牙缺失:应按全口义齿排牙原则进行排牙,𬌗平面应平分颌间距离,要有适度的纵、横𬌗曲线,并与前牙协调,从而能达到前伸𬌗和侧向𬌗平衡。

(5)上下牙齿间隔缺失

牙齿间隔缺失:有时基牙和余留牙倾斜、移位,伸展而造成咬合紊乱者,需根据面下部垂直高度,重新建立咬合关系,并应在取模前就根据余留牙情况,予以综合设计并调磨基牙;制作时再调磨或特制人工牙,使之相互适应并有较好功能。

牙齿相继缺失:牙齿缺失时间不一,修复亦不规范或长期未修复,致使牙槽嵴与𬌗平面的距离不太正常,常表现为:在同一颌骨上,与𬌗平面的距离或左高右低,或右高左低;在上下颌骨间,一侧牙槽嵴或上低下高或上高下低。甚至出现反纵𬌗曲线或反横𬌗曲线现象。上述种种都给排牙造成较大困难,其处理原则是:①首先确定颌位关系;②分析缺失牙及牙槽嵴与𬌗平面的关系;③按正常的纵、横曲线调整余留牙;④建立平衡𬌗;⑤最好采取固定修复与活动修复相结合的修复方式。

(6)几种排列后牙的经验和原则

①根据牙槽嵴的吸收程度,可减少人工牙的数量或减小后牙的颊舌径,也可减小后牙牙尖斜度以减轻牙槽骨的负荷。

②后牙缺失,如近远中及𬌗龈距小者,可采用雕塑蜡牙、自制塑料牙或以铸造基托时

雕刻金属骀面的方法解决。

③上颌第一前磨牙牙冠颊面的长短，应参考尖牙牙冠的长短；上下第一磨牙的位置关系，应作为排列后牙的标准。

④如前后牙都有缺失，余留牙少，且骀关系又不正常者，可先制作暂时基托并在骀架上排好人工牙，再在患者口内试戴，各方面都符合设计要求并在患者较为满意后，再按步骤制作可摘局部义齿。

二、完成基托蜡型

人工牙排好后，经口内试戴修改合适，即可根据模型设计决定基托伸展范围。如本来就是设计为金属基托的，则可在试戴后直接完成蜡型。基托设计的具体要求如下。

(一)基托蜡型的范围

应根据缺牙情况和支持类别而定。

1. 黏膜支持式义齿，如缺牙数目多，或远中游离端缺失，采用黏膜支持为主者，基托应该适当加大。

2. 牙支持式义齿，如缺牙数目少，邻牙条件好，义齿为基牙支持者，基托应尽量小。

3. 混合支持式，如缺牙数目与部位都适合采用基牙与黏膜共同支持者，基托设计则应注意区别对待，即靠近基牙者略小，在黏膜支持区域略大，但比单纯由黏膜支持者为小。

4. 由铸造支架完成的可摘义齿，如为全金属基托者，由于其固位设计较好，基托面积会比塑料基托明显减小；如为金属或塑料混合设计者，其基托面积可能与全金属基托相同或略大。

一般来说，颊侧基托近远中的伸展，应以缺牙间隙近远中天然牙为界，舌侧基托则可包括1～2个天然牙。若远中游离端缺失，在上颌应包括上颌结节的颊侧并延伸至翼上颌切迹，在下颌则应伸展至磨牙后垫的1/2～2/3。边缘伸展应不妨碍义齿的戴入，并应有良好的边缘封闭，且不造成食物嵌塞和滞留。

(二)基托蜡型的厚度

基托蜡型的厚度要适当，一般为2mm。如基托太厚，则相应地缩小了口腔内的空间，使舌的运动受限，发音不清晰，患者不易适应；如基托太薄，则由于强度不够，基托容易折断，而且与金属支架的结合会出现缺陷。唇颊侧基托过薄与过厚，均可影响患者的面容和美观，一般应以能恢复面部的丰满度、不妨碍唇颊部肌肉与黏膜的活动为原则。

(三)基托蜡型的外形

基托蜡型的外形在唇颊舌面应呈凹面，以利于唇颊及舌的功能活动，并有助于义齿的固位和稳定。唇颊面基托还应进行"仿真"处理，使形态自然逼真。

(四)人工牙与基托的连接

人工牙的颈缘，应有清楚的颈缘曲线，应与相邻牙的颈缘曲线相一致。

(五)基托蜡型的完成

基托蜡型的各个步骤操作完成后，可用喷灯火焰或用小棉球蘸少许汽油轻擦蜡型表面，使蜡型光滑。基托边缘用蜡封闭，以免在装盒时，石膏进入基托蜡型与模型之间。在蜡型制作过程中，不能移动金属支架或人工牙的位置。

三、装盒和热处理

(一)装盒

装盒的目的是在型盒内形成蜡型的阴模，以便填塞塑料，形成塑料基托与固定、连接金属支架。经热处理后，蜡型空间全部由塑料所取代。

装盒的要求是，金属支架、人工牙必须包埋牢固，不能变位；蜡型尽量暴露，下层型盒与模型包埋后，不能有倒凹，使上下型盒容易分开。其具体方法如下：

1. 将义齿蜡型完成后置冷水中浸泡5分钟左右，取出，切去模型上基牙和余留牙牙尖、边缘，修整石膏模型的周边和底面。修整后的模型置于型盒下半部分的中央盒底，模型上的蜡型边缘应与型盒下半部的边缘平齐,若高出较多,则应以石膏打磨机打磨模型底部,使之符合要求。

2. 调拌石膏注入型盒的下半部,约占全部容积的 2/3 左右,用石膏将支架外露部分,如卡环、连接杆及基托蜡型边缘包埋住,石膏表面呈斜坡状,切忌形成倒凹,型盒下半部分的金属边缘应完全露出。

3. 待石膏硬固后,在石膏表面涂分离剂或肥皂水,再用清水把肥皂泡沫冲净,将型盒上半部分放入下半部分上,并使其上下金属边缘吻合,注入调好的石膏于型盒内,边注入边振动,使石膏流至各处,并排除气泡。注满石膏后,将型盒盖盖好,压紧,去除四周溢出的石膏,洗净型盒。

4. 将石膏硬固后的型盒浸泡于热水(80℃以上)数分钟,使蜡型受热变软。用石膏刀撬开上下型盒,取出已软化的蜡料,再用沸水冲净余蜡,修整石膏型腔的锐利边缘,待上下型盒内石膏表面已没有水分并变干燥时,在石膏表面涂擦褐藻酸钠分离剂,以保证义齿组织面光滑,并易于与石膏分离。但分离剂不可涂得过多,亦不可涂在连接体和人工牙之上。

5. 填塞塑料

(1)用小棉球蘸单体擦净连接体上的分离剂和其他杂质,同时湿润浸融人工牙暴露的盖嵴部部分,以利与塑料的良好结合。

(2)根据蜡型的大小,取适量的塑料粉置于调和杯中,滴入单体,直至塑料粉完全浸润(粉剂与单体的重量比例按 2:1 或 2.5:1)。单体不宜加得过多,以免影响质量。立即搅拌均匀,在塑料由湿砂期、稀糊期、粘丝期、面团期、橡胶期,直至坚硬期的全部反应过程中,面团期是最佳的填塞期,此期有丝而不粘,而可塑性又最好。

(3)填塞前应洗净手指,取适量的面团期塑料,用手捏揉均匀,压入型盒中的石膏空腔内。牙冠和基托要分别填塞,填塞量比实际需要量应稍多一些。填塞完毕,在上下型盒之间衬一层湿玻璃纸,置压盒器上逐渐缓慢加压,使塑料在缓缓施压中逐渐填紧致密,并排出多余塑料。打开型盒,去除玻璃纸及周围多余塑料,检查人工牙和连接体有无移位,塑料是否够量,如有不足,则应及时补上并以单体湿润,再盖玻璃纸,加压,直至上下型盒边缘完全密合为止。第二次试压后,切记取出玻璃纸,并认真检查一切合格后,最后将型盒置于弹簧夹内夹紧,进行热处理。

(二)热处理

1. 热处理的目的和方法　热处理的目的是使塑料在一定的压力和温度下逐渐完成聚合作用。其方法有多种,白天玺等于 1985 年即研制出具有三种固定程序的"牙用塑料自控热处理机"和"牙用塑料自控聚合仪",并已通过省级科研成果鉴定,临床应用效果良好。一般情况下,只需将固定好的型盒与型盒夹放入冷水或温水中缓慢加热至水沸腾后,再保持 30 分钟。型盒经热处理以后可浸泡于热水中待其自然冷却,也可自沸水中取出待其自然冷却后开盒,以避免冷却前开盒而导致义齿变形。

2. 填塞塑料与热处理中的常见问题

(1)气泡:①塑料填塞不足或单体过多,或填塞过早,均可产生散在性气泡;②热处理过程中升温太快,以致塑料最厚处气体无法逸出,而形成较大气泡;③单体调拌不均匀或面团期中增加单体过多,使塑料聚合速度不一致,而产生表层气泡;④塑料质量不合格。

(2)固位体移位:①未将固位体包埋牢固;②填塞塑料时塑料已进入橡胶期,致使聚合过快挤压固位体移动;③填塞塑料过多;④开盒时石膏折断。

(3)咬合增高:①填塞塑料过硬、过多;②型盒未压紧;③型盒内石膏强度不够。

(4)基托颜色不一样:①塑料调拌不匀或塑料过硬;②单体挥发;③操作者手不干净;④反复多次增添塑料。

（5）人工牙与基托结合不好：①单体量过少或挥发过快；②填塞不紧或塑料不足；③关盒时在牙与基托间未以单体湿润。

四、开盒和磨光

1. 待型盒在自然状态下完全冷却后，用石膏刀撬开，以小锤敲打型盒底周围，使模型自型盒内脱出。用石膏剪从外向内逐渐剪掉石膏，将义齿从石膏中分离出来。要注意，剪石膏时分力的方向，防止基托折断或支架变形。应特别注意下颌义齿，不能从舌侧中间用剪，不然其分力会使义齿折断或使金属支架变形，要尽量使剪刀在颊侧与牙槽嵴方向垂直用力，先形成空间后再循序剪除。

2. 义齿脱出石膏后，常有多余石膏粘结其上，可以用蜡刀刮除（注意保护义齿唇面），并以流水冲洗。如仍去除不尽，可将义齿浸泡于30%枸橼酸钠溶液内，经数小时至24小时，石膏即被溶解，再用水冲净。

3. 磨光义齿。义齿完成后需仔细磨光，使其磨光面呈平滑光洁的美观外形，并让其边缘圆钝细腻，对口腔软组织没有刺激作用，组织面纹理清晰，亦无黏附的石膏和塑料小瘤。

（1）磨光方法

①先用大砂轮磨除义齿边缘部分的塑料飞边，瘤状突起或基托过厚部位。

②再用桃形或柱状石磨去妨碍义齿就位的倒凹；用裂钻或柱形石磨除靠近卡环体和人工牙颈部多余的石膏或塑料。但应注意，不要伤及卡环体或人工牙之间的龈乳突部分。

③用各种轮形或柱形细石从不同方向磨平基托的磨光面，使基托的大小与厚薄合适。

④用砂布卷磨光基托表面，去净表面纹路，直至光滑。

⑤用皮轮、鬃轮蘸湿磨光砂（浮石粉或石英砂）进行抛光，最后用干布轮蘸磨光粉，在磨光机上磨光。使用布轮时，应顺布轮转动方向打磨，以免损坏卡环及连接体。对塑料基托及卡环、支架、人工牙均应高度磨光。

（2）注意事项

①在磨光过程中，对义齿各部分都应注意保护，以免磨损或外力损坏。注意磨光砂的湿度，切忌干磨，以免产生高热，损伤义齿。

②打磨时要注意劳动防护与安全，注意防止卡环及支架挂住正在高速旋转中的布轮，以免造成突发事故，轻者义齿甩出或受到较小的损坏；重者操作者手指、面部及眼睛受到误伤，义齿亦可完全毁坏或折断。

第六节　初戴和复诊

铸造支架式可摘局部义齿完成之后，要求能在患者口中顺利戴入和取下，而且固位良好，其美观与功能也使患者满意。这种修复治疗效果应该占修复患者的绝大多数。因为，如果我们在为患者做修复治疗的最初阶段开始，如口腔检查、修复前准备、治疗设计、备牙取模及全部制作过程，都能认真对待，严格要求地去完成每一个操作步骤的话，所完成的修复体必然成为设计完美、制作精良的人工器官和艺术珍品，因而都能取得良好的临床效果。

由于铸造支架式义齿的制作要求及制作工艺较其他形式修复更为严格和先进，因而其成功率极高，而且临床效果更为理想，本节着重介绍如下。

一、铸造支架式义齿的初戴

（一）初戴时注意事项

1. 首先应该检查义齿基托边缘是否圆钝，唇侧基托，近基牙和上颌结节，下颌内斜嵴等部位的基托有否倒凹；基托组织面有无塑料小瘤及残存石膏等。

2. 戴入时,应按就位道方向进行,如前后牙缺失,从前向后方向戴入,使前牙与邻牙紧密接触;如后牙缺失,可由前向后或由后向前斜向戴入;有时可让一侧先就位,再使另一侧就位,或使左右侧同时就位。

3. 初戴时,如有就位困难情况,切不可强行戴入,以免造成患者疼痛和摘取时困难。可在有阻碍处或义齿基托处以红蓝咬合纸进行检查,找出障碍点,予以调磨,直至完全顺利就位。

4. 对支架式义齿的金属部分障碍,如仅局限于卡环过紧,可稍加调改使之放松,但如涉及支架变形,则应返工重做。支架变形可造成就位困难和发生翘动,其主要原因如下:

(1)琼脂印模质量问题,如含水量高,强度韧性差,在翻制模型过程中失水过多,选成阴模收缩变形。

(2)高温包埋材料质量差,热膨胀系数不够,不能补偿铸造后金属的收缩,而使支架发生变形。

(3)模型有缺损,尤其是支托凹、牙冠轴面外形高点及邻间支托等部位的缺损,或在铸造过程中𬌗支托、卡环体部有粘砂、瘤块,都会影响义齿就位,或形成支点使义齿翘动。

(4)开盖、打磨过程中对支架的意外损坏。

(5)原设计不当,如共同就位道的选择不当,不利的倒凹填补不够,缓冲区未做处理等,均可使卡环体、连接体进入倒凹区,造成义齿就位困难。

(二)初戴后的检查及处理

1. 卡环和𬌗支托　应做到卡环与牙面密合,卡臂尖在倒凹区,卡环体在非倒凹区,𬌗支托与支托凹密合且不影响咬合。若以上部件轻度不合者,可以合适之技工钳加以调整,或以砂石针稍加调磨,必要时还可对邻牙及对𬌗牙做少许磨改。

2. 基托与黏膜组织　基托与黏膜组织应密贴接触,其边缘应伸展适度,平稳无翘

动,无压痛。如不符合上述标准,则应查找障碍点、早接触点或其他原因,分别予以修改。

3. 连接杆与黏膜组织　如两者之间存在较大间隙,可能造成食物嵌塞,唾液滞留引起不适;如接触过紧,则压迫黏膜产生压痛或损伤。对以上两种问题均应仔细查出原因,予以适当调改,如调改无效,则应取模重做。

4. 𬌗关系　先检查正中𬌗,后检查非正中𬌗。如有早接触点,按常规方法调𬌗,如个别牙无接触或低𬌗,可以自凝塑料恢复咬合或重新配置人工牙。

(三)初戴后医嘱

1. 初戴义齿常有异物感和不舒适,严重者还有恶心或呕吐现象,发音也会受到影响,咀嚼效果也很低下,这都属于正常反应。一般经耐心戴用1～2周后会逐渐好转。

2. 初戴义齿后,一般不宜吃硬食,也不咬切食物。应先练习吃软食和小块无黏性糕点,在逐渐适应后再进入正常饮食过程。

3. 应耐心练习摘戴义齿,摘义齿时最好推拉基托,而不要推拉卡环。不要用力过大或以牙咬合就位,以免损坏义齿。

4. 饭后和睡前应将义齿取下清洗干净,可用清水、牙膏或牙粉清洗。晚上睡前可将义齿浸泡于冷水杯中,切忌放在开水或酒精溶液中浸泡。夜间不戴义齿,可使义齿支持组织减轻负荷,利于组织的调养。

5. 初戴义齿后如造成局部黏膜压痛、糜烂及破溃情况,可取下义齿后立即到医院复诊,或在复诊前几小时再戴上义齿,以便于医生准确地发现痛点进行修改,切忌患者自行修改。

6. 如义齿发生损坏或折断时,应及时到医院修补,戴义齿后应定期复诊。

二、复诊时常见问题与处理

患者复诊时,医生应详细询问其义齿的使用情况,如有无疼痛,有无脱落,能否吃东西等,并初步区分是义齿本身原因或患者

不适应所致,然后再进行仔细检查与相应处理。

(一)疼痛

1. **基牙疼痛**　先检查基牙有无龋病或牙周病。如基牙正常,则可能为基牙受力过大而导致疼痛;如卡环、基托与基牙接触过紧所致,可立即予以相应调改,使之减轻受力。

2. **软组织疼痛**

(1)基托边缘过长或过短、过锐,基托组织面有丘状突起等均可引起软组织疼痛。常表现为红肿充血、糜烂,甚至有溃疡面。可用压力指示剂(pressure indicator)进行检查,找出刺激区域进行修改,疼痛即可消除。但如为咬合时由𬌗高或𬌗干扰所致,则应予以调𬌗解决。

(2)牙槽嵴部位有骨尖或骨突、骨嵴,形成组织倒凹,覆盖黏膜较薄,在摘戴义齿过程中擦伤黏膜组织或义齿在受力时间稍长时造成疼痛。常见部位有尖牙唇侧、上下颌隆凸、上颌结节颊侧和内斜嵴等处,应查清相应部位,在基托组织面进行缓冲处理。必要时,应做牙槽骨修整术对骨尖、骨突给予适当处理。

(二)固位不良

1. **弹跳**　卡臂尖未进入基牙的倒凹区,而是抵住了邻牙。咬合时基托可与黏膜贴合,但开口时卡环的弹力又使基托离开黏膜。只要调整卡环臂即可纠正。

2. **人工牙的排列不当**　如覆𬌗过深,在前伸运动时上颌义齿前后翘动;后牙若排在牙槽嵴颊侧,咬合时以牙槽嵴顶为支点发生翘动;若排在牙槽嵴舌侧,当咀嚼食物时,影响颊舌的正常活动,致使义齿松动。

可以按常规选磨调𬌗原则进行磨改,如无法改善,则应在此基础上磨低人工牙,覆盖软化蜡片,进行咬合试验与记录,重新制作人工牙。

(三)咀嚼功能不良

如经过一段时间的使用,义齿的咀嚼功能依然很差。则应考虑是否为:①人工牙𬌗面过小、𬌗低、𬌗关系不好;②义齿恢复的垂直距离过低等。

可采取加高咬合,加大𬌗面,改变𬌗面形态;在𬌗面增加食物排溢道,增加牙尖斜度等方法予以改善。如果是基牙和牙槽嵴支持不够所致,可增加基牙和加大基托面积以增加牙槽嵴的支持力。

(四)食物嵌塞

义齿与组织之间出现嵌塞和滞留食物是一个普遍存在的问题。其多由原有基托与组织不密贴、卡环与基牙不贴合,基托与天然牙之间有间隙所造成。有学者通过试验证明,几乎所有活动义齿都会有食糜进入基托与组织间隙,戴用时间长者,因组织出现萎缩,其食物进入与嵌塞症状就会更加严重。

其处理方法为:①对基牙做一些牙体修复治疗,尽量减小其不利倒凹;②提示患者加强口腔卫生和义齿的清洗,防止天然牙发生龋病和牙周病;③必要时以自凝塑料作局部衬垫。

(五)语言不清晰

由于义齿戴上后,口腔空间减小,舌活动受限,加上有暂时性的不适应与异物感,常造成发音障碍。经过一段时间适应与练习,多能自行适应与改善。铸造支架式可摘局部义齿多数在很短时间即能适应。

(六)咬腮、咬舌

1. 咬腮较为多见,多由于上下颌后牙的覆盖过小,或由于缺牙后,颊部软组织向内凹陷,天然牙牙尖锐利都会造成咬腮。

其处理方法为,加大后牙覆盖,调磨过锐牙尖,加厚基托以推开颊肌。

2. 咬舌现象多因下颌后牙过于排向舌侧,或因𬌗平面过低所致。

处理方法为,适当升高下颌𬌗平面,磨除下颌人工牙的舌面或重新排后牙。

(七)恶心和唾液增多

恶心多见于戴上颌义齿者。由于基托后

缘伸展过多,过厚或超过软硬腭交界处所致,或基托后缘与黏膜不贴合,二者之间有唾液刺激而引起恶心。应磨改基托或进行重衬处理。

唾液分泌过多为义齿刺激所致,只要坚持戴用义齿,逐渐习惯之后,唾液增多与味觉下降等现象就会自然消失。

(八)咀嚼肌和颞下颌关节不适

由于义齿的戴入,改变了修复前患者的咀嚼肌张力和颞颌关节的原有状态,患者会出现咀嚼肌和颞下颌关节的不适应症状,但该症状很快就会因咀嚼肌正常张力与颞下颌关节正常关系的恢复而消失。

如果修复体对患者垂直距离恢复得过低或过高,超过了咀嚼肌张力与颞下颌关节的正常承受阈值,患者就会经常感到肌肉疲劳与酸痛,甚至出现启口受限等颞下颌关节症状。

可在经过认真分析与检查之后,采取加高或降低垂直距离及调𬌗的方法解决。

第七节　铸造支架式义齿的修理

铸造支架式义齿戴用后,患者可因卡环、𬌗支托等折断,人工牙折断或脱落,义齿基托与黏膜组织不密合等而来复诊。如果损坏程度较轻或可采取补救办法,可接受修理,然后继续使用。若损坏严重或无法修复者,需重新取模制作义齿。现按损坏程度和可否修理情况分述如下。

一、可以进行修理的损坏义齿

1. 人工牙折断、脱落或增添的处理　人工牙折断或脱落后,可磨除残留牙冠及舌侧基托,但应注意保存基托的唇侧龈缘。选择相同型号与颜色的人工牙,或利用原脱落而无破坏的人工牙,磨改其盖𬌗部使之粗糙,或预备出固位倒凹。在人工牙的盖𬌗部和相应的基托部位覆盖滴有单体的棉球使其表面浸融,按咬合关系,用自凝塑料固定。修理前牙时应注意尽量少暴露自凝塑料。如果是另有余留牙被拔除,可以在金属基托上做相应调磨后以自凝塑料添加人工牙,如基托长度不够或还需增加卡环等部件时,则应取印模翻制模型,在口外做相应加强措施后再予增添处理。

2. 义齿𬌗低的处理　义齿在使用过程中,人工牙磨耗或因组织萎缩使义齿下沉,致使上下颌牙齿无咬合接触或接触得不紧,造成咀嚼效率降低。如仅为个别后牙𬌗低,可用自凝塑料在口内直接加高。若间隙较大,则应在人工牙上咬蜡𬌗,放在模型的人工牙上雕刻外形,常规装盒,按热凝塑料制作过程完成衬垫与加高咬合的修理。但该法只适用于金属塑料混合基托的修理。

3. 卡环、𬌗支托折断的修理　卡环、𬌗支托由于各种原因折断,或因为龋齿、牙周病等原因又造成新的缺牙,均可以在原义齿的基础上补加卡环、𬌗支托及人工牙后再继续使用。

其方法为:①磨除原修复体上卡环或𬌗支托残余部分,并加大固位空隙;②重新铸造新卡环及𬌗支托,其连接部分的设计要合适;③用烤软蜡片固定𬌗支托与卡环后在口内试合并成型(如需增加人工牙者也同时试戴),然后完整从口内取出;④取模、灌注人造石模型后,将试合后的旧义齿置于模型上;⑤加蜡,雕刻成型,上盒按热凝塑料制作过程完成。

4. 连接杆位置不当的处理　因印模和模型不准确,或在制作过程中模型磨损,戴入义齿后,连接杆压迫黏膜过紧或与黏膜空隙较大,造成压迫疼痛或嵌塞食物,严重者还可形成溃疡。其中有少数可通过用砂轮磨改杆的组织面后,使压迫症状得到解决。

但大多数都应按下法在口外修理：①将压迫组织过紧的连接杆从基托上取出；②将连接杆的两端可摘修复体戴入口内取印模，并将义齿各部分准确地翻置于印模内；③灌出模型，在模型上调整连接杆位置，使之不再压迫黏膜，固定连接杆后，按热凝塑料制作过程完成修理。

对连接杆与黏膜间有较大间隙者，用蜡填满该间隙后，取印模灌注模型。在模型上磨除包埋连接杆两端的塑料，然后取下连接杆并除去上面的蜡，修改连接杆并放在合适的位置，固定后，用自凝或热凝塑料修理。为保证质量，以热凝塑料方式修理为最好。

二、不能进行修理的损坏义齿

在临床上，可摘局部义齿，尤其是铸造支架式可摘局部义齿的许多损坏，是无法以修理方式来继续使用的，这些被损坏的义齿只能作为重新制作时的参考，现归纳如下。

（一）铸造基托或支架变形或裂伤

铸造基托或支架的变形与裂伤多由意外外力所致，这种变形主要表现为固位不良，如弹跳、翘动、与黏膜组织不密合等。尽管表面上看，复形损坏好像问题不是很大，但实际上是很难修理还原的，往往也是徒劳无益的。因此，此类损坏应以重新制作为首选。关于铸造基托与支架的裂伤，哪怕只是不太长的裂痕或隐裂，都应取模重新制作。

（二）不能进行衬底处理的金属基托

义齿在使用一段时间后，由于牙槽骨的吸收，需要进行基托的衬底处理方能使基托组织与黏膜组织密合；但衬底处理只适应于塑料基托或金属塑料混合基托的修理，对全金属基托则效果不好。因此，对需要进行衬底处理的金属基托，应取模进行重新铸造与制作。

（白　洁　刘　喜　白桂平　陈家峥　李金水）

第18章

口腔医学美学的基础训练

第一节　医学美学与口腔医学美学

一、医学美学

医学(medicine)是以保持和增进人类健康,预防和治疗疾病为主要研究内容的科学。

美学(aesthetic)是研究美的本质、美的形式及其规律、美感及审美意识的科学。

医学美学(medical aesthetics)是医学和美学融会交叉的边缘学科,又是一门十分古老而又相对幼稚的新兴学科。研究医学美学是为了将美学原理、美学知识运用于医学领域;掌握医学美学和医学审美意识以及人体美学的构成法则,以提高医务人员的美学修养和审美能力,促使医学理论和美学规律相结合,以便使医疗质量达到更高境界。

现代社会的飞跃发展,使自然科学和人文科学在循着自身规律发展的同时,又不断地相互渗透、交叉与融合,它们的每一次碰撞和结合,都向人们展现了一个奇妙无比的"仙山琼阁",医学美学的诞生即是如此。20世纪80年代是我国医学美学发展和研究的鼎盛时期,一批如痴如醉、严肃而又有追求的年轻学者,在我国老一辈专家学者的扶持下,开始大胆探索医学美的现象及其规律,他们从美学角度探讨和研究了一系列医学理论问题,发表了一大批立意新颖、论证充分的导向性论文,从而给广大临床医师带来了新的启迪和思维方式,并从临床医学角度进行了深入探讨,使我国对医学美学的研究进入了一个前所未有的高潮时期,并正式提出和建立了医学美学这一崭新的学科理论和体系。经过10多年的努力与发展,我国的医学美学研究已渐趋成熟和完善。

回首80年代我国医学美学研究高潮的迭起,事实上也是科学发展的必然结果。因为,只要我们翻开古今中外的医学和美学史卷,就不难发现,无论是中国的春秋战国时期,还是西方的古希腊时代,在人类社会漫长的文明发展史上,人们对美的向往与追求、对美的探索和研究就从未停止过,而且他们这种对美的探求始终都贯穿着健康之美、生命之美与康复之美,这实质上就是医学之美或医学美学的萌芽。1949年10月以后至80年代,我国的医学工作者对美的追求亦从未停止过,只是表现手法有所顾忌而已,如"文化大革命"时期层出不穷的各种"新医疗法""饮食疗法""速成义齿""针麻美容手术"等,其中也不乏瑰宝珍珠,只是条件不允许将其作为医学与美学结合的课题来进行研究而已。因此,一旦进入80年代这个科学的春天,医学美学的萌芽终于破土而出,展示了其蓬勃生机。

这实际上是熔岩涌动,厚积薄发。

（一）定义

我国学者给医学美学提出了两种定义，以期得到实践的检验：

1. 医学美学是一门遵循医学理论、美学原理，运用医疗技术、美学疗法来维护、修复和再塑健康的人体美，以增进人的生命活力美感和提高生命质量为目的的科学。它是研究和实施医学领域中的美与审美问题的科学。

2. 医学美学是应用美学的一般原理，研究医学人体美、医学审美、医学美感和医学审美活动过程中所体现出来的一切医学美现象及其规律的科学。

医学美学的基本宗旨就是将人类与生俱来的爱美情结和古已有之的医学审美理想，从朴素的升华为理智的，从无意的转变为有意的，从散在的发展为全面的理论体系及操作程序。从而，使人们对人体健美的追求与向往，由盲目状态导向一种自觉的创造性活动，促进人类医学审美认识和审美能力的发展。最终使医学科学的本质从救治生命和减轻痛苦的最低目标，逐步向提高和优化生命质量，增强容貌健美，延缓衰老、愉悦情志，充分展现生命最高情趣的理想目标迈进。

（二）内容

医学美学的研究内容主要有：医学美、医学美感，以及医学人体美和形式美等。

1. 医学美 医学美是指医学领域之美，它是现代医学的体现，是人们从医学和美学结合的角度来研究维护和塑造人体美系统理论和实践的学问。

美的三种基本形态为自然美、社会美和艺术美，自然美和社会美合称为现实美。医学美与上述三种美的形态均有直接或间接的关系。自然之美可以使人们心情愉悦，有利于恢复健康和陶冶情操，所以国内外均有许多医疗单位利用改善环境来作为辅助治疗的措施，并取得了良好效果。如英国剑桥大学口腔治疗室，用音乐代替麻醉药拔牙200余例，病人未感到疼痛；湖南马王堆疗养院1986年建立心理音乐室，让不同患者选用不同的"音乐处方"，有利于改善大脑神经功能和腺体分泌，对老年疾病、神经官能症疗效很好。社会美为现实生活中社会事物之美，是人的创造性的社会实践的产物。人的心灵美和行为美是社会美的核心。医疗实践通过对人体美的维护和塑造，从形式和内容上增强自然美，并且具有社会美的意义。艺术美是指艺术品的美。艺术美来源于客观现实生活，其不等于生活，但高于生活。一件艺术品饱含艺术家艰辛的创造性的劳动。因而通常说，艺术美是现实美的创造性反映形态。医学美实际上也是一种现实美，并带有艺术美的许多特征。如艺术美追求形式上的完美，并通过完美的形式表现自己；医学美也需要通过完美的形式表现自己。艺术美的另一个特征是以典型来反映现实美，从而高于现实美。而人体美是天地万物之中美的结晶和典型，医学是按照典型的人体形态和功能来维护和塑造人体之美的。由之可见，医学既是一种崇高的科学实践，又是一种精湛的艺术实践。

2. 医学美感 医学美感主要是指人们在观察人体美和生理功能的过程中所引起的感动，是一种以观察者的美学素质为基础或标准。在观察过程中，由直觉而至理性的一个心理和生理过程，这是一种悦目和怡情的心理状态，因为医学本身就是维护和塑造人体美和生理功能的科学。

从外表来看，人体美有一般的人体美和突出的人体美。前者表现为五官端正，肤色正常，身材适中，身体健康，气质与风度平平，生活中大多数健康人群即属此类；后者表现为眉清目秀，鼻直口方，面色红润，体格匀称而矫健，气质与风度绰约，此即生活中的美貌人群。上述标准只是一种粗略的中性分类。对人体美的评价标准，过去、现在乃至将来恐怕都很难有一个十分圆满的标准。英国学者莫里斯(Desmond Morris)曾说:"人体既是生物体,也是文化现象。"意即人体除有生理功能外,还具有一定的文化象征意义。从而使人体美除了自身形体符合形式美规律之外,另一方面又与广泛的人体文化背景带来的不同审美标准和意识有关。如原始人体美学观,古希腊人体美学观,不同宗教的人体美学观,文艺复兴时代的人体美学观及我国古代不同时期所表现的人体美学观,均有很大的差别,根本就无法获得一致标准。但作为对人体美学与医学及艺术都有相当水准的一些学者而言,他们所执有的人体美学标准都有十分重要的价值,如意大利文艺复兴时期著名的现实主义画家、人体解剖学家达·芬奇,他的不朽名作"蒙娜丽莎""最后的晚餐""拈花圣母"等,流传至今仍令人高山仰止。他以自然科学的严谨方式,用解剖比较学实验和统计学原理提出了一个人体美的标准,至今都可作为医学人体与艺术人体美学的重要参考依据。除此之外,还有许多中外学者从不同角度制定出了许多不同性别、职业的人体美标准,但均不能以一概全。

总之,关于人体美的认识问题,医生应具有敏锐而客观的观察能力,因为医生了解疾患的病因、性质与预后,所以医生应该向患者说明治疗或修复方法及效果,以取得患者合作,力争达到形态与功能的理想恢复目的。

二、口腔医学美学

现代口腔医学是医学的重要组成部分,口腔医学美学也是医学美学的一个重要分支,是由口腔医学与基础美学相结合而形成的一个新兴的边缘学科。

口腔医学美学的研究范围囊括口腔医学的所有研究范围,并与口腔医学的学科体系和基本理论紧密联系,不可分割。

口腔医学美学是融医学美学、医学人文美学、医学技术美学于一体的交叉学科,是一门科学与艺术融汇渗透的学科。

口腔医学从诞生之日开始,无论是从基础理论、科学实验及临床医疗中,都在应用医学和美学的原理,其工作性质决定了它是医学美学的最佳实践者。只是由于各方面条件的限制,未能形成其独特的理论体系而已。

(一)定义

基于上述观点,口腔医学美学的定义应该有以下两种:

1. 口腔医学美学是一门以口腔医学理论、医学美学理论为基础,运用专门的医疗与美学疗法技术来维护、塑造、重建口腔颌面部的人体美,以提高生命质量、研究口腔医学领域中美与审美规律为目的的科学。

2. 口腔医学美学是一门在维护、塑造口腔颌面部健美的创造性活动中体现出来的一系列医学美现象和医学审美规律的科学。

(二)口腔医学美学的应用范围与评价

口腔颌面部是口腔医学的主要研究范围,也是人类容貌的主要敏感区域,由于它在解剖生理上的特殊地位,决定了它在口腔医学美学研究范畴及临床应用中的重要地位。可以十分肯定地说,口腔医学美学的基本原理可以在口腔专业的任何一个分支学科中,得到充分应用。因此,"口腔医学等于科学加艺术"(Dentistry = Science + Art)的公式是一个具有深刻内涵和丰厚底蕴的结论。在口腔医学工作中,科学性与艺术性原则具有缺一不可的互补作用,它们两者的协同作用,就能产生良好的工作效应。现仅就科学性、艺术性与审美要求在口腔医疗与修复的作用评价如下:

1. 科学性　科学性在口腔医疗、修复工作中的体现为,一切操作都是在口腔解剖、生理及医学知识基础上进行的,要按照生物力学原则进行修复与造型。譬如,除了要考虑应用材料的性能外,还要考虑取得固位形、抗力形与预防性扩展,以及尽可能地保存健康的牙体组织等原则,来恢复咀嚼器官的结构完整和生理功能。

2. 艺术性　在口腔医疗与修复工作中，要充分运用医学美学的一些主要原理，如"个性修复"与"仿生艺术"，从而使得人造器官更具自然美感，使医疗与修复工作达到一个更高层次。

3. 审美要求　在口腔医疗与修复工作中，应使科学性与艺术性处于一个良好的结合互动状态，使治疗与修复效果既有符合科学性的设计与造型，又有符合艺术性的生动美感与实用功能，给医患双方都带来美的精神享受。

（三）口腔医学美学的临床应用

口腔医学美学的基本原理在口腔临床医疗工作中可以得到充分的发挥与广泛的应用，如口腔颌面部的手术美容及整容手术，正颌外科与牙外科正畸；口腔正畸美学及牙体硬组织非龋病疾病的治疗和修复美学；牙体缺损治疗与修复美学；口腔固定、活动及全口义齿的修复美学；等等。总之，随着人们对口腔医学美学基础理论知识理解和运用能力的加强，必将使口腔临床医疗与修复治疗的效应出现质的飞跃。

三、口腔医学美学的基础训练

美学、医学美学和口腔医学美学是一门博大精深的学问。如从其本质上进行探讨，真可谓："其大无外，其小无内"。也正因为如此，在漫长的人类文明史上，才有人为了揭开她玄妙神秘的盖头，而殚精竭虑，苦苦探求，而终不能解……在 1750 年才由德国哲学家鲍姆嘉通在关于《诗的哲学沉思》中首先提出"美学"（Aesthetic）这一概念，并从建立完整人类知识体系出发，提出人类心理功能有知、情、意三个方面。"知"为逻辑学，"意"为伦理学，"情"则是研究朦胧认识的学科。鲍姆嘉通比较系统地阐释了它的研究对象，并初步建构了"美学"作为相对独立学科体系，得到了国际美学界的公认。以后又有不少近代、现代哲学家、美学家如黑格尔、车尔尼雪夫斯

基等，又从不同角度与深度进一步阐述和发展了美学，形成了各种不同的流派与观念，使美学理论更趋完整与系统，并逐渐向科技领域及社会生活介入和发展。以至从 80 年代以来，我国的一些理工科高校先后开设了美学专业课程，出版了大批美学专著、丛书、译文及专业刊物，使中国美学在短短的 10 年期间走过了西方近百年的路程，并取得了令人瞩目的成就。当今的美学已经把"审美主体-审美活动-审美客体"的静态与动态研究、宏观与微观研究、理论与应用研究有机地结合在一起，成为一门具有普遍指导意义和一定科学性的美学。医学美学与口腔医学美学也就是在这一时期应运而生、茁壮成长的。那么，作为医务人员学习美学理论有哪些实际意义和指导作用呢？在学习美学理论的同时应该进行哪些基础训练呢？作为医务人员应该具备哪些基本审美技能和艺术修养呢？本文将逐一讨论如下。

（一）学习美学理论的意义

1. 提高自身素质，增强审美意义　美学理论是人类在长期生存、生产和社会活动及科学实验中逐渐积累起来的宝贵财富。学习美学基础理论可以拓宽医务人员的视野，陶冶心性情操，从而提高文化与艺术素质，增强审美意识与能力，这就是艺术学上的"只有眼界高后，方能手界变高"理论，切忌"眼高手低"和"手高眼低"。

2. 将美学原理正确地运用于医疗实践　美学原理是集自然、社会、艺术、科学之美于一身的典型的规律；是人与自然斗争中表现出的合目的性与合规律性统一的结果；是时代精神的精华。因而，它有极大的容量与能量，并对医学的理论与实践具有宏观的和微观的双重指导意义。所谓宏观，就是对医学科学在实现人类健美目标的定位导向与学科构筑方面的规划与设计；所谓微观，就是形式美法则等在"雕塑"人体美的临床技艺中的应用价值和在医学审美环境建设、医学审美

评价等诸多方面的具体实施。

总之,医务人员通过对美学原理的学习与应用,对自身创造力的培养和潜能的开发都极为有利,从而使临床医疗效果产生事半功倍的作用。

(二)基本审美技能和艺术修养的培养

1. 基本审美技能的培养

(1)审美主体与审美客体:审美是美学中的一个超大系统,其中包括审美主体和审美客体两个方面。

①审美主体:为审美行为的承担者,应具备基本的审美条件,掌握基本的审美技能。

②审美客体:为审美行为涉及的对象,即具有审美价值属性,与主体结成一定审美关系的对象性存在,包括自然美、社会美、艺术美与科学美。

(2)审美条件:在审美的过程中,作为审美主体应具备审美的生理条件、心理条件和必要的美学修养(审美能力)等;而审美客体亦应该具备美的客观条件。此外,还应要求两方面能发生特定的审美关系,即主体在情感上产生与客体的美相契合的倾向。兹将审美主体的审美条件与技能培养简介如下。

①审美的生理条件:审美主体健全的感觉器官是审美的先决条件。如对造型艺术(建筑、雕塑、绘画、口腔修复体、人工器官)的审美就需要视觉的敏锐与色觉的正常,敏锐的视觉和色觉可加深对造型艺术的理解和深层次剖析。当然,深厚的艺术修养是审美主体的能源;再如对表演艺术(音乐、相声等)的审美就需要听觉的敏锐与健全。

在审美的过程当中,还应具备审美的心境和环境,对主客双方均应有稳定的情绪,作为医生的主体与作为患者的客体,都应有稳定而平和的心态及安静和谐的环境,方能达到应有的审美效果。

②审美能力的培养:审美能力的培养实质上是一个综合素质的培养。人的审美能力,不仅以一定的生理-心理结构为基础,而

且更为重要的是审美经验和文化艺术素养的程度。马克思曾说过两句具有结论效果的名言,其一为:"对于非音乐的耳朵,最美的音乐也没有意思";其二为"如果你想欣赏艺术,你必须成为一个在艺术上有修养的人"。前者肯定了天赋的重要性,后者提示了学养的必然性;前者是我们无法改变的,但后者是可以追求的。我们可以通过对美学基本原理的学习,来掌握美学的基本知识,培养广泛的审美情趣和爱好,逐渐悟出一些美学道理,了解一些美学规律。待学养达到一定程度之后,会自然产生一些对"美"或"审美"的创造冲动,如在学习有了收效之后再去审视自己以前的作品(如全口义齿、烤瓷冠、支架式义齿等),你就会惊讶地发现,以前十分满意的"佳作",现在一眼就能发现它在形态、结构、颜色等方面的许多缺点;如果你此时再去重新制作同一件修复体,除了能极大地满足你的创作冲动之外,还会产生一种审美过程中独有的愉悦心情。

审美能力的培养还包括技能素质的提高,即动手能力的增强。口腔科医师和技师动手能力的强弱,事实上也是一个综合素质的体现。因为我们的工作性质就是一个以技能性操作为主要内容的学科。因此,在学习专科医学理论的同时,也应该重视基本技能的培养和提高,如牙体形态学雕刻训练(详见本章第二节),各种铸造支架的设计与制作训练,全口义齿的各种排牙方法训练,烤瓷牙基底冠制作、蜡型开窗及多色瓷构筑,以及烤瓷牙形态与色彩的仿真训练等。在进行以上专业技能训练的同时,我们还应该根据自身条件,制定一些艺术训练项目,以提高自己的造型能力与审美能力,对口腔科医务人员最有帮助的艺术训练项目有以下几种。

泥塑与雕塑训练:如有条件可参观艺术院校的师生或民间石雕艺人的雕塑过程,如能产生兴趣,一定会使自己受益无穷。雕塑是立体空间的造型艺术,是一种形体垒积的

语言,它以自身三维实体与人们进行感情和思想的交流,学习雕塑可以使我们树立空间中形体的立体观念及正确的观察方法。随着学习的深入,你会在不经意之间感觉到立体意识在逐渐增强,体会到雕塑立体感强弱不仅由雕塑的整体体积大小所决定,而形体间的错位、方圆、高低等因素所造成的艺术视觉感受,同样会使对作品产生强烈的立体感(图18-1-1～图 18-1-4)。

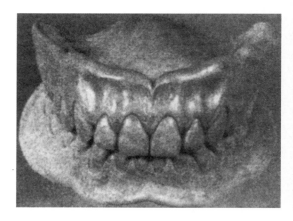

图 18-1-2　木雕总义齿的三维空间

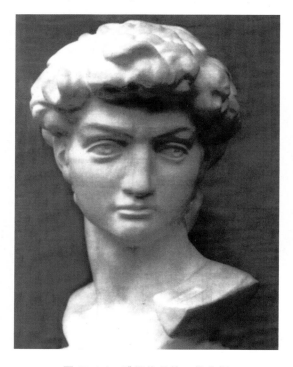

图 18-1-1　雕塑作品的三维空间

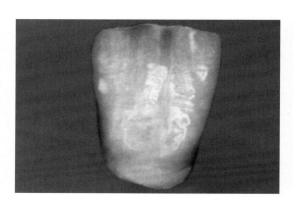

图 18-1-3　金属烤瓷牙的三维空间

有了上述感觉,再去雕塑牙体或审视全口义齿的形态及烤瓷仿真艺术的复制等,你就会有一种新的理解。对物体形态的平面与层面结构的认识,就会有一种"透视"功能。

绘画技能训练:绘画艺术亦属于造型艺术。医生学习绘画,绝对有百利而无一弊。除了加强审美能力以外,还可增进形体与层面认识。但学习绘画亦应有天赋,决不可急于求成。绘画亦有中西之分,学习油画(西画)强调素描功底扎实;学习国画(中国画)强

调线描基础巩固。依笔者之切身感受,艺术的修养可叫人终身受益。如仅就医学美学而言,在同等条件下,如同时制作一件总义齿,有艺术功底的人就会在方法、技巧、造型、设计等许多方面自然地把医学原则和艺术技巧及美学原理融会一体,其作品就自然会"棋高一筹"。譬如笔者在堆彻烤瓷冠时,就会自然地想起油画的堆色熔色方法,就会在无意中加以运用。待烤瓷牙完成之后,如出现颜色障碍,便会马上悟到是在什么层次上采用了什么色瓷不当所致,或是不当的配色所致,下一次应会认真地加以改正。总之,不必追求绘画水平的高低,我们强调的是审美能力的提高与综合素质的增强,从而起到"触类旁

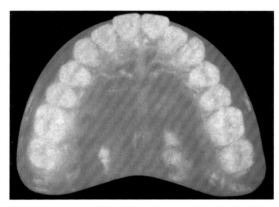

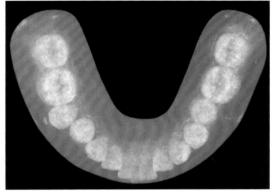

图 18-1-4　塑料总义齿的三维空间

浓缩,对书法和篆刻的学习和研究无疑是人生的一大升华,是一种至高无上的精神享受;同时也是一项艰苦的脑力劳动和体力劳动,是一项需要寻古溯源、引经据典、勤学苦练、深思善悟的艰辛过程。因而,笔者认为,作为口腔科医生和技师,如能对绘画与雕塑有所了解和掌握就很不容易了,如果确实对书法和篆刻产生了浓厚兴趣,那么就应该静下心来练"童子功",从文字源流、秦碑汉印开始持之以恒的读帖、临帖、悟帖、评帖乃至学有所成,功莫大焉! 如不能如此,仍可找一些市售的钢笔字帖、启蒙字帖来学习规范习字与刻字,这样也可以对艺术技能的提高及动手能力的培养大有帮助,但应该明确的概念是:

①会写字,字写得流畅甚至龙飞凤舞,那不等于是书法;

②会刻字、会刻印章,那也不能算作篆刻。正如话说得流畅和押韵不等于是诗词一样,诗词需要内涵,需要意境,需要格律,诗即诗也。

近几年来,我国有许多资深学者语重心长地提出:"医务人员应有精深的专业知识,广博的文化素质,充分的美学修养,以及娴熟的工艺技巧。应该努力博览群书,学习美学和工艺技巧,提高整体素质,以期将本职工作做得更好。"

因而,我们应该制定一个实用的学习计划,通过各种学习方式来循序渐进地提高自己的医学美学理论水平与艺术修养。

(白天玺　白　轶　张庆华　朱明太)

通""举一反三"的专业效应。

其他艺术技能训练:有学者曾强调,口腔科医生除了应提高美术水平外,还应对书法、篆刻乃至音乐、舞蹈等艺术体系都有相当造诣。这无疑是件极好之事,对提高人的整体素质很有帮助,但客观地讲,这也确非易事。因为书法和篆刻的基础是源于中国古典文化,是我国博大精深的历史与文化的沉积和

第二节　牙体形态学基础训练

一、形态学训练的目的和意义

牙体解剖学是口腔修复学的基础,在掌握了牙体解剖学的理论后,有必要对牙体形态做进一步的了解,其最好的方法就是进行牙体形态的雕刻训练。通过反复训练,可以

逐渐熟悉与掌握牙体的解剖形态与特征,并在头脑中深深打下烙印。只有这样,才能在口腔修复工作中得心应手,使自己制作的每一件修复体都能成为可行使功能的人工器官与美观的艺术品。

人类牙齿的特点是为异形牙,前、后牙的

形态和功能是不同的。前牙主要用于切割、撕裂食物,后牙则用于捣碎与研磨食物。功能的不同使其形态各异,因此只有通过对具体牙的雕刻训练才能对其形态与功能的关系加深理解。

人体在结构与功能上是一个完整的有机统一体,在雕牙时要体现这一点。此外,通过雕牙,还应重点掌握上下牙、左右牙的相互区别,与邻牙、对颌牙的关系。雕刻出的牙齿,要求有良好的形态与比例,并符合美观的要求。

通过形态训练,还应熟练地掌握一些常用器械的使用方法、操作技巧及安全常识。

雕牙是制作口腔修复体,特别是金属烤瓷修复及其他材料的冠、桥修复与铸造修复的基本功。雕刻的好坏与否关系着修复体的成功或失败,因此,加强对形态训练等修复工艺基本功的训练具有十分重要的意义。

二、材料与方法

(一)工具

1. 大切刀——用于对蜡块做大面积的切割。

2. 横刀——可在蜡块上切、刮出平面。

3. 竖刀——即铅笔刀,用于初步雕刻。

4. 雕刀蜡刀——细致雕刻用。

5. 三角蜡刀——用于烫蜡、添蜡。

6. 酒精灯——用于加热蜡和雕刻工具。

7. 15cm钢板尺——测量、画线用。

8. 画线针——用于在蜡块上画线。可用一次性探针磨制。

9. 棉花或软布——用于将雕好的蜡牙擦亮。

(二)材料

可用石膏块或蜡块。由于蜡块可用废基托蜡灌制,因而具有易雕刻、可修补、能反复使用和成本低的特点,故建议使用该材料。

(三)方法

选择有代表性的牙雕刻。可选上颌中切牙(可为左侧或右侧,下同)、上颌尖牙、上颌第一前磨牙、上颌第一磨牙和下颌第一磨牙这5颗牙,因为这5颗牙可基本代表人类牙齿的大体形态。

可先雕刻放大3倍的蜡牙,在掌握了一定雕刻技巧与牙体形态学的感性知识后,再雕刻1∶1的牙。

注意事项:在雕牙之前,要先了解安全操作的知识(如酒精灯的安全使用)以及各种刀的持刀姿势与使用方法,并在用刀时随时使手保持支点。

三、放大3倍牙蜡型的雕刻

参考王惠芸教授1958年所著《牙体解剖生理学》一书所例举的人牙平均数据,放大3倍并留出余量灌制蜡块。

(一)上颌中切牙的雕刻

1. 上中切牙数据　见表18-2-1。

根据表18-2-1的数据,灌制尺寸为75mm×30mm×25mm的蜡块备用。

表 18-2-1　上中切牙的有关数据

部位	均值(mm)	放大3倍值(mm)
冠长	11.5	34
根长	11.3	34
牙冠近远中径	8.6	26
牙颈近远中径	6.3	19
牙冠唇舌径	7.1	21
牙颈唇舌径	6.2	19
近中颈曲度	3	9
远中颈曲度	2	6

2. 雕刻步骤

(1)先将蜡块宽30mm的平面定为唇面,亦即该牙的基准面,在该面上画出唇面的轮廓线。尺寸根据表18-2-1之放大3倍值,并参考标准牙模型和离体牙标本见图18-2-1(注意该图所画是右上中切牙)。

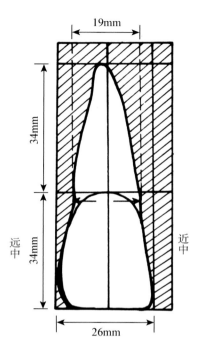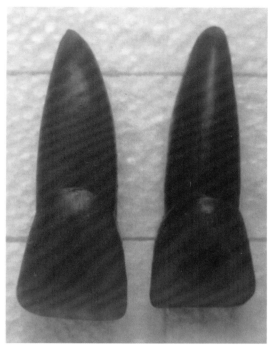

图 18-2-1　右上中切牙唇、舌面观

（2）用大切刀切去画线外的余量蜡。用刀时要垂直，不可向内倾斜（为了防止用刀倾斜，在唇面画线时，可向其他面做切割延伸线），余量切除后，用横刀将切割面刮平整，不留大的切痕。

（3）在蜡块的近中面画出该牙近中面的轮廓线（图 18-2-2）。

（4）切去该面余量，刮平切痕。

（5）以上两面切完后，蜡块已成为上中切牙的雏形。此时可用画线针恢复各面的中线，并测量尺寸，看该牙各点是否符合表 18-2-1 所列数据。如尺寸过大，可继续改小；如尺寸小了，可用三角蜡刀有蜡勺的一端在酒精灯上熔化一些切下的蜡屑，添补到不足之处。如因下刀用力过猛或其他原因造成某一点尺寸过小不易添补，则需重选蜡块雕刻，或将全牙尺寸按比例缩小雕刻。

（6）画出切端的轮廓线（图 18-2-3）。

（7）细致雕刻。参照标准模型及离体牙，先用较大的刀雕，再用雕牙蜡刀雕刻细部。舌面窝可用雕牙蜡刀有蜡勺的一端雕出。雕刻时应注意使舌面窄于唇面。

（8）雕刻完成后，可将蜡刀在酒精灯火焰上稍微燎一下，待冷却后用软布或棉花擦其表面，擦去刀痕，直到蜡牙光亮为止。

在所有要雕刻的 5 颗牙中，上颌中切牙形态较简单，本应是最容易雕刻的牙，但初次雕刻，无感性经验难以成功。因此，在雕刻此牙时，首先要求控制好该牙的尺寸，然后要求雕刻该牙基本的解剖形态，对美观方面暂不做过高要求。

3. 该牙雕刻完成后应具有的解剖特征

（1）唇面：呈铲形，靠近切缘的 1/2 较平，唇颈嵴位于中 1/3 与颈 1/3 交界处，较圆凸。近中切角较锐而远中切角较钝。近中边缘长直，远中边缘较短而弧。切 1/3 部有两条纵行发育沟。

（2）舌面：比唇面窄（颈部更为明显），中

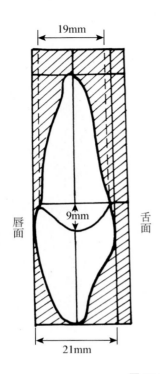

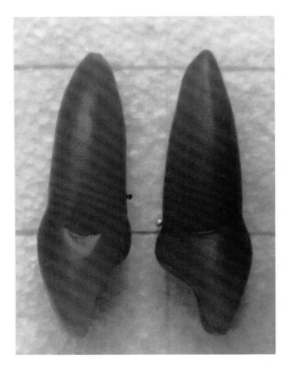

图 18-2-2　右上中切牙近、远中面观

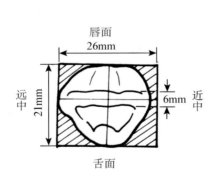

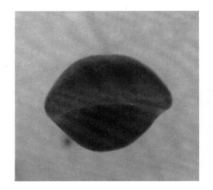

图 18-2-3　右上中切牙切端观

央呈舌窝,颈部有舌隆凸,切端有切嵴。

（3）邻面:近、远中面均似三角形,近中面较平,远中面略凸。颈曲线近中面要大些,接触点近中面更靠近切角。

（4）牙根:单根,颈部粗,根尖细且偏向远中。唇面宽于舌面,颈部横断面呈圆三角形。

（5）切端:并非完全平直,而略呈弧形

曲线。

（二）上颌尖牙的雕刻

1. 上尖牙数据　见表 18-2-2。

根据该表数据,灌制尺寸 80mm × 30mm×25mm 的蜡块备用。

2. 雕刻步骤　与上中切牙相似。

（1）先选蜡块宽 25mm 的平面为唇面,

按表 18-2-2 的数据定位并参照图 18-2-4 及标准牙模型画出该牙唇面轮廓线(注意该图所画是为右上尖牙)。

(2)切除线外多余部分蜡,用横刀刮平切面后依次在近中面画出轮廓线(图 18-2-5)。然后切去轮廓外的蜡。

(3)在切端部作图,注意应使舌面窄于唇面(图 18-2-6)。然后切去余量蜡,雕出牙冠上唇轴嵴、唇颈嵴和舌轴嵴、舌隆凸的大体轮廓。

表 18-2-2 上尖牙的有关数据

部位	均值(mm)	放大 3 倍值(mm)
冠长	11.0	33
根长	14.2	43
牙冠近远中径	7.9	23
牙颈近远中径	5.7	17
牙冠唇舌径	8.2	25
牙颈唇舌径	7.7	23
近中颈曲度		7
远中颈曲度		4

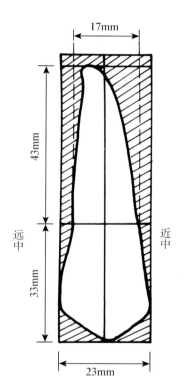

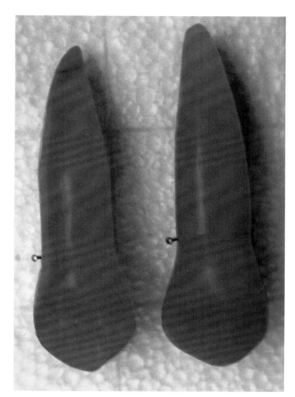

图 18-2-4 右上尖牙唇、舌面观

(4)参照标准模型及离体牙,细致雕刻牙冠及牙根,最后用棉花和软布擦亮。

3. 该牙雕刻完成后应具有的解剖特征

(1)唇面:近似五边形,近中斜缘与远中斜缘相交成牙尖,约 90°。有唇轴嵴凸起将唇面分成近、远中斜面,远中斜面略大于近中斜面。轴嵴两侧各有一条浅发育沟。外形高点即唇颈嵴,在颈 1/3 与中 1/3 交界处。

(2)舌面:较唇面窄小,外形高点即为舌隆凸。由舌隆突到牙尖有一条纵嵴称舌轴嵴,将舌窝分成近中舌窝和远中舌窝。

(3)邻面:似三角形,远中面较近中面突出且短小。远中接触点(区)较近中接触点(区)更靠近根部,且偏向舌侧。

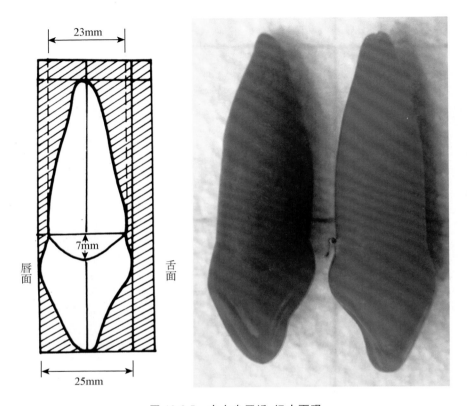

图 18-2-5 右上尖牙近、远中面观

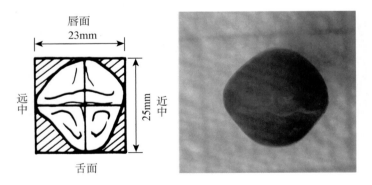

图 18-2-6 右上尖牙切端观

（4）牙尖：由四嵴四斜面组成，形似匕首。

（5）牙根：单根，粗壮且长，唇舌径大于近远中径，根颈横剖面为卵圆三角形，根尖略偏远中。

（三）上颌第一前磨牙的雕刻

1. 上颌第一前磨牙数据 见表 18-2-3。

根据该表数据，灌制尺寸为 75mm × 30mm × 25mm 的蜡块备用。

2．雕刻步骤

（1）选择蜡块宽度 25mm 的一面作为颊面，根据表 18-2-3 的数据，参照标准牙模型及离体牙的形态画出冠、根颊面的轮廓线（图 18-2-7）。注意，该图所画是左上第一前磨牙。

（2）切除余量蜡，注意切面上下平行，然后用横刀刮平切面。

（3）在近中面按表 18-2-3 数据定位，画出近中面轮廓线及颈曲度（图 18-2-8）。

表 18-2-3　上颌第一前磨牙的有关数据

部位	均值(mm)	放大 3 倍值(mm)
冠长	8.5	25
根长	12.1	36
牙冠近远中径	7.2	22
牙颈近远中径	4.9	15
牙冠颊舌径	9.5	28
牙颈颊舌径	8.4	25
近中颈曲度		3
远中颈曲度		0

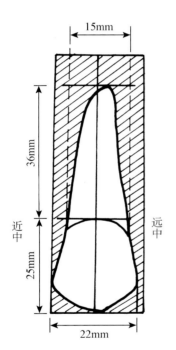
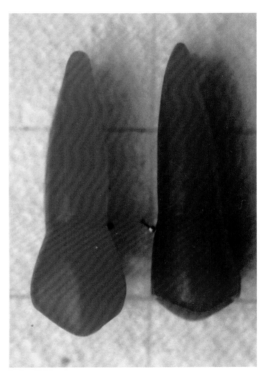

图 18-2-7　左上第一前磨牙颊、舌面观

（4）切除轮廓线外余量蜡后，留下𬌗面暂不动，先雕刻牙冠的颊、舌面。在颊面由颊轴嵴分别向近、远中雕出两个斜面，近中面略大于远中面。从颊面的颈 1/3 的颊颈嵴处、从舌面的中部分别向𬌗面稍稍聚拢，然后初步形成该牙牙冠和根的轴面形态。

（5）画出𬌗面的大致形态（图 18-2-9）。

要注意颊尖应大于舌尖，颊尖顶略偏远中而舌尖略偏近中。

（6）在𬌗面上确定颊尖三角嵴、舌尖三角嵴以及中央沟和近、远中沟的位置后，先用雕刀雕出颊、舌尖三角嵴的斜面，然后雕出近、远中的中央窝等解剖标志。

（7）参照标准模型和离体牙细致雕刻，然

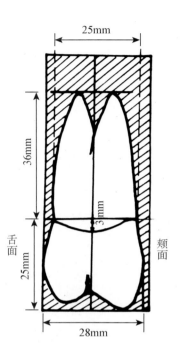

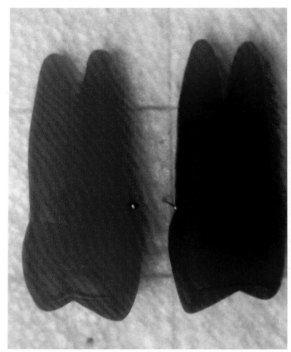

图 18-2-8　左上第一前磨牙近、远中面观

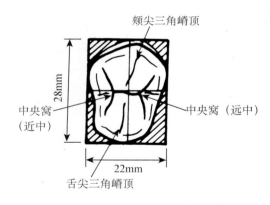

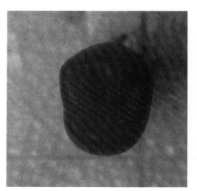

图 18-2-9　左上第一前磨牙𬌗面观

后擦亮。

3. 该牙雕刻完成后应具有以下解剖特点

（1）颊面：外形似尖牙。颊尖的近中牙尖嵴长于远中颊尖嵴，颊尖略偏远中。有颊轴嵴将颊面分成近、远中面，近中面大于远中面。外形高点在颈 1/3 处。

（2）舌面：小于颊面且较圆凸，舌尖偏近中。

（3）邻面：在近中面有近中沟从𬌗缘延至近中面，呈 V 字形，是辨别该牙左右的重要标志。远中面较近中面圆凸。

（4）殆面：似六边形，颊舌径大于近远中径。颊尖高而尖，舌尖小而圆。颊、舌尖连接处略低于边缘嵴。中央凹下为中央窝，并有中央沟、近中沟和远中沟。

（5）牙根：扁根，约有 4/5 的牙在根尖 1/3 处分成颊舌双根尖。根的近中面较平，根尖偏向远中。

（四）上颌第一磨牙的雕刻

1. 数据　见表 18-2-4。

根据该表数据，灌制尺寸为 75mm×40mm×35mm 的蜡块备用。

2. 雕刻步骤

（1）选择蜡块宽度 35mm 的平面作为颊面，根据表 18-2-4 的数据定位，再参照标准模型及离体牙画出冠、根的颊面轮廓。注意，近中颊尖应略大于远中颊尖，所以颊沟的位置应在中线偏远中一点上（图 18-2-10）。

表 18-2-4　上颌第一磨牙的有关数据

部位	均值（mm）	放大 3 倍值（mm）
冠长	7.3	22
根长	12.4	37
牙冠近远中径	10.1	30
牙颈近远中径	7.6	23
牙冠颊舌径	11.3	34
牙颈颊舌径	10.5	31
近中颈曲度		3
远中颈曲度		0

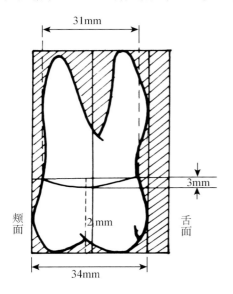
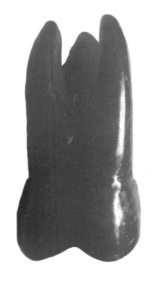
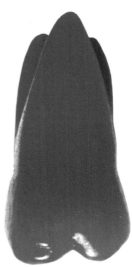

图 18-2-10　右上第一磨牙颊、舌面观

（2）切除轮廓线外的余量蜡，根分叉中间多余的蜡暂时不动，殆缘处近、远中颊尖之间的蜡也先不切。用横刀刮平切面。

（3）在近中面上画出冠、根的近中面轮廓。注意在冠部近中舌尖大于近中颊尖，牙根部舌根略长于颊根 1～2mm（图 18-2-11）。

（4）冠的殆面只切除近中半侧的余量蜡，分出近中颊、舌尖。远中一侧不动。

（5）画出远中面冠与根的轮廓。注意要使远中颊尖大于远中舌尖（图 18-2-11）。

（6）切去殆面远中半侧的蜡，分出远中颊尖与远中舌尖。这种近远中面分开切的方法为的是使殆面上 4 个牙尖大小不一。在掏开 3 个牙根之间多余的蜡时，注意不可用力过大，否则易使牙根折断。

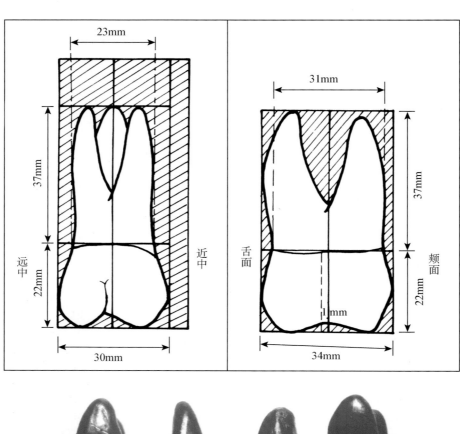

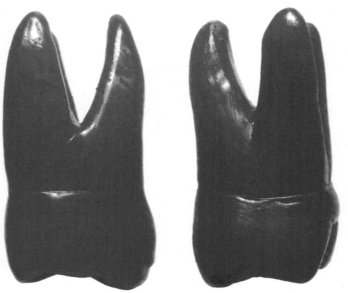

图 18-2-11　右上第一磨牙近、远中面观

（7）𬌗面作图：确定𬌗面 4 个牙尖大体的位置，其大小关系为：近中舌尖＞近中颊尖＞远中颊尖＞远中舌尖。画出颊、舌尖三角嵴的走向，特别是使近中舌尖三角嵴与远中颊尖三角嵴相连成为斜嵴。但要注意，斜嵴并非一条直线，而是在远中窝处形成折返。

画好各牙尖和各三角嵴的位置后，再画出牙冠外形轮廓，使其具有斜方形特点（图 18-2-12）。

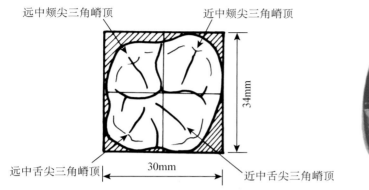

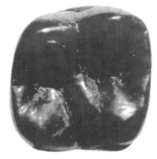

图 18-2-12　右上第一磨牙𬌗面观

（8）用刀修整轴面，使从𬌗面观呈斜方形。然后在𬌗面上先雕出近远中窝和 4 条三角嵴，再雕出颊、舌沟等解剖标志，并可在近中舌尖的舌面雕出第 5 尖。

（9）从整体上对该牙细致雕刻，最后擦亮。

3. 该牙雕刻完成后应具有以下解剖特点

（1）颊面

①似梯形，颈部窄，𬌗面宽。近中缘直，远中缘较突。

②近中颊尖的颊轴嵴显凸，远中颊尖轴嵴较平。

③有一条颊沟自𬌗面延至颊面中部点隙处，分出近、远中颊尖，近中颊尖宽于远中颊尖。

④外形高点在颈 1/3 处。

（2）舌面

①有舌沟自𬌗面延至舌面中部，分出近、远中舌尖，近中大于远中。

②有时在近中舌尖的舌面有第 5 尖。

③外形高点在中 1/3。

（3）邻面：均为四边形，远中面比近中面凸些。

（4）𬌗面

①呈斜方形，近中颊角与远中舌角为锐角，远中颊角与近中舌角为钝角。

②近中舌尖最大，远中舌尖最小；近中颊尖略大于远中颊尖。

③近中舌尖三角嵴与远中颊尖三角嵴相连成为斜嵴，是为该牙重要解剖标志。

（5）牙根：3 根，颊 2 舌 1。舌根最粗大，近中颊根略大于远中颊根。

（五）下颌第一磨牙的雕刻

1. 下颌第一磨牙数据　见表 18-2-5。

表 18-2-5　下颌第一前磨牙的有关数据

部位	均值（mm）	放大 3 倍值（mm）
冠长	7.6	23
根长	12.9	39
牙冠近远中径	11.2	34
牙颈近远中径	8.9	27
牙冠颊舌径	10.5	31
牙颈颊舌径	8.6	26
近中颈曲度		3
远中颈曲度		0

根据该表数据,灌制尺寸为 75mm×40mm×35mm 的蜡块备用。

2. 雕刻步骤

(1)选宽度 40mm 的平面作为该牙的颊面,根据表 18-2-5 的数据定位,参照图 18-2-13 和标准模型及离体牙画出该牙冠与根的轮廓线。注意,颊侧 3 牙尖比例大致为:近中颊尖＞2/5,远中颊尖＜2/5,远中尖＝1/5。在根部,近中根略大于远中根(图 18-2-13)。

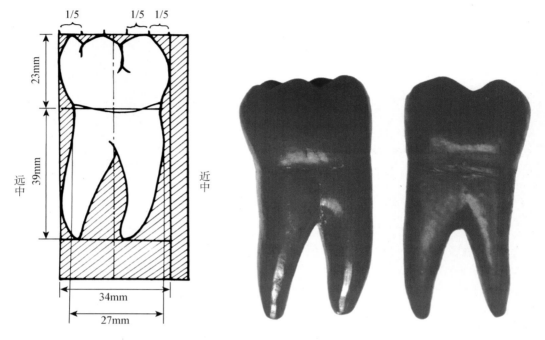

图 18-2-13 右下第一磨牙颊、舌面观

(2)切除轮廓线外多余的蜡。两牙根之间的蜡暂不切,𬌗面 3 个牙尖之间的蜡也不切。

(3)在近中面画线。由于颊尖是工作尖,需使颊尖低于舌尖 1~2mm(图 18-2-14)。

(4)切除轮廓线外的余量蜡。

(5)𬌗面作图

①先确定 5 个牙尖的大小,颊侧为近中颊尖＞远中颊尖＞远中尖(远中尖有部分位于牙冠的远中面);在舌侧为近中舌尖略大于远中舌尖。

②确定 5 个牙尖三角嵴的走向,不可使颊、舌尖三角嵴相连,而应使其互有交错。

③画出近中窝、远中窝、颊沟、舌沟、近中沟、远中沟等解剖标志的大体位置。

④画出各轴角的轮廓线。以上①~④见图 18-2-15。

(6)用雕刀修整轴面形态,然后参照标准模型及离体牙雕刻𬌗面各牙尖及沟、窝等解剖标志。

(7)掏去两牙根之间多余的蜡,仔细雕刻根部。最后将该牙擦亮。

3. 该牙雕刻完成后应具有的解剖特征

(1)颊面:似梯形,𬌗缘 3 个牙尖,较舌尖低且圆钝,略向舌侧倾斜。颊面有颊沟和远中颊沟,外形高点在颈 1/3 处。

(2)舌面:较颊面略小而圆,两舌尖较锐,由舌沟分开。

(3)邻面:呈四边形,近中面较平,远中面略凸。

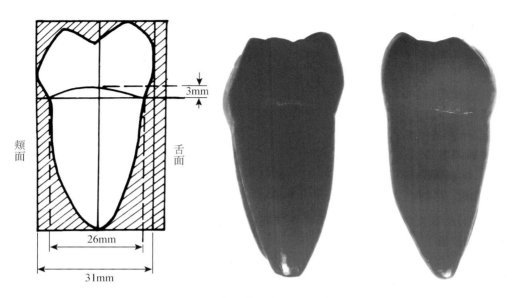

图 18-2-14　右下第一磨牙近、远中面观

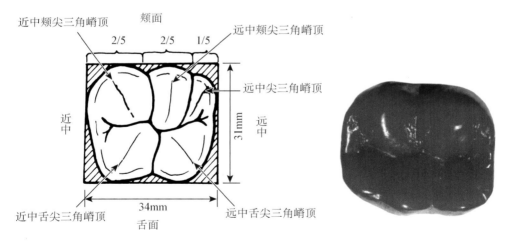

图 18-2-15　右下第一磨牙𬌗面观

（4）𬌗面：呈梯形，颊侧宽于舌侧，近远中径大于颊舌径。近中边缘嵴平直，远中边缘嵴圆凸。有5牙尖、2窝、5沟。

（5）牙根：分近、远中2根，近中根略大于远中根，根尖均偏向远中。

四、在石膏牙列模型上雕刻1：1的牙冠

在完成雕刻3倍大的有根牙模型后，接下来可在石膏牙列模型上练习雕刻真牙大小的牙冠。

（一）材料与方法

1. 材料 真牙大小的石膏牙列模型，基托红蜡片及嵌体蜡，卡环用不锈钢丝。

2. 方法 翻制上、下口石膏牙列模型，选择要雕刻的牙（可仍为 $\frac{1346}{6}$）。去除要雕刻的那颗石膏牙，用基托红蜡片或嵌体蜡将该牙照原样恢复。

（二）操作步骤

1. 捏蜡法

（1）将石膏模型牙列部分浸水，然后将选好的石膏牙用竖刀或锯条将其去除，注意不可伤及邻牙。为了不影响上、下牙的咬合关系，要雕刻某一牙时才去除这颗石膏牙。最好深及龈下部位0.5～1mm。

（2）在缺牙部位石膏模型上相当于牙槽嵴的正中央处，用钻针或其他器械钻一个小孔，插入一小段不锈钢丝作为固位桩（如没有不锈钢丝，可用铜丝或削细的火柴杆替代）。用熔蜡将固位桩粘固在孔中。

（3）切下一段红蜡片，在酒精灯上烤软，用手指捏成与缺隙大小合适的蜡球（蜡温需合适，蜡球中间不可有蜡片夹层）。然后将蜡球塞入缺隙中，用手指捏成与邻牙颊舌径大体相符的锥型。

（4）待蜡完全冷却后，用雕刀初步雕出唇（颊）、舌面形态。该蜡牙如能方便地取下，则从石膏模型上取下雕刻邻面，形成接触区及邻间隙。

（5）将蜡牙插回模型，看其形态是否标准。要求与对侧牙对称，与邻牙协调。再用对𬌗石膏模型对合，检查咬合关系，如不合适，要加以修整。

（6）细致雕出该牙解剖形态的细节，然后用棉球轻轻擦亮。

2. 滴蜡法

（1）在石膏模型上选好一颗要雕刻的牙，不将其完全去除，而是用刀刮削去外表层，留下一个类似于桩核的石膏桩。其大小视牙体积而定，原则是要留下1～2mm以上蜡的间隙（图18-2-16）。

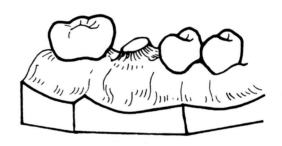

图 18-2-16 石膏模型的预备

（2）用蜡刀有蜡勺的一端，在酒精灯火焰上熔一勺嵌体蜡滴在石膏桩上（注意熔蜡温度，过高易使蜡流动性过大，过低则使蜡呈鳞片状，缺乏流动性），尽量不使熔蜡流到其他部位，为此，可预先在石膏模型不需滴蜡部位涂布藻酸钠分离剂，以防熔蜡沾染石膏模型。

（3）将熔蜡滴满整个缺隙。待蜡冷却但仍有一些可塑性时，将上下牙列模型对合一起，试咬合关系；然后根据对颌牙在蜡牙上的接触点，再参照对侧相同牙的形态决定蜡牙牙尖及沟、窝、嵴等位置之后，再进行雕刻。

（4）滴牙法无法将蜡牙从模型上方便地取下，不易雕刻接触区部位，但仍可将外展隙等处细致雕刻以符合要求。

以上"捏蜡法"可用于前牙,而"滴蜡法"可用于后牙的雕刻,这样,可以多掌握一些雕牙方法。

在石膏模型上雕刻蜡牙,除了让实践者学习雕出符合标准解剖形态的蜡牙外,还应掌握或从整体上了解一些美学知识,应使所雕的牙与对侧牙相对称(如 3| 应与 |3 相对称),与邻牙协调(如 1| 与 |2 和 |1 协调),以及与对颌牙有良好的咬合关系。如有较宽裕的时间,可多在石膏牙列模型上进行蜡牙的雕刻练习。方法是将石膏牙列模型每隔1个牙刮除1颗石膏牙(在后牙可剩一石膏桩),上下蜡牙与蜡牙,石膏牙与石膏牙相互错开咬合。

熟练掌握雕牙技巧,可为下一步修复技术的学习,特别是冠桥技术的学习打下坚实的造型基础。

(朱明太 袁昌文)

第三节 医学美学修养

医学美学修养包括医务人员的自身素质修养与艺术修养两大部分,现讨论如下。

一、医务人员的自身素质修养

我国是一个具有 5000 年文明史的泱泱大国。古往今来,无数仁人志士、先哲学人都用自己的道德学问给子孙后代树立了无数光辉的榜样。尤其是对医务人员提出了许多至今仍有深刻教育意义的准则和要求,譬如:"医乃仁术""医者应有济世之才、舍己之德、割肉之心,方为良医""宁为良医,不为良相"。这些至理名言,都对我们的职责、任务与品德提出了严格的要求,我们只有不断提高自身的素质与学养,方能无愧先人,亦无愧于时代。

人的素质,是一种潜能,也是一个外延很广的概念。可以理解为人在生理、心理、品德、学识、智能等各个方面的基本特征。狭义的素质主要指遗传性素质;广义的素质则强调在先天赋予的基础上,经过后天的学习与实践使这种潜能得到充分发挥的因素。

根据目前应用十分广泛的"人口素质木桶理论"(简称素质桶理论),兹描述如下。

如把我们医务人员的综合素质看作一只木桶,桶的外围是由长短不等的木板组成,这些木板分别代表外在美素质、内在美素质、学识素质和技能素质等。那么,这只木桶盛水量的多少就取决于最短的那块桶板,一旦超出短板的高度,水就会溢出桶外。按此理论,不同的医务人员,就会有不同的长板或短板。如能贵有自知之明,勇于克服自己的"短板效应",就能提高自己的综合素质;如自恃本人"长板多于短板"忽视"短板效应",则整体素质只能囿于短板所及,何其冤哉!

(一)外在素质美

医务人员的外在美主要是指医务人员的言谈、举止、仪表、风度的美。医务人员外在美的作用为:①有利于增强患者对医务人员的信任,容易形成和谐的人际关系;②有利于提高医疗效果及减少医疗差错。

1. 医务人员的仪表美 仪表是一个人的外部形象,是人的容貌、举止、衣着、表情等诸因素的体现。所以,医务人员应该注意:①服装得体,整洁大方;②举止端庄,稳健可靠;③表情自然,和蔼亲切;④自我尊重,不卑不亢。

2. 医务人员的语言美 语言是交流思想的工具,医务人员的语言由于具有职业特点,故应注重以下几个方面:①准确。准确以真实性作为基础,表现为概念清晰、明确,判断恰当,推理合乎逻辑,措辞严守分寸。②简洁。语言简洁,体现了一种语言技巧。③感情真挚。医务人员应富有同情心与仁爱之心，能体谅与安慰患者。④幽默风趣。是一种语言艺术，有利于调剂患者的情绪及康复治疗，但应十分得体，切忌庸俗或过分。

3. 医务人员的行为美 行为美主要表现在恪守医德，认真细致，举止庄重，任劳任怨，坚持原则，不谋私利等行为规范方面。

医务人员的外在美与医学工作者的综合素质和职业态度有关，而且不同的个体间差异也较大，在原则问题之外不必苛求一致。

(二)内在素质美

内在美也叫心灵美，是指人的内心世界的美。内在美主要表现为崇高的职业使命感，如对本职工作高度负责，精益求精，勇于奉献，不断进取，并愿意为医学科学工作献身的高尚精神。从医学伦理学的角度看，内在素质美就是高尚的医德。

医务人员的外在美是内在美的具体反映和表现形式，离开了内在美，外在美就成为无源之水，无本之木。因此，内在美是外在美的根本，是外在美的动力和源泉。

(三)知识素质与技能素质

面对医学模式的转变和医学理论的更新和发展，医学工作者都应该认真审视自己的知识结构，不断地充实和完善自身的知识体系，以适应时代的需要。同时，还应加强技能素质的培养和提高，使理论水平和动手能力都能得到进步，真正成为一个"心灵手巧"的医生。

二、医务人员的艺术素质修养

有许多学者构想着将医学美学的学科体系划为三大部分，即基础理论、医学审美实践和医学职业行为美学。这样，就更加验证了医学美学同时具有医学人文学科与医学技术学科的必然属性，同时，也对医学从业人员的学识修养提出了更高的要求。学识水平常以学历作为依据，而"修养"一词，则无法

简单界定，毋庸讳言，人的修养必须以学识为基础，但事实证明，在许多饱学多才之士当中，缺乏应有修养者也并非少数。如有的人对本专业的研究功底很深，但对着国画却误当作油画妄自评论……；如有的人只泛泛读了几本文学作品，却俨然以"大家"身份，对中外名著评头品足……；再如有的人虽有很高学位，但却满口粗话，庸俗不堪……，以上种种都是有知识但没有文化且缺乏修养的表现。所以，刘少奇同志专门写了《论共产党员的修养》，字里行间都充满着对祖国和人民的挚爱之情，洋溢着一个伟大政治家的美好情操和渊博学问。总之，对修养的注释是多方面、多层次的，但其中最为重要的一点应该是："通过学习和磨炼，具备了一种支撑自己品行和人格的知识与涵养的人……"。不学无术的人，浮躁浅薄的人，不懂装懂的人均称不上是有修养的人；反之，谦虚好学的人，踏实肯干的人，不懂就问的人则都是具有某种修养的人。

医务人员的艺术修养包括文学修养、美术修养与音乐修养。而上述三大门类的修养，又必须经过长期的学习、实践、磨炼和提高。作为口腔科修复医师和技师而言，美术修养又显得格外重要。在美术修养方面，首先要能区分东方美术和西方美术的两大主流与三大系统，要借助我们医学的优势(思维优势与熟悉人体结构优势)，在学习和创作中采用严格的规律和法则，如人物比例法、解剖结构学、透视学、光暗层次法、色彩学、黄金率等融合解剖生理知识的法则，形成美术的再现技法，使艺术更加科学化。笔者经常自勉："用医学的严谨对待艺术，以艺术的修养提高医学"。在掌握基本原理之后，其次就是注意观察、反复临摹、细心品味、大胆创新；通过日复一日、年复一年的刻苦学习和广泛吸取营养，用心揣摩实践与加强多元性素质修养，定能茅塞顿开，有所收获。随着审美水平和艺术创作能力的提高，自己对医学美学的认识

与理解也会逐渐加深，这时候如再看到自己以前所做的修复体时，就能马上发现并指出其中存在的"美中不足"及其原因所在。总之，艺术的修养可以丰富和提高医学，也可以以医学美学的形式去追求美和创造美。但必须正视的是，这个创造美的过程也是一个伴随着艰难与勤奋努力的过程。

古人云："工欲善其事，必先利其器。"笔者理解为："医者'工'也，医学者'事'也，而'器'则为艺术也。"当然"器"亦应是集医学与艺术理论和修养之大成。本来医学与艺术属于两个自成体系的学科领域，但又存在着无所不在的交融与贯通。医学是生命科学，是人学之仁心仁术，艺术是社会科学，是人学之人性人智。两者同属人之至学、人之善学、人之必学且无法割舍之。所以一个成功的医生应该在有扎实的医学系统理论之外，还应对文学、美术及音乐有着良好的修养。以上可统称为文学艺术（literature and art），是属于艺术范畴的文学。文学则是文字表达的一种语言艺术。而艺术泛指一切借助语言、表演、造型等手段形象地反映客观世界和表达主观情感的文化。艺术包括语言艺术（诗词、散文、小说、戏剧）、表演艺术（音乐、舞蹈、戏剧表演）、美术暨造型艺术（中西绘画、雕塑、书法）和综合艺术（戏剧、戏曲、电影）等。

（一）文学艺术修养

文学以文字语言（词语）为媒介，不像其他艺术那样直接诉诸人的视听感官，无论文学的传达还是接受都要通过主体想象去感受、体验并构造审美意象。作为一个庞大的艺术种类，文学通常包括诗歌、散文、小说等不同体裁。其中，诗歌是最早出现的一种文学体裁。它以富有节奏韵律性的语言，直接触及人的情感，创造了一个超越现实而又只存在于人的心灵之中的情感世界。散文则是较为自由地通过描述某些事件来表达主体思想情感、揭示社会意义的文学体裁，具有题材内容广阔、语言不受拘束的特点，其审美特点

在于艺术表现的自由、灵活和风格的多样化。而小说以叙述故事、塑造人物形象为主，通过完整的故事情节，多侧面地塑造人物形象。简单地说，文学的审美特征主要表现在形象性、总体性、间接性和深刻性四个方面。

第一，文学是用文字语言（词语）来创造形象的艺术。没有文字语言作为表达手段，文学就不成其为文学，所以高尔基把语言称之为"文学的第一要素"。当然，仅仅是使用语言还不成其为文学，文学语言乃是形象、优美的艺术性语言，能够完美地表达特定的审美意象，把阅读者（文学接受主体）引入文学作品的审美天地。"枯藤老树昏鸦，小桥流水人家，古道西风瘦马，夕阳西下，断肠人在天涯"，这就是一种文学（诗）的艺术性语言，它情景交融而又优美动人，使人读之回味无穷、引发共鸣。

第二，文学可以全面而广泛地反映人的生活面貌和本质。一方面，文字语言（词语）与现实世界有着最广泛的联系，它实际上是一个民族文化传统的最主要载体，因而，以文字语言（词语）为表现手段的文学，能够表现无比广大的外在世界和复杂的内心世界，有着比其他艺术更全面、更广阔的认识和表现功能。另一方面，文学可以深入而全面地反映人的社会关系，它所揭示的乃是人同世界的一种总体关系。

第三，文学通过文字语言（词语）来塑造艺术形象，但文字语言所塑造的形象又必须通过主体想象活动来完成，而不是像绘画、音乐那样可以直接感受到，所以，文学又具有间接性的审美特征。这就是说，作家用文字语言描写的形象，只能是一个用语言符号的一定组合所代表的形象，而不是一个物质实体的形象，它必须通过阅读者的视觉感受能力，诱发再造性想象，并在阅读者一定心理经验的参与下，才能在头脑中转化为形象。文学中所谓"如临其境""如闻其声"，说的就是在阅读者头脑中的所见所闻。

第四，语言是思维的外壳，是思想的直接显示。文学对人类生活以及艺术家思想情感的反映、表达，有着一定的理性深度，是一种精神性的存在。同时，由于文学作品中的词义所提供的一切，要受到思维确定性的规范，因而它往往比其他艺术形式更易明确表达创造主体的思想，有着更为明显的理性力量，能够使阅读者由审美体验直接地趋向认识和思考活动，进而达到明确、深刻的理解深度。可以说，正是由于文学具有这种深刻、细致地表达主体思想的特点，使文学成为所有艺术中蕴含理性内容最为深厚的艺术形式。

大凡科学家，都是知识渊博、思想深邃的饱学之士。正因为他（她）们具备了深厚的文化底蕴及人生经历，所以他（她）们才能在所从事的领域内锤炼出高深造诣并获得非凡成就。在我们这个拥有 5000 年文明史的国度里，我们的祖先把一个崇尚礼仪与规格、文明与和谐的灿烂文化代代相传，使我们中国医药史及文学史上出现的鸿章巨制及文采风流的仁人志士数不胜数；在当代科学家中文笔斑斓者也是大有人在。故而倡导医学生及医生多读一些文学与艺术作品，从而提升文学与艺术修养及性情气质是十分必要的事情。著名的《希氏内科学》将医学定义为："医学是一门需要博学的人道职业"。而博学及人道只能从书本及生活中得到，"人其实很矮小，只能被书本垫高"，这垫高人生的基础当然就是中华民族古今圣贤的汗牛充栋。我们这一代人的青少年时代除了接受传统的四书五经、唐诗宋词与元曲及中西方各自的五大名著外，最受影响的还有俄罗斯文学，如《死魂灵》（果戈理著）、《罪与罚》（陀思妥耶夫斯基著）、《战争与和平》（托尔斯泰著），以及《钢铁是怎样炼成的》（奥斯特洛夫斯基著）和《静静的顿河》（肖洛霍夫著）。这些伟大的文学名著使我们深受感动与鼓舞，是我们青年时代的人生灯塔，尽管时光已过去了五六十年，但保尔·柯察金所说的：人最宝贵的是生命。

它给予我们只有一次。人的一生应当这样度过：当他回首往事的时候，他不会因为虚度年华而悔恨，也不会因碌碌无为而羞愧。在临死的时候，他能够说：我的整个生命和全部精力，都已经献给了世界上最壮丽的事业——为人类的解放而斗争。这就是文学的力量，这也是读书的力量。阅读会让人产生快乐，也能使人心静如水；阅读可以使我们培养一种"温和的理性"，阅读可以使我们产生一份理解和耐心，并能使我们的眼光放远及脚步放缓。作为医生我们应该享受在疲惫的临床医事工作之余，能坐下来手捧一本我们传统的纸书或古老的线装书，来随性、自由、成瘾般的沉浸在阅读的快乐中。我们的思想可以自由倘佯在古今中外人类精英的智慧森林里，让我们呼吸到最新鲜的自然空气。哲人培根说："读史使人明智，读诗使人灵秀，数学使人周密，科学使人深刻，伦理学使人庄重，逻辑修辞使人善辩，凡有所学皆成性格。"为人医者，广博的学养更能滋生我们敬畏生命与自然的悲天悯人及家国情怀。只有这种情怀才会让我们成为："为别人着想的善良，植根于内心的修养及无需提醒的自觉，以及以约束为前提的自由"。（梁晓金语）总之，长期而良好的阅读会提升我们的眼界和认知，会让我们"不固执""不无知""不急躁""不贪婪""不嗔痴"，而拥有更多的可能性与可行性。眼界高了"手界"也自然会高，知识海洋的辽阔和丰富，让我们用一辈子的时间去减少我们无知又无法达到的区域，这就是我们人生最大的乐趣与幸福。因此，人生的高度实际上就是我们脚下本书的厚度，我们所读过的书都会成为我们对抗世界的铠甲和力量。这就是腹有诗书气自华！

人生修行的地方不在"道场"，不是寺庙，而是书卷。爱上书卷吧，这才是诗和远方！

（二）美术修养（造型艺术修养）

中西方绘画、书法篆刻乃至雕塑及建筑物等，都主要运用形、色、质以及点、线、面、体等造型手段构成一定的艺术形象。前者是在二维平面上表现,后者则在三维空间中塑造,造型性是最重要的审美特征。所以,很多美术院校都开设了油画、国画、书法、造型、设计、建筑、人文等大学学科,我们对前三者简介之。

1. 油画　由于表现手段不同,绘画种类非常丰富,而写实与表现是两种最主要的方式。写实性绘画直接模仿自然和现实事物形象,多用逼真的手段达到特定的具象效果,油画则是最好的表现画种。在油画发展的600多年历史中,其主要代表人物及作品如下。

(1)列奥纳多·迪·皮耶罗·达·芬奇:意大利文艺复兴时期画家、科学家、发明家。欧洲文艺复兴时期杰出代表人物,其创作了许多精湛美妙的绘画作品,如《蒙娜丽莎》《最后的晚餐》等传世之作,其融人体解剖学及文学、艺术于一体的《哈默手稿》(比尔·盖茨以3080万美金天价拍得珍藏)。

达·芬奇是透视法的代表人物。他是一位工程师,然而他留下了上百份解剖手稿(图18-3-1)。他还曾计划与另一解剖学教授马坎通尼奥(Marcantonnio)合作出一本解剖学书籍,可惜因后者英年早逝而使愿望付诸东流。

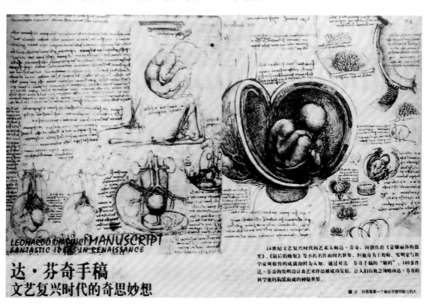

图 18-3-1　达·芬奇解剖手稿

达·芬奇(Leonardo di ser Piero da Vinci)的绘画笔记里有大量不完全是艺术的解剖图,尤其是胎儿发育的解剖图,记述胎儿的生理发育。

(2)拉斐尔·桑西:意大利文艺复兴时期著名画家(画二代),其代表作《西斯廷圣母》《雅典学院》等,19岁成名,37岁生日时辞世。

(3)米开朗基罗:与达·芬奇及拉斐尔并称意大利文艺复兴的"盛期三杰",也是整个欧洲文艺复兴时期的代表之一。代表作《圣乌尔苏拉殉难》《圣马太蒙召》《拉撒路的复活》。

(4)乔托·迪·邦多纳:意大利文艺复兴时期的开创者,被誉为"欧洲绘画之父"。著名画家、雕刻家、建筑师,其代表作有《犹大之吻》《最后审判》《逃亡埃及》等。

(5)让·弗朗索瓦·米勒:法国著名农民画家,代表作:《晚钟》《拾穗者》《播种者》等农村农民题材绘画作品。他的作品有浓厚的乡

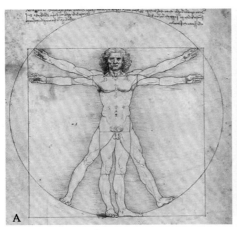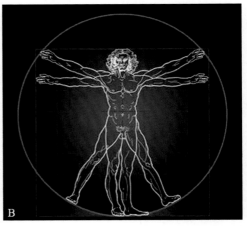

图 18-3-2　达·芬奇维特鲁威人

双手平举两中指尖＝身高，以肚脐为圆心画圆；双臂上抬与头顶齐平与圆接触，分开双腿与圆接触呈等边三角形；四指为一掌，四趾为一足；六掌为一腕尺，四肘尺合全身；手指尖至肘关节为全身 1/5；肘腕到肘窝的长度为全身 1/8。

土气息及纯朴亲切的艺术语言，深为法国农民所喜爱，并受到了作家雨果热情赞美。荷兰画家梵高评述说："在米勒的作品中，现实的形象同时具有象征的意义。""拾穗者"之所以能风靡整个世界，因为她们捡起的不仅仅是麦穗，而且还是一种生活的苦难。米勒及其代表作《拾穗者》现已被世界多国选用为小学教材。

2. 中国画　简称"国画"。是汉族的传统绘画形式，是用毛笔蘸水、墨、国画颜料作画于宣纸或绢上。题材可分人物、山水、花鸟。从美术史的角度讲，民国前的应统称为古画。国画在古代无确定名称，一般称为丹青，在世界美术领域中自成体系。中国画历史悠久，体现了古人对自然、社会及与之相联的政治、哲学、宗教、道德、文艺、风俗等方面的认识。为传统的琴棋书画四艺之一。

表现性绘画侧重强调主观精神，多采取夸张、变形、象征、抽象等手法直接表达主体情感体验与审美需要，实现艺术形象的创造。例如，中国画的特色不仅在于其工具材料（毛笔、宣纸、墨色）有着很大的特殊性，更重要的是它高度重视抒发主体的内在精神，强调"以形写神""神形兼备"，追求气韵、传神和意境，不是向着客观世界去研究形象的物质特性，而是为着心灵需要去触及绘画的形象性，含蓄、深沉地表现主体精神品质，由此形成中国画独特的审美意蕴。

中国的绘画史可以上溯到原始社会的新石器时代，距今至少有 7000 余年的历史。最初的中国绘画，是画在陶器、地面和岩壁上的，渐而发展到墙壁、竹简、绢和纸上。使用的基本工具是毛笔和墨，以及天然矿物质颜料，经历代画家的不断探索、创新和努力，逐渐形成了鲜明的民族风格和民族气质，并形成了自己独特的绘画美学体系。历史上中国历朝历代都涌现出了许多杰出的画家及其流派，令人不胜枚举。现仅例举两位当代的杰出画家。

（1）齐白石（1864 年 1 月 1 日－1957 年 9 月 16 日）：原名纯芝，字渭青，号兰亭，后改名璜，字频生，号白石、白石山翁、老萍、饿叟、借山吟馆主者、寄萍堂上老人、三百石印富翁,生于长沙府湘潭,近、现代中国绘画大师,世界文化名人。

早年曾为木工,后以卖画为生,57岁后定居北京。擅画花鸟、虫鱼、山水、人物,笔墨雄浑滋润,色彩浓艳明快,造型简练生动,意境淳厚朴实。所作鱼虾虫蟹,天趣横生。白石老人书工篆隶,取法秦汉碑刻,行书饶古拙之趣,笔力雄厚、朴拙劲正。精篆刻则自成一家,擅诗文而掷地有声。其代表作有《蛙声十里山泉》《墨虾》等。著有《白石诗草》《白石老人自述》等。

(2)吴冠中(1919－2010年):江苏宜兴人,当代著名画家、油画家、美术教育家,也是不可多得的国画家。其油画代表作有《长江三峡》《北国风光》《小鸟天堂》《黄山松》《鲁迅的故乡》等,个人文集有《吴冠中谈艺集》《吴冠中散文选》《美丑缘》等十余种。是当之无愧学贯东西的中国艺术大师。

3. 书法修养

(1)概述:中国书法作为一门独特的造型艺术,是从长时间的实用中升华而来的。它利用毛笔和宣纸的特殊性,通过汉字的点画线条,在字体造型的组合运动与人的情感之间建立起一种同构对应的审美关系,使一个个汉字仿佛具有了生命,并体现出书法家的精神气质与审美追求。"中国的书法,是节奏化了的自然,表达着深一层的对生命形象的构思,成为反映生命的艺术"。其实书法美的表现,不外有"实"与"虚"两个方面。"实"的方面是有形的。它包括线条、结构等内容;线条美、结构美结合起来便是一种和谐美,都是可见的形体美。线条美有迟急、起伏、曲折之分,笔锋有正侧、藏露之别,笔画形态有方有圆,还要讲求笔力与笔势;结构美有奇正、疏密、违和等法理;二者之间既区别又相辅相成。"虚"的方面是无形的,它包含的神采、诗情都是无形之物,要通过有形的用笔,结构加以表现。古人评论书法,早有"神采为上,形质次之"的说法,指出神

采是书法艺术的灵魂。"实"、"虚"两方面互相依存,相互为用,共同表现出书法艺术作品的审美价值。总而言之,中国书法艺术审美,不再寻绎单一意境和风格,不再只津津乐道于晋人尚韵,唐人尚法,宋人尚意,明人尚趣,而是将前人的韵、法、意、趣熔为一炉,并从传统书法的境、韵、气、神、理等哲学内容上加以拓展和创新,以表现出中华民族的拼搏与腾飞的时代精神,创造出一种全新的书法作品风貌。

(2)中国书法的历史:中国书法艺术开始于汉字的产生阶段,"声不能传于异地,留于异时,于是乎文字生。文字者,所以为意与声之迹"。(语出《书林藻鉴》·马宗霍辑)

①先秦书法:为学术界公认的中国最早的古汉字资料,是商代中后期(约公元前14至公元前11世纪)。

②秦代书法:秦统一后的文字称为秦篆,又叫小篆,是在金文和石鼓文的基础上删繁就简逐渐演变而来。

③汉代书法:汉代分为西汉和东汉,两汉三百余年间,书法则由籀篆变隶分,由隶分变章草。"后汉以来,碑碣云起",是汉隶成熟的标记。

④魏晋书法:魏晋是完成书体演变的承上启下的重要历史阶段。是篆隶真行草诸体咸备。晋时,人们在生活处事上倡导"雅量""品目",艺术上追求中和居淡之美。简牍为多二王(王羲之、王献之)妍放疏妙的艺术品位,迎合了士大夫们的要求,把书写文字提升到审美价值的认识最能代表魏晋精神,王羲之亦由此被人誉为"书圣"。

⑤南北朝时期:南北朝时期的书法进入北碑南帖时代。此时书法以魏碑最胜。魏碑,是北魏以及与北魏书风相近的南北朝碑志石刻书法的泛称,是汉代隶书向唐代楷书发展的过渡时期书法。

⑥隋唐五代—求规隆法隋朝书法:隋结束南北朝的混乱局面后统一中国,和之后的

唐都是较为安定的"盛唐"时期,南帖北碑之发展至此亦混合同流,正式完成楷书之形式,居书史承先启后之地位。故隋楷上承两晋南北朝之演变沿革。

⑦唐代书学鼎盛:盛唐文化灿烂辉煌,可谓"书至初唐而极盛"。唐代墨迹流传至今者也比前代为多,大量碑刻留下了无数宝贵的书法作品。整个唐代书法居有承先启后的历史功勋。楷书、行书、草书在唐代都跨入了一个新的境地,达到了一个新的高峰。

⑧宋朝:宋朝书法包含有四点:一重哲理性,二重书卷气,三重风格化,四重意境表现,同时倡导书法创作中的个性化和独创性。

⑨元朝:元朝书法崇尚复古,宗法晋、唐而少创新。汉文化仍为主流文化,书法表现为刻意求工,与元曲盛行有关。

⑩明朝:明朝书法继宋、元帖学而发展,可分为早、中、晚三期。明朝书法多沿袭元代传统故无新的创意与特色。

⑪清朝:中国清代书法历 300 年艰难蜕变,突破了宋、元、明以来帖学的樊笼,开创了碑学,特别是在篆书、隶书和北魏碑体书法方面的成就,可以与唐代楷书、宋代行书、明代草书相媲美,形成了雄浑渊懿的书风。尤其是碑学书法家借古开今流派纷呈,呈现了一派兴盛局面。

⑫近现代:近现代书法史,尤其是晚清及民国时期的书法在观念革新、书体的演变上起到了很大的先导作用。如康有为等提出用碑学书法来为陈旧的帖学注入新的血液,从而使长期受帖学因循守旧而产生的"馆阁体"书法加以更新和发展。民国时代的书法继承了晚清开创的方向,使得创新和继承得到了平衡和统一,以致为现代书法艺术的快速复苏和发展壮大打下了良好的基础。这也得力于中华文化内在的柔韧、刚劲和海纳百川的强盛包容力,历史上元、清两朝异族的统治结果也无法抗拒被中华文化的同化与包容。

(3)近现代书法名家介绍:近现代史上中国的书法大家灿若繁星数不胜数,如吴昌硕、于右任、沙孟海、李叔同、康有为、赵朴初、林散之、沈尹默、齐白石、谢无量、启功等外,还有伟大领袖毛泽东及周恩来也是名副其实并可自成一体的当代书法大家。

(三)音乐修养

音乐通过有组织的乐音来表现主体情感境界,其基本构成要素有节奏、旋律、音色、和声、音调和力度等,它们构成了无比丰富的音乐形态。贝多芬(Beethoven)曾经推崇"音乐是比一切智慧及哲学还崇高的一种启示",而海涅(Heine)则强调"音乐也许是最后的艺术语言"。音乐的审美特征主要体现在以下 4 个方面。

第一,音乐是声音的艺术。声音(包括人的发声和各种乐器声等)是音乐赖以存在的物质材料,不仅能够直接表达主体个人的自身感受,也能唤起他人内心的强烈感受。音乐正是利用声音来塑造形象、表达思想情感。在音乐中,或高亢或低沉、或急促或悠长、或强烈或轻柔的声音,都具有激发相应感受和情绪的审美感染力。

第二,音乐是时间的艺术。随着时间的呈现和流逝,音乐表现了延续、变化和流淌着的生命情感或事物,在一定的时间过程中召唤主体的审美体验。而人的心理世界、精神活动和情感体验正是在动态的时间流程中进行的,因而在时间的流程中,动态性、程序性的音乐能够充分表现出主体复杂的心理活动过程。这样,对音乐的欣赏便要求接受主体的感知、领悟具有一定的敏捷性,反应迟钝者是很难在时间流程中捕捉音乐形象的。

第三,音乐是表情的艺术。俄国著名作曲家斯特拉文斯基(Stravinsky)曾经说过:"音乐就是感情,没有感情就没有音乐。"音乐本身就是情感物化的形式和传递媒介,具有"以情动人"的审美魅力。音乐不需要像其他艺术那样借助某种中介环节,而可以通过听觉直接作用于主体心灵,直接将艺术家的内在思想情感传达出来,在表现和抒发人类丰富、细腻、复杂的情感方面,有着其他艺术所难以媲美的效果,因而适于表达主体情感的起伏变化,使人产生某种感情和情绪的体验,甚至引起人体生理上的变化和反应。

第四,音乐还具有不确定的特点。音乐语言不是固定不变的单义性词汇,它对情感的表达不像文字语言那样明确和概念化,而是带有一定的模糊性与宽泛性。这一特点既给音乐创作主体和接受主体留下了广阔的想象与再创造空间,也对创作主体和接受主体提出了特定的要求,即要有良好的音乐感觉、一定的音乐审美经验及想象力。例如,音乐欣赏的效果不仅取决于音乐创作与演奏者的水平、素质以及音响设备等,而且同接受主体的个人经验与领悟能力以及心理状态相关。同样,由于音乐表达情感的这种不确定性,使它能够更广泛地为世界上不同民族所直接感受,成为各民族间进行精神文化、思想情感交流的特殊桥梁。

【小结】

综上,如果一个医师能够长期自觉地学习与接受中西方文学艺术及绘画、音乐及我国独特的书法、篆刻乃至京剧艺术教育与熏陶的话,我想这个医师一定是各个方面都很优秀的医师,这个医师一定非常儒雅、谦和、做事认真负责。因为艺术和医学是相通的,艺术使医师情感更真实,更诚恳善良,审美更高雅,品质更高洁,从而提高与患者沟通的能力,而这正是医学大家的基本素质。医师不仅要去除患者身体的病痛,还要以深刻的同情、高尚的品质、博大的胸怀感染患者,以抚慰他们心灵的创伤。无疑,医学需要科学思维的严谨,也需要艺术思维的浪漫。科学使我们充实、进步,艺术能帮助我们冲破职业中的知识板结与价值堰塞,提升生命的境界和职业幸福指数。

艺术可使医师变得优雅,并丰富其精神世界,持续不断的艺术熏陶能在润物细无声的无形之中使人变得更高雅。因此,现代医学教育中的艺术教育不容忽视,一件优秀的艺术品就是一堂医学人文课。2015年起,哈佛大学医学院开始让医学生接触艺术,如文学、戏剧、舞蹈,目的是让医学生变得更富有同情心,更善于创新思维。无独有偶,耶鲁大学医学院要求学生去博物馆观察西方文艺复兴时期的许多著名油画,以提高学生的观察力和对底层人民的同情心。在哥伦比亚大学,医学新生要完成6周的医学文学方面的阅读、写作训练,包括医疗小说(剧)的写作、讣闻写作、视觉手记,以及一个学年的叙事医学训练,通过平行病历的书写走进患者的心灵深处,培养医学生的共情、反思能力,继而缔结医患情感、道德、价值共同体,建立和谐、友善的医患关系。波士顿大学医学院与艺术学院联合将300件艺术品带到医学院开展医学教育。这些课程设计的目的是将艺术作为桥梁和工具帮助医学生更好地理解人的生存境遇,以及人际交往中的真善美与爱恨情仇、喜怒哀乐与悲欢离合。这就是用艺术作品来启悟医学诠释生命。

医学与艺术最主要的相似之处是二者都要求做到不仅要观察事物,而且要带着热情(亲和力)观察事物,从错综复杂的事实、线索、色彩表象或细节中提炼出本质和真相,表象(细节)与真相(精粹)的关系需要甄别,这就是艺术家与医师在认知上的共同点。

当对艺术的学习和理解能力上升到一个高度的时候,医师的美学修养就会得到自然的提升。在这些领域我国老一辈的美学学者,如孙廉、孙少宣、潘可风及新一代的美学学者王一方、李铁军、谭建国都有许多独到的见解与深入的研究。

作为口腔科医师来讲美学与审美能力的锻炼和提高就显得更加重要。

1. 要着力提升医师的文化素质　知识能塑造人的品格。一个合格的医师除了要掌握医学技术之外，更应广泛涉猎文学、历史、哲学等多领域来提升个人人文素养。

2. 要加强对医师道德品格的塑造　加强对医师道德品格的塑造即培育崇高的医德。加强职业道德和责任教育，引导医师始终坚守高尚的道德底线，秉持良好的道德标准，践行标准的医疗规程，建立和谐的医患关系，提升医师职业形象。

只有这样，我们才是一个真正合格的口腔医师。

三、口腔医学史拾零（《春华秋实图》等作品介绍）

在本书撰稿之初，原本想选几幅中西绘画名作介绍给医学同道，作为欣赏与提高审美能力之用。但有同道规劝笔者，古今中外的艺术珍品不可胜数，但作为牙科医师又兼绘事的人倒实在不多，因此，与其用名家作品，倒不如用自家作品更有意义。虽然水平低下，但毕竟是出自自家之手，又观于自家之人，如能对同道中后学者有所启迪，当为幸事，无益者亦无大碍，可谓"敝帚自珍"罢。因而，遂从笔者近年来发表于国内外报刊杂志上的国画与书法作品中选几幅与医学有关及较有生活情趣者介绍如下，以求教于同道。

（一）《春华秋实图》介绍

1994年，美国罗马林达大学牙医学系主任克罗斯特·贾德森教授光荣退休，特邀我国口腔界著名学者朱希涛教授和栾文民教授出席庆典暨国际学术会议。为此，朱老几次函告笔者绘一张国画以为庆贺，并告之，克罗斯特·贾德森教授喜爱中国文化与艺术。因此，经反复构思之后，笔者决定画《春华秋实》图并附上文白相间的中文贺辞，意在称颂一

个将毕生精力贡献给口腔医学事业的著名学者所走过的人生历程。作品完成后，经朱、栾二位教授带往美国参加庆典，图中贺辞由章含之女士译成英文附于其后。事后，笔者两次收到克罗斯特·贾德森教授寄来的感谢信及罗马林达大学博物馆寄来的收藏证书。从贾德森教授的来信及其所用的中文篆刻图章中，笔者也深深感觉到了他对我国传统文化的喜爱，兹后笔者又应嘱寄小品两幅以赠。上述中美两国口腔界学者交往一事，亦可谓口腔医学史拾遗（图18-3-3）。

（二）《乡村医生》及《为医不悔》等作品介绍

我很庆幸，作为一名医生我十分热爱和珍惜自己的工作；而作为一名艺术爱好者，我又酷爱祖国的传统文化与自然风光。这多年来，由于对医学与艺术的孜孜以求，使我一直生活在一个非常恬静的心态之中，充分享受着大自然赋予我的真实、自在和美妙，这也是我能够全身心投入医学与艺术创作的力量源泉。因此，以下作品不管其艺术层次如何，但都是作者热爱生活、珍惜人生的真实写照。

此外，在长期的求学生涯中我始终把书画爱好作为自己的第二专业。在从事医学教育工作的10年期间，曾创作了大量的人体解剖与口腔科教学挂图，且深受广大师生欢迎。中国的书画艺术是中国文化的一个重要组成部分，其独特的艺术形式是西方艺术所无法取代的。有学者总结说："科学家证实世界，艺术家描写世界"。事实也确实如此，我们口腔科医务人员如何来"证实"牙列缺损与缺失的情形，如何来"描写（即修复）"牙列缺损与缺失的情形，既需要本学科的专业知识，又需要对艺术的领悟与表达能力。因而，要求医学家亦能爱好艺术的初衷也在此处（图18-3-4至图18-3-21）。

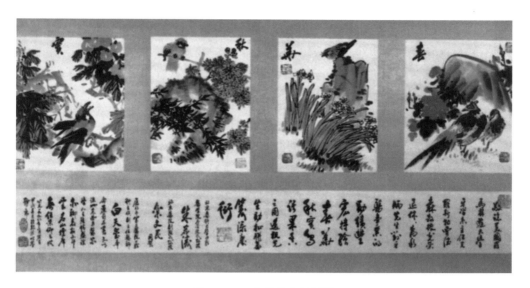

图 18-3-3　春华秋实(国画)

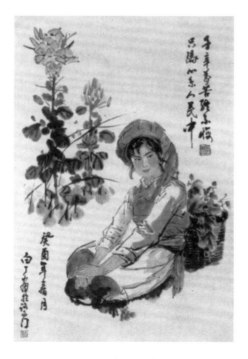

图 18-3-4　乡村医生(国画)

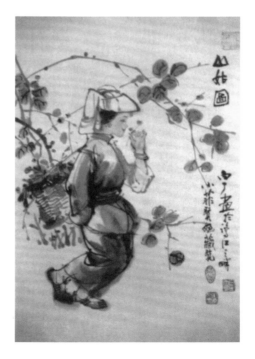

图 18-3-5　山姑图

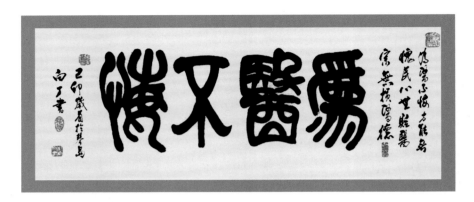

图 18-3-6 为医不悔（篆书）

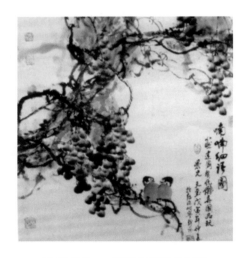

图 18-3-7 喃喃细语图（国画）

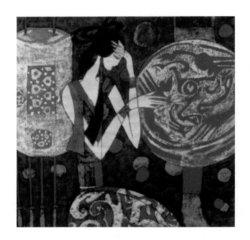

图 18-3-8 沉思（装饰画）

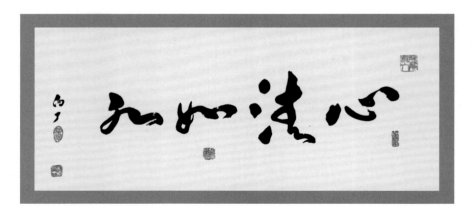

图 18-3-9 心清如水（草书）

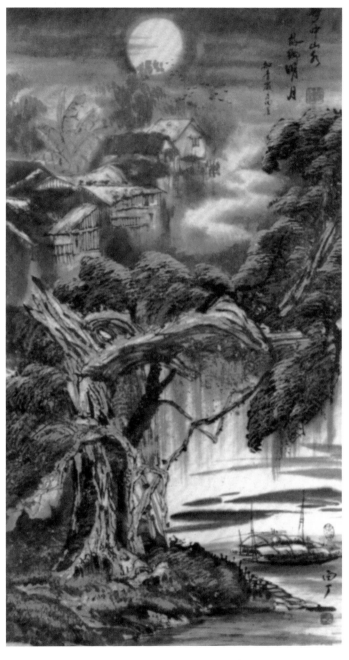

图 18-3-10　梦中山水，故乡明月（知青岁月回首）

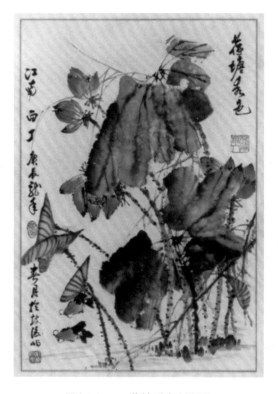

图 18-3-11　荷塘秀色(国画)

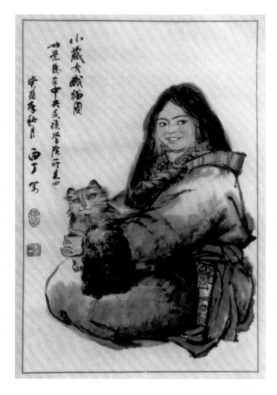

图 18-3-12　小藏女戏猫图(国画)

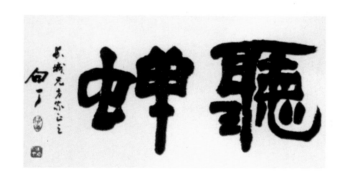

图 18-3-13　听蝉(隶书)

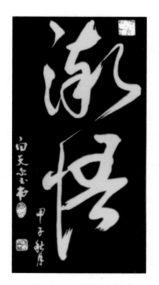

图 18-3-14　渐悟(草书)

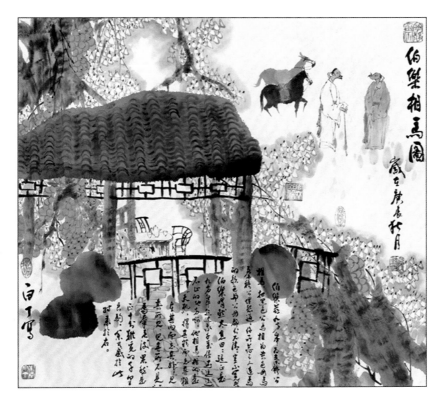

图 18-3-15　伯乐相马图（国画）

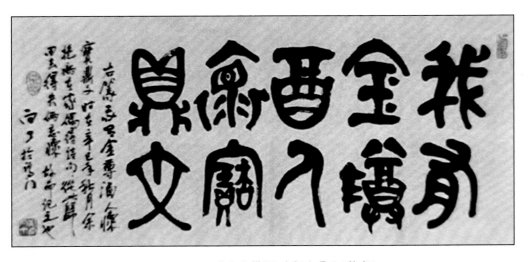

图 18-3-16　我有金樽酒，人怀宝鼎文（篆书）

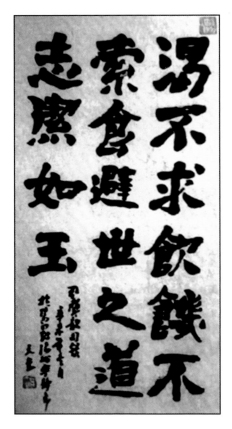

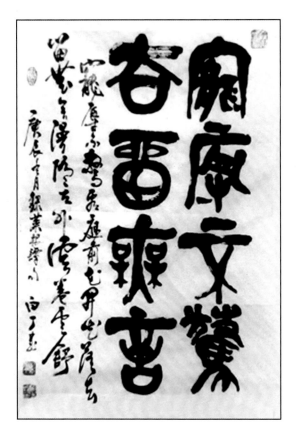

图 18-3-17　渴不求饮　饥不索食　避世之道
志洁如玉（魏书）

图 18-3-18　宠辱不惊　去留无言（篆书）

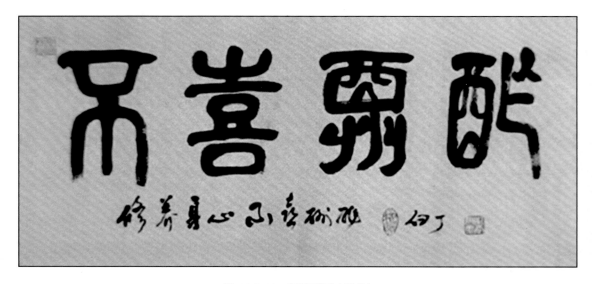

图 18-3-19　不喜酬酢（篆书）

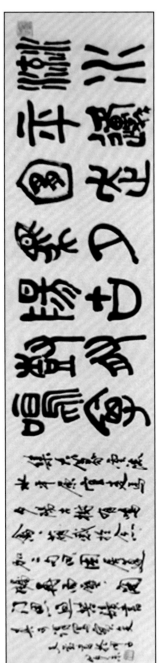

图18-3-20 流水平原宜走马，夕阳古树有鸣禽（篆书）

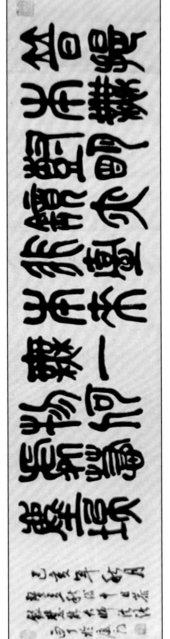

图18-3-21 菩提本无树，明镜亦非台；本来无一物，何处惹尘埃（篆书）

四、名家书画作品欣赏

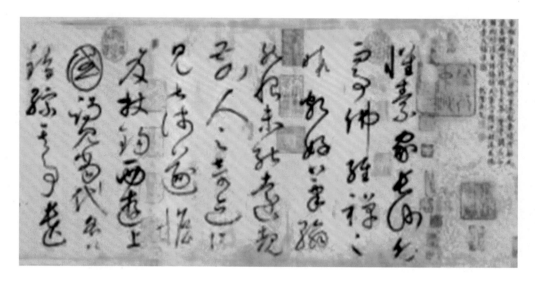

兰亭序

怀素自叙帖

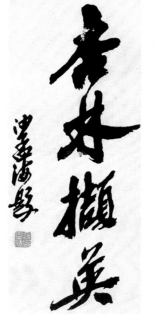

吴昌硕　石鼓文书法

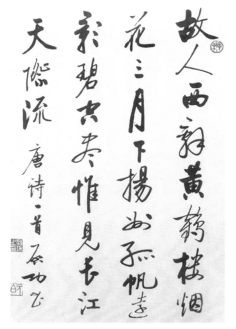

沙孟海　杏林撷英

唐诗　启功书

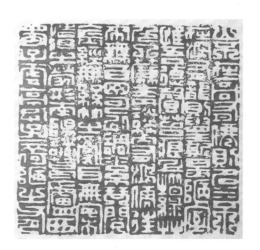

吴昌硕　篆刻印章：陋室铭

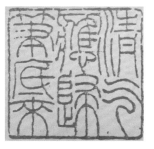

清·吴咨　清气应归笔底来

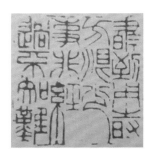

清·金农　刻寿山石印
文：书到用时方恨少，事非
经过不知难

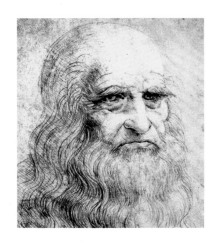
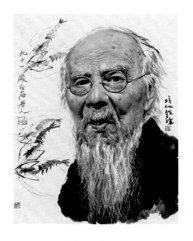
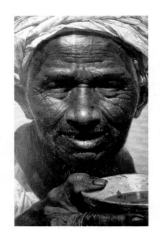

达·芬奇自画像　　　　　　　　齐白石自画像　　　　　　　　罗中立　油画《父亲》

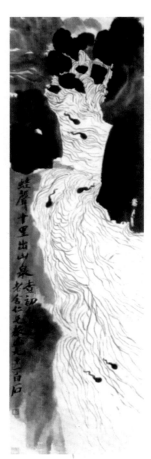

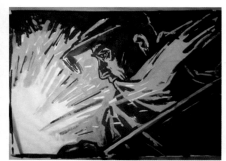

沙兵木刻（1）

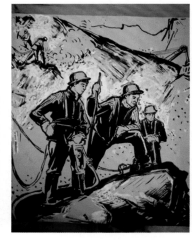

沙兵木刻（2）
（陈丹青供稿）

蛙声十里出山泉
（齐白石　国画）

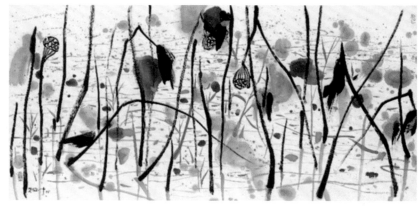

吴冠中　水墨风景

红梅曾识江南燕 黄菊朔风晚秋开
——著名画家沙兵遗墨介绍
白天玺

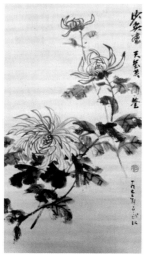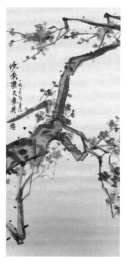

沙兵 菊(国画) 沙兵 梅(国画)

先师沙兵,原名陈素屏(1920—1979),浙江温州人,早年毕业于上海美专,抗战时投身革命,并创办《木刻通讯》刊物。中外闻名的连环木刻集《四·一九事变记》及《三大纪律·八项注意》等作品都是先生在游击队宿营地篝火的颤抖光焰下创作的,对当时的革命斗争产生了深远的影响,解放后被作为珍贵的历史文物分别收藏于北京军事博物馆与中国美术馆,并被译成俄、英、法、德文介绍到国外。

先生一生酷爱艺术,治学严谨,对中西绘画都有极深的造诣。先生的版画与国画尤具特色,人物、山水、花鸟鱼虫在其笔下都能表现出一种独特的韵味。先生的国画用笔刚柔相济,洒脱大度,用墨淋漓酣畅,淹润飘逸,素以铁笔水印入画,叫人称绝。先生早年的作品,大多源于真实的战争生活,画中的景象,往往是充满着悲壮粗犷的爱国情愫和战斗激情,给人以强烈的震撼和感染。先生晚年的作品,大多描绘工矿与山乡生活,不管是画"沸腾的钢都"还是画村野荒原,都于自然、质朴、坦荡之中蕴含着一个艺术家对生活与艺术的热爱与追求。

先生解放后在北京从事美术教育与编辑出版工作,不幸于一九五七年被错划为右派,下放到武汉钢铁公司工地劳动,继之又被卷入十年浩劫造成的苦难深渊,身心均受到极大的摧残。在先生处境困厄之际,我有幸蒙先生赏识并被收为入室弟子,学医之余,兼习书画。先生亦常因课徒之趣重现欢颜笑语。梅、菊二图均为我小别先生时,先生一时兴起,凿冻哈消一挥而就,并告诫我:"流行之宫梅画法可学而不可取,梅,源于山野应有野趣,切不可刻意求工……"。讵料未逾三载先师竟手捧文化部平反通知书含泪离去。一九八四年秋,著名画家、书法家、篆刻家曹立庵先生在舍下见到梅、菊二图。先沉吟无语,后感佩而言道:"此二图功力精湛,虽寥寥几笔却极有意境,非凡夫俗子所能画出,所能领悟,作者定有大起大落之经历,大彻大悟之灵性,方能有此苍凉恢宏、怡淡厚重的大手笔。"立庵师三十年代就以诗、书、画、印四绝闻名江南,曾先后为柳亚子、郭沫若及周总理治印,素以博学严谨名世,轻易不言褒贬,与沙老亦素昧平生,但想不到以画评人,竟如此深刻,足见学问之道相依相通。

1982年人民美术出版社出版了《沙兵画集》,对先生的一生给予了高度的评价,先生可以含笑九泉了。此前,曾广泛向先生亲友学生征集遗作,我辗转得到通知时画集已经问世,梅、菊二图因此未获发表。今年六月十三日为先师逝世十四周年,拜读遗墨,不禁神伤,特志数言,藉表仰念之忱。并将先师梅、菊二图公之于世,以飨同好。

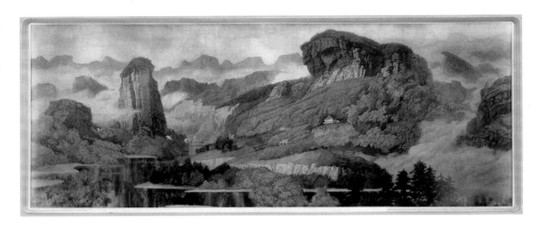

人民大会堂福建厅会客厅(武夷之春)

磨漆画　吴景希等绘制。

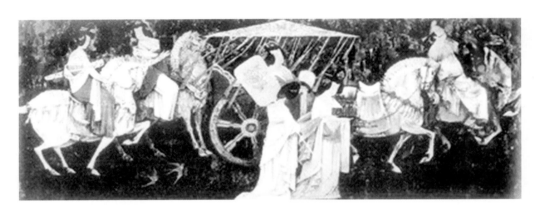

丽人行(吴景希国画)

悼画家吴景希

白天玺

戊寅年春节余赴汉探亲,返厦后惊悉景希先生病逝,回想十年交谊竟缘薄一唔,令人不胜悲切,谨赋诗一首为祭。

画苑惊闻殒将星,

八闽谁写武夷春。①

论交已恨十年晚,

入妙曾教两眼新。②

山水雄奇追夏马,③

丽人行止逼蓝陈。④

不堪重展山姑卷,⑤

一睹纤纤一怅神。⑥

注:①"武夷之春"(漆画)乃先生力作,现陈列于人民大会堂福建厅。②"入妙"代指绘画。③"夏马"指南宋画家夏圭、马远。④"丽人行"(漆画)亦乃先生力作,现陈列于香港中国银行新厦贵宾厅。"蓝陈"指明朝画家蓝瑛、陈洪绶。⑤"山姑"(图18-3-3)为作者所绘国画,绘图时适好景希先生来访,并欣然为之绘手,该画1993年8月发表于香港新报。⑥"纤纤":引自古诗"纤纤出素手"。

(本诗发表于厦门日报1998年5月17日海燕副刊)

第 19 章

职业医师的人文素质修养与医患关系

自古以来,医生被誉为人世间最崇高、最神圣的职业。我国东汉时期的医圣张仲景则诚喻医生之职为"进则救世,退则救民;不能为良相,亦当为良医"。2020 年暴发的"新冠肺炎"充分证实了这一格言的精准与公允。我们作为职业医师应该感到无比的骄傲与自豪。但若要想成长为一名良医,就得具备良好的医学教育背景及高尚的医疗道德修养;同时还应该认真了解、学习并接受我国传统文化与医学千丝万缕的紧密关系。只有这样才能成为一个真正的济世救人的良医,才能成为一个给生命以温暖、为理想而躬行的白衣天使。

第一节 中国传统文化与医学简述

我国传统文化博大精深,源远流长,真可谓纵横九万里,亘绵五千年。古今文献,汗牛充栋;四库典籍,民族精髓。殷商龟甲,西周钟鼎,春秋列霸,诸子百家;屈赋国风,六经坟典,两汉乐府,六朝风骨;诗词散曲,代代文风。史书浩繁,经文鼎盛,中华文化,浩瀚如海。但其中最有医学特点的七个时期为:①先秦之世,诸子百家之学;②两汉儒学;③魏晋以降之玄学;④南北朝、隋唐之佛学;⑤宋朝、明朝之理学;⑥清代之汉学;⑦民国以后谓之为今学。以上每个历史时期的文化艺术之中都有大量中医中药的经典医学参杂其中,并对我国的中医中药学产生了深远的影响。现依序分述如下。

一、先秦时期

1. 本草与医方 甲骨文记载了用鱼、枣、艾治疗疾病的卜辞与殷商遗址上作为药用的桃仁、杏仁和郁李仁。

西周时期成书的《周易》《诗经》《尚书》《尔雅》《山海经》《庄子》《管子》《楚辞》等典籍中,列举的作为食疗与药物名称使用的植物多达 1410 余种。

2. 巫术与医学 上古时期医巫一家,《周易》也是从占验卜筮的角度来写的专著,其中有大量的医学思想,春秋战国时巫与医开始分野。

3. 诸子学派与医学 先秦学术流派常分为儒家、道家、阴阳家、法家、名家、墨家、纵横家、杂家和农家,此即所谓的"九流"。

4. 临床各科的初步形成

(1)有内、外、妇、儿分类治疗的甲骨文记载。

(2)有甲骨文、经书、子书对 126 种病名和部分疾病的诊疗方法。

5. 先秦的养生思想 首推老庄,即《老子》的气功养生论著,《庄子》集先秦气功养生思想,逐渐形成的导引、吐纳之法。

6. 中医理论　中医理论体系已形成基本格局。春秋之前，阴阳、五行两种学说已被用于解释自然事物的各种属性。天文、农业、医学都分别引用了这两种哲学思想。

二、两汉时期

1. 训诂与医学　两汉统治的 400 年间，儒家礼教得以全面发展，经义训诂成为一朝之学。训诂要籍有《说文解字》《方言》和《释名》，三书记载中医病名 140 种，训释医学名词 572 个，载录本草名称 296 种。

2. 艺术与医学　两汉时期的建筑、音乐、雕塑、书法和绘画等方面都已有较高的水平。

3. 文学与医学　汉代的文学体裁以文赋和散文为著。如张衡论生物本草与心理别志，如蔡邕论四时月令之杂气。

4. 哲学与医学　王充的《论衡》是一部医学思想十分丰富的哲学著作，书中对天人相应、阴阳学说、养生方法和生理、病理都有较为精辟的阐述。

5. 天文学与医学　是从天象、历法和生物节律三个方面综合分析的早期中医理论体系。

6. 中医理论与临床各科的发展

(1)中医理论体系的基本形成，对阴阳五行、脏腑经络、生理病理等各个方面的充分认识与整体提高。

(2)《神农本草经》与文史著作中的药名相比，数量上已相差无几。

(3)中医大内科体系框架基本形成，外、儿、妇、伤等科隶附其中。

(4)《内经》《伤寒论》等四大经典所录病名已达《说文解字》等书中记载病名的 2/3。

三、魏晋南北朝时期

1. 玄学与医学　主要是用老庄思想糅合儒家经义，以代替衰微的两汉经学。在魏晋的玄学家中，通晓医理者有嵇康、阮籍、王

弼、郭象、张琪、陶渊明等。如嵇康之《养生论》、陶渊明之《陶潜方》都是当时颇有影响的玄学代表著作。

2. 佛道与医学　道教起于东汉，佛教也在东汉传入。魏晋玄学虽然风行一时，但由于佛、道势力的日益强大，到了南北朝时期已逐渐衰弱，并逐渐逊于佛、道二教。然佛、道二教之中，道教又逊于佛教，如佛教的《大藏经》中，专论医理或涉论医理的经书就有 400 余部，既有医药卫生、生理病理的记录，也有心理幻术、修心养性的载述，可谓独具释家特色。以上佛经中共出现医药卫生方面的名词术语达 4600 余条，既有生理解剖、脏腑经络方面的名词，也有医疗、药学、心理、病名和医事杂论方面的术语。可见佛教教义与医学发展的影响之大与研究之深。所以寺庙之中的僧医在我国也有悠久的历史。自佛教传入我国之后，佛教徒多习"五明"之学，其中之一为"医方明"，即有关医药学知识，他们既可凭医术养生自疗，又可借行医以弘扬佛法。故历代均有僧人事佛而兼医学，其中不乏医术高明者，如少林寺之专研"筋骨"外伤的武僧僧医，其对伤筋动骨的接骨复位与舒经活络之技均可谓"骨科圣手"。历代以医名世并著书立说的高僧西晋有于法开，其著《议论备豫方》一卷，东晋支法存，其著《申苏方》五卷；南北朝以降如隋、唐、五代、宋、元、明、清及民国时期佛僧高手人才济济，以至 1948 年在佛州还成立了全国第一所"佛教医院"。当今台湾的慈济医学院则是佛教与医学的最佳结合。

3. 文人与医学　魏晋南北朝的通医文人可分为在朝派与在野派。在朝派多为官吏和御用文人，此派文人如兖州刺史范汪，著有《范东阳方》(又称范汪方)200 卷；荆州太守殷仲堪，著有《殷荆州要方》一卷；侍中书令王珉，著有《伤寒身验方》一卷、《本草经》三卷、《药方》一卷，真可谓著述等身，令人称绝。

在野者多为隐逸文人和道教与佛教高士，此类人物名列医班的有葛洪、陶弘景和于

法开,也有文坛名匠中的"竹林七贤"。由之可见文人与医学可真谓是一脉相承。民俗有云"秀才学医,笼中捉鸡"即缘于此。

四、隋唐五代时期

隋唐两代是我国东汉之后的第一次大统一时期,它结束了南北割据、战乱频仍的混乱局面,促进了中古时代社会、经济与文化的繁荣。唐末五代,又因藩镇之祸,使整个国家陷入五代十国的混乱困境。但综观隋唐五代的文化艺术,敦煌文化和唐诗则当居榜首,其他诸如音乐、绘画、制陶等方面也十分繁荣与精湛。此时的文史医学则以诗文医学和敦煌医学为主要特色。

1. 诗文医学　唐诗为中国古代诗歌艺术的典范,如《全唐诗》总共收录了2300余名诗人的5万余首佳作,其中主要的通医诗人有王勃、李白、杜甫、刘禹锡、白居易等,其表达的内容十分丰富。王勃之于医药,李白之于丹术,杜甫之于药草,刘禹锡之于医方,白居易之于养生,都具有鲜明的个人风格、文化修养及时代特征。全唐诗、文巨著收载了大量的医学史料,内容博及医诏、医序、医理、养生乃至法医等各个方面。此外,《六臣注文选》一书共收载了《素问》《神农本草经》《名医别录》《经方小品》《仙药录》《养生要论》等十种医书的轶文趣事,真可谓洋洋大观。

2. 敦煌医学　近代在甘肃敦煌莫高窟发现了大量的古代珍贵文物与文献,其中还有大量涉医壁画与唐代卷子,囊括史籍、方志、杂家、书契、语言、文学、艺术、科技等杂著。据《敦煌卷子总目》统计,共有残卷医书六十二种,内容涉及五脏论、伤寒论、诊法、本草、食疗、针灸、医方、西域方、禁咒和辟谷、房中、丹药、服食等许多方面。是祖国传统文化及中医学的宝贵财富。

3. 绘画与医学　唐代是我国文学与艺术史上具有承上启下作用的鼎盛时期,也是民间工匠画与宫廷文人画并驾齐驱各显身手

的繁荣时期。其中绘画艺术也和中医药一样有所分门别类了,如画家开始有"人物画"和"山水画""花鸟画"的专家及其风格与流派了。其中擅长人物画的有阎立本,他的人物肖像极为传神,对人物颜面、眼睛、嘴角的刻画惟妙惟肖十分细腻,充分表现了不同历史人物的性格、气质和神情。此外,同时期的吴道子、张萱、周昉等著名画家也可以十分深刻地刻画出人物的体态和内心。在他们之前的顾恺之、陆探微和张僧繇等亦以人物画闻名于世,但风格迥然有异,坊间有"张得其肉,陆得其骨,顾得其神"的评价。敦煌人物画和佛家人物画也都独具艺术风格。同时,唐代在山水、花鸟画方面的领军人物有詹子瑜、李思训、王维等。五代则有以荆浩为代表的"北方派"和以董源为代表的"南方派",以及以黄筌为代表的花鸟画家。

4. 音乐与医学　唐玄宗时期的宫廷音乐是唐代音乐发展的昌盛阶段,此时出现了像李龟年这样的著名作曲家和"霓云羽衣曲"之类的著名舞曲,敦煌卷子中的十几首古曲,即是唐代音乐创作繁荣的见证。

我国古曲明显受到道家音乐的影响,形成了缠绵柔和、悠扬悦耳的曲调和风格,真可谓沁人心脾、醉人回肠。近人认为,盲人阿炳的《二泉映月》及唐代诗人张若虚的《春江花月夜》皆因显具唐曲民间风格而深受广大听众喜爱。此外,由音乐家须旅历时十余年对沉睡于泰山岱庙中的104首俗乐半字谱的挖掘、研究与整理,并先后完成的简谱及五线谱,其演奏效果也再现了道教古乐中的深沉厚重及幽静阴柔之美,可以让人们在欣赏这种淡雅高贵的乐曲中陶醉,从而起到陶冶情趣和修心养性的保健作用。

5. 陶瓷与医学　唐代制陶工艺已十分兴盛,官窑、民窑种类繁多,用陶器储存药物和煎蒸药物的良好习惯由之盛行并流传至今。

6. 武术与医学　中华民族自古就是一

个尚武的民族。古往今来武术流派及武术医学都呈百花齐放、百家争鸣的态势广立民间。武林之医学也可谓独具特色,是我国医学史上的一枝奇葩,也是现代运动医学中的一门值得好好研究的特殊学科。

7. **外来文化与医学**　唐代的统一和繁荣,开明与开放,使来自西域、印度及亚洲大陆各个国家的文化逐渐被中国传统文化所接受、同化和吸收,并由此融合形成了内容多样、内涵丰富的新的文化体系,对医药学的发展和提高也起到了锦上添花的作用。如基督文化即伴随着西医学的传入,西方的文学、绘画及戏剧、建筑等艺术种类也逐渐进入到了我们这个古老的国度。

五、宋金元时期

北宋时期,中原基本统一。公元 1127年,女真族平定关东地区后,南下攻陷汴京,掳走徽、钦二帝而北宋灭。后又由蒙古族势力先后灭了金、辽等国并将偏安江南的南宋王朝并吞,元代的铁蹄终于踏遍了连接亚欧的大片地区,扩拓了比唐代疆域更加广阔的版图。1271 年成立了由忽必烈建立的东方大元,直到 1287 年整个元朝疆域才臻于极致。

1. **文人与医学**　仅从文化的角度看,两宋时期真值得大书特书,可称得上是封建社会中文化艺术的黄金时代。宋代文学,特别是宋词的极盛,在中国文学史上留下了光辉的篇章。宋代的雕版印刷和活字印刷也是中国文化史及印刷史上的一个重要的里程碑,它有力地促进了中国文化的进一步繁荣与进步。宋代的新儒学——理学所产生的影响也对儒学的中兴起到了极其重要的作用。此外,这个时期的文史医学以及文史典籍中涉医史料为特征,不少文人都以著述医书及行医名世。现择重介绍如下。

(1)宋代诗词中的医药学:两宋通医诗人、词人主要有苏轼、陆游、辛弃疾和文天祥

等。苏轼精通医理,辛弃疾通晓本草,文天祥注重心理,陆游晚年不但以医自诩,并且还对颜面五官多有描述,如其(公元 1125—1210年)所写的"一年老一年"与"岁晚幽兴"为题的两首诗中,谈到了"栽堕齿""补堕齿"的情况,并自注谓:"近闻有医,以补堕齿为业者",并深情抒发"卜冢治棺输我快,染须种齿笑人痴"的人生感慨。还有宋代楼钥(公元 1137—1213 年)所著"攻瑰集"中的"赠牙陈安上"一文:"陈生术妙天下,凡齿之有疾者,易之一新,才一举手,使人保编贝之美"的记载。联想起来,我国宋代就已经有了专门从事以补堕齿为业的,专门从事"拔、补、镶牙"的从业人员了。若仅从字面上理解,并不能排斥拔牙后再植(原牙植入)与种植(异体牙或兽骨)及美学修复的专业人员了。另据马可·波罗(1254—1324 年)的游记中记载:"这个省区的男人和女人都有用金箔包牙的风俗,并且依照牙齿的形状包镶得十分巧妙,并还能保持与牙间的一致性"。根据 Kerr 与 Rogers(1877)的报告,中国人用象牙、兽骨雕刻成牙,用铜丝或肠线结扎在真牙上修复缺牙,这种方法比欧洲早了几个世纪。

(2)宋代散文、文论中的医药学:宋代文篇中论医内容也十分丰富,其主要作者有苏轼、欧阳修、王禹偁、朱熹等。

(3)元曲与医学:元代对戏曲以关汉卿为代表人物,关氏曾供职于太医院,担任过一段太医院尹。在他的作品中,含有丰富的医药学内容,后世改编的关氏戏曲,也常以医事为线索。

(4)类书与医学:宋代类书中,又以《太平御览》评价最高,内有大量的医书条文,许多早已亡佚的医书都能在类书中找到部分佚文。

2. **理学与医学**　宋代的理学家主要有周敦颐、邵雍、张载、程颢、朱熹和陆九渊。他们的著作中的哲学思想、人心之说和医学史料,对中医药学的发展都有很大的影响。

3. 目录学与医学　宋有《汉书》《隋书》《旧唐书》和《新唐书》的"经籍志"与"艺文志"。由于印刷术的进步，不仅官方编有书目，而且私人藏书书目也大量出现，如欧阳修等编的《崇文总目》、焦竑的《国史经籍志》、晁公武的《郡斋读书志》、陈振孙的《直斋书录解题》、尤袤的《遂初堂书目》《宋史·艺文志》和《通志·艺文略》均属于史书的目录专篇。

4. 科举与医学　早在隋唐时期就已形成了一整套科举考试制度。宋代对科举制度更加重视并有了不少重要的改革。科举制度对医学人才的选拔录用具有积极的作用，特别是宋代的"三舍"升降法，对选拔合格的医学人才十分有益。许多文人志士在科举和官场失意的情况下，就会立志悬壶济世，把从医作为自己的精神依托与生活来源。因此，完全可以说是科举制度造就了一代名医。

5. 社会环境与中医发展　如果把历史上中医事业发展曲线予以认真分析，就会发现一个匪夷所思的特殊现象，即社会越是安定繁荣，中医的发展速度越觉平稳；而社会越不稳定时，中医反而会飞跃发展。这是由于在灾荒接连不断或瘟疫频繁流行时，全社会都处于惊恐状态下，生活秩序被无情打乱，在疾病、饥饿加上缺医少药的状况逐渐严重时，反而激发了时代赋予医学界仁人志士的济世情怀，以至他们更加奋不顾身地穷究病源，勇于探索，无欲无求地以大慈恻隐之心，实施仁术以普救含灵之苦（唐·孙思邈语）。以下即可说明。如：战国之乱——《内经》问世；汉末之乱——《伤寒杂病论》问世；金元之乱——中医医术流派形成；明末之乱——瘟病体系形成；还有 2020 年初的新冠肺炎疫灾中张伯礼亲率中国中医科学院同仁赴武汉抗疫，并用中医药方剂治疗了大批新冠肺炎患者，取得了良好成绩，荣获国家"人民英雄"光荣勋章，这也将是我国中医药事业飞速发展的大好时机。

六、明清时期

明清两代的前期，整个社会都呈现出繁荣和安定的局面。而在后期，均表现为国无宁日、民不聊生的状况。由于清末国力渐衰，列强侵掠，使整个国家陷入落后挨打的困境之中。但从文化的角度来看，明代之"心学"、清代之朴学，明、清两代之通俗小说和传奇文学都有相当高的成就。

1. 明代"心学"与医学　王阳明为明代"心学"的中坚人物。"心学"由宋代程颢开创，陆九渊完成其理论体系，至明代王阳明集其大成，使"心学"在明代思想领域占有重要地位。而"心学"对中医学的影响也有正、反两方面的评述，其主张修身和主观思维辩证，对养生学和中医理论的哲学体系有一定的影响。

2. 通俗小说与医学　明清两代的通俗小说极为丰富，其著名者有《水浒传》《三国演义》《西游记》《聊斋志异》《红楼梦》《镜花缘》《儒林外史》《古今小说》《拍案惊奇》等，在以上小说中，记录了大量的医药学知识，其中论医内容，从诊疗到养身，从内科到外科，从方药到丹丸无所不在。而且广涉儒、佛、道的医学理论，其中亦不乏经典病案与学术论证。反映了明、清时期中医中药已经深扎民间各个阶层，并且取得了积极的影响与作用，深受广大人民群众的欢迎。

综上所述，中华民族的祖先在生存发展的漫长过程中积累了丰富的医药知识。伏羲"画八卦""制九针"，神农"尝百草而一日遇七十毒"，黄帝"使岐伯主医药"，这些传说甚至神话，都传递着这样的信息：我们的祖先在寻求食物、改善居住环境、开始进行劳动活动的过程中，从生存需要到自救、他救的本能中产生了医药卫生的萌芽。传说中的伏羲、神农、黄帝，与其说是一个个神奇的智者，不如说是在漫长的岁月中逐渐开启了医药之门的氏族部落群体，祖先崇拜的文化使得这些部落的后人把一代代先人的伟大创造符号化,图腾化、神圣化。

从神农尝百草的传说中可以看出,神农氏的功劳首先在于发明了原始的农业,他或者他们在寻找食物的过程中或者充饥或者中毒,甚至死亡,却也偶然食用下无名的植物缓解了身体的不适和痛苦。中国人信奉"民以食为天",必然是在解决饥饿问题的过程中,先民们由不自觉慢慢地转为自觉地发现大自然中的植物具有的毒性和治疗作用,亦有学者谓之为"天赋人权"。但由此我们可以看出中医的"医食同源"与食物亦有治病作用的观点。

中国具有丰富多彩的饮食文化,中药的主要剂型是汤剂,二者之间存在着确定的历史渊源。传说商代的第一个宰相伊尹就是出身奴隶的厨子,他帮助商汤灭夏建商,他不仅精于烹饪,还发明了汤剂。中国人至今称服用中药为"喝中药",可谓源远流长。从今天的观点看,伊尹发明汤剂毕竟属于传说,但是我们可以肯定,陶器的使用、烹调的成熟、药物知识的丰富,都给汤剂的发明提供了条件;酒在医学上的应用是一项重要的发明,《汉书》称酒为"百药之长","医"的繁体字由"毉"变成"醫",都体现了酒在古代医疗中的重要作用。

针灸在远古时期已经开始应用,从出土的砭石、青铜针看,针刺早期的作用主要是切开和刺破脓肿,后来发展到针刺经络和穴位。灸又叫艾灸,是将艾草制成可燃物后,敷在皮肤表面点燃进行治疗的方法,比针刺更加古老。这也是在中国农村应用最为普遍的治疗方法。

从战国时代到东汉时期,中医学基本确立了自身的理论和方法体系,形成了整体观和辨证论治为突出特色的诊疗体系。整体观,简而言之,一是人体自身结构和功能上的统一性和完整性,二是人与环境的统一性。辨证论治,是中医诊治疾病的疾病原则,"证"

是机体在疾病发展过程中某一阶段的病理概括,"辨证"就是运用四诊(望、闻、问、切)收集到的临床资料,辨清疾病的原因、性质、部位以及邪正关系,判断为某种"证","论治"是根据辨证的结果,确定相应的治疗方法。

成书于战国到西汉年间的《黄帝内经》,代表着中医学基本理论的形成。《黄帝内经》由《素问》和《灵枢》两大部分组成,在阴阳五行学说和整体观念的指导下,涉及了解剖、生理、病理、诊断、治疗、预防等方面,《黄帝内经》对中医学后世两千余年的发展产生了极其深远的影响,成为历代行医的理论渊薮。东汉末年张仲景著成《伤寒杂病论》,传至后世分为《伤寒论》与《金匮要略》两书。《伤寒论》是东汉以前诊治急性传染病的集大成者,《金匮要略》总结了东汉以前内伤杂病的诊治经验。张仲景创造性地确立了中医学辨证论治的方法体系,将诊断和治疗紧密地联系起来,他总结了近300首方剂,确立了"理、法、方、药"的基本格局。《伤寒杂病论》是历代中医的必读之书,它的影响远及日本、朝鲜和东南亚地区。张仲景因为他的巨大贡献和影响,被后人尊称为"医圣"。

在《黄帝内经》《伤寒杂病论》《神农本草经》等经典著作确立的理论和方法基础上,中医学的理论体系继续扩展,融合外来文化和药物资源,实践经验不断积累丰富,两千多年来稳步发展,成为当今世界唯一仍在焕发机的传统医学体系。

七、近现代时期

近现代时期,在中国文学史上发生了三件大事:一是完成了新、旧文化体系的更替;二是西方文化对中国传统文化的强烈冲击;三是马克思主义在中国得到传播和发展,中华人民共和国的成立。在这一特定的历史时期里,文史医学也经历了困惑、徘徊、奋争和繁荣等不同发展阶段的考验与洗礼,终于成长为中国近现代文化史上的一种文人精神力量。现将这文化历史大转折过程中的文史医学简述如下。

1. 新文化运动与医学　1915年9月，陈独秀主办的《新青年》杂志创刊，标志着新文化运动的开始。新文化运动以提倡科学与民主，反对封建旧礼教、旧道德；提倡新文学、反对旧文学；提倡白话文，反对以文言文为主要内容。1919年的五四运动，提倡彻底反帝反封建，提出高举民主与科学的两面大旗。新文化运动对医学主要产生了以下两个方面的深远影响：一是给医学研究带来了科学思想和民主气氛，打破了厚古薄今、唯我独尊的自我优势，促使医学界睁开眼睛看世界；二是由于新文化运动提倡全民广泛使用白话文，从而克服了文言文艰涩难懂的陈腐流弊，有力地促进了医书的编写、翻译和传播。

2. 与医学有关的杰出人物　由于新文化运动中有一些杰出人物都有学医或从事医学的历史，从而扩大了医学在文史界中的影响，提高了医学在全社会的地位与威望。其中最为著名的三个先从医又改文的杰出人物是鲁迅（周树人）、郭沫若、孙中山。鲁迅和郭沫若都曾是在日本攻读医科而后又弃医从文的文坛泰斗，孙中山则是1886年入读"博济医学院"而获得医学博士学位的职业医师和医学专家，同时又是伟大的民族英雄与中国民主革命的伟大先驱。以上三位杰出人士的学医与从医经历充分说明了医学职业的伟大与医学智慧的高标。因此在他们的人生中，他们或在书文中论及医理，或在社交活动中密切接触医林人物，或在倡导与制定医学政策导向时有所侧重。总之他们都在一定程度上促进了文史医学的发展，并以亲身经历见证了许多轶事，留下了许多涉医佳话。比较典型的是，鲁迅先生对中医的了解认识经历了两个阶段：第一个阶段是在其父亲被庸医误治身亡后，从而对中医产生了嫌弃和偏见，并撰文认为中医是"有意无意的骗子"，并提倡放弃中医……；第二个阶段，由于许广平等

人患了几个月的宿疾，最后居然被几粒白凤丸治好，从此开始对中医有了好感，并评价《本草纲目》"含有丰富的宝藏"，是"流传至今最著名的（《药用植物》鲁迅翻译）"的中医药名著。而且，他本人也开始认识与学习中医药知识，他的日记记载他所购买的中医书籍有《脉经》《本草衍义史》《诸病源候论》《食疗本草》《饮膳正要》等十余种。而且这些中医书籍他都逐行进行了认真的阅读与思考，还写出了许多评介与体会（见鲁迅日记）。鲁迅先生的好友，另一位民国文人与著名医家恽铁樵也是一个新文化运动的忠实拥护者，他原是《小说月报》主编，曾亲手编发了鲁迅的第一篇小说并写上编者按语，他也翻译了不少外国小说并颇受国人欢迎。他中年时开始体弱多病，子女也相继夭折，蒙受如此沉重打击之后他下决心"愤究医术"，继而悬壶行医且成绩卓著，先后编写了《群经见智录》《温病明理》《脉学发微》等二十余种中医理论著作，从而成为中西医论证史上一位杰出的中医人物。此外，郭沫若先生的多种著作及诗词、提词，乃至考古学专著中涉及的医学内容与理论也比比皆是，行家一见便知其医学底蕴深厚，才能有如此手笔。在近现代著名政治家中熟谙医学的人物除了孙中山先生之外，梁启超、章太炎、陈独秀、梁漱溟、胡适等均有深入研究，但应该直白的说他们对中医医理的深厚造诣均源于他们对中国传统文化的深厚修养与"天人合一"及诸子百家学问的广博学识。其中章太炎先生还是一位精通医理的中医学家，他著有《猝病新论》（又名《章太炎医论》）一书，该书收藏医论38篇，内容涉及理论探讨、病证论述和古典医著研究等方面，因见解独到，曾多次重印。

3. 中西医学术之争　20世纪二三十年代，科学与玄学之争十分激烈且互不相让，实质上是"中""西"医学"成否"与中医的"存废"之争，由于中国近现代学术思潮背景十分复杂，争论的最后结论是"中、西医相互学习，主

要是西医学习中医(但中医的医学教育又是以学习西医为主)。"以至最后由中、西医结合产生了一门新型医学叫"新医学派",并由之诞生了几家"新医学院"。"文革"后期,冠名为"新医学院"的院校又陆续改回为医学院了。尽管如此,国内外医学界的有志之士对中医的挖掘与探索却从未停止过。而且大多数学者认为中医的存废话题已不仅仅是一个医学问题,同时也是一个社会问题,从深层次来说更是一个哲学问题、文化问题。一百多年前的西学东渐,使国人在面对五光十色的外部世界时,对传统文化的信心产生了动摇,其甚至在中医学界内部也开始怀疑与摒弃中医,并且反复出现了以科学与文化的名义来要求取消中医的议题。但是随着国人对近代不断暴发的各类新型疾病与疫灾治疗研究的逐渐提升,以及中医药在每次抗疫斗争中的良好效应及理性配合,使之与近代西方的单一治疗方法对比效果显著不同。而中西医的有序结合与协调,也由之产生并激荡出色彩纷呈的社会文化意涵,这一融合还正处在进行之中,其结果将会给中国的"中西结合的新型医学"作出最有价值的诠释和证明。

第二节 中国古代牙医学成就与民间习俗

在中华民族上下五千年文明史的历史长河中,我们的祖先们在生产劳动的过程中,在与大自然斗争中开始了原始的医疗保健工作。口腔作为人体的重要组成部分,口腔疾病伴随人类的产生,在与口腔疾病斗争中逐渐提高认识、积累经验,形成了大量的口腔疾病诊疗经验记载,为中国和世界牙医学发展做出了巨大贡献。

一、我国古代对口腔疾患的认知

(一)关于龋病的记载

殷商甲骨文字中,有疾口、疾舌、疾言、疾齿、龋病等 50 多种与口腔疾病有关的卜辞。

甲骨文中"龋"字是牙齿生虫的象形,这是世界医学史上有关龋齿的最早记载,其中对于龋齿的描述证实了中国对龋齿的记载早于世界上相当多的国家。象形文——"龋"字下部是口腔中排列整齐的牙齿形象,上部是虫在蛀蚀牙齿,旁边还散落被虫蚀的牙碎屑(图19-2-1)。由此可证,中国早在殷代就有关于"龋齿"的记载。《史记》中记载了西汉名医淳于意的 24 例诊籍,其中记录了口齿疾病的认识和治疗方法,即用灸法和苦参汤含漱治疗龋齿,且指出其病因"得之风,及卧开口,食而不漱",可见当时对口腔不洁与致龋的关系已有所认识。

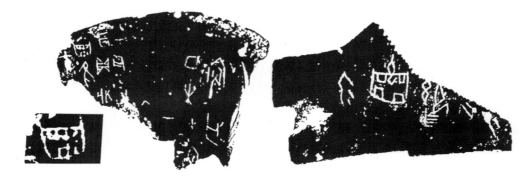

图 19-2-1 齿和龋字的甲骨文拓片

（二）《黄帝内经》

关于牙医学的记载主要在《黄帝内经》，分《灵枢》《素问》两部分，为古代医家托轩辕黄帝名之作，为医家、医学理论家联合创作，一般认为成书于战国时代，是中国传统医学经典著作之一，在理论上建立了中医学上的"阴阳五行学说""脉象学说""藏象学说"等。它的问世，开创了中医学独特的理论体系，标志着祖国医学由单纯积累经验的阶段发展到了系统的理论总结阶段。先秦时代的史料显示该阶段已经注重对口腔疾病的记录，《内经·素问》介绍了恒牙的萌出时间："女子七岁，肾气盛，齿更发长""丈夫八岁肾气实，发长齿更"。这是关于牙萌出时间的最早论述，所提出的女子七岁，男子八岁，乳恒牙开始替换。这些与现代医学的认识基本一致。而且指出牙齿的生长发育与肾气的"盛""实""衰落"有密切的关系。中医认为肾为人体先天之本，主骨生髓，牙齿为骨之所余，髓之所养，肾虚则齿豁，肾固则齿坚。因此中医用补肾方法治疗口腔疾病是有理论依据的。临床观察确实取得了良好的效果。

《内经·素问·奇病论》所记载的"厥逆"是关于三叉神经痛的首次记载。《灵枢·肠胃》关于口腔形状的认识谈到："唇至齿长九分，口广两寸半。齿以后至会厌深三寸半，大容五合。舌重十两，长七寸，广两寸半。"《论衡》记载"孔子反羽"，是中国首例中切牙外翻畸形。所记载的"帝喾骈齿"以及《史记》所记载的"武王骈齿"是中国首例及第二例牙齿移位或多生牙症例。其中"颜回（公元前521－公元前481），年二九，发尽白，齿早落"的记载，说明颜回是中国有记载的首例青年型牙周变性患者。

二、中国古代口腔疾病的诊疗

中国是世界上文明发达最早的国家之一，有将近 3600 年的有文字可考的历史，记载着中华历史的发展和演变，其中包含对口腔疾病诊疗的经验总结。

（一）先秦时期（公元前 2070 年－公元前 221 年）

《黄帝内经》对口腔、龋病、牙周病等的描述，是最早的口腔疾病系统认知和诊疗经验总结。

（二）秦汉时期（公元前 221－公元 220 年）

西汉淮南王刘安所著《淮南子》记载"孕见兔而子缺唇"是我国关于唇裂记载之始。东汉张仲景撰写了我国第一部口腔医学专著《口齿论》。马王堆三号汉墓帛书中发现了治疗口腔疾病的"齿脉脉"，东汉帛书《五十二病方》中记载了中国最早的牙齿充填治疗法。甘肃省武威县出土汉简记载"治千金膏药方"是我国最早治疗牙痛的膏剂。

（三）魏晋南北朝时期（公元 220 年－公元 581 年）

北魏嵇康在《养生论》有"齿居晋而黄"的论述，是对氟牙症的最早认识。唐代房玄龄等著《晋书·温峤传》有："峤先有齿疾，至是拔之，因中风，至镇未旬而卒，时年四十二。江州士庶闻之，莫不相顾而泣"，是我国口腔医学史上最早的拔牙病例。

（四）隋唐时期（公元 581 年－公元 907 年）

隋巢元方等编纂的《诸病源候论》是我国第一部中医病因证候学专著，对牙周病病因的论述"齿动摇候，手阳明之支脉入牙齿，足阳明之脉，又遍于齿，齿为骨之所终，髓之所养。经脉虚，风邪乘之，血气不能荣润，故令动摇"；有关于拔牙损候的记载"拔齿而损脉者，则经血不止。藏虚而眩闷"，还有龋齿、牙槽脓肿、唇裂等关于牙齿及口唇疾病的记述。

唐代孙思邈的《备急千金要方》《千金翼方》分别按口、齿、唇、舌四部分论述了治疗各种口腔疾病的药物及方剂，记载了大约 200多个医方，许多为后世临床工作中所采用。而且对某些疾病总结出特效的治疗药物，如记载"蔷薇根，角蒿为治疗口疮之神药。"近代临床工作中用蔷薇根单味或复方治疗口疮证明确有良效,反映了当时口腔疾病的治疗水平。从大量医方的记载中了解到作者用附子、细辛治疗龋齿;用生地黄治疗牙根松动、牙痛;用盐治疗牙肿痛、出血;用豆蔻、丁香治疗口臭疗效甚佳。孙思邈通过多年的临床实践对口腔疾病已有深刻的认识,而且在治疗方面已有建树。唐代王焘著《外台秘要》记载了 307 首口腔疾患的医方,其治疗方法分为含法、啮法、嚼法、熨法、烙法、熏法、封法、贴法、敷法、涂法、咽法、塞法、刺法、灸法、揩法、手术法等 17 种。

(五)宋辽金元时期(公元 907 年－公元 1368 年)

北宋王怀隐、王祐等奉敕编写《太平圣惠方》,卷一《口齿法》综述了宋代以前口腔诊疗的概况,又有卷 26、34 两卷论述了龋病、牙周病、口腔黏膜病等的病因、症状、处方。宋徽宗赵佶敕撰《圣济总录》,卷 117～卷 121 为口腔疾病方面的论述,共载有医方近 500 个,包括各种口腔疾病的病因、病理、方药及疗法。

(六)明清时期(公元 1368 年－公元 1912 年)

明嘉靖七年(1528 年)薛己撰写《口齿类要》一卷,是中国古代第一本牙科专著,主要叙述了茧唇、口疮、齿痛、舌症等 4 类口腔疾患,对今天中西医结合治疗口腔黏膜病方面仍有一定参考价值。明代李时珍《本草纲目》记载了治疗牙病药物数百种。清光绪时期太医院"共设五科,口齿为其一,咽喉归口齿"。晚清皇宫太医院中的牙医室是记载的中国最早的牙科治疗室。

三、中国古代牙医学对世界牙医学的贡献

(一)砷剂治疗牙痛

张仲景在《金匮要略》记载了以"雄黄、葶苈二味,末之,取腊日猪脂溶,以槐枝绵裹头四五枚,点药烙之",这是失活牙髓的方法,雄黄即三硫化砷,是世界上最早记载用砷剂治疗龋齿的方法。之后有唐王焘的《外台秘要》记载:"必效杀齿虫方:雄黄末,以枣膏和为丸,塞牙孔中,以膏少许置齿,烧铁笼烙之,令彻热以差止"的治疗齿病方法。明李时珍《本草纲目》中有"砒霜半两,醋调如糊,碗内盛,待干刮下,用粟粒大,绵裹安齿缝,来日取出,有虫自死,久患者不过三日即愈"。以上所描述的方法都是用砷剂治疗牙齿的记录,该记录所提到"粟粒大"的用量,"来日取出"的用法都是很科学的。现代药理证实雌黄成分为三硫化砷,燃烧后分解氧化为三氧化二砷,即砒霜,其毒性可增加几倍。说明张仲景最早记录的用砷剂治疗牙痛是有科学道理的。

(二)银膏补牙

银汞合金作为牙体修复材料已有较长的历史,据史书记载早在我国唐代就开始使用银膏来修补牙齿。《唐本草》记载了中国最早应用汞合金充填牙齿的方法:"其法用白锡和银箔及水银合成之,凝硬如银,堪补牙齿脱落",即用汞和白锡、银箔等做成的汞合金(汞齐)来做补牙的填充剂,这与今天临床使用的银汞合金有共同之处。

(三)发明牙刷

1953 年在前热河省赤峰县大营子村辽代驸马墓的随葬品中出土了两把骨柄牙刷,是世界上最古老的两把牙刷,证明中国在这个时期就已经开始以植毛牙刷清洁牙齿。发现墓主人的随葬品里有两把骨制牙刷柄,同出于一个白瓷盆中,盆内还放有金龙纹的银碗,盆、碗、牙刷柄同出一起,作为展品曾于 1956 年在北京故宫博物院展出。牙刷柄长度 19cm,植毛部长度 2.5cm,因年代久远牙刷头部所植的毛束已经消失。但牙刷柄很完整。牙刷头部的植毛部分由 8 个植毛孔,分 2 排,每排 4 孔,植毛面的孔径较背面孔径略大,以便植毛。在孔旁还能看得出是用金属丝结扎过的锈痕。毛束之间的等距间隔,有利于刷毛的干燥,也不容易藏污纳垢。其外形制法极类似现代的牙刷(图 19-2-2)。

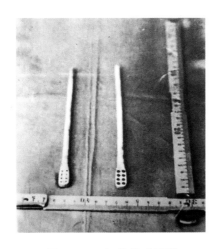

图 19-2-2　辽代植毛牙刷

1953年赤峰县大营子村，辽驸马都尉墓出土，该墓为辽应历9年的墓葬（引自周大成《中国口腔医学史考》）。

（四）牙再植术

《太平圣惠方》记载："治牙齿非时脱落，令牢定铜末散：熟铜末，当归，地骨皮，细辛，防风，持罗为散，和铜末同研如粉，以封齿上，日夜三度，二五日后牢定，一月内不得咬着硬物。"这是我国最早记录的齿牙再植术，也是世界上关于牙齿再植术的最早记载。书中对再植牙的适应证、方法及注意事项都记述得很清楚，这种治疗方法的出现显示出当时口腔疾病的治疗水平。

在《圣济总录》中牙再植术称为"复安"，记载：治牙齿摇落，复安令著，坚持散方："熟铜，当归，地骨皮，细辛，防风五味药，捣研如粉，齿才落时，热粘齿槽中，贴药齿上，五日即定，一月内，不得咬硬物"。所述与《太平圣惠方》关于齿牙再植术的记载基本一样，只是记录得更具体详细，明确指出其适应证是牙齿落时，热粘齿槽中，贴药齿上。

（五）中医口腔保健方法

1. 叩齿　叩齿是中医养生按摩的一种功法，也是牙法，是牙齿保健的一种有效措施。

（1）叩齿的作用：《圣济总录》曰："牙齿者，骨之所终，髓之所养也，又手阳明之脉入牙齿，故骨髓之气不足，与夫阳明之脉虚，不能有所滋养，则于是有牙齿之疾。……养生方法，鸡鸣时，常叩齿三十六下，食毕令啄齿，皆宜长行之，令齿不蛀虫。"《养生四要·慎动》也说："齿者，骨之标也，齿宜数叩，叩则不龋。"古人还说："清晨叩齿三十六，到老牙齿不会落。"唐代的养生论著中多处提及"朝夕琢齿齿不龋。"《延寿书》说："养生家，晨兴叩齿永无齿疾。"《千金方》指出："每晨起，以盐一捻纳口中，以温水含搅齿，及叩齿百遍，为不之绝，不过五日，齿即牢密。"《景岳全书》中记载："余每因劳因酒，亦尝觉齿有浮突之意，则但轻轻咬实，务令渐咬渐齐，或一二次，或日行二三次而根自固矣。"中医认为，牙齿不仅是骨的末梢，同筋骨有直接关系，而且同胃、肠、脾、肾、肝等脏腑活动也有密切关系。因此，经常进行叩齿，可以增强牙齿坚固，使咀嚼较有力量，齿牙不易松动和脱落，预防牙病，促进消化功能。现代科学认为，叩齿能兴奋牙体和牙周组织的神经、血管和细胞，从而促进其血循环、增强其抗病能力。

（2）叩齿的方法：《抱朴子》认为："牢齿之法，晨起叩齿三百下为良。"《云笈七签》则认为，"叩齿之多少，不必须叩三十过也。"其他养生论述各有出入，总之，叩齿每日早晚各一次为佳，叩齿数目可因人而异。叩齿的力量应根据牙齿和牙周组织的健康程度，量力而行。叩齿时，宜心静神聚，消除杂念，口轻闭或微开，然后上下牙齿互相轻轻叩击30～50次。也有人认为每次叩击数目多少不拘，少则几十次，多则数百下，逐渐增加叩齿力量及次数，笔者曾调查了47名有叩齿习惯的中老年人，都有较高的文化素养，年龄在45－85岁之间，他们都能几十年持之以恒地坚持叩齿，从不间断，其中有五位长者笃信佛教，其叩齿方法更为考究，他们的口腔疾病发病率远较常人为低，由之可见叩齿确有奇效，但应注意：①在漱口与刷牙后进行；②叩齿时上下牙均要广泛接触；③用力不可太猛，还要防止咬颊，咬舌，咬唇。

用现代医学观点来评述叩齿法，它之所以在牙病预防上起一定作用，乃由于增加了口腔的自洁作用，发挥了咀嚼运动所形成的生理性刺激，增强了牙体组织的抵抗力，在食品日趋精细的今天，叩齿法犹显重要，应该在我国传统文化与医学范畴的科研中进行更加深入的探讨。

2. 鼓漱　锻炼方法：闭口咬牙，口内如含物，用两腮和舌做漱口动作，漱 30 次以上，漱口时，口内多生唾液，等唾液满口时，再分 3 次慢慢下咽，初练时可能津液不多，久练自增。

3. 运舌　运舌也称揽海。锻炼方法：用舌头在口腔里，牙齿外，左右与上下来回运转 30 次以上，等到唾液增多时鼓漱十余下，分一口或几口咽下。

鼓漱与运舌都属于中医漱津咽唾的养生疗法，历来备受重视，许多中医名家对此都有精深的研究，如《素问·宣明五气篇》云："五脏化五液，心为汗，肺为涕，肝为泪，脾为涎，肾为唾，是为五液。"唾液为脾肾所主，脾为后天之本，肾为先天之本，而人的健康长寿，与脾肾功能的盛衰有密切的关系。《红炉点雪》指出："津既咽下，在心化血，在肝明目，在脾养神，在肺助气，在肾生精，自然百骸调畅，诸病不生。"由此可见，唾液在"五液"中有特殊价值。总之，鼓漱与运舌都是为了使口腔内多生津液，以助消化，并可清洁口腔，防止口苦口臭，滋润胃肠，有助脾胃功能。同时，鼓漱和运舌又锻炼了口周与舌体肌肉，可使面颊部肌群健美，颜面丰满，尤其是对防治老年人口腔黏膜、肌群和舌体萎缩及面部塌陷有相当效果。总括明清以来众多医学家的经验，咽唾的方法大致可分为两种：①先行叩齿，然后以舌尖搅动牙齿，先左后右，先外后内，先上后下，依次轻轻搅动 30 次，用力要柔

和自然，然后舌抵上腭部以聚津液，待唾液增多时再鼓腮含漱 10 余次，最后分 3 口徐徐咽下，以意念送到脐下丹田处。这就是"赤龙搅天池。"这种方法行立坐卧，不拘形式，清晨、午休、睡前或其他空闲时间都可以做。只有持之以恒，坚持锻炼，会收到很好的健身固齿的效果。②结合练气功时，配合漱津咽唾。端坐，排除杂念，舌抵上腭，牙关紧闭，调息入静之后，唾液源源而来，待到唾液满口时，低头缓缓咽下，并以意念送入丹田。

4. 擦面与呼吸　明代著名养生学家冷谦，在《起居调摄》中提出了"十六宜"，其中有面宜多擦，发宜多梳，齿宜常叩，口宜常闭，津宜常咽。有关齿宜常叩、津宜常咽已如前所述。而面宜多擦即经常浴面。浴面包括洗脸与按摩两个方面。其作用主要是保持面部的清洁卫生并维护其正常的生理功能。口宜常闭则阐述了《彭氏保论》中的论点："凡夜非调气之时，常习闭口而睡为佳。口开即使真气，且邪从口入，更牙齿为出入之气所触，后必病齿。凡睡而张口者，牙齿无不早落，可以验之。"彭氏的论点指出了睡觉时张口呼吸所带来的诸种危害，如可造成牙周及牙齿的病症并影响全身健康。现代医学认为，开口呼吸可造成前牙开𬌗，开唇露齿等错𬌗畸形，并可引起咽部腺样体增生及呼吸道疾病。

5. 药膳食疗与口腔保健　药膳即饮食疗法，在我国已有悠久的历史。在公元前六世纪中叶编成的《诗经》中，就记载了有关饮食的知识，如《卫风》中说："于嗟鸠兮，无食桑葚"。意即叫斑鸠鸟不要吃桑椹子；《诗经·伐檀》反复提到"彼君子兮，不素飧兮！"这都表明古人已经注意到了饮食科学知识的证据。在两千多年前的内经当中，对饮食的研究已经达到相当的深度，如对饮食中的四气、五味和补泻作用，均有极为精辟的论述。

我国从周朝起就有专门以饮食调养身体和治病的"食医"。古代经典著作《黄帝内经》《金匮要略》《伤寒论》《本草纲目》都十分注意

饮食对健康和疾病的作用。自唐朝以后,研究论著越来越多,如孙思邈著《备急千金要方》中的"食活篇";孟诜著《补养方》以及张鼎在此书基础上修改补充起来的《食疗本草》和陈士良著《食性本草》等。为研究饮食与健康和疾病的关系开辟了一个专门化的科学领域。

四、古代民间口腔习俗

考古工作者通过对大量石器时代人骨化石的观察,发现一些异常变形的颌骨和牙齿化石,认为这些变异情况是由于这一时期人们的一些习俗所造成。

(一)拔牙习俗

考古工作者从山东大汶口、江苏大墩子遗址出土的人头骨化石中观察到超过半数的两性个体生前缺少上颌侧切牙,其牙槽骨愈合良好,看不出是由于病变而拔牙的痕迹,山东大汶口和曲阜西夏侯遗址也有相同的报道。这么多的个体生前缺少上颌侧切牙的资料,可以推断出由于这个时期有拔牙习俗而造成的。据观察,拔牙的时间大多在青春期进行的,拔牙的方法也多为敲打法。

我国古籍中也有关于拔牙的记载,《山海经》《淮南子》中有一些相关的传说。《博物志》中记载我国古代相当于现在的湖南、湖北、川南、滇东、贵州、湘西等地的少数民族称为僚,唐代以后又有葛僚(仡佬)之称。他们有拔牙习俗,被称为"打牙仡佬",这种习俗逐渐发展到辽宁、河南、山东等地。

不同民族,拔牙的目的不完全一样。春秋时代《管子》谓:"昔者吴邗战,未龀不得入军门,国子摘其齿,遂入,为邗国多",就是说乳牙未换完的不许参军,孩子们为参军而拔牙。晋·张华撰《博物志》说,"荆州极西南界至蜀诸民曰僚子,及长皆拔去上齿牙各一以为身饰",因美容而拔牙。中国台湾《彰化县志》云:"女有夫,断其旁二齿,以别处子",因婚聚而拔牙。《大清一统志》贵阳府苗蛮条中记载:"父母死,子妇各打其二齿、纳诸棺中、以为永诀",这是为给父母服丧而拔牙;《新唐书》南蛮传有"僚地多瘴,中者不能饮药,故自凿齿",因开口困难为服药方便而拔牙。

(二)含球习俗

我国考古工作者韩成信等在鉴定新石器时代骨化石时发现了一些颌骨异常磨损变形的标本,并发现造成异常是由于口腔内长期含球的机械原因所造成的。江苏大墩子和山东兖州王因地区出土的新石器时代口腔含球个体就有 18 具,其中有 15 个石球、3 个陶球。球的大小与现在儿童玩的玻璃球相似,球体不是固定在口腔一侧,而是可在口腔内左右调动,因此,口腔内磨损痕迹大多左右两侧同时存在。从标本中见到年龄最小的是在一个大约 6 岁儿童的下颌骨旁发现了陶球,说明这种习俗开始于幼年,而且多数出现在女性个体。目前文献记载中还未能发现对这种习俗含义的解释。

(三)涅齿习俗

新石器时代已经发现有些地区的人们有用某种黑色染料将牙齿染黑的习俗,我国在这一方面的记载有,《魏志·倭人传》有"东海中有黑齿国"的记载,中国台湾省《凤山县志》中"拔去前齿,齿皆染黑"的记载,云南省布朗族有集体涂染牙齿习俗。

日本古代涅齿习俗曾很盛行过。涅齿是用特制的"铁浆"材料涂擦牙齿。古墓中可见到涅过的牙齿,古籍中也有许多关于涅齿的记载,而且在文学艺术中都有描绘涅齿的论述、图画和歌舞,日本的明治、大正时代曾出现过涅齿瓷牙及全口涅齿瓷牙。这个习俗在东南亚地区的印度尼西亚和菲律宾等国曾流行过。涅齿大都是表示美容、成年或结婚,只是各国涅齿所用的材料不同。

无论是拔牙习俗,还是含球习俗、涅齿习俗都反映了当时人们为了达到某种目的而损伤正常的牙齿或颌骨,在不同程度上危害了人体的健康。

(白天玺)

第三节　中国传统文化的经典撷英

我国历史悠久,人才辈出,传统文化典籍浩繁,博大精深,在漫长的历史过程之中,我国在各个领域都产生了许多杰出的人物,出现了许多伟大的思想家、政治家、军事家及文学家、医学家(哲学家)及艺术家。他们都留下了许多千古不朽的思想、事迹和著作。其中不乏有关我们医生如何做人、如何行医以及如何修心养性,如何培养自己的家国情怀,道德情操及艺术修养的名言妙语、格言警句。特专门摘录如下,以与有志于医学事业的同道共勉之。

一、为医之道

1. 学不贯古今,识不通天人,才不近仙①,心不近佛者,宁耕田织布,取衣食尔,断不可作医以误世! 医,故神圣之业,非后世读书未成,生计未就,择术而居之具也。是必慧有夙因②,念有专习,穷致天人之理,精思竭虑于古今之书,而后可言医。"

　　　　　　——明·裴一中《言医·序》

注释:①仙,比喻才华脱俗出众。②慧有夙因,指天资聪颖。其意为:如果一个人的学问不贯通古今,见识不通达贯穿天地人间的大道(佛性),才华不脱俗出众,心灵不亲近于佛,即不具有慈悲之心。这样的话,宁可让其种田织布以维持生计,也断不可将医生作为职业去延误健康贻误生命。换言之,即医生是一种光明神圣的事业,并绝非读书未成,生活未有着落而解决就业择业问题的一种渠道。行医者除了应天资聪颖之外,还要能刻苦学习,以能通达贯穿天地人间的大道(佛性)之理,认真钻研古今,然后才能成长为一个真正的医生。

我国近代著名的外科学泰斗、中科院院士裴法祖教授十分欣赏这一古训,他常常语重心长地告诫后辈学生:"德不近佛者不可以为医,才不近仙者不可以为医"。由之可见,欲要成为医生者,只能:"博学而后成医,厚德而后为医,谨慎而后行医"!

2. 进则救世,退则救民;不能为良相,亦当为良医。

　　　　　　　　——东汉·张仲景

3. 医者仁术,圣人以赞助造化之不及,所贵者,扶危救困,起死回生耳。

　　　　——明·聂尚恒《活幼心法卷》

4. 夫医者,非仁爱之士,不可托也;非聪明理达,不可任也;非廉洁淳良,不可信也。

　　　　　　——晋·杨泉《物理论》

5. 医以济世,术贵乎精。

　　　　　　　　　——清·吴尚先
　　　　　　　　《理瀹外治方要略言》

6. 一药乃"道"①。

　　　　　　　　　——清·纳兰性德
　　　　　　　　《渌水亭杂识·卷四》

注释:①"以一药遍治众生之谓道,以众药合治一病之谓医。"其意曰:如果以一种药来遍治众生之病的是"道"(佛性·天理),能够在众药之中选择药物对一种病进行治疗的是"医"(生)。佛法认为,佛性之理(道·规律)贯穿于整个宇宙之中。人之所以会得病,主要是人们违背了自然规律、身心规律等客观法则的结果。

另外,WHO1990年所下定义为:"一个人只有在躯体健康、心理健康、社会适应良好和道德健康四个方面都健全,才算是完全健康的人。"因此,疾病并非仅仅是躯体的疾病,还应包括心理的疾病,适应能力的疾病和道德的疾病。佛法中认为治疗这些疾病的总体方法是医学(医道)和以(道)为线索的佛法

（法药）。所以，从这个角度上来说，治疗疾病的统一一味药就是"道"。

7. 医之为道，非精不能明其理，非博不能致其得。学医当学眼光，眼光到处，自有所对之方，此有不尽之妙，倘拘居于格里，便呆钝不灵。

——清·曹仁伯《琉球百问》

8. 天将降大任于斯人也，必先苦其心志，劳其筋骨，饿其体肤，空乏其身，行拂乱其所为。

——《孟子·告子下》

二、为医之德

1. 无恒德者，不可以作医。

——清·陈梦蕾等
《古今图书集成医部全录》

2. 医为仁人之术，必具仁人之心。恻隐①之心，仁之端也；羞恶之心，义之端也；辞让之心，礼之端也；是非之心，智之端也。

——孟子《公孙丑上》

注释：①恻隐：同情。

3. 无伤也，是乃仁术也。

——孟子《齐桓晋文之事》

注释：孟子的仁爱之心惠及动物杀生，此处所指"无伤"可以理解为，对人，无论在精神上或肉体上均应做到没有"伤害"。拿现代医学来说，近年发展和被重视起来的"人文医学""微创医学"及"精准医学"均符合"无伤"这一精神。"仁"是中国儒家哲学的基石，是一种极广的道德范畴。许慎的《说文解字》中写道："仁，亲也，从人""仁者人也"。"仁"可以包含：恭、宽、信、敏、惠、智、忠、恕等具体思维和行为。"己所不欲，勿施于人""对待患者如亲人""换位思考"等医患双方都应理解的"仁爱互济"的表现。

4. 人命至重，有贵千金，一方济之，德逾于此，故以为名也。

——唐·孙思邈《备急千金要方序》

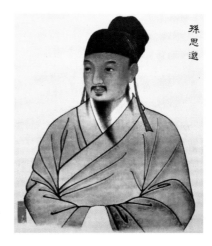

唐代医药学家孙思邈，誉称为"药王"

5. 一人生死，关系一家；倘有失手，悔恨何及？

——清·吴尚先《理瀹骈文续增略言》

6. 药能活人，亦能杀人，生死关头，间不容发，可不慎欤！

——清·刘昌祁《白喉治法要言》

7. 医之临病，胜于临敌。

——清·怀远《医彻卷四医箴疗医》

8. 凡大医治病，必当安神定志，无欲无求，先发大慈恻隐之心，誓愿普救含灵之苦。若有疾厄来求救者，不得问其贵贱贫富，长幼妍媸，怨亲善友，华夷愚智，普同一等，皆如至亲之想；亦不得瞻前顾后，自虑吉凶，护惜身命，见彼苦恼，若己有之，深心凄怆，勿避险巇，昼夜寒暑，饥渴疲劳，一心赴救，无作功夫形迹之心，如此者可为苍生大医，反此则为含灵巨贼。

——唐·孙思邈

注释：孙思邈大医精诚的论述，第一是"精"，第二是"诚"，即医术精通、诚心救人。若有患者前来寻医者，不得了解其贫富贵贱，也不得看其社会地位及社会关系，不管长幼

515

贫富,及衣着贵贱与谈吐举止,皆应一视同仁,礼貌待之。

三、为医之学

1. 医者,书不熟则理不明,理不明则识不精。临证游移,漫无定见,药证不和,难以奏效。

——清·吴谦等《医宗金鉴凡例》

2. 读书而不临证,不可以为医;临证而不读书,亦不可以为医。

——清·陆九芝《世补斋医书
李冠仙仿寓意序》

3. 盖医者人命所关,固至极重之事,原不可令下愚之人为之也。

——清·徐灵胎《医贯砭卷上伤寒论》

4. 学医业者,心要明天地阴阳五行

之理,始晓天时之和不和,民之生病之情由也。

——清·吴谦等《医宗金鉴运气要诀》

5. 良医则贵察声色,神工则深究萌芽。

——唐·孙思邈《千金翼方序》

6. 医非博不能通,非通不能精,非精不能专。必精而专,始能由博而约。

——清·赵晴初《存存斋医话稿序》

7. 医者人之司命,如大将提兵,必谋定而后战。

——明·倪士奇《两都医案北案》

8. 道不远人,以病者之身为宗师;名不苟请,以疗者之口为依据。

——清·章太炎

第四节　医以济世　慎独无悔
（现代医师职业道德与精神思考）

随着市场经济和现代医学科学的迅猛发展,现代医学职业已经发展成为一个高度分化的专业领域。执业医师不仅受到市场经济环境不断变化的影响,还承受着体制内外医疗机制巨大差别的压力。医学职业在面对病患的同时也面临着逐渐增多的医患矛盾,这些有损医生职业精神与形象的事件,需要我们的国家在医疗卫生体制改革中来寻找解决方法。而作为我们医生则面临着从传统文化观念向现代思想观念转变的挑战,因为我们强大的传统文化也给了我们有力的支持和依靠。

一、以仁为本

医乃仁术、大医精诚和重义轻利是我国医德思想的精华。医学的目的是仁爱救人。《灵枢·师传》指出,掌握医术,可以"上以治

民,下以治身,使百姓无病,上下和亲,德泽下流"。东汉名医张仲景也提出,儒家要实现"爱人知人"的理想,就应当明了医理,重视医疗,这样方能"上以疗君亲之疾,下以就贫贱之厄,中以保身长全,以养其生"。自宋金元以降,随着大量儒生进入中医领域而形成了一个特殊的群体——儒医,他们将医学视为实现其"仁爱"的理想职业,并信奉行医治病,施药救人就是施仁爱于他人,积厚德于来生的高尚事业。由于医学的济人利事与儒学的仁孝忠恕,正好符合传统社会的伦理道德标准,因此,以医济世成为了许多儒生的人生目标。儒家的仁爱思想也成为了医学道德的理论基础。此外,道教、佛教的教义与行医方法也和儒学有千丝万缕的串联和融合,如道教和佛教的"戒律"对医学道德准则就有深入的影响。如唐代孙思邈的"大医精诚"和明代医

家陈实功的"医家五戒十要"都有着明显的道教和佛教烙印。

医学是一种治病救人、解除痛苦的仁慈技术，严格地讲它不应该是谋利的手段，也不应该是扬名的阶梯。受儒家推崇的重义轻利的义利观和舍身取义的理想人格的深刻影响，传统医德往往强调以医济世而非以医谋利，形成了重义轻利、廉洁行医的义利观。但遗憾的是在我国现行的民营机构中，都存在着大量的"营利型医疗机构"，它们是国家医疗机构的有效补充，也是市场经济环境的迫切需要。它们既应以谋利（也可谓之谋生），也应以扬名（为了吸引患者）。它们的存在为人民的保健事业作出了巨大贡献，但也留下了许多亟待解决的问题和种种诟病。我们相信随着国家实力的增强，民营营利型医疗机构的存在与发展也会有合理的安排和设置。

传统文化的医德教育确立了医乃仁术，"以仁为本"的仁爱原则。这是我国强大的文化背景中的情感体现，人与人彼此之间真诚相待，相互关爱是儒家和道家乃至佛家所倡导的理想人际关系，也是医生和患者和谐关系的理想愿景。

回首我的行医生涯，对"以仁为本"作为行医准则也颇有感触。作为一个出身于医学世家的我，从小就从家庭长辈及堂兄叔伯的医生群体中接受了耳濡目染和言传身教，可以说孔孟之道早就融入到了我的血液之中。在退休开业的第一天起，我门诊的大厅告示就赫然表明"……本诊所崇尚中华传统美德，对烈军属、人民教师或70岁以上老人一律减免全部诊费10％～15％，并对贤孝子孙出资为家中老人制作各类假牙者再特惠减免治疗、修复费用的20％～25％，以示倡导和嘉许孝悌和仁爱"。所以我制定的院训为："术求其精，心竭其诚，非以役人，乃役于人"。并希望我的事业传承人也能在此基础上发扬光大并世代相传。

二、以礼为节

"礼"按其本意是指祭祀神灵的器物和仪式。周公制礼之后逐渐演变、建立并完善成了一整套适合当时贵族阶层的礼仪制度和规范体系。孔子倡导社会中的精英阶层能真心遵守礼的规范，做到"非礼勿视，非礼勿听，非礼勿言，非礼勿动"。他教导儿子伯鱼时说："不学礼，无以立"。要求伯鱼一定要致力于"礼"的学习和熟悉，否则就无法立身处世。对学生的教诲，孔子也敦敦于礼："君子博学于文，约之以礼，亦可以弗畔矣夫！"就是要求弟子们广博地学习各种知识，还必须用礼来约束其行为，这样才不会做出背叛祖宗或离心叛道的事情来，这就是学礼与立身的关系。当然，随着时移事迁，昨日之礼已经很难规范今日之社会了。正如孔子所言："周因于殷礼，所损益可知也"。其意即：礼必须随时代而有变革。

从广义的理解来看，"礼"即是制度和法规，包括社会的一切显性和隐性的制度，举凡政治、经济、社会和法律规章制度，以及文化传统仪式，道德规范、风俗习惯、个人行为举止（礼貌）的规定等。从狭义的理解来分析，礼主要是指社会的道德规范、行为准则和社会习俗等。前者是对社会整体制度的设计而言，而后者主要是针对个体的习性修养和道德培养而言。传统医德思想往往关注的是医生个人美德的培养，而非建立严格的业内规则。如《中庸》："天命之谓性，率性之谓道，修道之谓教。道也者，不可须臾离也；可离，非道也。是故君子戒慎乎其所不睹，恐惧乎其所不闻。莫见乎隐，莫显于微，故君子慎其独也"。其意为："上天赋予的最根本的支配万物运行的原则叫作规律，遵从规律而行叫作正确的原则，修习正确的原则便是教育。凡是正确的原则是不能违反的，所以明道之人在无人看见的独处之地，仍然时刻保持戒慎恐惧的状态，不让最隐微处的违背正确原则的不良行为显现坐实，所以君子会非常慎重自己的每一个心念言动"。故而，"君子慎独"这对于有着良好医德教育与人格修养的医生尤其重要。

若回到现实医疗环境上来说应该注重：

1. "以礼为节"意味着建立一套公正合理的制度规范，能够满足社会各阶层的要求，并以此为标准，引导人们自觉地约束与规范其行为，节制其欲望，从而使社会上下、左右都能和睦相处，形成一个有序、和谐、安乐、健康的社会生活与医疗环境。其内容应包括三个层次：①齐之以礼；②约之以礼；③礼之用，和为贵。如能完善与坚持"以礼为节"，可以相信许许多多医患矛盾都可迎刃而解或直线下降。

2. 在此次"冠状肺炎"疫灾中，有一幅照片感人至深，即一位女护师在送患儿走出门诊时，双方都在认真地鞠躬行礼，互道感谢与告辞。如果医患都能如此坦诚、理解与感恩，是不是特别令人感到了人性温暖与光辉？

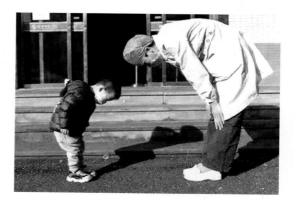

图 19-4-1 2020 年 2 月鞠躬照

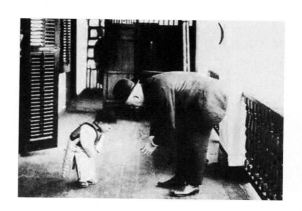

图 19-4-2 100 年前广济医院鞠躬照

附 两张鞠躬照 诠释医患情

2020 年 2 月 24 日，一名 2 岁男孩在浙江省绍兴市中心医院感染三区出院时，向护士长曹玲玲鞠躬致谢，曹护师也被小男孩的可爱与真诚所感动，而随即也鞠了一躬还礼，这张照片感动了全国人民，尤其是全力抗疫的全国医务人员。紧接着这张照片亦让浙大附属二院翻出了一张百年老照片，时任该院前身的广济医院院长，英国梅藤更医师在查房时，一位小患者彬彬有礼地向梅医师鞠躬致谢，深谙中国礼数的梅医师也深深鞠躬回礼（图 19-4-1，图 19-4-2）。

浙江两张鞠躬礼照片，虽然时间跨越了百年之久，一样的姿势，一样的修养，同样诠释了小患者对医护人员的感激，以及医护人员对患者的尊重与关爱。

3. 此外，我国不同医院的医生们还广泛存在着同行之间的相互诋毁与唇舌之争，这都是利益驱使所致。这种丑陋的竞争行为还会引起激烈的医患矛盾，导致一方或双方受损乃至三方（患者方）均受到伤害并反目成仇。究其原因不外乎：①医生业内缺乏规范，当医生遇到难治之症时，既是为患者疗伤救命与恢复健康，又是展示医生个人医技水平的机会。同行之间应该建立相互切磋、提高技艺的良好医风。而不应该以强凌弱、互相讥讽嫉妒或为了经济利益互拉病人的不良现象。笔者自从医以来，就在规章制度中严格制止了这些不端行为。②有关医务人员整体文化素质及道德修养缺乏，亟待加强学习以提升素养。孔子曾告诫：人心是

"不患寡而患不均,不患贫而患不安"(《论语·季氏》)。人心其实是希望追求平等、安定和舒适的社会环境,缩小人与人之间的利益差别只能靠各种制度、规范、礼仪文化和职业修养来解决。

三、以义为衡

如上所述,礼是为了体现仁而制作的一切行为规范,它是维系社会群体合理分工合作,使之在和谐的环境中共同工作和生活的一种依据。

但是,我们必须清楚地看到,制度和礼仪不可能涵括千变万化的社会生活现实,不可能事无巨细对人们的行为举止进行面面俱到的规定。因此,在面对出现的问题和矛盾时,行为举止还要"以义为衡",用道义来判断某人某事是"当为"还是"不当为"。对于这种两难困境的解答,儒家学者非常明确地指出:"……不论利害,惟看义当为不当为"(《二程集·河南程氏遗书》卷十七)。也就是说不要去问对自己有没有好处,而是要从道义上看是应当做不应当做。很显然,行为的取舍和权衡主要看是否符合道义的准则。那么,何为"义"呢?简言之,包含道义、适宜两个方面。

"义"指"道义",也即是"仁义之道"。孔子把义规定为人的生活意义和一切行为的根据所在,要求人们必须"行以达其道"(《论语·季氏》)。义在古代,其含义包括正义、公义与道义等。这里"以义为衡"中的义是指处理一切事物(包括礼)最恰当、最合适的原则与方法。正如《中庸》所言:"义者宜也",孔子所讲"无适也,无莫也,义之与比"。换言之,就是说:君子处身立世,无所排拒,无所贪慕,无所挂碍,可以以一身正气、坦坦荡荡的依义而行。义与仁、礼的关系,仁是根本,礼是仁的外在体现,义是根据仁的原则,以衡量礼是否符合仁而进行必要的调节改变,所谓"仁,人之安宅也;义,人之正途也"。本文的义还

包括"权"的意思。孔子一再强调"义"对于人生至关重要:"君子义以为质、礼以行之、逊以出之、信以成之。君子哉!"(《论语·卫灵公》),就是说,君子要以道义为自己的根本,以礼仪实行它,用谦逊的言辞表达它,用忠诚的态度实现它。在孔子看来,人的一生应当是行义的一生,应当仗义行天下,则谓之曰"徙于义"也!

"信"是儒家的核心观念之一,最典型的说法就是孔子所言"人而无信,不知其可也"(《论语·为政》),但信的前提又是:"……惟义所在"。所以到了宋代理学家朱熹那里,则强调说:"义者,宜也"。朱熹认为"义"应理解为"适宜",而且必须"裁处其宜而为之"。故而其又说:"义者,心之制,事之宜也"(《四书集注·孟子集注》卷一)。因此又将义提升为宁可"舍身"也要取义,将义提升为一种高于生命的价值追求,认为"义"是值得用生命去维护的。反之,"见利忘义"则是令人鄙视的屑小之为。以义为修为的要旨是一种崇高的层面追求,故而"不义而富且贵,于我如浮云"(《论语·述而》)。

综上可见,"仁"是中国传统文化中最为精华的思想,也是《大学》中所说的对当下的世道人心或为人处世的基本道德准则和方法,即"絜矩之道"。这就是我们何以能够成为一个人民的好医生的立身之本,从医者应该从"以仁为本""以礼为节""以义为衡"三个方面来梳理与建立职业医师的三大"絜矩"。这三大絜矩贯穿着孔子的仁爱思想,即:能行五者于天下,为仁矣!五者则依序为:"慕、宽、信、敏、惠"。这五种品德表明了人与人之间(或医患之间)均要庄重(恭与敬)、宽厚(宽与仁)、坦信(信与义)、勤(敏与勉)、慈惠(惠与善)。有这五种品德作为行医准则,充分体现了医患之间既要自尊、自信,又要互尊、互爱、互信的基本精神。

当下社会乱象横生,精神文明明显滞后,

面对种种贪腐、医暴及无德敛财与"设陷碰瓷"乃至行政不作为或"乱作为",为医者应秉承一种冷静而平常的心态,以"君子慎其独也"的心境待之,择"义路"而行之(孟子:义,人路也),用"以义为衡"来检验之。

(白天玺　艾　菁　王玉林)

第五节　医学人文关怀

一、医学人文关怀的内涵

医学以人为研究客体,又以人为服务对象,在为人服务的全部过程中,无一环节不彰显着医患双方的人文素养的相互交流、渗透、理解和合作。可以说任何一例临床病案的圆满完成,都是医患双方相互接受、认同、信任、理解与配合的结果;也是医患双方相互间"人文关怀"的结果。医生以仁爱之心关怀患者的健康,患者以信任之心配合医生的治疗,这样的效果当然就是皆大欢喜,这就是倡导"医学人文关怀"的内涵和目的。

20世纪60年代,护理学专家Leininger最早提出了"文化关怀"的理论,她对于关怀的定义是对需要改善和提高身体状况和生活方式的人或团体给予援助、支持或辅助的行为。她认为关怀是人类社会特有的,出自于人的天性,也是整个人类文明社会的生存壮大之基础。20世纪中后期,生物-心理-社会医学模式被提出来,关怀在医学界引起了更多人的重视。

医学是人类在长期与疾病斗争的实践中产生和发展而成的。在其漫长发展过程中,大致经历了原始医学、古代经验医学、近代实验医学和现代医学的过程。每一个阶段都包含着创新,这是发展的必需动力之一。医学的发展就像一个人的成长过程,在合理的范围内冲破医学禁锢,挑战医学极限,在完成一次又一次的新陈代谢中实现成长。但自古以来,医学也一直被认为是最具人文传统的一门科学,从医是最富有人情味的职业,人文关怀理应成为医学实践不可分割的组成部分。即医学不仅属于自然科学范畴,也具有显著的人文科学属性。

医学人文关怀的内涵:在为患者提供必需的医疗技术服务的同时还要理解患者的文化背景,协调患者的人际关系,尊重患者的生命价值,保护患者的人格尊严,满足患者的个性需要,表达对患者的关爱情感,以全面满足患者的生理健康和心理慰藉需求。

二、医学人文属性的含义

北京大学医学人文学者张大庆教授提出的医学人文的三重含义为:

1. 指医学人文精神,即对人类的终极关怀与人性的提升,尊重人,敬重人,承认医学的有限性。

2. 指医学人文关怀强调"善行"。

3. 指医学人文学科,即研究与探讨医学本质与价值的人文学科。

显然,医学人文的内涵不仅仅是有关学科的综合,它的根本点和核心在于树立医学人文精神,强调医学中的"善"——"与人为善"。

上述医学人文内涵的三点认识,似可以作为我们对"医学人文"概念的基本理解。

基于对医学属性的认识,对医学人文可以定义为:医学人文是一门自然科学与人文科学相结合的交叉学科;由于涉及多个社会科学体系,目前它还是一个综合学科群,而不是一个单一的学科体系。

医学人文已成为医学内涵的一个重要方面。学习医学人文是为了当一名合格的好医师,能在医疗工作中体现出人文关怀和以人为本的素质和能力。

三、医学人文关怀的意义

20世纪以来医学发生了深刻的变化,专科化分工及新技术的发展,新设备的出现都大大提高了疾病的诊断精度和治疗水平,然而也伴随着一些负面变化:如许多临床医师过于关注专科专病,"见病不见人";医疗实践过于强调病因、机制和功能改变;过多依赖仪器设备和技术,容易促成"医者为中心"和"唯技术论"的思维习惯。随着医学模式从生物医学模式向生物-心理-社会医学模式转变,人们认识到医疗活动应该以人而不是以疾病为中心,应该把患者视为一个整体的人而不是受损伤的机器,在诊断治疗过程中要贯穿着对患者的尊重和关怀,主张与患者进行情感的沟通,体现"医乃仁术"的人文精神。医学人文关怀对于医学实践具有重要的意义,将引导医学实践从单纯寻求药物、手术的治疗模式转向追求安全、持续有效、微创或无创、改善预后、经济耗费低和尽可能好的生命质量的发展轨道上来,引导医疗机构的服务向更为方便、优质、高效、温馨的方向发展。

临床医生必须牢记:"医学是一门倾听患者,诊断或预防疾病及理解病因的艺术""医学是科学也是一门艺术"。(Mary Dobson)。著名的《希氏内科学》则将医学定义为"医学是一门需要博学的人道职业"。因此,耐心诚恳地对待患者,是我们医生应有的职业修养。

医患之间的交流存在着两种形式,一种是言语形式的交流,即利用语言来传递信息;另一种是非语言形式的交流,包括动作和躯体的两个方面,如面部表情、身体姿势、眼神与手势等。因此,医务人员不仅要提高自己的语言修养,认真倾听患者的言语表达,还需要注意自己的仪表、动作、手势与表情,并注意观察患者的非言语表现。

医患之间的沟通发生在技术水平和非技术水平两个水平上。在技术水平上,医务人员凭借自己的技术性的医学知识,为患者做出诊断与治疗。在非技术水平上,医患间的沟通和一般社会关系中的沟通一样,这两种水平的沟通是相互联系、相互影响的。良好的非技术水平沟通有利于医师与患者在技术水平上的沟通。

作为一名职业医师,需要具备善于与患者进行良好互动和交流的能力。这种交流包括了情感层面交流、文化层面交流和知识层面交流三个层面。通过良好的医患交流,可达到建立良好的医患关系、提高治疗依从性作用,让患者理解所告知的预后、并合理支付诊疗费用。同时也可以对医师获得完整准确的病史资料、制订正确的治疗方案、对患者进行健康指导、对患者提供人道主义关怀,良好的医患沟通还可以起到避免或化解医患之间医疗纠纷的作用。

采用合适的沟通技巧,在沟通和交谈中应体现出对患者的尊重、聆听与共情,沟通目标要明确,适当控制沟通中的信息交换,并把握沟通的语言、语调和语速等,沟通中还应照顾到患者的文化背景和不同民族的风俗与宗教习惯等,并注意观察患者是否理解并初步建立了相互的信任。

医患沟通是一种技能,也是一门艺术。只有医学科学的知识和专业技能而缺乏沟通技能,是不能成为好医师的。在医师的职业生涯中,不断学习和提高沟通的水平和沟通的效能,对每一位医师都是非常重要的。

四、临床医师的心理状况

由于医师这一职业的特殊性,使得医师不仅要承担解除患者病痛的责任,还要有给患者以希望和安全感的心理抚慰作用。临床工作中医师常具有以下心理状况:

1. 职业和知识优越感 作为一名经历了长时间的医学知识和技能训练的职业医师,显然具有职业和医学知识上的专业优势,和患者在医学知识方面严重不对等。医师容易认为患者在医学方面是门外汉,从而产生知识沟通上的优越感,若在和患者互动过程中将这种优越感显露出来,容易使患者产生在被治疗过程中自身处于"弱势"之内的感觉,并容易滋生对医师不信任和焦虑的情绪。医师应当重视患者对诊断、治疗方案和措施等具有知情权,这种权利是不可剥夺的。因此,医师有责任对患者的病情、检查和治疗方案等进行由浅入深的细心、合理解释和告知,这对缓解患者的紧张情绪和争取患者对治疗的积极配合有极大的好处。

2. 医师的应激状态与焦虑　医师的工作需要每天面对众多被病痛折磨的患者,同时又负担着解除这些患者病情的责任,压力重大且工作繁忙,心理上处于一种应激紧张状态。加上近年来一些严重的医患冲突事件也让医师自身的安全需求受到威胁,从而加重了医师的紧张和焦虑情绪。在这种状态下若不能良好控制自己的情绪,在与患者沟通时态度冷漠、粗暴,就很容易失去患者的信任,而与患者发生矛盾与冲突。

3. 忽略人文关怀　患者在罹患疾病后,不仅身体上产生痛苦,心理上也会发生各种变化。如明显的失落感、无助感、不安全感,甚至产生恐惧、激动、愤怒等情绪。医师在治病时也容易把注意力集中在患者躯体疾病上,而忽略了给予患者心理上的关怀和满足患者的安抚需求。因此,医师若能站在患者角度思考后再与患者真诚沟通,争取医患合作共赢。

医患关系中最理想的状态是医师和患者合力协作,即患者能主动参与诊疗过程,通过双方在共同面对疾病和斗争的过程中建立合作关系,达到医疗活动的最终目的。其特点是医师和患者的主动性大致保持一致,任何医疗决定由医患双方协商产生,患者可在医师的指导下承担、参与部分或全部治疗任务。这种合作的结果就是完成一个病例,结识一个朋友。

作为医师,不仅仅是医疗行为的实施者,更应该从社会心理的角度去理解患者,了解患者的需求,尊重患者,医患沟通中语言应简洁通俗,注意表达方式,多采用鼓励和安慰的话语,将心比心,有效倾听。使更多的患者对医方的态度从主观臆断,转变为理性和客观,从而建立良好的信任合作关系。

五、患者的心理状况

绝大多数患者都是在无法忍受疾病的痛苦状态下来寻求治疗的,通常有以下心理状况。

1. 期望与信任矛盾　患者来医院就诊是为了解除疾病带来的苦痛。但由于疾病的复杂性和目前人类对疾病认知的局限性,医师要能彻底把握疾病的诊断和治疗结果并不容易。为了准确诊断,常常在诊治过程中需要采取多种方法来判断和印证,甚至出现漏诊误诊等误判状况也在所难免,治疗过程中出现病情突变或措施失误等情况也时有发生。这些现象都属于医学这种特殊职业难以避免的问题。但患者及家属不了解和理解医师这一职业的特殊性,对疾病治疗结果期望值过高,以为医师都能手到病除,一旦治疗结果不满意,容易认为是医师不负责任或玩忽职守所致。加上有的患者受到某些不当信息或不良事件的影响,对医师的信任度下降,进一步加深了这种矛盾,形成一种对医师的高期望、低信任状态。所以医师切忌为了追求业绩与经济收入而对患者夸夸其谈和作不实与过度承诺。

2. 商业消费心理　随着消费者权益意识的兴起,社会上产生了将医疗服务归入一般消费行为的不当认识。按照一般商品和服务消费的规则,付钱购买产品或服务是一个对等的买卖交易过程,患者带着顾客就是上帝的观念来就医,觉得支付了钱就应该获得满意的服务和彻底的治愈。持这种观念的患者不知道目前医学在有些疾病治疗方面的局限性,不顾医师和患者是共同对付和战胜疾病的命运共同体这一事实,不了解医师所做的工作具有"有时治愈,常常帮助,总是安慰"的特点。带有消费观念来医院求医的患者常常对治疗效果和服务态度要求都比较高,一旦不满意即可能以消费者权益受损为由指责或投诉医师,甚至和医护人员发生语言或肢体冲突。

3. 安全忧郁　对于患者而言,由于对疾病的恐惧与无奈,在向陌生的医务人员求医的时候,他(她)们的心情是十分矛盾与焦虑的。往往还会有过去就医过程中不愉快的经历,或者对医护人员的生硬态度,傲慢霸气,甚至穿着打扮与行为举止,患者都会潜意识地产生排斥、抵制与愤懑情绪,如不及时引导宣泄就会酿成医患冲突。这就是民间所谓:"眼缘不合,半句嫌多"。故而为医者应切记:

医师应该对前来就诊的患者给予充分的尊重,这种尊重应当建立在平等、关爱和对患者的病痛给予同情基础之上。尊重原则体现在三个方面,一是对患者的人格尊重,对患者应不分年龄、性别、出生地、民族、贫富、地位等一视同仁。第二是对患者知情权的尊重,医师应当将患者的疾病情况和治疗措施等如实告知患者。第三是要尊重患者对自己疾病治疗的自主权利,即患者有权就自己的医疗问题做出决定。对于年幼、智力障碍、精神异常的患者,医师对其决定加以干涉应该是有限的,并需要得到其法定监护人的许可。

六、医师的责任与担当

医师是一种特殊的职业,服务的对象是身心遭受痛苦的患者。医师不仅需要解除患者身体上的痛苦,还需要体现必要的人文关怀,让患者感到信任、乐于配合。同时我们还应重视对病人的有利原则与无伤原则。

有利原则指的是一切医疗活动的实施必须是对解除患者疾苦,治愈患者的疾病有好处。所以,有利原则是医疗活动的目的,也是

医疗措施实施应该获得的结果。而无伤原则则是所有患者都存在的恐惧。

由于医疗行为在解除疾病痛苦过程中常常伴随着一些副作用,比如手术的创伤,药物的不良反应等,无伤原则是要求在医疗活动过程中最大限度地降低对患者的人身和精神伤害。与有利原则一样,无伤原则同样是对待患者的伦理前提和基础。

从患者就诊并提出诉求、接受检查、制定方案及签订《知情同意书》开始,临床医师就对患者具有了帮助治疗疾病、解除痛苦、重建功能与恢复健康的责任与担当。

由于医师职业的特殊性质及在现有科学技术条件下,谁也无法预料服务客体病情突发异常或者因体质特殊而发生医疗意外的状况;或者因某种原因而意外发生的口腔治疗与修复后的效果及质量问题,尽管往往只是医患双方的理解差异或病情转归的表现过程乃至修复体的使用方法问题,但处理不好也会造成医患纠纷。作为医疗主体,我们应正确对待、实事求是并勇于担当应该属于我们承担的任何责任。在这个神圣的岗位上,良心远比技巧重要,特鲁多医生的名言:"有时去治愈,常常去帮助,总是去安慰"。高度概括了医生救死扶伤的责任及行医的准则,职业的操守和理性的谦卑。无论意外和明天哪一个先来,我们都必须恪守医生的良心、责任与担当。

附　铅椠终成千载业　肝胆脍炙报国辞

读周大成教授著《中国口腔医学史考》

厦门市第二医院·白天玺

周大成教授著《中国口腔医学史考》一书问世了,这实为我国口腔医学、医史学、医学考古和医学哲学研究方面的重要成果。

一

《中国口腔医学史考》研究和阐述了人类

社会发展过程中口腔医学专业的发展情况，其遵循传统史学研究的规律在体裁上无论是编年、纪传和纪事都按年代顺序叙事并对史料作了井井有条的科学考证，从而立体地展现了我国从旧石器（170万年前至1万年前）以来口腔医学的产生、发展和变迁。从古生物学、古人类学、考古学、古代医学乃至中国政治史、古文字学及近代医学史诸方面进行了全面论证，对我国人类发展的三个阶段（猿人、古人、新人）及其口腔变化特征进行了细致的研究，尤其是借助现代科学手段对先后出土的新石器时代人头骨、殷代人头骨、两汉三国时代长沙马王堆西汉女尸及江陵凤凰山西汉男尸和辽代契丹女尸、明万历帝及两后的口腔情况从人类学与生物学、遗传学、口腔医学等方面进行了全面研究。对从云南元谋、陕西兰田、北京周口店以及其他一些地区发现的属于猿人阶段的遗骸和遗物，如元谋猿人牙齿化石用古地磁法测定其绝对年代距今约为170万年。同时又对新石器以来的民俗，如含球习俗、磨牙习俗、挑牙虫习俗等进行了分析考证，值得注意的是这许多习俗至今仍在我国一些偏远贫穷地区流行和演变。

中国口腔医学发展史不是单一的中医史或西医史，而是医学大系统在中国这个文明古国疆域的演化发展史。如周大成教授在考证殷商时代文字——甲骨文中所记载的"疾口"、"疾舌"、"疾言"、"疾齿"、"龋齿"等近50多种与口腔疾患有关的卜辞时其论证尤为精辟，如果不是对公元前16至前11世纪的历史变迁、民风民俗、文字源流及殷代王室制度有着深入的研究和理解，其论述绝不会如此澄澈可鉴。我对周大成教授1956年发表的"殷墟甲骨文中所见口腔疾患考"及相距33年之后发表的殷墟"甲骨文中所见口腔疾患续考"进行反复研读之后，领悟到周大成教授是拿着许多别的学问为背景来研究口腔医学和口腔医史学的。其精辟入微的论证使我国口腔医学对牙病的认识年代遥遥领先于世界

各国，面对这3000年历史跨度里卷帙浩繁的各种史籍、方志与医典，经考证核实的我国古代人民对各种口腔疾病的发现、认识和防治等方面的成就达112项，而且每项都言之成理、持之有据。粗略统计为之查阅的各类古籍为244卷、8000万余言。只有在对中国的历史文化、政治经济及医学发展有着深刻了解和宏观把握之后，才能进行微观分析和研究。在对祖国医学尤其是对尚无法单独为"系"的古代口腔医学的研究中不可能有章可循，也不可能是单纯的"医"的学问，其必然地要与许多非医学因素发生互动联系和纠葛，从而成为多学科研究。

其次，对历史上医学文学与医学美学的研究和考证该书也获得了极大的成功，其研究是对我国"医儒同源"现象的有力佐证。对唐代著名诗人韩愈、白居易、杜甫及南宋陆游等十余人所作的数以千计的有关"落齿，龋齿，牙周病，牙本质过敏，着色牙，栽堕齿，补坠齿"的诗篇中，逐句逐条地进行了考证与注释。此外，背景的考证及周密的注释表明了作者极其注重刻意求真，讲究文字表述上的艺术性与重视史学的社会功能相结合，并以此为标准进行史学与医学文学、医学美学的研究，在医学美学方面比较典型的有《全唐诗》，如其中张祜的："皓齿初含雪"。李白的："粲然启玉齿"，陆龟蒙的："皓齿初含雪"。李白的："粲然启玉齿"，陆龟蒙的："皓齿还如贝色含"，张仲方的："……方口秀眉编贝齿"。这些优美的诗句充分显示了古人与今人在审美方面的许多惊人相似。《中国口腔医学史考》选用了一些珍贵的历史图片，其中比较典型的有：东魏的《孔子行教图》再现了孔子反羽（错𬌗畸形之一，即牙弓前突，开唇露齿）；三国时期的《嵇康像》及苏东坡书嵇康《养生论》中"齿居晋而黄"论述墨迹，综合论证了嵇康患有氟牙证（dental fluorosis）及氟牙症的流行病学特征；取材于举世闻名的敦煌千佛洞壁画《揩齿图》（封面）和《漱口图》及唐仕女

图片表明了我国古代就是一个注重口腔卫生的国家；晋王羲之及其子王献之墨迹《迁转帖》《辞中令帖》真切地描绘了牙病的痛苦；明太祖朱元璋像（反殆畸形）及清代的《打牙图》都形象生动地再现了古代劳动人民对牙病的认识过程。

周大成教授三十年代就担任《东方齿科》主编，对民国时期的医事制度、医疗状态及口腔医疗和教育（口腔专业书刊、报纸、学会组织及其活动情况）、口腔药材生产等情况了如指掌。民国时期是西方医学传入后中西医两种体系并存的时期，虽然由于各方面的原因使口腔医学发展步履艰难，但在学界前贤们的艰辛努力下仍然取得了不少的成就，为奠定我国现代口腔医学事业的发展起到了十分积极的作用。我们可以概括地说，解放前我国的牙医教育完全按照英美日三国的教育模式进行，五十年代以后又全盘照搬了苏联的模式。总而言之，我国的口腔医学事业在建国后虽然经历过几起几落，但仍然取得了长足的进步。近年来，我国的口腔医学教育、临床及基础科学研究等各个方面均取得了辉煌的成绩，这是我国口腔医学发展史上的鼎盛时期。

二

医学史是介于自然科学和社会科学之间的一门科学，其实用价值就在于它的教育功能与文化功能的充分体现，亦就是作者在撰史时能抒发个人的情感和理想，以期引起读者的共鸣。难能可贵的是周大成教授在全书之中均能寓情于史，均能做到"善叙事"与"善褒贬"相结合，从而达到司马迁所说："述往事，思来者"及通过历史教育培养社会功德，提倡爱国情操的崇高目的。本书除了通过对大量历史画面的栩栩如生的描绘及纵横向地排比来讴歌自己的祖国和弘扬民族文化外，再就是以自己丰厚的学识蕴积和爱国情怀来教育、启迪后人。作者在序言中读到，萌生撰

写此书之志久矣，但下决心之时却是在1980年10月应邀赴日作"中国口腔医学发展简史"的学术报告之后，看到"如今是外国人竞热衷于研究原本为中国人所开创的事业"继而又想到："中华民族的祖先，曾经为世界文化宝库奉献过无数颗灿烂夺目的明珠，只可惜有的内容我们后代不甚了了，更可惜的是或有原属中国人的发明，中国人的创造，而居然要等到外国人承认下来，并由外国人加以发展的时候，我们才恍然大悟，才自惭形秽，才倍感无知，这不能不说是极大的憾事。中国口腔医学史的研究便是如此。"因此，这些铁的事实让作者感慨不已！尽管自己到了已力不从心的垂暮之年，但是一想到"中国原早已处于领先地位的口腔医学，我们本该不负古人，使这一成就更加发展，然而后来的事实是，近百年中国的传统口腔医学几乎停滞不前，现代口腔医学更是被人家远远地抛在后面。具体到口腔医学教育的开展，大概要比先进国家晚了将近一个世纪"。故而，使作者这个"半百于口腔医学上的老叟深感内疚"并"因而我转念要拼尽我残力以此拙著首先献给我的祖国和我的人民。"作者能在八十高龄之际出色地完成这一部鸿篇巨制，除了他本人具有胸罗万卷、谙熟医史的学识之外，再就是凭着一颗炽热的中国心！这就是这部专史获得巨大成功的保证。

兹附七律一首。

喜读《中国口腔医学史考》

辛未年初夏，喜获周大成教授题赠《中国口腔医学史考》一书，余夜以继日读完全书，深为先生爱国爱民的赤子之情所感动，特赋诗一首，以示景仰。

神交已久心仪之，典章一卷令人痴。
声震东瀛立弘愿①，敢拼残力赋史诗②。
铅椠已铸千秋史，肝胆脍炙报国辞。
白发童心司马在，光风霁雪仰吾师。

注：①周教授曾于1980年应邀访日作"中国口腔医学发展简史"的学术报告，并立志毕生为之献身。②周老以82岁高龄完成此书，其自序曰："我要拼尽我的残力来完成该书，并献给我的祖国和我的人民。"③我与周老从1979年开始通信联系，但直到1986年才会面于天津，并成为忘年之交。④本诗为《当代科学家诗文选》收录。

第六节　医者誓言　使命如山
（医学誓言、法典、宣言、守则集锦）

在国内外医学史中，都有一些关于医务人员道德规范与科学精神的誓言、法典、宣言和守则，它们对医务人员从事临床医疗工作起到了积极的指导作用，是医务人员的行为准则。

医学道德规范是医学伦理学原则的具体体现和补充。医学道德规范是指依据一定的医学道德理论和原则而制定的，用以调整医疗工作中各种人际关系、评价医学行为善恶的准则。其本质是医务人员在医学道德行为和道德关系普遍规律上的反映，是社会对医务人员的基本道德要求。

在实际当中，医学道德规范将医学伦理学的理论、原则转换成医务人员在医学活动中应遵循的具体要求来体现，多采用简明扼要，易于记忆、理解和接受的语言来表述，以强调医务人员的职责和义务为主要内容。如"誓词""法典""宣言""守则"等形式。医学道德规范内容一般包括的有"救死扶伤，忠于职守""钻研医术，精益求精""平等交往，一视同仁""举止端庄，语言文明""廉洁行医，遵纪守法""诚实守信，保守医密""互尊互学，团结协作"等。

历史上约2500年前诞生的希波克拉底誓言被认为是医学的道德倡议书，而弗洛伦斯·南丁格尔约在1860年，于英国首创近代护理学校期间问世的南丁格尔誓言则被公认为最伟大仁爱的护士誓言。

我国唐代医药学家孙思邈《备急千金要方》中所倡导的大医精诚行医准则，则可认为是我们东方文化范畴暨中国传统医药学道德规范的一部伟大法典，也是完全可以同希波克拉底誓言及南丁格尔誓言媲美的东方医学誓言。

从地理分布来看，文化总体可分为东方文化与西方文化两大类。我国地处东亚，应隶属东方文化。我国历史悠久，有五千多年的积累，其丰富的文化内涵，在东方国家中又应首屈一指。

从2011年起，我国即推出"文化强国和文化建设——推动我国文化大发展、大繁荣"的战略举措。

2017年党的十九大报告中更明确地提出"四个自信"——道路自信、理论自信、制度自信和文化自信。十九大报告中的第7条明确提出"坚定文化自信为推动社会主义文化繁荣昌盛"的具体目标。

显然，文化自信能和制度自信、道路自信结合在一起，足以显示文化在新时代、新征程发展中的重要作用。

一、大医精诚医学誓言

凡大医治病，必当安神定志，无欲无求，先发大慈恻隐之心，誓愿普救含灵之苦。若有疾厄来求救者，不得问其贵贱贫富，长幼妍媸，怨亲善友，华夷愚智，普同一等，皆如至亲之想。亦不得瞻前顾后，自虑吉凶，护惜身命，见彼苦恼，若己有之，深心凄怆，勿避险巇，昼夜寒暑，饥渴疲劳，一心赴救，无作功夫形迹之心。如此可为苍生大医。反此则是含灵巨贼。

——唐代医药学家　孙思邈

注："大医精诚"出自唐代孙思邈《备急千金要方》第一卷，这是一篇流芳千古、影响深远的论述医德的重要历史文献。其论述了医德的两个问题：第一是精，亦即要求医者要有精湛的医术，认为医道是"至精至微之事"，习医之人必须"博极医源，精勤不倦"。第二是诚，亦即要求医者要有高尚的品德修养，以"见彼苦恼，若己有之"感同身受的心，激发"大慈恻隐之心"，进而发愿立誓"普救含灵之苦"，且不得"自逞俊快邀谢名誉"及"恃己所长，经略财物"。此乃大医之体和为医之法的深刻阐述，放在今天也是对医师医德医风及敬业治学的良好告诫。大医精诚充分展现了我国古代医学家的高尚医德与浩荡襟怀，与清代林则徐的："苟利国家生死以，岂因祸福避趋之"及北宋范仲淹的"先天下之忧而忧，后天下之乐而乐"所倡导的伟大爱国爱民思想和仁人志士崇尚节操有异曲同工之妙，真令人高山仰止、景行行止。这应该成为我们国家最好的"医学生誓言"，尤其是对我国传统的中医药学各个专业学生更加适合。

二、医学生誓言

医学生誓言可看作为在孙思邈誓言基础上形成的一个中国的现代版医学生誓言，兹录于下：

健康所系，性命相托。

当我步入神圣医学学府的时刻，谨庄严宣誓：

我志愿献身医学，热爱祖国，忠于人民，恪守医德，

尊师守纪，刻苦钻研，孜孜不倦，精益求精，全面发展。

我决心竭尽全力除人类之病痛，助健康之完美，维护医术的圣洁和荣誉，

救死扶伤，不辞艰辛，执着追求，为祖国医药卫生事业的发展和人类身心健康奋斗终身。

对比希波克拉底誓言，医学生誓言具体

要求不多，原则性强。

1991年国家教委高教司下达《医学生誓言》，这是目前唯一由国家颁布实施的针对医学生的学医规范条文。《医学生誓言》汲取中西方传统医学教育精华，结合中国卫生事业与医学教育发展实际，反映医务这一神圣职业准则和道德规范，是医学生学习和行医的标杆与指南。

三、希波克拉底誓言

约2500年前，医学之父希波克拉底发表的誓言被认为是医学的道德倡议书，是从医人员入学的第一课，从医人员朗诵这一誓言，进行职业宣誓。

随着时代的前进，此宣言曾被世界医学会（The World Medical Association，WMA）约每隔10年一次对其内容进行修改。从1948年至今已经过8次修订，最新版在2017年10月美国洛杉矶世界医学学会（World Medical Association，WMA）大会上发布［JAMA，2017，318（20）：1971-1972］。

作为一名医务工作者，我正式宣誓：

把我的一生奉献给人类；我将首先考虑病人的健康和幸福；

我将尊重病人的自主权和尊严；

我要保持对人类生命的最大尊重；

我不会考虑病人的年龄、疾病或残疾、信条、民族起源、性别、国籍、政治信仰、种族、性取向、社会地位，或任何其他因素；

我将保守病人的秘密，即使病人已经死亡；

我将用良知和尊严，按照良好的医疗规范来践行我的职业；

我将继承医学职业的荣誉和崇高的传统；

我将给予我的老师、同事和学生应有的尊重和感激之情；

我将分享我的医学知识，造福患者和推动医疗进步；

我将重视自己的健康,生活和能力,以提供最高水准的医疗;

我不会用我的医学知识去违反人权和公民自由,即使受到威胁;

我庄严地、自主地、光荣地做出这些承诺。

第8版希波克拉底誓言的最大改动是增加了对"……同事和学生应有的尊重和感激之情……"。也增加了"……我将重视自己的健康生活和能力,以提倡最高水准的医疗……"。后一点对工作量超长、超标,常处于亚健康状态的中国医师来说是更为宝贵的。

四、南丁格尔誓言

(弗洛伦斯·南丁格尔)

余谨以至诚,
于上帝及会众面前宣誓:
终身纯洁,忠贞职守。
勿为有损之事,
勿取服或故用有害之药。
尽力提高护理之标准,
慎守病人家务及秘密。
竭诚协助医生之诊治,
务谋病者之福利。
谨誓!

[美国护士格瑞特(Gretter)为护士所写的誓约]

五、赫尔辛基宣言

1964 年在芬兰赫尔辛基由世界医学会(WMA)制定了关于医学研究方面道德准则的文件,称为"赫尔辛基宣言",并在 1975 年开始至 2013 年进行了共 9 次修订。2013年 10 月在巴西公布的是最新版。

赫尔辛基宣言共 12 小节,37 条。

赫尔辛基宣言最突出和吸引人之处是对医学科研道德的叙述:

……病人的利益总是在科学和社会利益之上

病人的健康总是我们首先考虑的事……

应当说,赫尔辛基宣言提出的不但是科学研究的精神,也是医学科学家最高的道德行为规范。

赫尔辛基宣言具有法律属性,也就是它规定只有被所在国法律通过后方能在该国生效和应用。我国已经法律批准,故该宣言在我国亦业已生效。

六、牙科医学的伦理原则

口腔医学一词的内涵尚未得到国际上的统一认识,因而至目前为止尚未见到有关口腔医学生的誓言或宣言。当 1972 年在墨西哥举行的第 15 届牙科医学会议上通过,并获世界牙科医师联盟(Fédération Dentaire Internationale,FDI)同意发布的"牙科医学的伦理准则"。

1997 年,在韩国 FDI 大会上再次通过和发表了新的《牙科医学的伦理原则》,参见第五章医学伦理学。

在此之前,印度于 1948 年即已有《牙科医师行为规范》(The Dentist Act)并先后于 2016 年、2017 年进行补充。英国 1984 年也有了牙科医师宣言,2004 年也进行了补充。加拿大、爱尔兰等也有自己的牙科宣言。

我们希望在不久的将来,我国也会有自己的口腔医师宣言。

七、医师宣言

"医师宣言"为新世纪医师的专业精神简称。系由美国 ACP 基金和欧洲内科联盟共同推动发起的倡议。于 2002 年首次在《美国内科医学年刊》和《柳叶刀》杂志发表。本宣言提出 3 项基本原则:①将患者利益放在首位;②患者自主;③社会公平。也提出了以下10 条职业责任。

(1)提高业务能力的责任;

(2)对患者诚实的责任;

(3)为患者保密的责任;

（4）和患者保持适当关系的责任；

（5）提高医疗质量的责任；

（6）促进享有医疗的责任；

（7）对有限资源进行公平分配的责任；

（8）对科学知识负有责任；

（9）通过解决利益冲突而维护信任的责任；

（10）对职责负有责任。

这个新世纪的专业精神十分全面，已由中国医师协会建议在中国推广应用。

八、口腔医学相关的伦理国际规范

1972年和1997年，世界牙科大会先后通过了《牙科医学伦理的国际原则》和《牙科职业伦理的国际原则》两份文件。作为口腔医师，对此两份文件所倡导和规范的基本伦理原则也应该充分尊重和严格遵守，将其作为每位口腔医师的职业道德指南。

《牙科医学伦理的国际原则》于1972年10月在墨西哥第十五次世界牙科医学大会上通过，内容涵盖了牙科医师对待患者、社会和职业等方面的伦理要求。1997年9月，世界牙科联盟（World Dental Federation，FDI）在韩国首尔召开的世界牙科大会上通过了《牙科职业伦理的国际原则》，该文件提出了10条原则，可以看作是对1972年《牙科医学伦理的国际原则》的强调和精练。该原则对口腔医师提出了10项伦理要求：

1. 根据牙科的艺术和科学的实践及人道的原则开展工作。

2. 维护病人的口腔健康，不论其个人状况如何。牙医的主要职责是维护病人的口腔健康。然而，牙医也有权拒绝治疗病人，除了提供紧急护理，出于人道主义的原因，或国家的法律另有规定。

3. 应当在咨询和（或）治疗时听取任何有超过已有治疗水平需要的病人的意见。即患者的需求是首要关注的问题，牙医在咨询或治疗时应该听取任何有超出自己能力水平

需要的患者的意见。

4. 必须确保病人的所有信息及其治疗的专业机密。牙医必须确保所有的工作人员尊重患者的机密，除非国家的法律另有规定。

5. 必须严格依法承担和使用牙科辅助器具。牙医必须对所承担的所有治疗承担全部责任，不应将治疗或服务委托给不合格或未经法律允许的人。

6. 必须在职业生涯的各个方面按道德行事，并遵守专业法律的规定。

7. 应继续提高专业知识和技能。牙医有责任通过其积极的职业生活，通过继续教育来保持和更新专业能力。

8. 应支持口腔健康促进。牙医应参与口腔健康教育，支持和促进已有的技术来提高公众口腔健康水平。

9. 应尊重专业的同事和员工。牙医应以专业的方式对待口腔健康团队的所有成员，并愿意以专业帮助同事，并尊重专业意见上的分歧。

10. 应该以提高职业声望和声誉的方式行医。

九、中华人民共和国医务人员医德规范及实施办法

1988年12月，国家卫生部颁布了《中华人民共和国医务人员医德规范及实施办法》，该医德规范是指导医务人员进行医疗活动的思想和行为的准则。文件规定的医德规范具体如下：

1. 救死扶伤，实行社会主义的人道主义，时刻为病人着想，千方百计为病人解除病痛。

2. 尊重病人的人格与权利，对待病人不分民族、性别、职业、地位、财产状况，都一视同仁。

3. 文明礼貌服务，举止端庄，语言文明，态度和蔼，同情、关心和体贴病人。

4. 廉洁奉公，自觉遵纪守法，不以医谋私。

5. 为病人保守医密，实行保护性医疗，不泄露病人隐私与秘密。

6. 互学互尊，团结协作，正确处理同行同事间的关系。

7. 严谨求实，奋发进取，钻研医术，精益求精，不断更新知识，提高技术水平。

国家卫生部制定的医德规范指出了作为医师应当遵循和具备的医德要求。总结起来就是要求医师做到医术精湛、文明廉洁、仁爱尊重、公平公正、团结互助。作为医生，不仅要有高超的业务素质，同时还需要具备较深的人文修养。

（白天玺　陈家峥　温红卫）

第七节　白医生口腔临床病案讲座
（医患本是朋友　时光铸就善缘）

一、口腔临床典型病案介绍

（一）马先生和他的两位老同学

马先生久居海外，2009 年时辗转回国求医，找到白医生时已 75 岁。他曾在外院进行过各种口腔治疗及修复（其口腔状态见下图全景片），可是疗效甚微。初诊时，他精神萎靡不振。因右下后牙牙龈肿大溃疡，启口受限，疼痛难忍。经认真检查与健康评估，先后为其拔除右下低位阻生智齿与松动病灶牙，并在对部分牙体、根管与牙周综合治疗完成后，行上下全牙列金属烤瓷固定长桥整体修复。为其重建与恢复了正常颌间距离，恢复了颜面外形及良好的咀嚼功能。白医生回忆说，当时马老非常高兴，问白医生能使用多少年？白医生说："此为姑息治疗，应该 5 年左右吧，但您还要保持良好的口腔卫生习惯，常来复诊，定期保养……"。但马老先生因忙于海外事业，一次都未曾前来复诊。

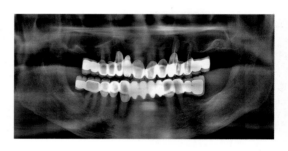

2019 年 9 月 9 日马先生突然出现在诊室门口，当马老先生在亲友陪护下借助行走器缓慢走进门诊时，高大俊朗不减当年，只是腿脚已十分不便。白医生马上给他做了仔细检查，发现其全口烤瓷牙咬合良好，牙龈亦无任何退缩和着色症状，上下牙桥整体牢固毫无松动，无崩瓷及露金现象。全景片显示，右下第 1 磨牙近中根尖阴影，伴轻微叩痛，经殆面开髓，行完善的根管治疗后，恢复正常。（下图为 2019 年口内照）

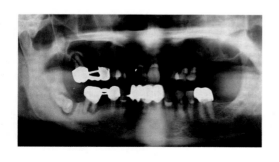

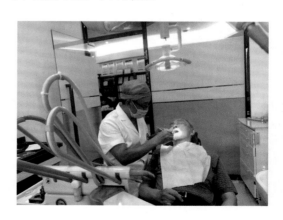

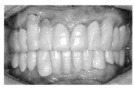
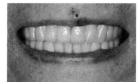
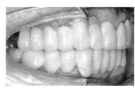
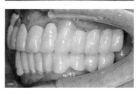

10 年后的口内照显示,患者牙龈非常健康,连牙结石都没有,也见证了精心口腔护理的重要性

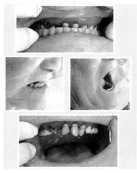
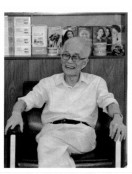

老先生纠正反𬌗后谈吐潇洒,更添帅气

借此次复诊的机会,我们有幸再次见到了马老先生及其两位老同学黄教授及邱高工。邱高工和黄教授亦是我们门诊的老朋友了。邱老 83 岁高龄时来找白医生看牙,在获得本人同意后,白医生为其制作了一副特殊的全口活动义齿,纠正了伴随他一生的反𬌗,升高咬合后,再现了他年轻时的儒雅风采。黄教授也是进行了咬合重建的修复,让他表演口哨和口琴演奏时声音更加清晰、嘹亮。活动义齿及固定义齿修复的完美结合,使他感到很舒适而且美观。

白医生长年致力于牙列缺失与缺损牙咬合重建及口腔内各种修复方式,以期达到让患者重新恢复正常咀嚼功能和与颜面美观的双重效应。白医生总结了千余病例,分析发现:20 余年来,修复 10～15 年内效果完好的患者占 60%～80%,因此理论上认为 8 年为永久修复的概念,若用心设计和治疗是完全可以突破的!

白医生非常认真地告诉我们:口腔医生的任何修复形式,应该将重建患者的咀嚼器官功能放在首位,然后尽力完好地恢复患者的外形美观。

2019 年中秋节,我们门诊部全体医患友人共同度过了一个非常难忘的中秋节,温暖,舒畅!感慨之余不禁又让我们想起 6 年前的

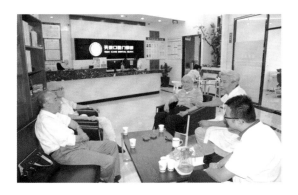

牙的健康是我们所有健康的基础之一,口腔学的发展让我们拥有更好的身体,更优质的生活质量

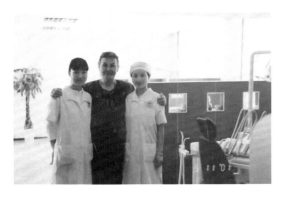

著名音乐指挥家郑小瑛教授来门诊修复全口牙并举办小型音乐会与门诊医生合影

一个夏天,著名音乐指挥家郑小瑛教授来我们门诊看牙时,恰好从全国各地慕名前来报考她研究生的学生们也寻觅到门诊。诊疗完成之

后，就在候诊小花园举办了一场即兴音乐会，美妙高雅的歌声为门诊带来了欢乐和生气，医患听众都为之感动。所以我们门诊部在诊疗之余，往往也是一个音乐家、歌唱家、书画家与科学家们雅集的艺术或学术沙龙。这些都是我们在临床诊疗时，认真对待患友而与之结下真诚友谊，也成为医患为友的佐证。

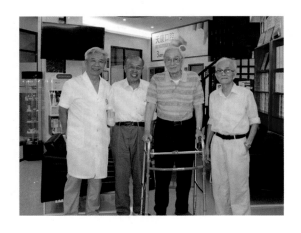

最后白老师谆谆告诫我们：要做一个富有人情味的医生，就应该注重自己的科学知识与文化底蕴和人文素质的综合培养和提升。要认真理解裘法祖院士的格言"德不近佛者不可以为医，才不近仙者不可以为医"的深刻内涵。古贤有云"医渡有缘人"意即如此，善莫大焉！

（说明：马先生的上下全口金瓷长桥由厦门牙艺陶齿（金達雅）有限公司制作）

厦门天康口腔门诊部

石慧铃、吴润芝、张硕整理

（二）一例典型的个性修复病案介绍

1990 年本人在中华医学会医学美学与美容学会成立暨首次学术大会上报告了《全口义齿个性修复中几种前牙排列方式的探讨》一文，其中的典型病案中就包括本文讨论的这例病案。

1989 年 8 月 9 日上午门诊来了位预约的特诊病人，张老夫人，56 岁，面容端庄清

秀。老人随身带有一背包，并从包中取出 6 副"全口义齿"，然后还带来了一本 50 年代的《人民画报》，整个画报头像就是老人当年的倩容玉照。然后老人就叫我耐心看她一副一副如数家珍一般的在口腔中安装这些——从国内外各个医院制作的全口假牙，并逐个说出了它们的主要优缺点。但最主要的缺点则是以上这六副义齿安装上去后，没有一副能展现她入选《人民画报》全版大头照时的风采，仔细观察之后除了颌间距离或高或低及牙齿排列过内或过外等常见原因之外，义齿及基托的材质均为上乘，只是在颜色上略有瑕疵。主要的不理想还是集中在口角与尖牙的形态上，口角与尖牙排列关系及倾斜程度的确可以反映一个爱美之人的精神状态，具有"画龙点睛"的功效，找出原因之后，我叫老夫人复诊时带来了她 35－45 岁时所摄生活照的影集，并重点分析、复制了她牙列完整时最满意的牙齿排列状态，然后进行蜡型及树酯模型试戴至完全满意后才完成最后全口仿生总义齿的制作。这副总义齿由于材质优良，加之个性化加工处理，使老夫人安装之后神采奕奕而且功能良好，尤其是单尖牙的仿"青"仿"真"处理，使老人家转瞬之间年轻了十余岁，用她自己的话说就是颜面完全回到了她中青年时期最美好的容貌。在以后类似患者逐渐增多了以后，尤其是在看到英国女王伊丽莎白二世 92 岁时期的微笑照片以后，才更加理解了"虎牙"真的具有十分重要的美容作用。应该可以如此总结：青年时期的"虎牙"对男性是"阳刚与英武"，对女性则是"俏皮与靓丽"；中年时期的"虎牙"，对男性是"稳健与成熟"，对女性则是"妩媚与端庄"；而老年时期的"虎牙"，对男性是"福态与开朗"，对女性则是"优雅与高贵"。因此"虎牙"应既是"体积语言"，还是具有性格与个性的精神存在，而且还很"智慧"。有鉴于此，我们医生应和病人一样具有"虎牙情结"，应赋予"虎牙"以鲜活的生命与灵动的个性。

有关个性修复我总结出了根据患者的容貌与气质性格特征的四类分型,即①魁梧端庄型,②文弱书生型,③东方淑女型,④粗犷泼辣型。并由此设计出了两大类、七小类,多达19种类型的排牙方式(见本书第7章,口腔个性修复与仿生修复艺术),并且对①个性与"真",②个性与"变",③个性与"形式"进行了深入的讨论与阐述。由于本人主张对所有要求修复的患者全部采取"治疗方案个体化"及"修复风格个性化"来予以接待并完成修复程序。所以很受各个不同阶层、不同要求的群众欢迎,也受到了我国著名口腔修复学家孙廉教授的赞扬与肯定。更令本人深感荣幸的是,许多德高望重并深受人民群众爱戴的老科学家、艺术家、人文学者及劳动模范都是我亲力亲为给她(他)们完成的口腔全程治疗,而且在治疗与修复完成之后,我们都成为了可以互相信任的朋友。有一位幽默而诙谐的教授说:"什么叫生死之交,只有医患之间才是最为贴切",细思之下真是情真意切的哲理悠悠啊!

二、口腔病案分析与讨论

(一)马先生的病案分析要点

1. 马先生就诊时已是高龄患者,而且其口腔内同时存在着右下后牙牙龈肿大疾病,右下智齿低位阻生伴冠周炎及开口受限。所以必须先行健康评估及抗炎治疗后择机拔除右下智齿与松动之病灶牙,并对口腔内余留牙再行认真的牙体、根管与牙周综合治疗后,为修复及骀重建做好准备。

2. 因马先生就诊时是带着对"口腔癌及疼痛的恐惧",并伴有厌食、呕吐及吞咽困难、启口受限等各种症状来求诊的。所以我们必须要注意对其进行心理安慰与疏导以缓解患者情绪,再拿出详细的治疗方案来逐条与病人进行沟通,要允许病人对医生的治疗方案提出质疑或反对。然后再通过合理解释并取得共识、达成协议后再予以细心

实施。

3. 我们要了解老年人的生理和心理特点。马先生就诊时口腔内牙列缺损、残根残冠、不良修复体、智齿冠周炎及黏膜、牙周溃疡等疾病已经折磨了很长时间,造成了其神情沮丧、寡言少语、身体虚弱等全身健康障碍,随着对症治疗产生的良好效果,他的疼痛、口干、口苦及吞咽困难得到了明显改善,他们笑容也重回脸面,配合更加积极,在健康允可后我们又及时地为他拔除了右下低位阻生智齿。在完成固定修复之前,我们为其分期拆除了全部不良金属修复体并以"暂时性活动义齿"来完成正常咀嚼,以利身体恢复健康。

4. 姑息治疗(palliative care)又称舒缓治疗,是对老年口腔患者必不可少的重要治疗措施,姑息治疗的客观与安全也最易为老年患者所接受。所以在对马老及其两位老同学的治疗上我们秉持的就是这一理念,这样我们对老年患者的残根、残冠就在完善的牙髓、牙周治疗后进行了合理的保存,总之能治疗的牙就不要拔牙,能非手术治疗的就不要手术,能小手术的就不要扩大手术区,能少手术的就不要手术重来……口腔医学的发展从消除疾病和疼痛到功能重建,进而以口腔美学为导向来完善患者的口腔与颜面美容应该是一种势不可挡的自然趋势。

因此,姑息治疗展现的应该是一种"医者仁心"的悲悯情怀。

好的治疗应该是因人而异的完善的个体化,应该对"病与非病"有明亮的眼睛,对"病"的该治与不治,大治与小治有清晰的"度"。这一切都应以患者的实际情况为标准与需求。医学就是通过治疗疾病来达到救死扶伤的顶级艺术,但必须是科学与人性及人文的结合,没有科学的医学是愚昧的,没有人性与人文的医学是冰冷的,理想的医学是充满着爱与温情的伟大职业。

5. 固定长桥修复的圆满完成。在马先

生身体与精神状况完全好转后,我们即开始为其设计以"上下固定长桥整体修复方案"。主要涉及𬌗学三个方面的问题,即恢复正确的𬌗位关系、获得稳定的后牙支持和咬合接触关系以及实现协调的咬合运动。如果缺牙较少,修复后应重点关注早接触和𬌗干扰等咬合接触问题;如果缺牙较多,除咬合接触问题外,还应特别注意颌位关系(包括垂直距离)问题。

(1)修复治疗前需明确的𬌗学原则:在修复治疗时首先需要明确的一个𬌗学原则是:在正确或合适的颌位关系下建立正确的咬合接触关系。在修复治疗时,颌位和咬合接触同等重要,都必须认真对待。按照𬌗学的原则,修复体不仅要填补缺牙空隙,恢复缺牙形态,而且要恢复缺牙功能,促进口颌系统的健康。为此,应遵循以下原则:

①建立稳定的牙尖交错𬌗,保持后牙广泛均匀接触,前牙轻度接触或不接触。

②建立无𬌗干扰的后退接触位,使后退接触位与牙尖交错位相协调。

③修复体与余留牙形态相协调,与颞下颌关节的功能活动相协调,没有肌紧张表现。

④部分牙列修复体应避免出现𬌗干扰,即前伸运动时,前牙接触而后牙不接触;侧方运动时,工作侧接触而非工作侧不接触。全口义齿修复需要形成平衡𬌗接触。

⑤修复后𬌗力方向尽可能是牙体长轴方向,修复体的𬌗面与对颌牙应有稳定的尖窝接触关系。

⑥修复后垂直距离应正常,有适当的息止𬌗间隙,以保证肌肉功能的协调和健康。

⑦修复后𬌗力大小应控制在牙及牙周组织的生理耐受范围之内,避免形成𬌗创伤。

⑧新制作的修复体应尽量模拟原来的𬌗型,使神经肌肉容易适应。但是对易形成𬌗干扰的大面积修复体,需要在修复前对现有𬌗关系进行全面调整。

(2)修复后的使用与功能状况:马老先生在修复完成后即恢复了完好的咀嚼功能及颜面美观形象,心情十分愉悦地表达了深切的谢意,并说:"还是祖国好呀,在国外要一个资深医师完成这样一个浩大的治疗与修复工程,那得花多大的代价啊。"而且从此以后马老的老同学、老朋友陆陆续续的来了好多人求治,且都是带着病痛而来,带着笑容而别。马老十年后的复诊令人惊讶,因为马老很爱卫生也很重视保养,复诊时三位年近米寿的耄耋老友结伴而来时,我的心里充满了对他们的敬意与感激,这真是"医患本是朋友,时光铸就善缘。"

(二)张老夫人病案分析与讨论

张老夫人已逾88岁高龄,为其安装全口总义齿至今已32年整。两年前她的儿子与儿媳从加拿大回国后曾专门给我打了电话,告诉我老人家至今仍然戴着我为她做的全口牙在生活着,而且爱护得极好,内外都没有"牙垢"堆积与损坏,只是有点松及牙齿磨得很短了,用上他们从国外寄回的"托牙同位胶"后就可以正常使用了。老人家几次谈到,有生之年还想让白医生再给她亲手做一副全口牙就好了。我说:"你俩能把老人家送来我的门诊部吗?若能来我会再为她老人家重做一副,而且是分文不收送给她"。又过了几天,她们就告诉我……,没办法送她来,她实在无法出门,就用托牙胶继续使用吧!

面对这些无法下楼与出门的高龄患者,以前我总是带着年轻医生带上器械上门服务,也可以做一些小修小调解决一些小问题,但面对涉及医疗原则的治疗问题却令人束手无策,只能放弃。

我很感谢张老夫人,她让我懂得了全口假牙不仅仅只是一个"咀嚼机器",而且应该是一件能"恢复自然面貌及人格尊严的咀嚼器官与富有情感的艺术珍品。"

从张老夫人的"个性修复"及其相关案例中我想到了很多问题,也进行了很多思考,并将思考的许多方面付诸临床实践,我想我们每一个口腔修复科医生除了本专业的必修课程之外,还应该是一个真正的艺术家,最好还应该是个思想者,医学和艺术应是负载我们翱翔的两翼,而丰富与深邃的思想则是我们飞行的引擎。不然我们就只能是个"手艺人",永远无法行稳致远。我很欣赏赵铱民教授对口腔修复学的定义和性质的如下总结:

1. 知识基础广　口腔修复学作为将生命科学与工程技术融为一体的临床学科,必然涉及广泛的知识基础,不仅与基础医学、临床医学、口腔医学等医学学科有着密切关系,而且与材料学(如金属材料、陶瓷材料、高分子材料等)、力学(机械力学、生物力学、材料力学)、工程技术、美学、心理学、数字化技术紧密相关,上述任一方面知识的缺如,都将影响到修复医师的知识结构,给临床和研究工作带来影响。

2. 实践性强　作为一门以临床手术为主要治疗方式的临床课程,口腔修复学较其他学科对于动手能力的培养有着更高的要求。修复医师必须熟悉和掌握基牙预备、印模、模型灌制、熔模制作、金属铸造、打磨、抛光、烤瓷、焊接、粘接、数字化印模及设计等20余种技术;还必须学会应用金属、陶瓷、树脂、橡胶、粘接剂、印模材料等上百种材料。这些操作技能都需要经过长时间的专门训练方可掌握,这也是口腔修复学的特点和难点。

3. 美学素养要求高　口腔颌面部是人最重要的"风景区"。口腔修复的目的不仅是要修复患者缺损、缺失的口颌器官,恢复其功能,而且要恢复患者的容貌。要实现这一目的,就要求修复医师具有良好的美学素养。一个好的修复医师应是医学家与艺术家的结合,不仅要有丰富的口腔医学知识和娴熟的技能,还要学习美学、医学美学、色彩学等知识,努力掌握一些绘画和雕塑技能,具备了高的审美素养,才能更好地服务于患者。

口腔修复学的上述特点,决定了它应是科学、技术和艺术的完美结合,要学好口腔修复学,应注重人文知识的积累,注重基础知识、医学知识的宽博和专业知识的精深,使科学思维与技能训练并重,理论指导与临床经验积累并重,并防止脱离实践的理论空谈和只注重实践脱离理论指导的匠气。随着时代的发展,新理论、新材料、新工艺将不断出现,不断吸收相关学科的最新成果为本学科所用,不断创造新的修复理论与方法,不断发现和创造新的材料和技术,使口腔修复学不断丰富、完善和发展,更好地为人们的口腔健康服务,将是中国口腔修复工作者光荣的历史责任。

此外,口腔医学生和医师的成长存在明显的师承关系。讲台上的授课教师、实践中的带教老师、临床上的医护前辈、身边的同道同窗乃至诊疗中的患者都可成为学医之师。在医学生和医师成长道路上,尊师重道是应有之风、应尽之义,决定了习医者谦虚好学的态度和对教师所传授知识的尊重,决定了习医者崇尚科学、追求真理、善德立身的品质,决定了习医者以实事求是的态度治学治医,不断创新,追寻医学事业发展的方向。

学问之道,贵在思想,贵在求证,贵在践行矣!

(白天玺　王玉林　张伟彬　黄俊新)

第*20*章

口腔修复的广告效应

广告是经营者沟通消费者（患者）之间的桥梁，也是经营者树立自身形象与信誉保障的媒体。它既可以给消费者（患者）带来方便和实惠，又可以给经营者（医院或制作中心）带来经济效益和社会效益。因此，在口腔烤瓷与铸造支架技术这种高层次修复体系的门诊与制作过程中，如能合理地应用广告手段，对开展和普及这一高新技术将极为有利。国内东南沿海几家颇有影响的口腔专科医院及其制作中心近几年来采取各种传播方式，对烤瓷铸造及种植技术进行了宣传，取得了良好的社会效应。本章仅专对国内外广告宣传的有关操作及经验作一简介，以适应社会主义市场经济的发展需要。

第一节　口腔专科门诊的应有市场

一、内部市场

口腔专科门诊（含私立门诊）的地理位置、周围环境、房屋建筑、内部装修、医疗设备和医务人员的形象与素质等都可以给患者带来"第一印象"。从广告学角度上讲，凡属能给人带来"第一印象"的条件均可称为内部市场。就医院而言，内部市场可以给患者造成一个决定取舍的重要信息。因此，口腔门诊及义齿制作中心都应该注重内部市场的建设，创造一个整体而完美的视觉形象，争取给患者的"第一印象"就留下一个安全而可靠的感觉，这样才能为争取更多的患者打下良好的基础。在内部市场的建设中，清静优美的医疗环境，整洁高雅的室内布置，先进齐全的医疗设备，文明礼貌的医护人员和技术精湛的医疗水平都具有同等重要的实际意义，切切不可厚此薄彼。

二、外部市场

口腔专科门诊及其制作中心的社会影响和威望是最为重要的外部市场。在外部市场中，德艺双馨的医学专家又占主导地位。虽然表面上外部市场的主要表现是医疗实体所挂出的招牌，招牌是一种权威形象的昭示，是患者可赖以信任的心理依靠，但是，医疗实体的招牌必须经过实践的严格检验，必须实事求是，名实相符，才能够赢得人民群众的信任。任何一个地方，只有由时间和信誉培养起来的"招牌"，才具有千金不易的自身价值。在商业系统，由主管部门颁发的"百年老店""信得过商店"即与之同理。这就是广告学上所形容的"无形资产"。所以，任何医疗实体都要学会培养、珍惜和维护自己的无形资产。绝对不可以置医疗法规和道德而不顾地去追求经济效益和"轰动效应"。不管在什么时候和环境都应该记住,医学是一项崇高而圣洁的神圣事业,"医乃仁术",医学的最高宗旨是"救死扶伤"。当然,在市场经济的大环境中,医疗实体应该恪守国家的医疗卫生政策,严格把握医疗质量与价格政策,积极引进和培养专业人才,拓展技术领域,创造优质服务,以各种实际行动来爱护自己的真正招牌。

第二节 医学广告的原则和形式

一、原则

医学广告的原则就是"恪守医德,实事求是"。任何夸大疗效、闪烁其辞的宣传和保证都是医学广告的大忌。譬如对"种植义齿"或"金属烤瓷冠"的宣传,我们只能实事求是地宣传这种治疗与修复方法的原理、优点和缺点,并明确地告诉患者,这种修复技术因医疗成本高,技术难度大,并且存在着一定程度的风险,甚至有失败的可能;同时也应该向患者表示,医生将会尽最大努力地为患者服务,希望能得到患者的真诚合作等。决不允许利用患者对医学名词的一知半解来误导患者,如"种植义齿"就是为您种一颗真牙……";或"'金属烤瓷冠'比真牙的功能还要好"等。任何含糊其辞,夸大虚伪的形容与宣传都是医学道德所不允许的行为。

二、形式

广告宣传的形式有多种多样,可归纳如下。

(一)动态广告

如电影、电视、人物表演、曲艺节目等,动态广告又被称之为立体广告。

(二)静态广告

如书刊、杂志、报纸、印刷宣传品、专栏和广告栏等,静态广告又称之为平面广告,是我们口腔科最好利用或表现的形式,尤其是布置在候诊室大厅及大门外停车点与宣传栏等处的广告宣传画最受患者欢迎。我们可以充分利用这种宣传形式,把口腔卫生保健、牙病预防知识及各种新技术、新方法清晰而明了地告诉患者,让患者在有所了解的基础上去决定取舍。

当然,在有条件的时候,也应该充分利用动态广告。因为动态广告覆盖面广,形象生动,对各阶层、各年龄段及各种不同文化程度的人都有感染力。利用电影或电视科普作品来提高人们对口腔疾病与预防知识的了解,都可取得良好的社会效果。如国内各种牙膏的广告宣传,从构思到编排都具有相当高的水平,使人们在一种轻松、愉快而风趣的环境中了解到许多牙病的知识,当然也极为有效地满足了厂家推销产品的愿望和计划。这是一种相得益彰、造福社会的善举,也是广告宣传自身价值的体现。

三、医学广告的定位与经营谋略

医学广告的定位取决于患者的求医心理状态,而求医心理状态又因个人接受教育的程度及经济条件的好坏所影响。具体地说,口腔科患者的求医心理还包括口腔卫生意识的差异和对口腔疾病的耐受能力。如有的病人有点牙本质过敏就痛苦不堪,而许多病人满口残根龋齿及牙周肿痛还坚持说"牙病不是病,忍忍就不痛"。其次,就诊的方便程度及手续繁简也是患者能否接受广告宣传的因素之一。

总之,一个成功的广告应该具有周密的设计和完美的构思,其经营谋略可借鉴《孙子兵法》的三十六计,而其中最重要的就是"知己知彼,百战百胜"。结合医学特点,应考虑到以下几点。

1. 先导性广告 如采用不同的媒体形

式来宣传口腔医学知识,如洁牙的意义,龋齿的危害性,青少年错𬌗畸形的影响及矫正的作用,铸造烤瓷与种植牙所能解决的问题,及与其他方法治疗的效果比较等。这些宣传内容实质上就是先导性广告,让人们由浅入深地了解到上述疾病在预防与治疗上的重要意义,从而引起心理上的重视。这是一种引导患者从低档次转向高档次治疗的阶梯和艺术。

2. 效益反馈性广告　牙病患者的个人综合情况,如文化素质和社会地位、欣赏能力等,导致了其个人需求(包括对疾病的态度)的差异。但不管什么人,只要接受了某个医师的治疗,马上就会表现出其本人综合素质所形成的反馈性意见与评价,这种意见无外乎好与坏两种,如好的评价:医生的医术高超(如无痛治疗、快捷治疗等),医生的治疗效果良好(如根管治疗、烤瓷修复等)。再如坏的评价:医生的水平太低(如慢性炎症),医生的治疗效果不好(如根尖感染或塑料贴面等)。尽管患者以上的评价常有片面性,但却具有很大的号召力与影响度,这对医院及医生个人来讲,都是应该引起重视的。其重视的方法就是在治疗前向病人解释治疗所发挥的作用及应该注意的问题,以及对治疗效果的真实介绍,以避免因患者的认识因素产生误会,在这一点上,医务人员的专业水平及素质修养至关重要。

3. 信任原则性广告　广告必须措辞准确,言行一致,否则就会起到相反作用,从而损伤更多的患者。只有名副其实而又讲究信誉的广告才能真正地吸引患者,才能让患者产生视觉停留及心理愉悦并自觉接受广告的客观效应。口腔医学广告应有自己的宣传重点与形式特征,并应做出相应的效果承诺,如:"凡在本门诊部所做之烤瓷牙修复,一年内发生脱瓷、瓷裂及松动等现象,一律免费重做"等。虽然只有短短的两句话,但却能让患者很快就产生信任与认可,从而做出治疗选择。

医学广告与口腔医学广告切忌采用高深莫测的专业术语或故弄玄虚的文字游戏,以避免误导患者甚至导致意外事故的发生。如国内某医院在宣传种植烤瓷牙时,以极为醒目的字样写着:"种植烤瓷牙——顶端的牙齿克隆技术!"显而易见广告词的撰写者欲借当今最时髦的"克隆"二字把种植烤瓷牙形象化,神秘化,尖端化。但实际上,"种植牙"与"克隆牙"风马牛不相及,从医学原理上讲是毫无联系的两种方式和技术,其科技水平的差异也有天壤之别。不管作者动机如何,这都是一个极不成功的广告宣传,我们都应引以为戒。

据国家卫生部1996年的统计,我国已有近30 000多名口腔科专业医师工作在口腔医疗、教学及预防岗位上。而且从20世纪80年代后期开始,随着我国社会办医事业的发展,口腔医务人员私人开业得到了迅速发展,全国现已有几千个口腔私人开业诊所,满足了不同层次的人民群众对口腔疾病诊疗需求,缓解了城乡居民看病难、看牙病更难的局面。在众多的私人开业医生中,有许多是退休的口腔科医师,其中不乏临床医学经验丰富、医德良好的专家学者,也有许多是学有所成、胸怀大志的中青年学者,他(她)们跻身于社会主义市场经济的开业医生行列,主要是为了更好地施展自己的聪明才智,以实现服务社会,报效国家的远大理想。笔者近年来通过对国内外口腔开业医生及其诊所的多方面调查,发现在我国成都、杭州、上海、北京、深圳、广州及福建等城市都涌现了一批管理手段科学,技术设备先进,社会影响良好的学者型口腔诊所(或医院与门诊部),以上诊所不管在哪些方面,都完全可以与美国、德国、日本及港澳地区的私人家庭诊所媲美,他(她)们已成为我国社会主义医疗体系中不可缺少的组成部分。当然,在我国口腔科开业诊所中,也有不少是水平低下、根本没有受过口腔专业训练的人员。他们倒是十分热衷于各种"广告"宣传(沿街张贴非法广告),完全以欺骗和谋取暴利为目的,致使有不少群众上当受骗。总之,在我国口腔科开业诊所中,鱼龙混杂,良莠不分、管理滞后问题还相当严重。国家《执业医师法》的颁布,有望在短期内制定一个符合我国社会实际情况的口腔私人医师开业管理制度,只有依法治理,才能促进我国口腔私人开业的医疗业务能健康、正常地得到发展。

90年代开始,我国东南沿海城市的口腔技工制作厂(所、中心)大量成立,许多都是中外合资且具有相当的资金与技术实力,都擅于广告宣传。所以,一方面使当地的口腔修复水平得到了很大的提高,另一方面也改变了我国口腔修复体制作长期由专科医院及医院技工室独家经营的状况,这些制作厂(中心或所)的出现,使我国的口腔技工制作业务在竞争中得到了发展,质量得到了提高,制作价格也呈下降趋势,这不能不说是一种社会的进步和对社会主义医疗体系的补充与完善。

综上所述,我国口腔医疗实体及制作中心早就开始应用广告宣传的有效手段来为自己服务,并且已经取得了相当丰富的经验及社会回报。事实证明,一个完美的门诊设计就是一个成功的广告作品,几位十分满意的患者就是一群免费的立体广告形象,医务人员对患者一句亲切而又诚恳的解释就可以化解许多疑惑与误会。这些虽然不是广告,但却起到了广告应达到的作用或广告也无法达到的作用。医疗实体使用广告宣传的目的,就是让社会承认,理解、支持与欢迎我们。如果我们牢固树立起为人民服务的宗旨,严格遵守国家的政策法规,一方面下功夫搞好自身的形象建设,另一方面再充分合理合法地应用广告效应来挖掘医疗市场潜力,那么毫无疑问,我们会取得极大的成功。

广告的过程是一个谋略的过程,也是一个公关的过程及自我推销的过程。作为口腔医务人员,我们应该珍视这来之不易的社会主义市场经济的大好环境,充分利用各种媒体,让人民群众信任我们,支持我们,使我们的口腔医疗实体越办越好。以良好的社会效益和经济效益来回报人民的厚爱,来加快发展我国的口腔医学事业。

(丁　丙　王玉林　陈家峥　施秋珍)

参 考 文 献

[1] 皮昕.口腔解剖生理学.3版.北京:人民卫生出版社,1994

[2] 徐樱华.实用殆学.成都:四川大学出版社,1990

[3] 赵云凤.口腔生物力学.北京:北京医科大学、中国协和医科大学联合出版社,1996

[4] 朱希涛.口腔修复学.北京:人民卫生出版社,1987

[5] 孙廉.全口义齿学.北京:人民卫生出版社,1984

[6] 徐君伍.口腔修复学.3版.北京:人民卫生出版社,1994

[7] 孙廉.美学与口腔医学美学.北京:北京医科大学、中国协和医科大学联合出版社,1991

[8] 白天玺,张庆华.现代口腔念珠菌病学.北京:人民军医出版社,1995

[9] 山本真,著,郭明毅,译.金属熔附陶瓷之基本筑盛法.台北:台北合记书局,1990

[10] 田村胜美,等.陈吉华,译.金属烤瓷桥.西安:陕西科学技术出版社,1997

[11] 陈治清.口腔材料学.北京:人民卫生出版社,1995

[12] 郭天文.口腔颜面美容医学.西安:世界图书出版西安公司,1997

[13] 孙少宣.口腔医学美学.合肥:安徽科学技术出版社,1994

[14] 周大成.中国口腔医学史考.北京:人民卫生出版社,1991

[15] 白天玺.铅椠经成千载业 肝胆胗炙报国辞——读周大成教授著《中国口腔医学史考》.口腔医学纵横杂志,1993.2(1):59

[16] 贾宝琦.当代科学家诗文选.北京:电子工业出版社,2002

[17] 冯海兰,孙廉.从牙齿排列情况分析总义齿平衡殆产生机理.现代口腔医学杂志,1989,3(1):22

[18] 白天玺.全口义齿个性修复中几种前牙排列方式的探讨.临床口腔医学杂志,1992,8(3):178

[19] 白丁.大自然最辉煌的造化——人体美学.医学美学与黄金律漫谈(上).艺术·生活杂志,1994,12(3):32

[20] 孙廉.全口义齿修复的美学评价的探讨.临床口腔医学杂志,1991,7(2):71

[21] 白天玺,张庆华.义齿性口炎的流行病学研究.临床口腔医学杂志,1997,13(1):32

[22] 白丁(白天玺).红梅曾识江南燕 黄菊朔风晚秋开——著名画家沙兵遗墨介绍.香港《新报》1993年5月18日;《厦门日报》8月5日;《中国书画报》8月19日

[23] 白丁.东西方美术的哲学思维比较.新加坡.国际日报画刊.1996年6月27日

[24] 冯海兰.覆盖义齿.北京:中国科学技术出版社,2002

[25] 孙少宣,王光护.口腔审美学.北京:北京出版社,2004

[26] 谢秋菲.牙体解剖与口腔生理学.北京:北京大学医学出版社,2005

[27] 白天玺.现代口腔烤瓷铸造支架修复学.2版.北京:人民军医出版社,2008

[28] 白天玺.壶砚风痕:白天玺医学与艺术生涯.厦门:厦门大学出版社,2020

[29] 宿玉成,译,国际口腔种植学会(ITI)口腔种植临床指南第二卷:牙种植学的负荷方案-牙列缺损的负荷方案.北京:人民军医出版社,2009

[30] 宿玉成,译.国际口腔种植学会(ITI)口腔种植临床指南第四卷:牙种植学的负荷方案-牙列缺失的负荷方案.北京:人民军医出版社,2010

[31] 赵铱民,等.口腔修复学.北京.人民卫生出版社,2015

[32] 王新知,主译.Pascal Magne,Urs Belser.前牙瓷粘结性仿生修复.北京:人民军医出版社,2008

[33] 骆小平.前牙美学修复及全瓷修复体设计.合肥.安徽科学技术出版社,2009

[34] Herbert T. Shillingburg,等.刘荣森,主译.北京:人民军医出版社.2005

[35] 徐军,等.口腔固定修复的临床设计.北京:人民卫生出版社,2006

[36] David Bartlett,等.王革,梁珊珊主译.美容口腔医学.北京:人民军医出版社,2008

[37] 章非敏.牙科全瓷修复技术.南京:江苏科学技术出版社,2007

[38] 万乾炳.全瓷修复技术.北京:人民卫生出版社,2009

[39] 梁其姿,著.面对疾病——传统中国社会的医疗观念与组织.北京:中国人民大学出版社,2012

[40] 余新忠.清以来的疾病、医疗和卫生——以社会文化史为视角的探索.北京:生活·读者·新知·三联书店.2019

[41] 刘理想.中医存废之争.北京:中国中医药出版社,2007

[42] 郭昊龙.科学、人文及其融合.北京:高等教育出版社,2009

[43] 耿台春.在美学与道德之间.济南:山东友谊出版社,2006

[44] 慈济医疗志业医师群.人医心路.台北:经典杂志,2012

[45] 张大然.中国医学人文评论.北京:北京大学医学出版社,2014

[46] 裘沛然.人学散墨.上海:上海辞书出版社,2008

[47] 刘再复.走向人生深处.北京:中信出版社,2011

[48] 徐岱.美学新概念——21世纪的人文思考.上海:学林出版社,2001

[49] 金丹元.艺术感悟与审美反思.上海:学林出版社,2008

[50] 郭豫斌.诺贝尔生理学或医学奖明星故事.西安:陕西人民出版社,2009

[51] 陈葆琳.最后的期末考/自省+疗愈=生命的奇迹.北京:中信出版社,2010

[52] 须旅.玉音仙范-泰山岱庙藏谱解译.北京:中国宗教文化出版社,2011

[53] 邱蔚六.口腔医学人文.北京:人民卫生出版社,2020

[54] Dohan E,Coelho PG,Kang BS,et al. Classification of osseointegrated implant surfaces:materials,chemistry and topography. Trends Bio-technol,2010,28(4):198-206

[55] Maristela Lobo,Oswaldo Scopin de Andrade,João Malta Barbosa et al. Periodontal Consider-ations for Adhesive Ceramic Dental Restora-tions:Key Points to Avoid Gingival Problems. Int J Esthet Dent. 2019,14(4):444-457

[56] Yu Zhang,J Robert Kelly. Dental Ceramics for Restoration and Metal Veneering. Dent Clin North Am. 2017,61(4):797-819

[57] Edward AMcLaren,Johan Figueira. Updating Classifications of Ceramic Dental Materials:A Guide to Material Selection. Compend Contin Educ Dent Contin Educ Dent. 2015,36(6):400-405

[58] Stefano Gracis,Van P Thompson,Jonathan L Ferencz,et al. A New Classification System for All-Ceramic and Ceramic-Like Restorative Ma-terials. Int J Prosthodont. 2015,28(3):227-235

[59] Matthias Kem. Fifteen-year Survival of Anteri-or All-Ceramic Cantilever Resin-Bonded Fixed Dental Prostheses. J Dent,2017,56:133-135

[60] Jose F Carracho,Michael E Razzoog. Remova-ble Partial Denture Abutments Restored With All-Ceramic Surveyed Crowns. Quintessence Int,2006,37(4):283-288

[61] Renan Belli,Eva Geinzer,Anna Muschweck,et al. Mechanical Fatigue Degradation of Ceramics Versus Resin Composites for Dental Restora-tions. Dent Mater,2014,30(4):424-32

[62] Marcos A Vargas[1],Cathia Bergeron,Ana Diaz-Amold. Cementing All-Ceramic Restorations:Recommendations for Success. J Am Dent As-soc,2011 Apr;142 Suppl 2:20S-4S

[63] Edoardo Ferrari Cagidiaco,Nicola Discepoli,Cecilia Goracci,et al. Randomized Clinical Trial on Single Zirconia Crowns With Feather-Edge vs Chamfer Finish Lines:Four-Year Results. Int J Periodontics Restorative Dent. Nov/Dec 2019,39(6):817-826

[64] Carlo Monaco,Altin Llukacej,Paolo Baldis-sara,et al. Zirconia-based Versus Metal-Based Single Crowns Veneered With Over,pressing Ceramic for Restoration of Posterior Endodon-

tically Treated Teeth:5-year Results of a Randomized Controlled Clinical Study. J Dent, 2017,65:56-63

[65] Kenneth J Anusavice. Standardizing Failure, Success, and Survival Decisions in Clinical Studies of Ceramic and Metal-Ceramic Fixed Dental Prostheses. Dent Mater,2012,28(1): 102-111

[66] Matthias Karl. Outcome of Bonded vs All-Ceramic ancl Metal- Ceramic Fixed Prostheses for Single Tooth Replacement. Eur J Oral Implantol. 2016;9 Suppl I;S 25-44

[67] K Mehulić, M Laus-Sosić. Metal-ceramic Bond: How to Improve? Minerva Stomatol,2009,58 (7-8):367-373

[68] Seamus Sharkey. Metal Ceramic Versus All Ceramic Restorations:Part 1. J lr Dent Assoc. 2010,56(4):196-199

[69] Jesus Pelaez,Pablo G Cogolludo,Benjamin Serrano,et al. A Four-Year Prospective Clinical Evaluation of Zirconia and Metal-Ceramic Posterior Fixed Dental Prostheses. Int J Prosthodont,2012,25(5):451-458

[70] Richard P Kinsel,Dongming Lin. Retrospective Analysis of Porcelain Failures of Metal Ceramic Crowns and Fixed Partial Dentures Supported by 729 Implants in 152 Patients: Patient-Specific and Implant-Specific Predictors of Ceramic Failure. J Prosthet Dent,2009,101(6): 388-394

[71] Hisaka Shiratsuchi,Futoshi Komine,Yoshiyuki Kakehashi,et al. Influence of Finish Line Design on Marginal Adaptation of Electroformed Metal-Ceramic Crowns. J Prosthet Dent,2006, 95(3):237-242

[72] Lily T Garcia,Ronald G Verrctt. Metal-ceramic Restorations-Custom Characterization With Pink Porcelain. Compend Contin Educ Dent, 2004,25(4):242-246

[73] Moustafa Abdou ELsyad,Hatem Mokhtar Errabti,Aisha Zakaria Mustafa Mandibular Denture Base Deformation With Locator and Ball Attachments of Implant-Retained Overden-

tures. J Prosthodont,2016,25(8):656-664

[74] J Dudley. Maxillary Implant Overdentures: Current Controversies. Aust Dent J,2013,58 (4):420-423

[75] Joe Vere,Robert F Deans. Tooth-supported, Magnet-Retained Overdentures: A Review. Dent Update,2009,36(5):305-310

[76] George J Vasilakis. Caring for the Elderly. J Am Dent Assoc,2003,134(9):1164-1166

[77] T Gonda,K Ikcbe,J Dong,et al. Effect of Reinforcement on Overdenture Strain. Dent Res, 2007,86(7):667-671

[78] María Martin-Ares, Cristina Barona-Dorado, Blanca Guisado-Moya,et al. Prosthetic Hygiene and Functional Efficacy in Completely Edentulous Patients: Satisfaction and Quality of Life During a 5-year Follow-Up. Clin Oral Implants Res,2016,27(12):1500-1505

[79] Julia Karbach,Sinsa Hartmann, Antje Jahn-Eimermacher,et al. Oral Health-Related Quality of Life in Edentulous Patients With Two- Vs Four-Locator-Retained Mandibular Overdentures: A Prospective, Randomized, Crossover Study. Int J Oral Maxillofac Implants,2015,30 (5):1143-1148

[80] Onur Geckili,Hakan Bilhan,Emre Mumcu,et al. The Influence of Maximum Bite Force on Patient Satisfaction and Quality of Life of Patients Wearing Mandibular Implant Overdentures. Oral Implantol,2012,38(3):271-277

[81] Bjami E Pjetursson,Ken Tan,Niklaus P Lang, et al. A Systematic Review of the Survival and Complication Rates of Fixed Partial Dentures (FPDs) After an Observation Period of at Least 5 Years. Clin Oral Implants Res,2004, 15(6):667-676

[82] Michael G Botelho,John E Dyson,Thomas H F Mui,et al. Clinical Audit of Posterior Three-Unit Fixed-Movable Resin-Bonded Fixed Partial Dentures - A Retrospective, Preliminary Clinical Investigation. J Dent,2017,57:26-31

[83] S Shaghaghian,M Taghva,J Abduo,et al. Oral Hcalth-Related Quality of Life ofRemovable

Partial Denture Wearers and Related Factors. J Oral Rehabil,2015,42(1):40-48

[84] Matshediso Mothopi-Peri, C Peter Owen. Guide-Plane Retention in Designing Removable Partial Dentures. Int J Prosthodont,2018,31 (2):145-148

[85] Daniel Edelhoff, John A Sorensen. Tooth Structure Removal Associated With Varrious Preparation Designs for Posterior Teeth. Int J Periodontics Restorative Dent,2002,22(3): 241-249

[86] Daniel R Reissmann,Michel Dard,Ragna Lamprecht,et al. Oral Health-Related Quality of Life in Subjects With Implant-Supported Prostheses:A Systematic Review. J Dent,2017,65: 22-40

[87] Terry R Walton. An Up-to-15-Year Comparison of the Survival and Complication Burden of Three-Unit Tooth-Supported Fixed Dental Prostheses and Implant-Supported Single Crowns. Int J Oral Maxillofac Implants,2015, 30(4):851-61

[88] Todd R Schoenbaum, Richard G Stevenson, Eric Balinghasay. The Hemi-Engaging Fixed Dental Implant Prosthesis:A Technique for Improved Stability and Handling. J Prosthet Dent,2018,120(1):17-19

[89] George Priest. Revisiting Tooth Preservation in Prosthodontic Therapy. J Prosthodont,2011, 20(2):144-52

[90] Tomiharu Nagayama, Junichiro Wada, Chie Watanabe,et al. Influence of Retainer and Major Connector Designs of Removable Partial Dentures on the Stabilization of Mobile Teeth: A Preliminary Study. Dent Mater J,2020,39 (1):89-100

[91] Osamu Shimodaira,Yuji Sato,Chie Oonishi,et al. Fabrication of Removable Palatal Augmentation Prosthesis on a Complete Denture to Reduce Weight and Maintain Hygiene. J Prosthet Dent,2018,119(5):855-857

[92] John T Denny,Sloane Yeh, Adil Modhiuddin, et al. Preventing "A Bridge Too Far":Promo-
ting Earlier Identification of Dislodged Dental Appliances During the Perioperative Period. J Clin Med Res,2015,7(2):115-117

[93] Yeliz Arslan, Merve Bankoğlu Güngör, Seçil Karakoca Nemli, et al. Comparison of Maximum Intercuspal Contacts of Articulated Casts and Virtual Casts Requiring Posterior Fixed Partial Dentures. J Prosthodont. 2017,26(7): 594-598

[94] Seiya Yamazaki,Hikaru Arakawa,Kenji Maekawa, et al. Retrospective Comparative Ten-Year Study of Cumulative Survival Rates of Remaining Teeth in Large Edentulism Treated With Implant-Supported Fixed Partial Dentures or Removable Partial Dentures. J Prosthodont Res,2013,57(3):156-61

[95] Stefano Pieralli, Ralf-Joachim Koha I, Kerstin Rabel, et al. Clinical Outcomes of Partial and Full-Arch All-Ceramic Implant-Supported Fixed Dental Prostheses. A Systematic Review and Meta-Analysis. Clin Oral Implants Res. 2018,29(18):224-236

[96] Roberto Villa Gabriele Villa, Massimo Del Fabbro. Immediate Postextraction Screw-Retained Partial and Full-Arch Rehabilitation:A 3-Year Follow-up Retrospective Clinical Study. Int J Periodontics Restorative Dent,2018,38 (5):627-635

[97] Kiki S Dounis,Georgia Dounis,Marcia M Ditmyer,et al. Accuracy of Successive Casts for Full-Arch Fixed Prostheses. Int J Prosthodont, 2010,23(5):446-449

[98] Bjarni Elvar Pjetursson, Irena Sailer, Nikolay Alexandrovich Makarov, et al. All-ceramic or Metal-Ceramic Tooth-Supported Fixed Dental Prostheses (FDPs)? A Systematic Review of the Survival and Complication Rates. Part II: Multiple-unit FDPs. Dent Mater,2015 Jun,31 (6):624-639

[99] Irena Sailer, Malin Strasding, Nicola Alberto Valente,et al. A Systematic Review of the Survival and Complication Rates of Zirconia-Ceramic and Metal-Ceramic Multiple-Unit Fixed

Dental Prostheses. Clin Oral Implants Res，2018，29（16）：184-198

[100] Bilal Mourshed，Abdulaziz Samran，Amal Alfaghi，et al. Anterior Cantilever Resin-Bonded Fixed Dental Prostheses：A Review of the Literature. J Prosthodont，2018，27（3）：266-275

[101] Maj H Nicolaisen，Golnosh Bahrami，Lars Schropp，et al. Functional and Esthetic Comparison of Metal-Ceramic and AⅡ-Ceramic Posterior Three-Unit Fixed Dental Prostheses. Int J Prosthodont，2016，29（5）：473-481

[102] Ariel J Raigrodski[1]，Matthew B Hillstead，Graham K Meng，et al. Survival and Complications of Zirconia-Based Fixed Dental Prostheses：A Systematic Review. J Prosthet Dent，2012 Mar，107（3）：170，177

[103] C Stefanescu，C Ionita，V Nechita，et al. Survival Rates and Complications for Zirconia-Based Fixed Dental Prostheses in a Period Up to 10 Years：A Systematic Review. Eur J Prosthodont Restor Dent，2018，26（2）：54-61

[104] S M Abrisham，A Fallah Tafti，S Kheirkhah，et al. Shear Bond Strength of Porcelain to a Base-Metal Compared to Zirconia Core. J Dent Biomater，2017，4（1）：367-372

[105] Maria J Suarez，Cristina Perez，Jesus Pelaez，et al. A Randomized Clinical Trial Comparing Zirconia and Metal-Ceramic Three-Unit Posterior Fixed Partial Dentures：A 5-Year Follow-Up. J Prosthodont，2019，28（7）：750-756

[106] Samah Saker，Abeer El-Fallal，Manal Abo-Madina，et al. Clinical Sutrvival of Anterior Metal-Ceramic and All-Ceramic Cantilever Resin-Bonded Fixed Dental Prostheses Over a Period of 60 Months. Int J Prosthodont，2014，27（5）：422-444

[107] Michael Behr，Christina Winklhofer，Maria Schreier，et al. Risk of Chipping or Facings Failure of Metal Ceramic Fixed Partial Prostheses-A Retrospective Data Record Analysis. Clin Oral Investig，2012，16（2）：401-405

[108] Brigitte Ohlmann，Alexander Dittmar，Stefan Rues，et al. Comparison of Fracture-Load Values of Cantilevered FDPs. Acta Odontol Scand，2013，71（3-4）：584-589

[109] Lei Sui，Xueying Wu，Shuhong Wu，et al. The Quality of Written Instructions for Dental Prostheses in China. J Prosthodont，2014，23（8）：602-609

[110] Zeynep Uzgur，Recep Uzgur，Hakan Çolak et al. Analysis of Endodontic Complications Following Fixed Prosthodontic Rehabilitation. Int J Prosthodont，2016，29（6）：565-569

[111] Igor R Blum，Daryll C Jagger，Nairn H F Wilson. Defective Dental Restorations：To Repair or Not to Repair? Part 2：All-ceramics and Porcelain Fused to Metal Systems. Dent Update，2011，38（3）：150-2，154-6，158

[112] Carlo Monaco，Paolo Cardelli，Mutlu Ozcan. Inlay-retained Zirconia Fixed Dental Prostheses：Modified Designs for a Completely Adhesive Approach. J Can Dent Assoc，2011，77：b86

[113] Naomi Tanoue. Longevity of Resin-Bonded Fixed Partial Dental Prostheses Made With Metal Alloys. Clin Oral Investig，2016，20（6）：1329-1236

第1版跋

本书的初稿写于厦门,二稿完成于北京,时值新中国 50 华诞,本人亦虚度 48 岁矣!

回首半世求学生涯,往事前尘,尽浮眼底,令人不尽感慨,尤其不能忘怀曾经给我以关爱教诲的三位已故老人,兹借此机会一抒胸臆,聊表缅怀之情。

第一位老人为我国著名口腔修复学家孙廉教授,1996 年 11 月我借参加中华口腔医学会成立之机,曾两次应邀携本书编写提纲请教孙老,谁知见面之后竟被他满脸病容及居住条件之差所震惊,但他却面对提纲兴致极高,反复叮嘱我要用己之长,多从艺术角度作重点描述。次日又应邀拜访,孙老竟以其《全口义齿学》部分手稿相赠,并表示在我成书之日,他当以序代贺。不料今日书成,而孙老已辞世半年。我与孙老忘年之交十余年,先生人如其名,从他的身上我懂得了安贫乐道与爱业敬业及居功不傲的学者风范,此时可以告慰先生的是,我已遵嘱对"个性修复与仿生艺术"进行了浓墨重彩的描述。我与孙老的相交,孙老笑称"双同缘",并嘱我刻石以赠,意即我与他均为先习画后从医。

第二位老人为我国著名画家沙兵先生,沙老早年毕业于上海美专,抗战时投身革命,并创办《木刻通讯》刊物。中外闻名的连环木刻集《四·一六事变记》及《三大纪律、八项注意》等作品都是先生于游击队宿营地,在篝火的颤抖光焰下创作的。解放后被作为珍贵的革命历史文物分别收藏于北京军事博物馆及中国美术馆,并被译成俄、英、法、德文流行到国外。1957 年先生在京被错划为右派,而后下放到武汉钢铁公司劳动。"文革"中,正是先生的处境困厄之际,我有幸蒙先生赏识并被收为关门弟子,学医之余兼习书画,先生亦常因课徒之趣而重现欢颜笑语,或广征博引讲评中外名作,或研墨铺纸尽兴挥洒,其心底无私、豁达坦荡与挚爱生活及大自然的艺术家情怀常力透纸背,令人叹绝。讵料 1979 年先生竟手捧文化部"平反通知书"含泪归去。后蒙师母告知,在先生弥留之际还几次唤我名字。我生有幸,尽逢良师,从沙老身上我领悟到了什么叫作浩然正气与磊落人生,这也是我不管在什么环境下都能保持独立人格与宠辱不惊的性格基础。

第三位老人即为我敬爱的父亲,父亲终生为医,淡泊名利,平易近人,深受人民群众所敬重。幼承家学,我弱冠之年便能为街坊邻里撰写楹联及临摹年画,而且酷爱文学与艺术。但在先父"医乃仁术""宁为良医,不为良相"的反复教诲之下,我在经过了我们这一代人所承受的所有磨难之后,终于走向了学医之路。令人痛悔终生的是,1986 年 8 月底,在父亲病重之时,我却为参加《中国人口腔疾病和口腔医生现状及其预测》课题鉴定会飞往北京,尽管离别时父亲仍谆谆告诫:"以公事为重,速去速回"。但待我星夜兼程赶回之时,父亲的后事已料理完毕,父子情深,竟缘悭一面,我每思至此都黯然神伤,愧为人子!

在本书的出版之际,我想到了以上三位平凡、朴实而又宽厚的长者,特志数言,借表崇敬仰念之忱,并以此书作心香一瓣以奠。

白天玺

2000 年 6 月 27 日于北京